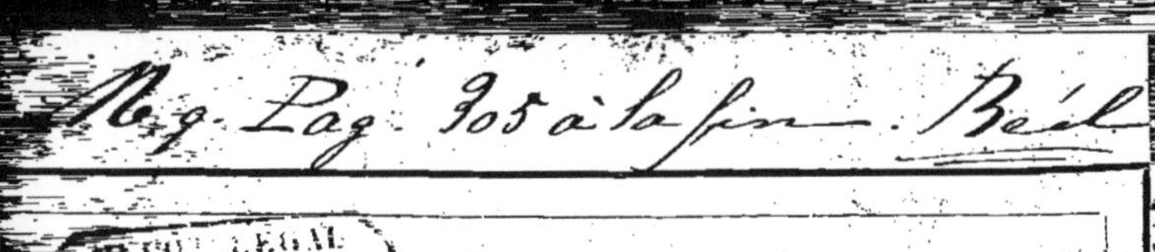

LEÇONS

DE

CLINIQUE OBSTÉTRICALE

PROFESSÉES

A L'HOPITAL DES CLINIQUES

PAR

J. A. H. DEPAUL

Professeur de clinique d'accouchements à la Faculté de médecine de Paris,
Membre de l'Académie de médecine,
Chirurgien des hôpitaux, officier de la Légion d'honneur

RÉDIGÉES

PAR LE DOCTEUR DE SOYRE

Chef de clinique adjoint d'accouchements, lauréat de la Faculté

REVUES PAR LE PROFESSEUR

Avec figures

PREMIER FASCICULE

PARIS

HAYE, LIBRAIRE-ÉDITEUR

L'ÉCOLE-DE-MÉDECINE

1872

LEÇONS

DE

CLINIQUE OBSTÉTRICALE

PARIS. — IMPRIMERIE DE E. MARTINET, RUE MIGNON, 2.

LEÇONS

DE

CLINIQUE OBSTÉTRICALE

PROFESSÉES

A L'HOPITAL DES CLINIQUES

PAR

J. A. H. DEPAUL

Professeur de clinique d'accouchements à la Faculté de médecine de Paris,
Membre de l'Académie de médecine,
Chirurgien des hôpitaux, officier de la Légion d'honneur

RÉDIGÉES

Par le Docteur DE SOYRE

Chef de clinique adjoint d'accouchements, lauréat de la Faculté

REVUES PAR LE PROFESSEUR

Avec figures

PARIS

ADRIEN DELAHAYE, LIBRAIRE-ÉDITEUR

PLACE DE L'ÉCOLE-DE-MÉDECINE

1872

A LA MÉMOIRE

LE PROFESSEUR PAUL DUBOIS

LE FONDATEUR DE LA CLINIQUE OBSTÉTRICALE EN FRANCE

Son élève reconnaissant,

DEPAUL

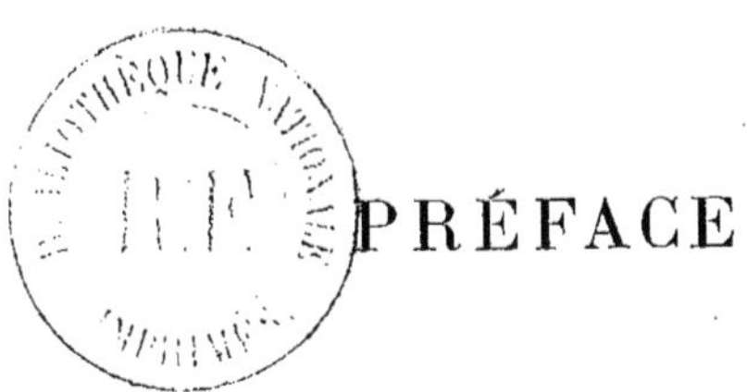

PRÉFACE

Lorsqu'il y a bientôt quarante ans la Faculté de médecine de Paris compléta son enseignement en instituant une Clinique d'accouchements, qui lui avait fait défaut jusque-là, elle rendit à la science et à la pratique un service considérable : depuis cette époque, les nombreuses générations médicales qui s'y sont succédé et qui se sont répandues sur tous les points de la France ont pu apprécier l'importance de cette création.

Dès l'origine on vit se presser autour du maître illustre qui en fut chargé, non-seulement des élèves de notre Faculté, mais encore des élèves et des médecins de tous les pays, qui accouraient attirés par sa juste renommée. La Faculté, il faut en convenir, avait eu la main heureuse dans le premier choix qu'elle avait été appelée à faire pour cet enseignement ! M. P. Dubois réunissait toutes les qualités nécessaires pour justifier le grand succès qu'il obtint. Il avait déjà une expérience consommée. Il était doué d'une rectitude de jugement incomparable; il exposait clairement, et avec une simplicité qui n'excluait pas une grande élégance de langage. Chirurgien habile, il apportait dans la pratique des opérations obstétricales une sûreté et une facilité d'exécution que personne n'a dépassées depuis. Aussi, pendant sa longue carrière professorale, a-t-il été justement considéré comme le véritable représentant de l'obstétrique en France, et quoiqu'il ait peu écrit, sa grande réputation et l'influence qu'il a exercée sur la branche de la médecine à laquelle il s'était voué ne s'éteindront pas de longtemps. Les nombreux élèves qui se sont formés à son école et qui se sont nourris de ses doctrines ont vulgarisé et continueront à vulgariser ses préceptes, qui portent toujours l'empreinte de l'expérience et de la sagesse. Quant à moi, qui ai eu l'insigne avantage d'être le premier élève attaché à son service, et qui depuis cette époque, pendant plus de vingt-cinq ans, ai rempli près de lui des fonctions diverses et de plus en plus élevées; quant à moi qui pendant la même période, et par une bienveillance dont je conserverai toujours le souvenir, ai été associé à presque tous les cas difficiles de sa grande clientèle de la ville; quant à moi qui, après avoir été son élève, étais devenu son ami, j'ai fait tous mes efforts pour marcher sur ses traces, lui rendant justice toutes les fois que l'occasion m'en était offerte, et luttant résolûment contre ceux qui, par oubli sans doute, le dépouillaient de certaines idées que je savais lui appartenir.

Depuis dix ans que la Clinique d'accouchements m'a été confiée, je n'ai pas passé un jour sans reconnaître combien était difficile la mission que j'avais à remplir et combien était grande la responsabilité qui pesait sur moi. Les cliniques médicales ou chirurgicales, qui sous bien des rapports ressemblent à la mienne, en diffèrent cependant sous des points de vue très-importants. Chaque cas, dans les premières, ne représente qu'une seule existence, et tous les efforts protecteurs du médecin peuvent se concentrer vers elle. Pour les femmes enceintes et pour les femmes qui accouchent, au contraire, il se trouve à peu près constamment en présence de deux individualités dont chacune doit éveiller en lui la même sollicitude : tantôt ce qui est utile à l'une, devient nuisible à l'autre, et ces oppositions, qui se reproduisent sans cesse, ne laissent pas de faire surgir des situations difficiles qui demandent beaucoup de tact et d'expérience.

En chirurgie, les opérations d'urgence constituent l'exception ; le plus souvent on a le temps de tout prévoir et de tout combiner ; dans la pratique des accouchements, il n'en est pas ainsi : les indications doivent être saisies au vol, pour ainsi dire ; presque tout est imprévu, et dans des mains également habiles, le succès dépend surtout du choix du moment et de la promptitude des résolutions.

Il faut que l'accoucheur soit prêt pour toutes les éventualités ; aux connaissances spéciales qu'il doit posséder, il faut qu'il joigne des connaissances médicales et chirurgicales étendues ; car indépendamment des maladies qui sont le propre de la puerpéralité, la femme n'est à l'abri durant cette période d'aucune des affections qui affectent l'humanité en général.

De ces quelques considérations auxquelles je me borne, quoiqu'il me fût facile de les multiplier, résulte pour tout homme qui prend au sérieux sa profession, et qui a au cœur le sentiment de la responsabilité qui lui incombe, le devoir impérieux de se préparer par de fortes études spéciales à la pratique des accouchements. Je sais que pour s'y soustraire, quelques élèves calment leur conscience en se promettant de ne jamais s'occuper de cette branche de la médecine. Vaines promesses pour le plus grand nombre ! Excepté dans quelques grandes villes où les spécialisations de clientèle sont possibles, presque partout le médecin qui débute ne peut se soustraire aux exigences de l'isolement dans lequel il se trouve ou à ce que réclament ses propres intérêts ! Et c'est alors qu'il apprend à regretter d'avoir perdu les occasions qui lui étaient offertes pendant le cours de ses études !

D'autres élèves sont bien plus coupables encore : imbus de je ne sais quelles idées qui avaient cours autrefois, ils s'imaginent que l'art des accouchements est une branche très-accessoire de la médecine, et qu'en très peu de temps ils en pourront savoir autant que celui qui a passé sa vie à l'étudier. A l'aide de quelques notions générales puisées dans un ouvrage théorique ils finissent par passer leur cinquième examen, et une fois docteurs, ils ont la prétention de ne rien ignorer et de tout faire : présomption fatale, et bien autrement grave dans ses résultats que la timidité des premiers, car elle a déjà coûté la vie à beaucoup de mères et à beaucoup d'enfants ! S'il m'était possible de raconter tout ce que j'ai vu de semblable dans le cours de ma carrière déjà longue, ils apprendraient peut-être à devenir plus réservés et à compléter la lacune dangereuse qui existe dans leur éducation ; quant à moi, qui ai passé une partie de ma vie à m'instruire dans l'art des accouchements, avec toute l'ardeur dont je suis capable, et qui, par une série de circonstances exceptionnelles, me suis trouvé placé dans les meilleures conditions pour cela, je n'éprouve aucune honte à déclarer que j'ai encore beaucoup à apprendre ; il n'est pas de jour où je n'aie la satisfaction de pouvoir me dire que j'ai ajouté quelque chose à la somme des connaissances spéciales que j'avais déjà acquises.

En publiant aujourd'hui mes leçons cliniques je ne me fais aucune illusion sur le mérite de cet ouvrage : je cède simplement au désir qui m'a été plusieurs fois exprimé par les élèves et les médecins qui ont bien voulu me prouver par leur assiduité qu'ils trouvaient quelque intérêt à mon enseignement, et je suis convaincu qu'à défaut d'autre mérite, ils me savent gré de mes persévérants efforts pour leur être utile.

Depuis que j'ai l'honneur d'être professeur de la Faculté on m'a bien souvent demandé pourquoi je ne publiais pas un traité sur les accouchements ; j'avoue sincèrement que j'en ai eu plusieurs fois la pensée et que j'ai toujours été retenu par cette conviction, qui ne s'est pas encore affaiblie, que pour faire un ouvrage véritablement utile il faut avoir vieilli dans la pratique et se trouver depuis longtemps à la tête d'un service spécial ; hors de là, on est réduit au rôle de simple compilateur, qui peut bien conduire à la confection d'un ouvrage offrant quelque intérêt, mais qui, à mon sens, pèche par la base, en ce qu'il ne saurait porter l'empreinte de son auteur, qui tout habile qu'il est à énumérer les opinions des autres, est incapable de les juger avec l'autorité nécessaire. Pour beaucoup d'auteurs un gros volume est un moyen de se créer une certaine notoriété dès l'entrée dans la carrière ; le public et même les médecins s'y laissent toujours prendre. Plus on est affirmatif et moins on sait se montrer réservé dans les cas difficiles, et plus on est sûr de plaire, aux jeunes gens surtout, qui n'aiment pas assez la fréquentation des cliniques, et qui dans leur inexpérience veulent trouver des solutions précises pour tous les cas.

Mais quand vient le moment de voler de ses propres ailes, les illusions ne tardent pas à se dissiper dans l'esprit de ceux qui ont quelque rectitude dans le jugement : ils comprennent alors combien ils s'étaient trompés, quand ils avaient cru qu'après quelques études théoriques incomplètes et quelques rares apparitions à la clinique obstétricale, ils pouvaient s'engager dans tout ce qu'a d'imprévu la pratique des accouchements. Que font alors ceux qui ne restent pas sourds aux cris de leur conscience ?

Ils s'arrachent pour quelque temps aux exigences d'une clientèle naissante, et viennent s'asseoir de nouveau sur nos bancs pour compléter autant que possible cette partie de leur éducation. Chaque année j'ai le plaisir d'en compter un certain nombre parmi mes auditeurs ; les sentiments qui les poussent sont des plus respectables, et je me fais un devoir de les seconder autant que je puis dans cette louable entreprise.

Depuis quelques années la Faculté de médecine de Paris a été en butte à des attaques passionnées et souvent empreintes d'une grande injustice. D'après ses détracteurs elle serait en pleine décadence ; partout, et surtout dans les Facultés étrangères, l'enseignement de la médecine serait monté à un niveau qui nous laisserait dans une infériorité marquée. Qu'y a-t-il de vrai dans ces récriminations? Pas grand'chose, Dieu merci ! La croisade entreprise n'avait qu'un but : soutenir et développer le mouvement qui s'est fait en faveur de la liberté de l'enseignement supérieur ! Mais combien a été grande l'erreur des partisans de cette liberté ! Ils s'attendaient à trouver des adversaires dans les professeurs de l'Université, et loin de là, ils les ont vus presque tous élever la voix dans le même sens et la réclamer comme eux.

Je n'ai pas à défendre ici l'enseignement de mes collègues ; il est public, il se fait au grand jour, chacun peut le juger. Quant à moi, je sais qu'il se tient à une hauteur telle qu'il n'a rien à craindre de la comparaison qu'on en peut faire avec l'enseignement qui se donne dans les universités étrangères.

Mais on me permettra, j'espère, d'élever la voix en faveur de la chaire spéciale qui m'est confiée, et l'on verra si sous ce rapport la Faculté de médecine n'a pas réalisé de grands progrès, qui défient tout ce qui a été fait dans les autres pays. Depuis la fondation de la Clinique obstétricale, je ne crains pas de le dire, tout élève qui veut sérieusement s'instruire dans cette branche de la médecine, le peut là mieux que partout ailleurs. L'étude des femmes enceintes, saines ou malades, et de tout ce qui se rattache à la grossesse, y est l'objet d'un enseignement pratique spécial; il peut assister et participer aux accouchements naturels ou difficiles, depuis le commencement jusqu'à la fin, et en suivre tous les incidents sous la direction du professeur, du chef de clinique ou de la sage-femme en chef. Quand une opération devient nécessaire, il y est appelé, et il devient souvent un aide pour le professeur, qui l'associe à son intervention autant que le permet l'intérêt de la femme. Quand celle-ci est délivrée et qu'elle est placée dans les infirmeries, il peut l'observer jour par jour, voir en quoi consistent les suites de couches naturelles et étudier les diverses maladies qui surviennent de temps en temps. Il trouve même à chaque lit une feuille d'observation sur laquelle sont relatés tous les détails se rattachant à la grossesse et à l'accouchement. A la visite de chaque jour son attention est appelée sur les faits intéressants qui se produisent (physiologiques ou pathologiques). A côté des mères se trouvent les berceaux des enfants; là existe une autre source d'instruction, non moins féconde et non moins utile que la première. Toutes les questions relatives à l'allaitement, aux maladies multiples des nouveau-nés, à leurs vices de conformation, etc., s'y reproduisent sur une vaste échelle. J'ajoute enfin que pendant dix mois, chaque année, le professeur se rend trois fois par semaine dans un amphithéâtre qui fait partie de son service de l'hôpital, et là, reprenant un à un tous les faits intéressants qui se succèdent, il entre dans tous les développements qui lui paraissent de nature à pouvoir concourir à l'instruction de ses auditeurs. Lorsqu'un certain nombre de faits de même ordre se sont reproduits, il les réunit et en prend texte pour étudier d'une manière plus complète les états physiologiques ou pathologiques qui sont du ressort de la puerpéralité. Enfin j'ajouterai que, pour favoriser les études obstétricales et en développer le goût, j'ai fondé un petit musée qui réunit déjà de grandes richesses et dont on chercherait en vain le pareil dans les universités étrangères. Ce musée, qui me rend de grands services pour mon enseignement, est à la disposition des élèves qui ont des recherches à faire pour leurs thèses, ou pour quelque autre travail. Il en est de même de mon recueil d'observations, qui comprend l'histoire de toutes les femmes qui ont passé à la clinique depuis plus de trente ans.

Ceux qui ont fréquenté un peu assidûment mon service, savent quelle activité y règne et combien s'y multiplient les cas rares et difficiles, qui ne sont nullement en rapport avec le nombre de lits dont je dispose. La Clinique d'accouchements continue à profiter de la grande réputation qu'elle doit à son fondateur, réputation que je me suis efforcé, dans la mesure de mes forces, de ne pas laisser déchoir : aussi est-elle l'aboutissant d'un très-grand nombre de faits intéressants, tel que peut le fournir la classe ouvrière d'une ville qui compte deux millions d'habitants ; sa clientèle s'étend même plus loin, car elle est parfois alimentée par les médecins des départements environnants.

Aussi n'étonnerai-je personne en disant que, dans le cours d'une seule année, je vois se dérouler dans mon service plus de cas intéressants, qu'un praticien, quelque occupé qu'on le suppose, n'en pourrait rencontrer dans le cours d'une pratique et d'une carrière aussi étendues que possible.

Les détracteurs de la Faculté de Paris nous vantent sans cesse les universités étrangères ; à les entendre, nous resterions très en arrière. Après avoir protesté d'une manière générale, je proteste surtout en ce qui concerne la Clinique d'accouchements.

Il n'y a ni en Angleterre, ni en Allemagne, ni en Italie, ni en Amérique, un enseignement obstétrical mieux organisé que le nôtre. Je l'affirme, après avoir visité quelques universités étrangères dont on a beaucoup parlé, et après avoir obtenu pour beaucoup d'autres des renseignements qui ne peuvent laisser aucun doute dans mon esprit. Je l'affirme, parce que je vois chaque année un certain nombre de médecins de ces pays venir compléter chez nous leur éducation spéciale, et parce que c'est un titre pour beaucoup d'entre eux que d'avoir étudié à Paris pour monter plus tard dans une chaire. Je l'affirme enfin, parce que les travaux des accoucheurs français ne sont inférieurs ni par la quantité ni par la qualité. Ce ne sont donc pas les moyens de s'instruire dans l'art des accouchements qui manquent à nos élèves. Ils n'ont qu'à vouloir et à faire quelques efforts pour puiser largement à la source qui leur est offerte.

En livrant à l'impression les leçons que je leur fais depuis quelques années, j'ose espérer que je leur serai encore de quelque utilité. M. le docteur De Soyre, qui a bien voulu se charger de les rédiger, est un de mes anciens élèves, qui s'est depuis longtemps pénétré de mes idées et qui pouvait mieux que personne les reproduire avec fidélité. Je le remercie du soin qu'il a mis dans l'accomplissement de ce travail.

Je ne me suis astreint à aucun ordre dans le classement des matières. J'ai pris en quelque sorte au hasard les différents sujets qui entrent dans mon enseignement. Des leçons cliniques n'ont pas sous ce rapport les exigences d'un ouvrage didactique, et je les ai reproduites en leur laissant le style familier qui en est inséparable.

CLINIQUE

OBSTÉTRICALE

PREMIÈRE LEÇON

DU TOUCHER

Toucher vaginal. — Manuel opératoire. — Position que l'on doit faire prendre à la femme. — Exploration des organes génitaux externes et internes. — État des membranes. — Diagnostic des présentations et des positions. — Du toucher après l'expulsion du fœtus. — Emploi de la main tout entière. — Du ballottement.

MESSIEURS,

Le toucher est un mode d'exploration manuel, destiné à donner sur les organes génitaux internes et externes et sur les parties environnantes des notions nécessaires pour déterminer l'état de ces organes, suivre les divers phénomènes du travail de l'accouchement, diriger les opérations qui parfois deviennent nécessaires dans ces parties et pour reconnaître les différentes maladies qui peuvent les affecter.

De cette définition il résulte que le toucher doit être pratiqué de trois façons différentes :

1° *Le toucher vaginal;*

2° *Le toucher rectal ;*

3° *Le toucher ou palper abdominal.*

Dans beaucoup de cas chirurgicaux il faut associer ces trois modes d'explorations, mais dans les accouchements il en est deux surtout qui se combinent pour donner le résultat cherché. C'est le toucher vaginal et le palper abdominal. Nous commencerons donc par décrire l'un et l'autre, puis nous dirons quelques mots sur le toucher rectal et sur les cas assez rares dans lesquels l'accoucheur est appelé à le pratiquer.

TOUCHER VAGINAL.

Il serait superflu de faire l'historique de ce mode d'exploration qui fut employé par tous les accoucheurs. La nécessité de connaître les organes qui jouent le principal rôle dans l'accouchement, la forme et les dimensions du canal que l'enfant doit traverser, a conduit les médecins   recourir au seul moyen exploratoire qui pouvait leur donner une notion exacte. Si dans bien des cas le toucher vient en aide pour poser un diagnostic médical ou chirurgical, affirmant ou expliquant des symptômes extérieurs, en obstétrique, mieux encore, les symptômes naissent en quelque sorte du toucher; c'est lui qui indique te ou tel état du col fermé ou dilaté, souple ou résistant, lisse ou rugueux, etc.

Comme l'a si bien dit un auteur de ce siècle : « Étudier les accouchements sans s'exercer au toucher, c'est apprendre des mots qui ne représentent rien, c'est acquérir des idées stériles et dont on ne saurait faire aucune application. »

Manuel opératoire. — Le toucher doit se pratiquer doucement, rapidement, et cependant avec méthode. Il faut autant que possible que dans une seule exploration on ait connaissance des choses qu'il importe le plus de connaître, et en général on doit faire en sorte que ce procédé, au plus, deux fois mis en pratique, donne une idée exacte des parties maternelles à un moment donné. Je ne saurais trop vous recommander d'exercer les deux mains. Dans nos hôpitaux on peut tourner autour des lits et toutes facilités vous sont offertes ; mais dans votre clientèle, si vous trouvez une malade placée dans une alcôve de telle sorte que la main gauche, puisse seule être employée, vous ne pourrez presque jamais faire autrement que de vous en servir; l'exercer est donc nécessaire. Quant au mode opératoire, les auteurs s'entendent peu : pour nous, un doigt, l'indicateur suffit, d'autres recommandent d'introduire deux doigts, le médius et l'indicateur, d'autres encore dans l'une ou l'autre méthode veulent qu'on leur pousse le coude. J'ai vu des maîtres qui ne se servaient jamais que d'un doigt et qui arrivaient à découvrir tout ce qui était important de connaître; moi-même, dans ma pratique obstétricale, je n'ai jamais fait autrement, et il est bien rare qu'un point particulier et quelque peu saillant vienne à m'échapper. Les raisons que l'on a invoquées pour se servir de deux doigts n'offrent pas des avantages bien sérieux et les inconvénients de cette méthode doivent être pris en considération. Ainsi l'on a mis en avant la brièveté du doigt indicateur, qui ne peut explorer qu'une portion assez restreinte du bassin et du segment inférieur de l'utérus, tandis qu'en y joignant le médius, la tige exploratrice se trouve augmentée de quelques millimètres et peut ainsi atteindre des parties qui étaient primitivement situées en dehors de la sphère d'accès de l'index.

Cette première proposition est vraie, mais aller jusqu'à dire que ces quelques millimètres permettent de mesurer un diamètre antéro-postérieur de 10 cetimètres et demi, alors que l'indicateur atteignait à peine l'angle sacro-vertébral, situé à 9 centimètres de la symphyse pubienne, c'est aller trop loin et l'auteur qui préconise si fort ce manuel opératoire n'a pas réfléchi à la contradiction flagrante de ses paroles; cette différence est en réalité minime, comme il le dit, et ne saurait être d'un centimètre et demi, ainsi qu'on pourrait le croire, à la lecture de son article; de plus, si l'on met en regard l'anxiété, la douleur même, qu'éprouvent certaines femmes primipares pendant l'introduction d'un seul doigt, si l'on ajoute que le doigt indicateur mieux séparé des autres, est doué de mouvements de circumduction plus étendus qui permettent à l'explorateur de prendre connaissance d'une grande partie de l'excavation pelvienne, ce qu'il ne peut faire par l'introduction des deux doigts; que les sensations sont moins nettes, que la recherche de l'angle sacro-vertébral situé à 10 centimètres et demi est peu nécessaire, au début du travail, et qu'enfin, parmi les femmes, qui ont les doigts plus courts que nous, il en est certaines auxquelles rien n'échappe, quoique le toucher ne soit pratiqué qu'avec l'index, on repoussera certainement une méthode qui ne donne qu'un si faible avantage à côté d'inconvénients irréfutables; je vous conseille donc de pratiquer le toucher comme vous me le voyez faire tous les jours, avec un seul doigt, l'indicateur, le pouce étant étendu contre le mont de Vénus, et les autres doigts repliés dans le creux de la main se trouvant appliqués contre le périnée. De cette façon le doigt fournit la plus grande longueur qui lui est possible de donner, et il peut exécuter dans le vagin des mouvements circulaires fort étendus.

C'est à peine si je crois devoir discuter cette poussée miraculeuse imprimée au coude par un des assistants, et grâce à laquelle l'accoucheur pourrait aller plus avant dans les organes génitaux. D'abord ce peut être douloureux pour la malade. En outre on ne déprime pas plus les parties molles de cette manière, qu'on ne le ferait en les repoussant soi-même de la main exploratrice. Enfin le bras fixé par cette opération a moins de liberté d'action, et par conséquent ne permet pas à la main d'exécuter les mouvements qui lui sont nécessaires.

Le doigt sera enduit préalablement d'un corps gras, de cérat, de beurre, d'huile par exemple : je préfère cependant un corps mou à un corps liquide, parce qu'il s'insinuera mieux dans une écorchure si vous en avez une et vous mettra ainsi à l'abri de la contagion syphilitique.

L'introduction du doigt doit-elle se faire de haut en bas ou de bas en haut ? Mon opinion est qu'il faut plutôt remonter que descendre pour chercher l'orifice vulvaire; ainsi généralement les jambes étant écartées, le doigt dirigé parallèlement au lit sur lequel la malade est couchée, vient-il se placer sur le raphé médian du périnée, il suffit alors d'élever un peu la main pour pénétrer dans l'ouverture vaginale. Ce précepte s'applique surtout aux élèves qui commencent l'étude des accouchements, car lorsqu'ils auront pratiqué plusieurs fois le toucher, il ne leur sera plus nécessaire de chercher où placer d'abord le doigt, l'habitude aidant ils arriveront sans hésiter sur l'orifice vulvaire, car le plus souvent il suffit d'appuyer légèrement pour écarter les grandes lèvres à gauche et à droite et découvrir ainsi l'ouverture.

Si, au contraire, on s'y prenait par la partie supérieure, on froisserait le clitoris pendant les recherches, ce qui pourrait être désagréable à la femme. Il faut que les élèves soient avertis de cet inconvénient; mais certains auteurs ont un peu trop insisté sur ce sujet, car je crois que dans un ouvrage scientifique les comparaisons ou descriptions malséantes doivent être laissées de côté.

Position que l'on doit faire prendre à la femme. — La femme peut se tenir soit debout, soit couchée. Pour une femme enceinte, les notions que l'on recherche du côté du bassin ou à la partie inférieure de la matrice, seront mieux recueillies dans le décubitus dorsal; néanmoins pour n'être pas trop exclusif je reconnais que certaines sensations, le ballottement, par exemple, pourront être plus nettes la femme étant debout. Enfin sachez que dans certaines circonstances vous ne pourrez pas pratiquer le toucher autrement, l'état de la malade ne lui permettant pas de prendre la position horizontale. Généralement nous plaçons la femme étendue sur un lit, les cuisses demi-fléchies sur le tronc, les jambes sur les cuisses, de façon que les talons reposent et s'appuient sur le matelas. De plus, les membres abdominaux sont écartés, de telle sorte que le toucher rencontre peu d'obstacles. Il faut laisser la femme couverte, et ne la découvrir que si quelques points obscurs nécessitaient absolument cet examen direct. Il est préférable de placer le bras entier entre les jambes que de le glisser sous une cuisse; vous serez plus à votre aise pour l'exploration. Lorsque la femme sera laissée debout, vous lui ferez appuyer le dos contre un mur, un lit, ou tout autre meuble. Dans ce cas, je mets un genou en terre, le droit et non pas le gauche, comme le recommandent certains auteurs qui veulent que l'on appuie le coude sur le genou pour le soutenir; je repousse cette méthode, car je considère que le bras explorateur doit toujours être libre dans ses mouvements. Nous allons voir maintenant quels sont les points que l'on doit surtout rechercher dans cet examen.

Exploration des surfaces externes et internes. — De la vulve. — L'état des organes génitaux externes est mal apprécié par le toucher, le doigt ne les parcourt pas dans toute leur étendue et des affections importantes à connaître peuvent ainsi échapper au médecin. Cela se voit moins dans les hôpitaux où les femmes plus dociles se laissent examiner de visu sitôt qu'un indice attire notre attention vers ces organes. Ainsi par le simple passage du doigt entre les grandes lèvres et par l'application de la main contre le périnée, on reconnaît facilement des varices, des végétations, l'œdème ou un gonflement inflammatoire de la grande lèvre, mais il est plus difficile de trouver des plaques muqueuses, et même un chancre mou ou induré, si la malade par ses réponses ne nous met pas sur la voie, ou si l'examen extérieur du corps ne nous montre des traces de syphilis. Et ce serait cependant bien utile à savoir. Supposez qu'une jeune femme vienne au début de sa grossesse vous demander si elle est enceinte. Vous pratiquez le toucher et vous constatez qu'en effet le col et le corps de l'utérus, ainsi que d'autres parties présentent des signes qui vous permettent d'affirmer la gestation; cependant vous ne vous apercevez pas que cette femme est contaminée et elle ne le sait pas elle-même, cela se voit de temps en temps, même dans le monde : voilà deux êtres privés de soins, et un avortement sera souvent la conséquence de cette ignorance.

Nous verrons plus tard ce qui pourrait résulter des varices et des végétations propres à la grossesse ; j'ai voulu seulement appeler votre attention sur la syphilis pour que vous redoubliez de soin dans votre interrogatoire et dans l'examen de la surface cutanée.

Du vagin. — Le doigt, en parcourant le vagin, s'assurera s'il est lisse ou rugueux, si ce canal est le siége de quelque maladie, s'il n'y a pas de brides transversales comme on en rencontre quelquefois à la suite d'un premier accouchement laborieux ou de toute affection qui aurait favorisé la soudure des parois de ce conduit ; l'état de plénitude ou de vacuité du rectum et de la vessie, s'il n'y a ni kyste ni tumeur qui pourraient porter obstacle à l'accouchement et qui réclameraient une intervention chirurgicale. Enfin la présence d'un trajet fistuleux communiquant avec une cavité naturelle, avec la vessie, le rectum ou avec toute autre cavité pathologique, l'état des parois osseuses qui forment la charpente du bassin et qui peuvent être le siége de tumeurs ; nous reviendrons plus tard sur la mensuration des différents diamètres.

Du col utérin. — Mais c'est en arrivant sur le col utérin que toutes les sensations doivent être analysées avec le plus grand soin. A-t-on affaire à une primipare, on trouve un col conique, lisse, fermé, ramolli dans une plus ou moins grande partie de son étendue suivant l'âge de la grossesse. Dans les premiers mois, la partie inférieure seule, celle que l'on nomme museau de tanche est le siége de ce ramollissement physiologique dont la sensation sous le doigt a été comparée à celle que l'on éprouverait en foulant une pièce d'étoffe de drap placée sur une table. Je crois que la comparaison serait plus juste si l'on prenait une étoffe de velours. En effet, la partie ramollie du col cède sous le doigt qui s'y enfonce jusqu'à ce qu'il rencontre la partie supérieure dure, non encore envahie, absolument comme le velours dont les fibres s'écartent, s'affaissent jusqu'à ce que l'on trouve la résistance offerte par le bois. On rencontre encore cette fente transversale qui procure une sensation justement rapprochée par Ant. Dubois de celle que l'on aurait en appliquant le doigt sur le cartilage de la pointe du nez.

Est-ce au contraire une multipare qui est soumise à votre examen : le col n'aura plus cette forme conique régulière, il sera plus cylindrique, le doigt pénétrera plus facilement dans toute la partie ramollie et trouvera en franchissant l'orifice externe des déchiquetures, indice d'un accouchement antérieur. Je dis un accouchement, et non pas plusieurs, car quelques auteurs ont voulu présumer du nombre des accouchements par le nombre de ces petites cicatrices. Ce serait là un diagnostic éminemment faux, car nul ne peut savoir combien d'éraillures se produisent sur les bords de l'orifice externe au moment du passage de la tête. Telle femme aura un col presque déformé par un seul accouchement, chez telle autre au contraire il faudra avoir cette délicatesse du toucher qui ne s'acquiert qu'avec la pratique pour y réunir les preuves de la multiparité. Ne vous laissez pas égarer, messieurs, par tous ces contes faits à plaisir par des praticiens de cabinet, exercez-vous, et vous arriverez à distinguer sans peine ce qui existe réellement.

Le doigt introduit dans le col sera arrêté plus ou moins haut, suivant le degré de ramollissement, suivant le terme de la grossesse et suivant le plus ou moins grand nombre d'accouchements précédents. Dans ce dernier cas, il peut se faire que vous arriviez sur les membranes à une époque même relativement peu avancée de la grossesse ; mais gardez-vous d'aller plus loin ; les indications que vous voudriez recueillir pourraient n'être pas exactes à cause de la difficulté des recherches, et de plus, cela pourrait être préjudiciable à la femme et à l'enfant.

Il y a certains états exceptionnels du col qui méritent de vous être signalés : ainsi quand une femme a déjà eu beaucoup d'enfants, il arrive que le col se présente sous la forme d'un entonnoir renversé ; l'orifice externe est largement ouvert et le doigt arrive directement sur l'orifice interne qui permet de sentir les membranes en offrant cependant une résistance au passage du doigt, tant que le travail n'est pas déclaré. Faites bien attention à cette particularité, car vous chercherez le col, et vous serez dedans, les parties inférieures ramollies se confondant facilement avec les parois du vagin froncées et humides. Dans ces mêmes circonstances, il arrive quelquefois que le col est réduit à un bourrelet circulaire entourant un orifice ou même qu'il ait disparu complétement, un orifice plus ou moins resserré séparant seul la cavité utérine de la cavité vaginale.

Hors ces exceptions que je viens de vous signaler, vous trouverez toujours au col sa longueur normale pendant toute la durée de la grossesse jusqu'au moment où l'effacement commencera. C'est au professeur Stoltz qu'il faut rapporter l'honneur d'avoir prouvé ce fait, dans sa thèse inaugurale de 1826. Quant à l'effacement, le toucher vous permettra d'en suivre les progrès, et vous pourrez vous assurer que les parties supérieures cèdent peu à peu pour se confondre avec la cavité du corps de la matrice jusqu'à ce qu'enfin il ne reste plus de la portion cervicale que l'entrée, l'orifice externe, qui prend désormais le nom d'orifice de dilatation.

Si le toucher a été si utile au diagnostic de la grossesse, du terme de la gestation, des imperfections du vagin, à la découverte des fongosités, tumeurs, productions pathologiques que l'on peut rencontrer sur le col utérin, son rôle devient encore plus actif pendant le travail. Grâce à ce mode exploratoire, vous connaîtrez l'étendue de la dilatation, vous apprécierez de la sorte les progrès de l'acte physiologique, vous pourrez présumer de sa terminaison et vous reconnaîtrez le plus souvent la cause réelle des lenteurs apportées à la délivrance. Trouver l'orifice, le col étant effacé, est souvent, pour les commençants, chose fort difficile, et les indications qu'on peut leur donner échouent devant leur inexpérience. Quand la tête engagée dans l'excavation entraîne avec elle le segment inférieur de la matrice dont elle est coiffée, portez le doigt sur cette partie demi-sphérique et parcourez-la avec soin de telle sorte qu'aucun point ne passe inexploré. Si vous avez affaire à une primipare, vous aurez quelquefois d'assez grandes difficultés à vaincre, car l'orifice à peine dilaté n'est indiqué que par un petit bourrelet qui le circonscrit ou quelques inégalités difficilement appréciables; s'il est plus grand, ses bords peuvent être minces comme une feuille de papier et se confondre avec les membranes bombées pendant une contraction. Évitez donc le moment des douleurs; moins tendues, les parties offriront des différences mieux caractérisées, et surtout, si vous n'arrivez pas une fois, ne vous découragez pas, vous serez plus heureux dans un autre examen. Chez la multipare, les bords de l'orifice se détachent mieux des parties environnantes, ils sont plus épais, moins réguliers, et le doigt ne saurait passer dessus sans les reconnaître. Quand vous aurez rencontré l'orifice, parcourez-le dans toute son étendue en en suivant avec soin le pourtour; j'ai pu dernièrement de la sorte, reconnaître une anse du cordon ombilical engagé sous la tête fœtale et qui était la cause de troubles circulatoires que l'auscultation m'avait révélés. C'est également par le toucher que vous reconnaîtrez certains états pathologiques, comme la contraction spasmodique, la rigidité, l'agglutination, etc.

Des membranes. — Il n'est pas sans intérêt non plus de s'assurer de l'état des membranes. Sont-elles entières; si vous touchez dans l'intervalle des contractions, vous les reconnaîtrez molles et vous les sentirez se gonfler, se tendre à la première douleur et bomber de telle sorte qu'elles s'avancent dans le vagin en formant un sillon bien net avec les bords de l'orifice, si ce dernier a déjà une certaine étendue. Sont-elles au contraire rompues, la sensation que je viens de vous signaler manquera, et le doigt arrivera directement sur la partie fœtale. Cependant leur existence peut, dans certains cas, être difficilement reconnue : ainsi, lorsque les membranes s'appliquent exactement sur la tête sans en être séparées par une certaine quantité de liquide amniotique, entre deux douleurs, elles feront alors quelques petits plis que vous pourrez confondre avec ceux du cuir chevelu et pendant la contraction, elles se confondront si bien avec la tête, qu'il faut beaucoup d'attention pour s'assurer de leur présence. Passez, dans ce moment et à plusieurs reprises, le doigt sur cette partie arrondie, vous percevrez une sensation analogue à celle que vous éprouveriez en frottant légèrement un morceau de taffetas bien tendu ; il semble que cela crie sous le doigt ; dans plusieurs circonstances, j'ai affirmé l'intégrité des membranes par ce seul caractère, et lorsque vous aurez éprouvé une fois cette sensation, vous ne l'oublierez jamais. Vous reconnaîtrez encore le placenta quand cet organe recouvre l'orifice en entier ou bien lorsqu'un de ses bords vient simplement s'y appliquer. Vous sentirez alors une masse molle inégale se déchirant en se laissant pénétrer par le doigt. Si le délivre, sans affleurer l'orifice, est greffé dans son voisinage, vous rencontrerez sur les membranes des inégalités nombreuses, traces des dernières villosités choriales atrophiées.

Diagnostic des présentations et des positions. — Le toucher, pendant le travail, vous sera d'une grande utilité. C'est par lui que vous connaissez la présentation et la position du fœtus au détroit supérieur. Il n'entre pas dans le plan que je me suis tracé de vous décrire les signes palpables de telle ou telle présentation, mais il est certains moyens pratiques que je veux vous enseigner et qui vous seront d'une grande utilité dans les recherches des positions. D'abord, ne vous hâtez pas trop, ne cherchez pas à approfondir quand la dilatation n'est pas suffisamment établie, vous éprouveriez de grandes difficultés à atteindre ce que vous cherchez et souvent vous n'y arriveriez que du bout du doigt ; la partie n'offrant plus alors un ensemble de caractères suffisants pour vous prononcer, vous pourriez commettre une erreur, ce qui est toujours préjudiciable ; attendez donc, pour diagnostiquer une position, que la dilatation de l'orifice ait à peu près l'étendue d'une pièce de 5 francs, vous aurez, à ce moment encore, assez de peine à tomber juste.

Un sommet se présentant sera reconnu à sa forme arrondie, régulière, à la résistance que les os du crâne offrent sous le doigt, à l'existence de sutures et de fontanelles.

Pour connaître dans ce cas les rapports de la tête avec le détroit supérieur, c'est-à-dire la position, suivez avec le doigt la suture sagittale qui coupe obliquement l'orifice utérin et dirigez vos recherches à gauche et en avant. C'est là que vous trouverez le plus souvent une fontanelle, la postérieure, qui vous donnera tout de suite la position

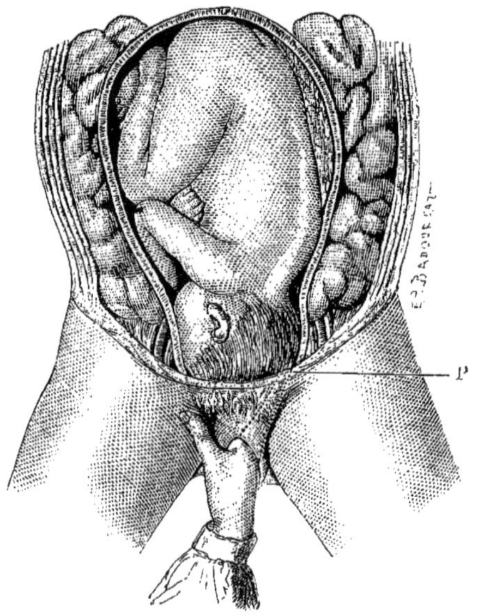

Fig. 1.

occupée par le fœtus. Si vous ne trouvez pas la fontanelle postérieure au lieu que je vous indique, ce sera très-probablement l'antérieure qui se présentera sous le doigt, et vous saurez également par ce seul signe que l'occiput est du côté opposé, c'est-à-dire à droite et en arrière. 90 fois sur 100, en touchant de cette manière dans les présentations du sommet, vous arriverez au résultat cherché. Les figures 1 et 2 vous montrent comment il faut pratiquer le toucher dans la première et la deuxième position du sommet. Je ne veux pas m'étendre plus long-temps sur ce point.

Vous reconnaîtrez par le toucher la présentation de la face aux narines, aux yeux, à la bouche, à l'irrégularité de la partie qui s'offrira à votre examen; d'un siége à la pointe du coccyx à l'anus, à la rotondité des fesses et au sillon qui les sépare; d'une épaule au creux auxiliaire, au bras et aux côtes, etc. Les positions dans la présentation de la face s'apprécieront par la direction des narines qui, tournées vers le menton, indiquent la place occupée par cette dernier partie prise pour point de repère.

Pour le siége, ce sera la pointe du coccyx qui servira de guide, en se

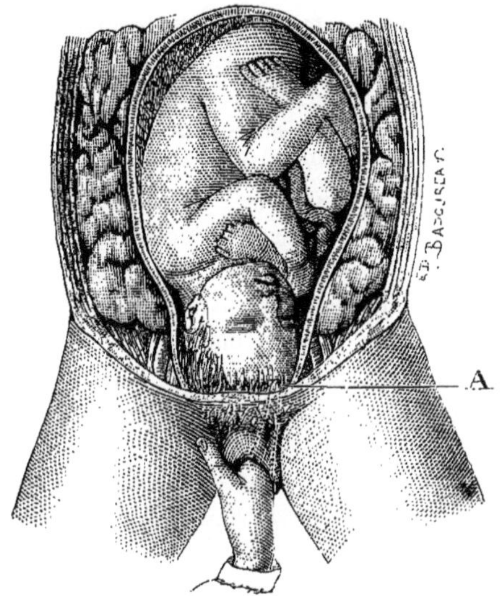

Fig. 2.

rappelant que la base du sacrum est à gauche et en avant si la pointe du coccyx regarde à droite et en arrière, et *vice versa*.

Enfin les positions de l'épaule seront diagnostiquées par la direction du creux de l'aisselle, la tête étant placée du côté opposé à celui que regarde cette dépression et par le bras dont on connaîtra le nom par l'examen de la main, de l'omoplate ou de l'acromion.

Du toucher après l'expulsion du fœtus. — L'utilité du toucher n'est pas limitée à l'accouchement; après l'expulsion du fœtus vous avez encore à vous assurer par ce moyen de la présence du placenta dans le col ou le vagin avant de tenter la délivrance, de l'existence de caillots dans la cavité vaginale ou utérine, et s'il y a hémorrhagie, de la cause de cette perte; enfin, après un avortement, de la rétention de l'arrière-faix dans la matrice, etc. Tous ces caractères seront indiqués quand nous parlerons de la délivrance, des hémorrhagies ou de l'avortement.

Du toucher opéré avec la main tout entière. — Dans ce qui précède, je me suis efforcé de vous indiquer d'une manière très-générale, encore bien incomplète, les différentes notions que vous pouvez acquérir par le toucher, la femme étant étendue sur un lit. Je vous ai dit en commençant que j'avais l'habitude de me servir d'un seul doigt (l'indicateur), mais je dois ajouter qu'il peut se présenter des cas où la main entière sera nécessaire. Je vous signalerai principalement le fait d'une présentation de l'épaule, dans un bassin rétréci, la partie restant très-élevée et inaccessible avec un, et même avec deux doigts. Cette pratique présente-t-elle de grands inconvénients? Je ne le pense pas. Ne serez-vous pas obligé d'introduire la main pour faire la version? et peut-être même des circonstances spéciales vous forceront-elles à changer la main primitivement introduite; de plus vous savez avoir affaire à une épaule par les signes spéciaux qui sont inhérents à cette présentation; la position seule manque pour compléter le diagnostic. Or, pour connaître cette dernière, choisissez le moment où le col est suffisamment dilaté pour permettre l'accouchement, et introduisez la main qui pourra vous donner la notion que vous cherchez en vous permettant de terminer de suite par une version si les circonstances ne réclament pas impérieusement un autre manuel opératoire. Je vous donnerai plus tard quelques conseils pour l'introduction de la main; les cas qui réclament l'emploi d'une main entière pour toucher sont si rares que cela sort un peu du sujet que nous traitons en ce moment.

Du ballottement. — Quand vous voudrez chercher le ballottement, je vous l'ai dit en commençant, il est parfois préférable de laisser la femme debout, non pas qu'il soit impossible de le percevoir lorsqu'elle est couchée, mais la sensation peut être moins nette et même quelquefois incomplète. On peut, en effet, faire exécuter au fœtus quelques mouvements, mais vous ne sentez pas si distinctement ce corps qui s'élève dans un liquide comme une éponge dans un grand bain. Quelques accoucheurs pensent que, pour qu'il y ait, à proprement parler, ballottement, il faut que, non-seulement on éprouve la sensation du corps qui s'élève, mais encore celle de ce corps qui revient occuper la place qu'il avait primitivement. C'est ce qu'on appelle le choc en retour. M'appuyant sur l'opinion de M. Dubois et sur mon expérience, je crois que cela n'est pas nécessaire. Je dirais même plus : il est rare d'éprouver ces deux sensations. La première est commune, et il suffira d'appeler votre attention sur ce fait pour qu'à l'occasion vous puissiez vous assurer de ce que je dis. Quant à la seconde, au contraire, elle est très-rare, et je crois que la plupart de ceux qui disent la percevoir sont le jouet d'une illusion. En effet, lorsqu'on lance un objet que l'on doit ensuite recevoir, instinctivement la main s'avance au devant de cet objet, une balle, par exemple ; dans le ballottement, c'est la même chose ; après avoir imprimé à l'enfant une poussée de bas en haut, si l'on pense devoir le sentir revenant à sa place, le doigt, instinctivement, va au-devant de lui, et, le retrouvant revenu dans la partie inférieure de l'utérus, on se figure sentir le choc en retour. Il suffira de vous signaler ce fait, et je suis persuadé que vous voudrez vérifier par vous-mêmes la vérité de mon assertion.

La femme placée dans la station debout, vous pourrez encore connaître le volume, le poids, la direction de l'utérus et sa mobilité.

Je m'arrête, messieurs, d'autant que je pense vous avoir énuméré les notions principales que vous pourrez recueillir par le toucher ; je n'ai pas voulu vous faire en détail l'histoire des signes de la grossesse, non plus que des indications résultant de telle ou telle position, mais j'ai désiré que vous fussiez instruits des avantages que l'on peut retirer d'un mode d'exploration que je proclame sans contredit comme la clef de voûte de la pratique obstétricale.

DEUXIÈME LEÇON

DU PALPER ABDOMINAL

Du palper abdominal. — Position que l'on doit faire prendre à la femme. — Manuel opératoire. — Examen des parties superficiellement et profondément situées. — Ballottement abdominal. — Mouvements actifs du fœtus. — Diagnostic des présentations et des positions. — Version par manœuvres externes.

Du toucher rectal. — Ses indications.

MESSIEURS,

Le second mode d'investigation, dont nous usons le plus en obstétrique est le palper, qui s'associe du reste presque toujours avec le toucher. Employé seul, cependant, ce moyen nous donne des indications qui lui appartiennent en propre, et que je vais vous énumérer, après vous avoir indiqué le manuel opératoire.

Position que l'on doit faire prendre à la femme. — Manuel opératoire. — La malade est préalablement étendue sur un lit, de façon que le décubitus dorsal soit parfaitement régulier, le ventre est mis à nu et les organes génitaux sont voilés par un drap; les membres abdominaux peuvent être étendus, ou légèrement fléchis pour détruire la tension musculaire. La femme étant ainsi disposée, les deux mains de l'accoucheur s'appliquent à plat sur l'abdomen et parcourent d'abord cette région dans toute son étendue, pour s'assurer de son élasticité, du degré de sensibilité, de quelques autres particularités qui pourraient se présenter à cet examen superficiel, et enfin pour habituer la malade à cette pression quelquefois désagréable qui donne lieu chez quelques femmes à des soubresauts et à des contractions musculaires gênantes pour la suite de l'exploration.

Examen des parties situées immédiatement au-dessous de la paroi abdominale. — Le plus souvent vous ne rencontrerez rien d'insolite ; les parties sous-jacentes se laissent facilement déprimer sous le bout des doigts, et, quoique très-rapide, cet examen vous permettra d'esquisser les contours de la matrice. Cependant, vous pourrez également vous assurer de l'état de plénitude ou de vacuité de la vessie, qui, forme lorsqu'elle est distendue par l'urine une tumeur, assez régulièrement arrondie au-dessus de la symphyse du pubis. Le peu de résistance de cet organe, qui est d'ailleurs fluctuant, vous empêchera néanmoins de porter un faux diagnostic, et de le confondre avec une tumeur fibreuse, par exemple. La distension de la vessie ne saurait être un obstacle bien sérieux à la palpation abdominale, car il vous reste toujours la faculté de pratiquer le cathétérisme, et de mettre à néant par ce moyen les difficultés apportées jusqu'alors à votre examen. Permettez-moi de vous dire en passant qu'il n'est pas aussi facile que vous pourriez le croire, de sonder une femme enceinte et arrivée au terme de la grossesse. La tête du fœtus en s'engageant dans le détroit supérieur, appuie sur la face postérieure de la symphyse du pubis et rend ainsi l'introduction de la sonde assez difficile. De plus, dans son développement, nous savons que l'utérus exécute un mouvement de torsion sur lui-même, tout en se portant dans l'une des fosses iliaques et surtout vers la droite. Or, à mesure qu'il s'élève, il entraîne avec lui la vessie, et le double mouvement que nous venons de signaler, imprime au canal de l'urèthre une direction oblique et des inflexions irrégulières, si bien que, parfois, il est difficile de sonder la femme. Dans tous les cas, les obstacles apportés à la palpation par la distension de la vessie ne se présenteront pas dans les premiers mois de la grossesse, et par conséquent n'auront qu'une part assez minime dans les difficultés que vous aurez à vaincre.

Chez les femmes très-grasses, le palper demande une grande habitude et beaucoup d'attention, les sensations ne sont pas nettes, et les parois abdominales se laissent mal déprimer, de sorte qu'il est assez difficile d'avoir une notion exacte des parties profondément situées ; toutefois il est assez rare que l'obésité soit portée au point de ne pas permettre de toucher l'utérus, au moins lorsqu'il a dépassé l'ombilic. On peut d'ailleurs trouver dans la percussion un auxiliaire puissant. Une tension excessive des muscles abdominaux présente des obstacles plus sérieux, et dans quelques cas l'anesthésie seule peut vaincre cette résistance. Enfin, vous aurez occasion de voir, trop souvent, de pauvres femmes apportées de la ville, après un travail prolongé et des tentatives infructueuses de délivrance, et qui offrent, parmi les symptômes ordinaires de péritonite, cette sensibilité de l'abdomen portée à un tel point, que la simple application manuelle sur la région hypogastrique, détermine des douleurs insupportables.

Outre les obstacles que je viens de vous signaler et que vous reconnaîtrez facilement, dans ce premier palper superficiel, il vous sera encore possible de constater l'infiltration de la région hypogastrique, qui se montrera à la vue et au toucher comme une surface grenue, les mailles du tissu cellulaire distendues se dessinant à l'extérieur; l'empreinte laissée par la pression des doigts ou l'application du stéthoscope donneront, du reste, le signe caractéristique de cet œdème. Vous pourrez encore vous assurer de la présence d'une ou de plusieurs anses intestinales interposées en avant de la matrice, surtout si vous vous aidez de la percussion. Enfin, il vous sera facile de distinguer la matrice sur un plan plus profondément situé, mais qui néanmoins accusera ses principaux caractères : forme globuleuse, généralement lisse, plus ou moins élevée dans la cavité abdominale.

Examen des parties situées plus profondément. — Mais c'est en examinant plus profondément les organes situés dans l'abdomen, que le palper va nous donner les enseignements les plus précieux. Ainsi, la détermination de la hauteur à laquelle s'élève le fond de l'utérus est un des signes les plus importants pour connaître le terme de la grossesse.

L'appréciation du volume et de la mobilité de cet organe sert à diagnostiquer la gestation au début. C'est alors que le palper et le toucher doivent être employés concurremment. La femme est-elle enceinte? on reconnaît par le toucher les signes que nous avons signalés dans notre première leçon : modifications du col, augmentation du volume du corps, mobilité moins grande de l'utérus dont on peut apprécier l'accroissement si, pendant qu'on pratique le toucher vaginal, le palper abdominal fait connaître le point où s'élève le fond de l'organe, de telle sorte que la matrice est ainsi placée entre les deux mains et qu'on connaît facilement son diamètre vertical. La chose doit toujours se faire de la sorte quand on veut apprécier une grossesse de trois, quatre et cinq mois.

Distinguer la matrice des parties molles qui l'environnent n'est pas difficile lorsque la femme est avancée dans sa grossesse. Mais il n'en est pas de même au début. Je viens de vous dire qu'en employant simultanément le palper et le toucher, il vous était facile d'établir la position et les dimensions de l'organe; c'est qu'en effet vous percevez par la paroi abdominale les mouvements que vous imprimez à l'utérus avec le doigt placé dans le vagin; mais lorsque plus tard la matrice n'est plus mobile, ce mode d'investigation ne vous sera plus d'aucun secours. Vous sentirez alors, à travers les parois abdominales, une tumeur ovalaire, lisse, sans inégalités, d'un diamètre vertical, plus grand que le diamètre horizontal. Cette tumeur sera souple, dépressible, élastique, à parois épaisses, contenant du liquide et susceptible de se contracter.

Sitôt que la matrice devient accessible par le palper, vous la trouvez inclinée d'un côté et très-rarement sur la ligne médiane. L'inclinaison droite de l'utérus s'explique par deux raisons : d'abord l'insertion du mésentère à la colonne vertébrale est oblique de haut en bas et de gauche à droite, si bien que lorsque l'on remonte le paquet intestinal, il se couche plus facilement à gauche; il est donc facile de comprendre que la matrice en se développant repousse à gauche les intestins et que de son côté, elle soit obligée de s'incliner à droite. En outre, le ligament rond du côté droit est plus gros et plus court que celui du côté gauche. Ce ligament, dans le développement de l'organe, exercera donc une traction sur la partie supérieure de la matrice, qui aura pour effet de l'attirer du même côté, c'est-à-dire à droite. On peut ajouter encore, pour être plus complet, que la présence du rectum à gauche doit également être considérée comme une cause de l'inclinaison de la matrice du côté opposé; et, en effet, j'ai observé que certaines femmes dont le rectum, au lieu d'être placé du côté gauche, était au contraire situé à droite, avaient eu une inclinaison de l'utérus en sens inverse, c'est-à-dire du côté gauche. J'ai pu constater à l'autopsie plusieurs faits de ce genre.

Quant au mouvement de torsion que l'utérus exécute sur lui-même en se développant, j'avoue que, quelque soin que l'on apporte au toucher, quelle que soit la finesse du tact de l'observateur, le palper ne peut pas nous en instruire. C'est un fait qui a été constaté dans de nombreuses nécropsies, mais dont on ne peut pas s'assurer sur le vivant.

Je vous disais tout à l'heure que la matrice se présentait sous la forme d'une tumeur ovalaire, souple et dépressible, ce qui en rendait quelquefois le diagnostic difficile à travers la paroi abdominale.

Il est un fait cependant parfaitement démontré aujourd'hui, que je crois avoir signalé un des premiers, il y a près de trente ans, et qui vous permettra presque toujours, si vous prolongez un peu votre examen, de vous assurer de la présence de la matrice dans l'abdomen et de sa position en suivant ses contours. Je veux parler des contractions musculaires qui existent pendant toute la grossesse à l'état intermittent, de telle sorte qu'il est bien rare que, pendant une séance de palper, vous ne sentiez cette masse molle et dépressible se durcir sous la main et prendre la consistance des corps fibreux. Il est évident que, lorsque vous aurez constaté ce caractère, aucun doute ne vous sera plus permis.

Ballottement abdominal. —Outre le degré d'élévation de la matrice que vous constatez par le palper et qui vous permet, avec les autres signes fournis par le toucher, d'établir le terme de la grossesse, vous pouvez encore percevoir un corps mobile et flottant dans l'intérieur de l'utérus. C'est un véritable ballottement abdominal que vous faites exécuter au fœtus avec vos deux mains placées de chaque côté. Je ne répéterai pas ce que je vous ai dit au sujet de cette sensation particulière dans ma leçon précédente; j'ajouterai cependant que, dans le ballottement abdominal, l'une des mains chasse le corps flottant qui vient souvent frapper contre l'autre appliquée sur la paroi opposée, tandis que, dans le ballottement vaginal, il est très-rare que la main placée sur l'abdomen reçoive le choc du fœtus chassé par le doigt introduit dans le vagin. Ce ballottement ne peut pas toujours se constater : ainsi, certaines femmes éprouvent des contractions utérines tellement rapprochées pendant ce genre d'exploration, que la matrice durcie ne communique plus à la main la sensation dont il s'agit. Quand la grossesse est avancée ou le fœtus très-volumineux, il est également difficile de lui faire exécuter un mouvement de déplacement très-étendu dans le liquide qui l'entoure. Lorsque l'on a affaire à une grossesse gémellaire, ce ballottement se trouve masqué par la présence des deux œufs. Aussi peut-on dire que le ballottement abdominal sera d'autant mieux perçu que l'on observera un fœtus petit dans une masse d'eau relativement considérable, et en effet, dans l'hydropisie de l'amnios, la sensation dont nous nous occupons est parfaitement nette, à moins cependant que la maladie ne soit arrivée au point de distendre tellement l'utérus et l'abdomen que la palpation fructueuse en devienne en quelque sorte impossible.

Mouvements actifs du fœtus. — Dans l'état ordinaire des choses, le palper peut nous faire connaître des signes importants. Ainsi, c'est par lui que nous pouvons percevoir un des signes certains de la grossesse, les mouvements actifs du fœtus. Pendant l'examen du ventre de la malade, on détermine, comme je l'ai dit plus haut, des contractions utérines, et, le plus souvent, soit que ces contractions réagissent à leur tour sur l'enfant, soit que ce dernier ressente directement les diverses pressions que nos mains exécutent sur l'organe, toujours est-il qu'il semble réagir à son tour contre ces influences extérieures et qu'il exécute, dans l'intérieur de l'œuf, des mouvements dont la palpation nous rend compte. Ces mouvements sont de deux sortes, suivant que l'enfant est gros ou petit, et suivant qu'il exécute des changements de place en totalité ou en partie. Ainsi, lorsque l'on a affaire à un fœtus peu volumineux, ou dont les membres seuls remuent, la sensation perçue par la main peut être comparée à de petits coups assez secs portés contre la paroi utérine et communiqués à la main par la paroi abdominale. Si au contraire le fœtus est gros et qu'il se déplace complétement, la main perçoit des mouvements de raptation, qui mettent tour à tour en contact des parties arrondies plus ou moins dures, des parties saillantes et des creux, sans qu'à travers l'épaisseur des parties molles qui nous séparent de l'enfant il soit possible de nommer ceux de tous ces points qui se portent tour à tour sous la main. Il est très-important pour l'accoucheur d'apprécier soi-même ces mouvements actifs ; certaines femmes peuvent vous induire en erreur, d'autant qu'elles se trompent elles-mêmes sur leurs sensations, et qu'elles affirment sentir depuis longtemps les mouvements du fœtus et les percevoir au moment où elles parlent, lorsqu'elles ne sont même pas enceintes; nous parlerons des cas de ce genre, lorsque nous étudierons les fausses grossesses. C'est à l'accoucheur à s'assurer lui-même de la chose et à ne pas s'en laisser imposer par des contractions musculaires ou des mouvements intestinaux qui peuvent quelquefois simuler les mouvements actifs.

Généralement ces mouvements se font sentir vers le quatrième mois, mais à cette époque la femme seule est apte à les percevoir ; la profondeur à laquelle est encore situé l'utérus et la petitesse même du fœtus ne permettent pas à la main de reconnaître cette sensation; plus tard il n'en est plus ainsi, et chez certaines femmes dont la paroi abdominale est assez mince, on peut, non-seulement sentir les mouvements de l'enfant, mais encore les voir se traduire à l'extérieur par des bosselures et des ondulations qui surgissent à la surface de l'abdomen et s'effacent aussitôt que les mouvements sont terminés. Le toucher vaginal qui nous a déjà donné de si précieux enseignements, peut, dans certains cas, nous révéler les mouvements actifs du fœtus; ce sont alors ceux qu'exécutent les membres abdominaux et thoraciques, et que le doigt peut percevoir à travers le segment inférieur de l'utérus ou à travers les membranes. Or, comme nous savons que cette place est généralement occupée par la tête, lorsque l'accoucheur sent des membres qui lui passent sous le doigt, il doit craindre une présentation du siége, ou de l'épaule, ou encore un sommet avec une main ou un pied en procidence. Quelquefois le membre que l'on avait senti reprend sa place normale et la tête du fœtus s'engage seule dans l'excavation; mais il n'en est pas moins vrai que cette sensation doit appeler l'attention du médecin et lui faire redoubler de soins dans l'accomplissement de sa mission.

Les mouvements actifs ressentis par la femme établissent pour elle l'évidence de la grossesse. Jusqu'au quatrième mois, la plupart des femmes doutent de leur état si elles ont des raisons particulières pour ne pas désirer être enceintes. — Il est vrai que les règles se sont suspendues, que des troubles fonctionnels se sont manifestés, que le ventre a légèrement augmenté de volume; souvent elles ne voient pas cela, y prêtent peu d'attention, et expliquent tous les phénomènes des premiers mois justement par cette rétention des menstrues qui est pour nous un signe si important; mais lorsque les mouvements actifs se produisent, le doute n'est plus possible; aussi cette époque (fin du quatrième mois, commencement du cinquième) est-elle celle où l'on rencontre le plus d'avortements criminels.

Cependant toutes les femmes ne perçoivent pas cette sensation. Quelques-unes, très-bien portantes, du reste, ne sentent jamais remuer l'enfant pendant la durée de la grossesse, ou n'ont senti ces mouvements qu'une ou deux fois. C'est qu'alors le fœtus lui-même se développe doucement, tranquillement, sans exécuter de changements de place dans l'intérieur de l'œuf. Mais un fait plus curieux est celui de certaines femmes qui ne sentent pas remuer l'enfant alors que ce dernier exécute sous la main de l'accoucheur des évolutions presque complètes. C'est dans cette catégorie qu'il faut ranger quelques-unes de celles qui portent une ascite en même temps que leur grossesse, un kyste de l'ovaire développé entre l'utérus et la paroi abdominale; enfin,

certaines femmes paraplégiques, dont j'ai vu plusieurs exemples dans
cet hôpital. En se basant sur ces faits on a été conduit à admettre
que l'utérus était insensible, au moins en dehors des contractions
excessives du travail, et que la perception des mouvements du fœtus
avait lieu, non pas directement par la paroi de la matrice, mais par
la paroi abdominale qui la transmettait aux centres nerveux.

Diagnostic des présentations et des positions. — Quand on a une assez
grande habitude du palper, on peut arriver à la détermination des présentations et des positions. Il est bien entendu que pour porter un diagnostic précis, il faut que la malade soumise à l'observation présente
les conditions les plus favorables, c'est-à-dire que la paroi abdominale
soit mince, dépressible, que les muscles soient dans le relâchement le
plus complet. Pour les présentations, on peut les reconnaître avec assez
de facilité ; ainsi, lorsque l'on sent des membres au fond de l'utérus et
une partie arrondie et dure au-dessus de la symphyse du pubis, en partie même engagée derrière cette articulation, comme le montre la

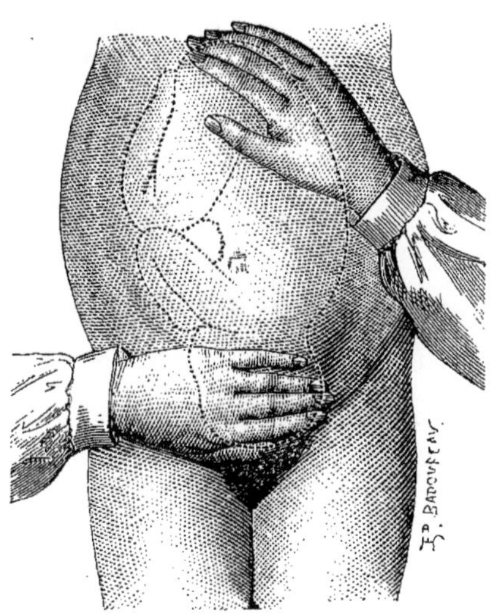

Fig. 3.

figure 3, on est conduit naturellement à conclure que l'on a affaire à
une présentation de l'extrémité céphalique. Quant à savoir si la tête

est fléchie ou défléchie, le palper est muet, mais le toucher viendra élucider ce point resté obscur ; toutefois la rareté des présentations de la face donne une très-forte présomption pour une présentation du sommet. Si, au lieu de percevoir des membres vers le fond de l'utérus et une partie arrondie derrière la symphyse pubienne, on sent au contraire une masse ronde, dure, bien limitée vers le fond de l'organe, sans trouver à côté ces parties anguleuses qui représentent les talons, on sera conduit à penser que le fœtus est placé en sens inverse, et qu'il présente son extrémité pelvienne (fig. 4). Mais ce sera surtout dans les

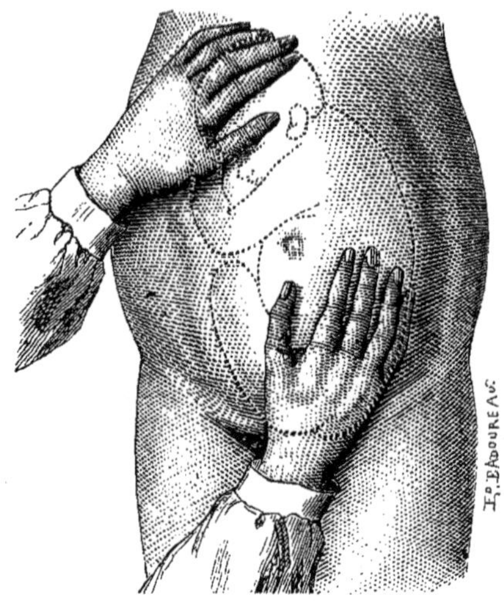

Fig. 4.

présentations du tronc que le palper viendra en aide à l'accoucheur. Le développement transversal de l'utérus, la présence d'une partie ayant tous es caractères d'une tête dans l'une des fosses iliaques, et, de l'autre côté, une autre masse arrondie, moins dure et située un peu au-dessus de la fosse iliaque, permettent déjà d'affirmer que le fœtus se présente par l'un de ses plans latéraux ; mais on peut aller encore plus loin, comme nous allons le voir tout à l'heure (fig. 5).

Pour la détermination des positions, le palper peut être mis à contribution, c'est un moyen qui ne conduit qu'à des probabilités, le toucher seul permettant d'affirmer le diagnostic.

Dans les présentations de l'extrémité céphalique, il faudra étudier
soigneusement les rapports existant entre les membres inférieurs
sentis vers le fond de la matrice et la partie arrondie, de consistance
molle, contre laquelle les pieds sont appuyés; de plus, il faut palper

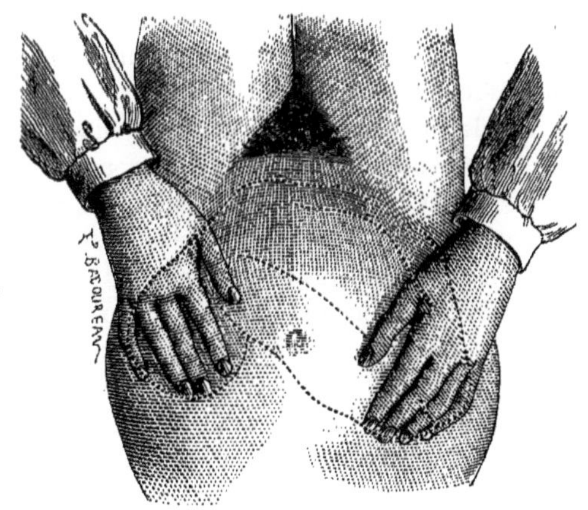

Fig. 5.

avec soin l'organe dans toute sa hauteur pour préciser la position du
dos.

Ainsi, dans une première position du sommet, on sent le dos à gauche,
formant une surface lisse, sans inégalités, convexe, et d'une résistance
égale dans toute son étendue; au fond de l'utérus on peut distinguer
le siége, qui est un peu à gauche par rapport aux extrémités fœtales,
les pieds, qui sont à droite. Les positions gauches antérieures étant de
beaucoup plus fréquentes que les postérieures, on en conclura que le
fœtus est en première position. Il serait très-difficile d'établir la différence par le palper entre la position gauche antérieure et la position
gauche postérieure; le dos, il est vrai, serait en arrière, les extrémités
fœtales, toujours tournées à droite, s'appuieraient sur le siége qui se
trouverait à gauche; mais ce sont là des finesses de diagnostic difficiles
à percevoir, même pour une main habituée, ce qui, du reste, s'explique facilement par la profondeur à laquelle est situé le fœtus que l'on
explore, par l'épaisseur des parties à travers lesquelles cet examen est
conduit, et enfin par la fréquence des contractions utérines provoquées

par ces recherches longues et minutieuses. Ce que nous venons de dire pour une position gauche antérieure s'appliquerait à une droite antérieure, mais en sens inverse; de même, une deuxième position du sommet présenterait à droite les particularités que nous avons signalées à gauche pour la quatrième position. Je crois inutile d'insister sur ce fait.

Après ce que nous venons de dire, vous comprenez comme moi comment il faudrait diriger le palper pour connaître la position du fœtus dans une présentation du siége.

Vous savez, messieurs, que, dans la présentation du tronc, le nom du plan latéral et la place occupée par la tête concourent pour indiquer la position prise par le fœtus dans le sein maternel. Comme le plus souvent on a, dans ces cas-là, un bras en procidence, la main sortie des parties génitales, ou reconnue dans le vagin, conduit à la solution d'une des parties du problème. Cependant, soit que le bras ait conservé ses rapports normaux, soit que, les membranes n'étant pas rompues, le membre thoracique reste enfermé dans l'œuf, soit enfin que l'on veuille se passer des indications fournies par sa présence, le palper peut à lui seul indiquer parfois la position du fœtus et vous donner ainsi des notions nécessaires pour la version. Je vous ai déjà parlé du développement transversal de la matrice et des deux parties arrondies que l'on rencontre de l'un et de l'autre côté; or, d'une manière générale, la plus inférieure de ces deux masses rondes sera la tête; du reste, les caractères qui lui appartiennent viendraient corroborer votre appréciation si vous aviez quelque doute à ce sujet. Sachant où est la tête, que faut-il pour connaître exactement la position? Savoir où se trouve le dos. Si le fœtus appuie sa face dorsale contre la paroi abdominale, vous sentirez une surface lisse convexe, sans inégalités et présentant une égale résistance dans toute son étendue. En la suivant depuis la tête, vous arriverez au siége, que vous reconnaîtrez à sa forme, à sa consistance: mais dans aucun des points ainsi explorés vous n'aurez rencontré les membres du fœtus. Si, au contraire, c'est le plan antérieur qui est en avant, après avoir reconnu la tête, en dirigeant vos recherches vers l'autre extrémité du diamètre transverse de la matrice, vous ne trouverez que des parties de formes diverses, présentant tantôt des saillies, tantôt des dépressions, et en arrivant au point que doit occuper le siége, vous sentirez en avant les extrémités des membres abdominaux. Dans les conditions les plus favorables au palper, ces recherches sont souvent couronnées de succès, et, après avoir ainsi reconnu la place occupée par la tête de l'enfant et la situation du dos, vous pouvez sans crainte affirmer la position et vous mettre en devoir de faire la version, les choses étant arrivées au point où cette opération est praticable.

Version par manœuvres externes. — Enfin, messieurs, le palper n'est pas seulement un mode d'exploration, il constitue quelquefois un manuel opératoire ; je veux parler du cas où vous serez appelé à faire la version par des manœuvres externes. Je n'ai pas à vous parler ici des indications et contre-indications de cette opération ; j'espère avoir occasion de vous en entretenir plus tard, lorsque nous traiterons des vices de conformation du bassin si fréquents dans cet hôpital ; pour le moment, je crois devoir vous montrer comment le palper doit s'exécuter lorsque l'on veut faire descendre au détroit supérieur une partie située au-dessus de cette ouverture, ou lorsqu'on veut simplement redresser une tête qui se présente obliquement dans l'aire de ce détroit. Les mains doivent être appliquées à plat sur chacune des extrémités du fœtus, de telle sorte que les mouvements que l'on exécute se fassent en sens inverse. Si, par exemple, on veut rectifier une présentation du tronc, la main correspondante s'appliquera sur la tête qui est dans la fosse iliaque, et s'efforcera de la pousser vers le détroit supérieur, pendant que l'autre main, placée sur le siége, dirige cette extrémité vers le fond de la matrice.

Les pressions ainsi exercées devront d'abord être douces, régulières ; on n'opérera que pendant l'intervalle des contractions, en maintenant cependant les mains sur les extrémités pendant la douleur, pour que ces parties ne viennent pas reprendre la place qu'elles occupaient primitivement. Si les premiers efforts ne réussissent pas on augmente peu à peu la pression, sans cependant dépasser une limite raisonnable, car cela pourrait devenir dangereux pour la mère et pour l'enfant. Cette opération réussit assez rarement, car il est difficile, en effet, de trouver réunies chez une même femme les conditions favorables du côté de la mère et du côté de l'enfant; aussi, quoique préconisée au commencement de ce siècle, elle n'est encore entrée dans la pratique qu'à titre exceptionnel. Cependant, dans quelques cas particuliers, je crois qu'il est indiqué d'y recourir ; mais je reviendrai plus tard sur ce sujet.

Voilà, messieurs, les divers avantages que vous pouvez retirer du palper abdominal ; je ne saurais trop vous recommander de pratiquer ce mode d'exploration ; ce n'est que par la grande habitude que vos doigts acquièreront cette finesse de perception qui distingue tout bon accoucheur ; il en est donc sous ce rapport du palper comme du toucher. Du reste, comme je vous l'ai fait voir plusieurs fois dans le cours de cette leçon, ces deux modes d'investigation se complètent l'un l'autre : pour bien pratiquer le toucher, il faut palper, de même, pour être sûr du palper il faut toucher.

DU TOUCHER RECTAL.

Ce procédé exploratoire a un rôle très-limité dans les accouchements ; on le réserve pour quelques cas exceptionnels que je vais vous indiquer sommairement.

Je n'ai pas à m'étendre sur le manuel opératoire, que vous connaissez par vos études antérieures ; et vous pensez bien que la position prise par la femme sera toujours le décubitus dorsal ou latéral.

Le toucher rectal s'emploie avec avantage lorsque l'on est en présence de quelques vices de conformation des organes génitaux ou de l'absence même de ces organes. Il peut se faire qu'une femme ait un vagin, mais que la matrice soit absente ; dans ce cas, une sonde étant introduite dans la vessie sera sentie par le doigt placé dans le rectum. Si l'on avait affaire à un rétrécissement congénital ou accidentel du vagin, on s'assurerait de la présence de la matrice et de son col en pratiquant le toucher rectal, une sonde étant préalablement introduite par la petite ouverture du vagin. On rencontre de temps en temps l'absence des organes génitaux, mais les ovaires existent presque toujours ; le toucher rectal est absolument nécessaire dans ce cas pour arriver à la découverte de la vérité.

On peut encore employer ce mode d'exploration lorsque l'excavation pelvienne est entièrement obstruée par un corps fibreux de la matrice, comme j'ai eu l'occasion d'en rencontrer plusieurs exemples. Dans ce cas, le doigt placé dans le rectum apprécie les divers changements subis par l'utérus et indique la place occupée par le col. Lorsque l'on trouve dans le vagin un kyste séreux implanté sur la paroi recto-vaginale, il est encore utile d'employer le toucher rectal pour connaître l'origine de ce kyste, et l'on peut, en associant ce procédé au toucher vaginal, circonscrire la tumeur et la connaître jusque dans ses moindres détails ; c'est également par ce moyen qu'on établit le diagnostic des tumeurs dures, périostoses ou exostoses, qui peuvent prendre naissance sur la face antérieure du sacrum.

Parmi les diverses déviations que la matrice peut éprouver, il en est quelques-unes qui ne sont bien connues qu'après un examen par le rectum. Ainsi, lorsqu'une femme, enceinte de un ou deux mois, a l'utérus en rétroflexion, le toucher vaginal révélant une partie arrondie d'un volume assez considérable, peut faire croire à l'existence d'une grossesse plus avancée qu'elle ne l'est en réalité. Par le toucher rectal, on arrive sur le fond de la matrice que l'on dépasse, et on peut le limiter parfaitement. Il est bien entendu toutefois que ces deux moyens doivent être associés pour arriver au but qu'on se propose.

On reconnaîtra par ce moyen la rétroflexion en dehors de la grossesse, ou bien l'existence d'une tumeur fibreuse se développant sur la paroi postérieure de la matrice. Enfin, chez une jeune fille qui se croit enceinte, mais chez laquelle l'hymen est demeuré intact, le toucher par le rectum sera préféré au toucher vaginal.

Telles sont à peu près les seules indications obtenues par ce mode d'exploration, qui répugne beaucoup aux femmes et que l'on ne doit employer que dans le cas d'absolue nécessité. La femme étendue sur le dos sera inclinée sur l'un ou sur l'autre côté, ou laissée dans le décubitus dorsal, suivant les besoins des recherches.

TROISIÈME LEÇON

DE L'AUSCULTATION

De l'auscultation. — Historique. — Position que l'on doit faire prendre à la femme. — Manuel opératoire. — Division. — Du souffle utérin. — Ses indications.

MESSIEURS,

Le troisième mode d'exploration qui est mis à notre disposition pour le diagnostic de la grossesse et des états spéciaux qui peuvent nous intéresser dans le cours de la gestation est l'auscultation. Employée pour la première fois au commencement de ce siècle, l'auscultation obstétricale se perfectionna rapidement, et l'on peut dire qu'aujourd'hui, entre des mains exercées, c'est un des moyens les plus importants dans la pratique des accouchements. Je ne crois pas inutile de vous donner quelques notions historiques sur l'auscultation; c'est une découverte assez récente pour que son histoire ne nous arrête pas trop longtemps, et il n'est pas sans intérêt de connaître les diverses phases par lesquelles ce procédé a dû passer pour arriver à la perfection que vous savez.

Historique. — Ce fut Mayor, de Genève, qui, le premier, signala ce fait intéressant; et ses observations, consignées dans la *Bibliothèque universelle de Genève*, en 1818, indiquaient clairement que ce chirurgien avait pressenti une partie du rôle important que sa découverte était appelée à jouer en obstétrique. Il reconnut, en effet, qu'en appliquant l'oreille sur le ventre d'une femme enceinte et rapprochée du terme de sa grossesse, on percevait les battements du cœur fœtal, ce qui indiquait sûrement que l'enfant était vivant. Si, dans les mêmes circonstances, l'auscultation ne faisait pas percevoir ce bruit, il fallait en conclure que le fœtus avait cessé de vivre. Laennec, en publiant en 1819 son *Traité d'auscultation médiate*, ignorait la découverte de Mayor; aussi n'en est-il pas fait mention dans la première édition de son livre; mais dans la deuxième édition, qui parut en 1826, il profita des travaux publiés en France et en Allemagne pour signaler l'emploi que l'on pouvait faire de l'auscultation appliquée à l'art des accouchements.

Il est donc parfaitement acquis que ce fut Mayor qui, le premier, signala l'auscultation obstétricale; mais sa découverte serait peut-être passée inaperçue si d'autres observateurs n'avaient, par leurs propres travaux, appelé l'attention du monde savant sur la nouvelle application de la découverte de Laennec.

En 1821, M. Lejumeau de Kergaradec publia un mémoire dans lequel étaient consignées des observations qui lui appartenaient et les conclusions qu'il avait cru pouvoir en tirer. Il ignorait complétement alors la communication de Mayor; aussi fut-il regardé comme l'auteur de la découverte. Si cet honneur ne lui revient pas en entier, il est juste de dire que ce fut son mémoire qui devint le point de départ de toutes les recherches entreprises dans la suite, et que lui-même avait parfaitement compris toute l'importance que pouvait avoir l'auscultation en obstétrique, comme on peut le voir par les conclusions de son travail; en outre, il convient d'ajouter qu'il découvrit le bruit de souffle.

Comment ces deux observateurs arrivèrent-ils isolément à leur découverte? Ainsi que cela se voit souvent, ce fut le hasard qui les conduisit. Mayor cherchait les bruits résultant des mouvements actifs du fœtus dans la cavité utérine, quand il entendit les battements du cœur fœtal. M. de Kergaradec pensait que le liquide amniotique agité par les mouvements actifs devait produire un bruit de flot; il reconnut également les battements du cœur fœtal et un bruit de souffle isochrone au pouls de la mère qu'il localisa au point d'insertion du placenta.

Mon intention n'est pas de passer en revue tous les auteurs qui ont écrit sur la matière. Ils sont du reste très-nombreux et diffèrent souvent d'opinion; les uns confirment simplement les recherches de M. de Kergaradec, les autres établissent les avantages de l'emploi du stéthoscope sur l'auscultation immédiate, etc. Faut-il dire que quelques-uns, et des plus connus, nièrent les avantages que l'on pouvait tirer de la nouvelle méthode, et s'ingénièrent même à vouloir prouver théoriquement l'impossibilité de la perception des battements du cœur fœtal?

Néanmoins, les mémoires se succédaient et venaient, tantôt éclairer d'un jour nouveau les faits déjà connus, tantôt signaler quelque point important passé jusqu'alors inaperçu. Des discussions s'élevèrent sur la valeur relative des conséquences que l'on pouvait tirer des données de l'auscultation, soit pour le diagnostic des positions et des présentations, soit pour le pronostic de l'état du fœtus dans la cavité utérine par suite de l'affaiblissement, de la régularité ou de l'intermittence des battements du cœur fœtal. Le bruit de souffle découvert par M. de Kergaradec fut aussi diversement interprété, et nous aurons plus loin l'occasion de citer les différentes opinions des auteurs qui ont traité ce sujet; mais ce fut surtout à partir de l'ouverture de cette clinique, en 1834, que les recherches se firent avec soin sur un champ plus large et public. L'impulsion fut donnée par mon maître, M. le professeur P. Dubois, et tous ses élèves voulurent s'enquérir des avantages de la nouvelle méthode expérimentale. Je fus un des premiers à qui il fut donné, soit comme interne, soit comme chef de clinique, de profiter des facilités qui nous étaient si largement offertes. Aussi, dès le début de mes études, je me mis assidûment à l'œuvre, et je poursuivis pendant plus de dix ans les travaux que j'avais entrepris sur l'auscultation obstétricale. Une première fois, en 1839, je consignai une partie de mes recherches dans ma thèse pour le doctorat, et plus tard, en 1847, je publiai un *Traité théorique et pratique d'auscultation obstétricale*, traité auquel je renvoie encore aujourd'hui ceux d'entre vous qui désireraient des connaissances plus étendues.

L'application de l'auscultation à la grossesse demande une étude approfondie, des essais multipliés. Laennec lui-même considérait la perception de ces bruits comme plus difficile que la perception de ceux résultant de l'auscultation de la poitrine, et cela, à une époque où l'on ignorait encore beaucoup de ce que l'auscultation obstétricale peut donner. M. le professeur Dubois était du même avis; il considérait qu'un temps d'apprentissage était nécessaire, faute de quoi on était exposé à de nombreux mécomptes; et lui-même, qui apportait un soin extrême à tout ce qu'il entreprenait, avoue avoir été obligé de faire en quelque sorte l'éducation de son oreille quand il fut chargé par la commission académique de présenter un rapport sur le mémoire de M. Bodson. Tous les auteurs, du reste, qui ont écrit sur la matière partagent cette manière de voir, et il est facile de s'en rendre compte si l'on considère que, d'une part, il faut vaincre l'indocilité naturelle aux femmes en travail, leur répugnance pour un mode d'exploration qui leur est inconnu et dont elles ne comprennent pas le but; et que d'autre part, c'est dans la régularité ou l'irrégularité du rhythme des battements du cœur fœtal que l'on rencontre les indications les plus précieuses, ce qui n'est pas toujours facile à constater. Il faut donc, par une grande habitude, avoir une connaissance exacte du timbre normal pour découvrir l'intermittence, l'affaiblissement des battements du cœur, l'état anormal en un mot qui doit nous inquiéter.

Les différents bruits que l'on peut percevoir chez la femme enceinte sont multiples; nous avons déjà parlé des battements du cœur fœtal et du bruit de souffle utérin; il y a encore celui qui est produit par les mouvements actifs du fœtus, et un autre qui a son siége dans la circulation fœtale. Mais tous ne s'entendent pas dans le même temps ou, pour mieux dire, ils ont un ordre d'apparition successif plus ou moins régulier. Ainsi, le premier de ces bruits qui fixe l'attention de l'observateur, est celui qui provient des mouvements actifs du fœtus et qui apparaît vers la fin du troisième mois; le souffle utérin se perçoit ensuite, puis viennent les battements du cœur fœtal; enfin, ce n'est qu'à une époque beaucoup plus avancée de la gestation que l'on peut entendre le souffle qui réside dans la circulation fœtale. Nous verrons plus tard à quelle époque on peut fixer l'apparition de chacun de ces bruits; pour le moment, il suffit de vous dire que l'auscultation obstétricale ne donne quelque résultat qu'à partir de la treizième ou quatorzième semaine; encore faut-il ajouter que, chez certaines femmes, tous ces bruits peuvent manquer pendant toute la durée de leur gestation; mais ces exceptions complètes sont fort rares.

Je vous disais précédemment qu'une des difficultés de l'auscultation résultait de l'indocilité des malades; cela est vrai pour certains praticiens, qui, s'approchant du lit le stéthoscope en main, ne se donnent pas la peine d'expliquer à la femme et ce qu'ils veulent faire et ce qu'ils attendent d'elle; mais lorsque vous prenez cette précaution, lorsque vous leur montrez cet instrument bien inoffensif, lorsque vous dites en deux mots quel est le but de votre expérimentation, vous obtenez facilement le repos et la docilité qui vous sont nécessaires et, de plus, après un premier examen, la malade ne reculera plus devant une deuxième constatation, à moins que vous n'expérimentiez sur une femme en travail. Dans ce cas, profitez de l'intervalle laissé par les contractions utérines, car toutes les malades se figurent, si on les touche, si on les palpe, si on les ausculte pendant une douleur, que c'est l'exploration qui est la cause de la souffrance qu'elles éprouvent, et elles repoussent le médecin quelque soin qu'il prenne de les convaincre.

Quand on a acquis une grande habitude de ce genre d'exploration, on peut, chez la femme arrivée près du terme de la grossesse, percevoir les battements du cœur fœtal ou le souffle utérin même, au milieu du bruit qui nous entoure; mais s'il s'agit d'observer une femme dans les premiers mois de la gestation, il est nécessaire que le silence le plus parfait règne autour de l'observateur, car la profondeur à laquelle siége l'utérus ne permet pas à ces différents bruits qui sont d'ailleurs relativement faibles de parvenir bien distinctement à l'oreille; aussi faudra-t-il que tout concoure à rendre l'observation plus facile, et le silence devient de première nécessité. Il ne sera pas inutile non plus de réclamer la déplétion de la vessie et du rectum, pour rendre les parois du ventre plus dépressibles et permettre à l'instrument de s'appliquer plus exactement sur la matrice.

Position que l'on doit faire prendre à la femme; manuel opératoire. — La malade sera placée dans le décubitus dorsal, et je ne suis pas de l'avis de M. Monod qui pense que cette position est seulement nécessaire alors que l'utérus est encore renfermé dans la cavité pelvienne, et que la station debout ou assise doit être préférée si la matrice plus développée est venue s'appliquer contre la paroi abdominale. Cette situation est à la fois fatigante pour la femme et pour l'observateur, et lorsque l'on veut apporter quelque soin à ses recherches, la première condition est de ne pas être gêné par la position que l'on a prise.

Si l'on fait placer la femme dans la position horizontale, on peut lui faire fléchir légèrement le torse et les cuisses, pour mettre les muscles abdominaux dans le relâchement le plus complet et permettre de mieux limiter ainsi le globe utérin. En outre, s'il est nécessaire d'explorer les parties latérales, il est facile de faire tourner la malade sur l'un ou sur l'autre côté, suivant le besoin. Dans nos salles d'hôpital, un lit est le meuble que l'on choisit de préférence; il a l'avantage de permettre à la femme de s'étendre complétement et d'être à une hauteur convenable pour l'observateur, qui n'est pas obligé de se pencher outre mesure et qui, plus maître de ses mouvements, dirige plus à son aise l'exploration. Quand vous serez appelé chez une cliente, vous opérerez de même; et chez vous, dans votre cabinet, un canapé remplira le même but, quoique un peu moins commodément. On a conseillé de faire mettre la femme sur les genoux et sur les coudes, pour éviter la pression de l'utérus gravide sur les vaisseaux placés dans le voisinage du détroit supérieur; mais cette position est fort pénible pour les malades et pour l'observateur, et ne serait justifiée que pour répéter quelques expériences aujourd'hui inutiles et dont nous parlerons plus tard. Le médecin se tient debout et légèrement courbé lorsque la femme est étendue sur un lit d'une hauteur convenable, comme ceux que nous avons ici; si au contraire la malade est placée sur un canapé ou sur un lit fort bas, comme on en trouve souvent dans les familles au moment des couches, c'est à genoux qu'il doit être, à gauche, s'il explore ce côté, à droite, si c'est le côté opposé. Je ne saurai trop vous recommander de porter vos recherches alternativement de l'un et de l'autre côté; souvent, après avoir entendu les battements du cœur à gauche d'une façon nette, on se dispense d'explorer le côté droit; c'est une faute. Il peut se faire que là justement il se passe quelque chose d'intéressant qu'il importe de connaître. La femme doit être dépourvue de tout vêtement qui rende l'observation imparfaite; la chemise seule peut être maintenue, encore faut-il qu'elle ne soit pas d'un tissu trop épais ou trop neuf, dont le moindre mouvement, produisant un bruissement, viendrait masquer les phénomènes que l'on recherche.

Une question importante à résoudre est de savoir comment il faut explorer : faut-il ausculter avec un stéthoscope ou avec l'oreille nue? Pour moi, je n'hésite pas à déclarer que l'auscultation médiate m'a toujours paru préférable. Tout le monde cependant ne partage pas cette opinion, et M. de Kergaradec, entre autres, pense que l'oreille appliquée à nu sur l'abdomen, embrassant une plus large surface, permet de découvrir plus rapidement le point où se passent les phénomènes recherchés. Toutefois, ce médecin distingué ne proscrit pas l'emploi du stéthoscope, auquel il reconnaît certains avantages. Le plus grand nombre néanmoins est de mon opinion et préfère l'auscultation médiate. Il suffira, du reste, de passer en revue les avantages et les inconvénients de l'une et de l'autre méthode pour vous attirer, j'espère, de mon côté. D'abord avec l'oreille nue, il est impossible de percevoir les bruits dans les premiers mois de la grossesse, alors que l'utérus dépasse à peine le détroit supérieur. Plus tard même, lorsque la matrice est séparée de la paroi abdominale par des circonvolutions intestinales ou par une couche un peu épaisse de liquide, ou bien encore chez des femmes très-grasses, il faut appuyer fortement la tête sur l'abdomen pour mettre l'oreille dans un contact plus parfait avec l'utérus : il en résulte une sensation désagréable pour la malade et des bruits de toutes sortes produits par les cheveux, la barbe, les vêtements de l'observateur; la position qu'il faut prendre pour opérer de cette manière est pénible et par cela même rend l'ouïe moins délicat; la tension imprimée aux muscles pour se maintenir ainsi courbé produit des frémissements musculaires qui viennent s'ajouter aux difficultés que nous avons signalées; enfin toutes les parties de l'abdomen ne peuvent pas être également inspectées, les régions inguinales, par exemple; et si l'on ajoute le dégoût qu'inspire la malpropreté de quelques femmes, certaines maladies contagieuses, il est évident que ce mode d'exploration paraîtra défectueux.

Avec le stéthoscope, au contraire, ces inconvénients ne se présentent pas. On peut explorer le fond de la matrice alors qu'elle s'élève peu au-dessus du détroit supérieur. Les bruits arrivent plus nets à l'oreille, et il devient facile d'en limiter le maximum d'intensité. On peut les isoler les uns des autres, quand plusieurs d'entre eux se produisent simultanément, comme il arrive fréquemment pour le souffle utérin et le double battement cardiaque; on ne détermine aucun bruit de frottement, on déprime plus facilement la paroi abdominale et les parties sous-jacentes, enfin on est assez bien isolé de la malade pour que sa malpropreté ou ses maladies ne provoquent pas une répulsion gênante. Je ne vous décrirai pas le stéthoscope; vous connaissez tous cet instrument, et je vous montre en ce moment celui dont je me sers. Je vous recommande de le choisir assez long, de 15 à 16 centimètres, et d'avoir soin que la plaque sur laquelle l'oreille doit s'appliquer ne soit pas trop concave; 5 à 6 millimètres doivent suffire pour bien s'accommoder au pavillon de l'oreille.

Je vous ai donné ces quelques indications sur le stéthoscope pour vous mettre en garde contre certaines tentations, celle par exemple de choisir un instrument plus court, mais plus portatif et qui ne remplirait pas toutes les conditions que j'ai énumérées précédemment. Il en existe de toutes les formes et de toutes les dimensions; j'ai été à même de pouvoir en expérimenter plusieurs, et c'est le résultat d'une grande pratique qui m'a conduit à préférer celui que je vous recommande.

Indépendamment du stéthoscope ordinaire destiné à s'appliquer sur la paroi abdominale, on a construit un autre instrument, le metroscope de M. Nauche, dont la première idée appartient à Maygrier; il est destiné à l'auscultation de la portion vaginale de l'utérus. Il se compose d'un long tube de bois de 40 centimètres de long sur 15 à 18 millimètres de diamètre, courbé presque à angle droit dans le premier quart de sa longueur. L'une de ses extrémités est arrondie et polie, pour être introduite jusqu'au fond du vagin et même dans la cavité du col. L'autre extrémité supporte une plaque d'ivoire qui doit recevoir l'oreille. Cet instrument présente en outre trois brisures dans sa longueur, pour le rendre plus portatif.

Le but du metroscope est de faire reconnaître les mouvements actifs de l'enfant en venant s'appliquer directement sur le segment inférieur de l'utérus. L'inventeur ajoute que l'on peut, en outre, percevoir les battements des artères vaginales et utérines, et même celles du placenta, lorsque cet organe est inséré sur l'orifice. De nombreux essais que j'ai eu l'occasion de faire moi-même à la Maternité, en 1839, m'ont démontré que son application en est difficile, que la plupart des femmes se refusent à se laisser examiner avec cet instrument, et que, si on l'applique dans le col de l'utérus, on peut produire de l'irritation et même un avortement, enfin, que les résultats qu'il donne sont souvent très-vagues à cause de la douleur et de l'indocilité des malades. Aussi son emploi est-il généralement abandonné.

Pour ausculter avec fruit le ventre d'une femme enceinte, il y a certaines difficultés à surmonter et certaines précautions générales à prendre que je dois vous signaler : ainsi, l'auscultation est difficile dans les premiers mois de la grossesse, parce que l'utérus étant profondément situé, il faut fortement déprimer les parois abdominales pour arriver à la matrice, et les femmes se prêtent mal à cette manœuvre ; elles se résignent difficilement à supporter cette pression un peu prolongée ; enfin les bruits que l'on cherche à reconnaître sont eux-mêmes très-faibles, et il faudra une oreille exercée pour les reconnaître.

Je vous ai déjà dit qu'il fallait vous abstenir de toute recherche pendant les contractions du travail ; vous savez aussi que pendant la grossesse l'utérus est également le siége de contractions, à la vérité indolores, mais qui peuvent gêner néanmoins, car la matrice n'a plus la souplesse nécessaire pour s'appliquer exactement sur le fœtus et transmettre aussi bien à l'observateur les bruits fœtaux. L'auscultation médiate, une pression exagérée, les mouvements actifs du fœtus eux-mêmes, réveillent ces contractions ; aussi faut-il attendre, et, par des essais multipliés, habituer, en quelque sorte, l'utérus à l'opération que vous lui faites subir. J'ai cependant rencontré deux femmes chez lesquelles l'examen ne put être complet, à cause de cette irritabilité qui menaçait de provoquer un travail prématuré. Un lavement opiacé est ordinairement tout-puissant, et, dans des cas semblables, je vous conseillerais d'y recourir.

Les parois abdominales sont, chez quelques femmes, d'une sensibilité tellement vive, qu'elle rend insupportable la moindre pression. J'ai trouvé dans mes recherches des cas dans lesquels cette sensibilité était généralisée à tout l'abdomen, bien qu'en dehors de tout état pathologique, et deux cas, au contraire, où la douleur n'était ressentie que dans une région très-restreinte. La matrice reste étrangère, le plus souvent, à cet état particulier; mais vous aurez occasion de voir ici des femmes chez lesquelles un travail prolongé, des manœuvres répétées et infructueuses, opérées en ville, ont développé une véritable péritonite avant l'accouchement; il peut être dans ces cas, très-difficile de se rendre compte de l'état de l'enfant, car la moindre pression sur l'abdomen arrache des cris à ces malheureuses. L'exagération dans la quantité du liquide amniotique peut rendre les parois de l'utérus et du ventre aussi tendues que vous le voyez dans certains kystes de l'ovaire très-développés, et comme vous ne pouvez alors déprimer suffisamment, il est difficile d'entendre les bruits fœtaux profondément situés. Il en est de même dans le cas où le tissu cellulaire sous-cutané est en quantité considérable. Une autre circonstance peut, sinon rendre l'auscultation difficile, du moins réclamer certaines précautions. Lorsque, par exemple, vous opérez sur une femme dont la paroi abdominale, mince et flasque, a été distendue par de nombreux accouchements précédents, le stéthoscope ne rencontre pas le degré de résistance ordinaire et glisse facilement, en entraînant la partie de la peau sur laquelle il était appliqué ; aussi faut-il le tenir parfaitement perpendiculaire sur la portion de l'organe que vous explorez, le conserver dans les doigts jusqu'à ce que l'oreille, en s'appliquant dessus, ait trouvé le degré de pression convenable pour le maintenir dans cette position. Une autre difficulté que je vous signale, c'est le bruit produit par le passage des gaz dans les intestins ; cela pourra vous gêner au début de vos études, mais une oreille un peu exercée distingue bien vite les bruits fœtaux au milieu des borborygmes intestinaux.

A peine est-il nécessaire de vous rappeler que la respiration maternelle peut être entendue jusque dans la partie inférieure de l'abdomen, car une oreille attentive ne confondra jamais ce bruit avec le souffle utérin. Disons en même temps qu'une méprise pourrait bien être faite au sujet des battements du cœur maternel, qui se transmettent quelquefois jusque dans la région pubienne, ou bien encore au sujet des battements d'une artère voisine de l'utérus. Nous aurons occasion de revenir sur ce point délicat en parlant de la recherche des battements du cœur fœtal.

Vous n'examinerez pas indifféremment de la même manière toutes les femmes enceintes qui se présenteront à vous ; pour arriver rapidement à un bon résultat, je vous conseille de suivre l'ordre que je vais vous tracer.

1° Voulez-vous savoir si une femme est enceinte alors que la grossesse est encore peu avancée ; ce sera la partie inférieure de l'abdomen que vous ausculterez, immédiatement au-dessus du pubis. Le stéthoscope prendra une position perpendiculaire au plan du détroit supérieur, et vous donnerez toute votre attention à cet examen, qui est difficile à cause de la profondeur à laquelle est située la matrice et de la faiblesse des bruits fœtaux. Encore ne faudra-t-il pas vous prononcer après un premier examen, eût-il été même presque concluant ; revenez une seconde, une troisième fois, et même plus si cela est nécessaire, à plusieurs jours d'intervalle, avant d'affirmer votre diagnostic.

2° Si la femme est plus avancée, au 6°, 7° ou 8° mois ; votre examen doit porter sur toute l'étendue du globe utérin, en commençant, si vous le voulez, par le lieu d'élection le plus habituel du bruit que vous cherchez à reconnaître , sur la partie latérale gauche, par exemple, pour les battements du cœur, ou bien au fond de l'utérus pour le souffle utérin.

3° Pendant le travail, lorsque l'on est déjà fixé sur la position de l'enfant, ce qu'il importe le plus de connaître, ce sont les variations des battements du cœur ; aussi les recherches se bornent-elles à rencontrer ces derniers avec leur maximum d'intensité et à revenir de temps en temps au point où ils ont été entendus.

4° Après la délivrance, l'auscultation ne se pratique qu'au point de vue scientifique, et les recherches se dirigent suivant le but que l'on poursuit.

Division. — Nous allons maintenant étudier séparément chacun des bruits que l'auscultation obstétricale permet de reconnaître ; ils sont au nombre de quatre :

1° Le souffle utérin,

2° Les battements du cœur de l'enfant,

3° Le souffle fœtal,

4° Le bruit qu'on pourrait appeler de choc ou de frottement, et qui résulte des divers mouvements actifs de l'enfant.

1° DU SOUFFLE UTÉRIN. — Si je commence cette étude par le souffle utérin, qui n'offre pas, comme vous le verrez, toute l'importance et la valeur que certains auteurs avaient cru pouvoir lui accorder, c'est qu'il m'a paru convenable d'élucider tout d'abord les points obscurs, pour n'avoir plus à nous occuper que de la partie pratiquement importante de notre sujet.

Ce bruit, qui a été découvert pour la première fois par M. de Kergaradec, ainsi que nous avons eu l'occasion de le dire, a reçu différents noms des auteurs qui s'en sont successivement occupés. La cause de ces appellations diverses provient de l'idée que chacun se faisait du mode de production de ce singulier bruit, et, comme nous aurons occasion de revenir, en parlant de la nature du souffle utérin, sur les opinions émises, je vous indiquerai en même temps le nom sous lequel chaque observateur l'avait désigné.

Très-inconstant, ce phénomène peut revêtir des formes très-variées, mais son caractère fondamental est d'être dépourvu d'une impulsion ou d'un choc quelconque ; aussi je comprends difficilement comment on a pu le comparer à un souffle artériel. Le plus ordinairement, il se montre sous la forme d'un souffle légèrement ondulant et séparé par un intervalle court, mais bien distinct du souffle suivant. Dans quelques cas exceptionnels, cet intervalle peut être très-court ou se supprimer même complétement, si bien que les bruits sont confondus. Quand cette particularité se fait remarquer, elle coïncide le plus souvent avec une fréquence exagérée de la circulation maternelle ; cependant, j'ai pu noter cette exception chez des femmes dont le pouls ne battait pas plus de 70 fois par minute ; il faut admettre alors qu'il y a une prolongation exagérée de chaque souffle. Son timbre est, du reste, très-varié : quelquefois, sur la même femme et dans le cours d'une même exploration, on le rencontre ronflant, sibilant, plaintif, etc.; mais il a un caractère immuable, lié à son origine, c'est son isochronisme parfait avec la circulation maternelle, sous la dépendance de laquelle il se trouve nécessairement placé ; il en suit les variations, devient plus fréquent si la circulation maternelle s'accélère, diminue si cette dernière s'abaisse, et, dans certains cas de syncope, je l'ai vu disparaître complétement.

On peut lui considérer trois temps : 1° un temps d'invasion assez court ; 2° un temps d'état, où il acquiert son maximum d'intensité ; 3° un temps de déclin pendant lequel le souffle diminue graduellement jusqu'à son entière disparition. Ce dernier est plus long que les deux autres.

Quant à savoir à quelle époque le souffle utérin peut s'entendre pour la première fois, nous devons dire qu'il existe une assez grande divergence d'opinions chez les auteurs à cet égard. Ainsi, M. de Kergaradec pense que ce n'est qu'au cinquième mois que le bruit peut être perçu. MM. Monod et Dubois assignent la fin du quatrième comme point de départ de la perception de ce bruit. MM. Stolz et Nægelé fils déclarent l'avoir entendu à une époque moins avancée. Il y a peut-être une cause à cette diversité d'opinions, c'est que dans la plupart des observations on s'est fondé sur la dernière époque menstruelle, et que souvent les femmes ne se souviennent qu'imparfaitement de cette date. Mes premières observations, faites comme celles de mes devanciers, furent entachées du même vice ; aussi avais-je trouvé des résultats analogues à ceux que je vous traduisais tout à l'heure : le souffle utérin n'avait été entendu qu'une seule fois avant trois mois, et, après cette époque, il avait été perçu d'autant mieux que l'on se rapprochait du cinquième mois de la gestation. Dans une seconde série d'observations où le point de départ de la grossesse était parfaitement constaté, je suis parvenu à entendre quelquefois le bruit de souffle à la fin de la dixième semaine, et à plus forte raison à la fin du troisième mois ; je suis cependant loin de prétendre que ce soit là la règle générale, et je pense que le quatrième mois est celui dans lequel l'auscultation arrive le plus souvent à donner de très-bons résultats.

On peut entendre le souffle utérin sur tous les points de l'utérus ; il est cependant des régions où il se montre plus souvent, et c'est sur ce fait que l'on avait construit certaines théories que nous aurons à examiner dans un instant.

D'après les expériences que j'ai faites et dont je vous parlais tout à l'heure, il résulte que ce bruit s'entend plus communément sur les parties latérales de l'utérus, et cela en même temps, ou, pour mieux dire, il existe un bruit de souffle de l'un et de l'autre côté de l'organe, et tous deux sont isochrones avec la circulation maternelle. Il peut cependant ne se produire que d'un seul côté, ou vers le fond de la matrice ou bien encore sur un autre point indéterminé. Mes observations sous ce rapport confirment celles de M. Dubois : il pense, en effet, que le bruit de souffle est moins fréquemment entendu au fond que sur les régions latérales, et que, dans quelques cas, ce bruit s'entend sur toute la surface de la matrice. M. Stolz est d'avis que le lieu d'élection serait en première ligne à droite, puis à gauche, beaucoup moins souvent sur la ligne médiane, et rarement à la partie inférieure. je crois que ces divergences d'opinions doivent être plutôt attribuées à des idées préconçues sur la nature de ce bruit qu'à des expériences concluantes.

L'intensité du souffle utérin croît en raison directe de la durée de la grossesse, au moins jusqu'au septième ou huitième mois. A partir de cette époque, elle reste à peu près stationnaire jusqu'à l'accouchement. Je dois dire cependant qu'il peut se présenter des exceptions, et cela sur une même femme. J'en ai rencontré chez lesquelles le bruit qui nous occupe était tantôt fort, tantôt faible, sans qu'on puisse expliquer ces variations. Chez certaines femmes grosses de quatre mois à peine, le souffle était plus intense que chez d'autres dont la grossesse était bien plus avancée. On ne saurait non plus rien présager d'après le pouls ; ainsi, j'ai vu des femmes dont le pouls était faible et petit offrir un souffle intense et sonore. La proposition inverse peut aussi être observée. Chez les femmes qui avaient eu beaucoup d'enfants, il m'a paru plus large, ce qui peut s'expliquer par l'accroissement de la vascularité utérine. Il est inutile de dire que ce même bruit s'entend mieux chez les malades dont la paroi abdominale est souple et mince. La pression exercée par le stéthoscope peut avoir une certaine influence sur le souffle utérin, il diminue et peut même disparaître complétement sous une pression un peu intense ; il réapparaît peu à peu, si l'on diminue progressivement la pression. Les mouvements actifs de l'enfant produisant des pressions sur la partie interne de la matrice, donnent lieu à des résultats analogues. Les contractions utérines ont également leur effet : on peut entendre le bruit de souffle diminuer à mesure que la contraction augmente, et disparaître quand cette dernière a acquis son maximum d'intensité. Cela se voit surtout lorsque les membranes ayant été rompues, une partie des eaux de l'amnios s'est écoulée. Pour ceux qui, comme moi, pensent que ce souffle a son siége dans les parois utérines, toutes ces modifications dans l'intensité du souffle utérin trouvent une explication satisfaisante dans le seul fait que tel ou tel état, telle ou telle circonstance permettra ou empêchera l'afflux du sang dans le point exploré.

La curiosité des observateurs a été vivement excitée, par ces phénomènes ; aussi de nombreuses théories ont-elles été émises sur la cause
qui les produit. Nous allons dire quelques mots des principales d'entre
elles.

M. de Kergaradec, qui avait eu le premier la bonne fortune de constater le souffle utérin, ne voulut pas admettre de prime abord une
opinion établie sur des observations aussi peu nombreuses que celles
qu'il avait recueillies. Aussi resta-t-il dans le doute au sujet du siége
et du mécanisme du bruit dont il s'agit. Il se contenta, dans son mémoire, d'exprimer que, pour lui, ce phénomène devait se passer, soit
dans le placenta, soit dans les artères de la paroi utérine en rapport
avec cet organe, sans localiser précisément le souffle dans l'un ou dans
l'autre et l'avait désigné sous le nom de *battemens simples avec souffle.*
Néanmoins, cet honorable médecin pensait que l'on pouvait, à l'audition du souffle utérin, indiquer le lieu d'implantation du gâteau
placentaire. Quant au mécanisme, il admettait que cela était dû à la
dilatation de certaines artères utérines, par le fait de la grossesse.

Lau, dans un mémoire publié à Berlin en 1823, rejette toute
idée de rapport entre le souffle utérin et le placenta ; il admet que ce
phénomène est produit par le passage du sang de vaisseaux étroits
dans d'autres plus larges, et comme il n'indique pas le siége, il y a
lieu de croire qu'à son avis, le souffle pourrait se produire dans toute
l'étendue de la matrice.

Je ne vous parlerais pas de la théorie de Haus de Wurzbourg, si un
de nos maîtres, M. le professeur Bouillaud ne lui avait apporté l'appui
de sa grande autorité. Haus admettait que le bruit de souffle provenait
de la partie inférieure de l'aorte ou des artères iliaques, comprimées
par le globe utérin. Il s'appuyait sur les raisons suivantes : 1° le
souffle utérin disparaît souvent, quoique le cœur de la mère continue
à battre. Ce premier argument n'a pas de valeur, car il faudrait admettre, ou bien que la pression de l'utérus cesserait de temps à autre,
ou qu'elle augmenterait au point d'interrompre totalement la circulation dans les artères indiquées. 2° Il est quelquefois entendu sur
tous les points du globe utérin. Il faudrait alors que l'utérus se char-
geât de la transmission du bruit d'une manière bien parfaite, car il
y a des cas où l'observateur semble l'avoir dans l'oreille, tellement
ce bruit est superficiel. De plus, les faits sont rares dans lesquels
la perception du souffle est généralisée à toute l'étendue de la matrice ; il semblerait alors plus logique de penser que ce phénomène

réside dans les artères de l'utérus ; mais Haus s'empresse d'écarter cette opinion, en se fondant sur ce que les contractions du cœur ne sont pas assez énergiques pour s'étendre jusque dans les parois utérines. Outre qu'il n'est pas rare de rencontrer des souffles dans des points beaucoup plus éloignés du centre de la circulation que ne l'est l'utérus, il faut encore tenir compte de l'activité vitale créée dans la matrice par la grossesse, et il ne faut pas oublier que les modifications vasculaires sont telles qu'on n'a pas de peine à comprendre la possibilité de l'extension de la pulsation cardiaque jusque dans cet organe.

M. Bouillaud qui, comme je le disais tout à l'heure, a développé cette opinion, compare ce bruit à celui que l'on produit en comprimant une grosse artère. Cela est vrai dans une certaine mesure. Seulement, dans le souffle utérin, on ne rencontre pas la pulsation initiale, le choc qui se manifeste lorsque l'on comprime l'artère fémorale, par exemple, ou toute autre grosse artère; si, comme ajoute M. Bouillaud, c'est surtout sur les parties latérales que l'auscultation fait reconnaître le souffle utérin, on n'est pas obligé d'en conclure avec lui, que cela doit dépendre de la pression exercée par la matrice ; mais il est plus naturel de se rappeler les dispositions anatomiques des vaisseaux se rendant à l'utérus. Dans certains cas de tumeurs, ajoute le professeur de la Charité, on entend un bruit analogue au souffle utérin. C'est avec juste raison que M. Bouillaud cite cette particularité; mais je suis loin de croire, comme lui, que cela dépend de la pression exercée par la tumeur sur les artères du bassin.

Nous aurons plus tard à traiter de cette question, et, dès aujourd'hui, je dois dire qu'à mon avis il y a, dans ces tumeurs, une augmentation de vascularité analogue à celle qui se manifeste dans l'utérus par le seul fait de la grossesse, et que c'est dans ce phénomène qu'il faut chercher la cause de la production d'un bruit comparable au souffle utérin.

Enfin, l'expérience de Laënnec, invoquée également par M. Bouillaud, n'est pas plus concluante. En effet, si Laënnec et depuis M. Carrière ont pu déplacer le bruit de souffle ou même le faire disparaître complétement en faisant coucher les femmes alternativement sur l'un ou l'autre côté, ou en les faisant mettre sur les coudes et sur les genoux, je ne suis pas arrivé au même résultat en opérant de la même manière, et nous verrons ailleurs, en parlant des battements du cœur fœtal, que, dans certains cas, après avoir entendu parfaitement ce bruit, un mouvement des femmes peut vous empêcher de le retrouver pendant quelque temps ; cependant on ne pourrait pas dire que les battements du cœur de l'enfant ne sont pas dans l'utérus.

Je passe rapidement, en ne faisant que les citer, sur les théories de Laënnec, Capuron, Kennedy, Monod et Stohl, qui admettent, le premier, que le siége du bruit de souffle est dans l'artère principale du placenta ; le second, qu'il est produit par le passage du sang à travers le trou de Botal, — qu'il provient de la circulation utéro-placentaire, — de la circulation placentaire, etc.

M. le professeur P. Dubois, dans le rapport lu à l'Académie de médecine, au sujet du mémoire de M. Bodson, me semble avoir démontré que le bruit nommé alors par quelques auteurs *souffle placentaire* se passait dans les parois utérines. Puis il fit voir qu'il ne pouvait y avoir aucun rapport entre le placenta et ce bruit. En effet, le placenta est le plus souvent inséré dans le fond de la matrice, et le souffle, au contraire, s'entend généralement sur les parties latérales, dans une étendue beaucoup plus grande que celle que pourrait occuper le placenta, quelquefois même, des deux côtés de l'utérus, ou bien encore sur tous les points de cet organe. « De plus, dit-il, à mesure que se fait, pendant l'expulsion de l'enfant, le décollement de l'arrière-faix, et même lorsqu'il est complet, le souffle devrait diminuer ou disparaître entièrement. Il n'en est rien ; et si l'on applique le stéthoscope sur la portion de l'utérus située au-dessus du pubis, après l'extraction du délivre, on peut encore entendre le bruit dont il s'agit. Il est évident, après les détails dans lesquels nous venons d'entrer, que les battements avec souffle sont produits dans l'appareil vasculaire de l'utérus, qu'ils peuvent exister et qu'ils existent souvent en effet dans des points de cet organe qui n'ont aucun rapport avec l'insertion du placenta. Si ces battements s'entendent quelquefois plus distincts et plus forts sur la partie de la matrice à laquelle le placenta adhère, cela dépend, non pas de ce que cet organe temporaire est le siége des battements, mais de ce que les vaisseaux des parois utérines sont, dans les points correspondants à l'insertion du délivre, beaucoup plus développés que partout ailleurs : ainsi l'expression de *souffle placentaire* pourrait être, avec raison, remplacée par celle de *souffle utérin*. »

S'appuyant ensuite sur l'analogie de ce souffle avec celui que l'on rencontre dans les anévrysmes artérioso-veineux et sur les injections de liquide ou de gaz que l'on peut faire dans un utérus récemment développé par la gestation, injections qui démontrent les communications les plus faciles, les plus directes et les plus nombreuses entre les artères et les veines, il compare les parois utérines à un tissu d'anévrysmes variqueux naturels, et voici la théorie que ce savant professeur émettait pour expliquer le souffle utérin : « La colonne de sang apportée par les artères et divisée dans leurs branches, va se mêler, en passant dans les veines, avec les colonnes moins rapides, moins pressées, que contiennent ces canaux. »

Telle est cette théorie, qui a changé complétement la disposition des esprits, et, depuis cette époque, on ne trouve que très-peu d'observateurs qui aient repoussé l'idée du bruit de souffle produit dans les parois utérines. M. Jacquemier est peut-être le seul qui ait voulu ressusciter l'opinion de Haus et de M. Bouillaud. Mais Kennedy, Corrigan, Nægelé, Stolz, tout en s'écartant peut-être de M. Dubois relativement au mécanisme du souffle utérin, admettent au moins sa théorie quant au siége de ce phénomène.

Je n'ajouterai que la manière de voir de M. Laharpe (de Lausanne), qui trouve la cause du bruit de souffle dans la multiplicité des vaisseaux réunis sur un même point, multiplicité qui, centuplant les vaisseaux, centuple aussi les bruits et rend perceptibles des sons qui, pris isolément, n'auraient pu l'être. Je réfuterai facilement cette opinion si poétiquement exprimée par l'auteur helvétique, qui commence par décrire le bruit du vent dans les arbres, pour en arriver à l'exposé que je viens de vous faire. Il y a beaucoup d'exagération dans sa multiplicité des canaux artériels, surtout quand on songe au point peu étendu et parfaitement limité qu'occupe le souffle utérin dans le plus grand nombre des cas.

De toutes les théories que nous avons passées en revue, j'avoue qu'il n'y en a aucune qui me satisfasse complétement ; je donnerais cependant la préférence à celle de M. Dubois, s'il me fallait en adopter une ; mais il en est une autre que j'ai déjà développé dans ma thèse inaugurale et dans mon *Traité d'auscultation*, et que je vais vous exposer en quelques mots.

Je n'hésite pas d'abord à déclarer que c'est bien dans l'utérus que se passe le bruit qui nous occupe, et je me dispense de le démontrer en vous priant de vous reporter à la théorie de M. Dubois, à laquelle j'adhère entièrement sur ce point. De plus, l'expérience m'a prouvé que le plus souvent le maximum d'intensité du bruit de souffle se trouvait sur les parties latérales de la matrice ; aussi suis-je d'avis que son point de départ est bien dans les vaisseaux situés sur les côtés de cet organe et qui lui appartiennent. Il est certain que les artères et les veines qui entrent dans la structure de la matrice participent, pendant la grossesse, au développement qu'acquiert le tissu propre ; cet accrois·sement, qui s'exagère, pour ainsi dire, dans les veines, devient aussi très-apparent dans les artères. On sait en outre que les liquides qui circulent dans des tubes ne produisent aucun bruit, pourvu que ceux-ci soient entièrement remplis et d'un calibre égal dans toute leur étendue ; mais qu'il n'en est pas de même lorsqu'à un rétrécissement succède une dilatation, ou que le liquide n'est pas en quantité suffisante. Or, c'est là ce qui arrive dans l'utérus développé par la gestation. Les artères qui amènent le sang dans cet organe n'ont que fort peu participé à la dilatation générale des vaisseaux de ce système, tandis que les artères qui parcourent les parois utérines ont notablement augmenté de capacité et semblent trop grandes pour le sang qu'elles ont à recevoir. Cette disproportion existe sur les parties latérales de la matrice, et voilà pourquoi on rencontre de préférence le souffle utérin sur les côtés de l'utérus. Le docteur Corrigan avait déjà donné cette explication, mais là s'arrêtait sa théorie qui, dès lors, expliquait seulement le souffle utérin dans les points que nous venons de mentionner. Pour moi, j'ajoute que l'on peut comprendre encore par le même mécanisme le souffle produit dans d'autres points, si l'on tient compte des compressions exercées de dedans en dehors par les saillies de l'ovoïde fœtal, compressions qui diminuent ou augmentent le calibre des vaisseaux, suivant les diverses positions, les différents mouvements de l'enfant, ce qui rend tel ou tel point de l'utérus analogue, quant à la structure vasculaire, à ce que j'ai déjà dit pour les parties latérales. En effet, j'ai pu constater plusieurs fois que, pendant un mouvement du fœtus, le souffle utérin augmentait ou diminuait selon la pression exercée contre la paroi utérine par telle ou telle partie fœtale plus ou moins saillante ; cela se rapproche du reste de ce que je vous disais au commencement de cette leçon sur les précautions à prendre quand on appliquait le stéthoscope sur la paroi abdominale, et sur les différences d'intensité que l'on percevait dans le souffle, suivant que l'on comprimait plus ou moins avec l'instrument.

Diagnostic différentiel. — Je ne vous dirai que quelques mots du diagnostic différentiel. Il en est de ce bruit comme de tous ceux que l'auscultation fait percevoir : il suffit de l'avoir entendu une fois pour ne plus s'y tromper. Cependant quelques erreurs ont été commises, et, comme vous venez ici pour étudier ce qui se rapporte à la pratique des accouchements, il est de mon devoir de vous prémunir contre tout ce qui pourrait vous faire dévier de la bonne voie que je cherche à vous tracer.

La compression de l'aorte ou de l'un des gros vaisseaux qui en proviennent, peut donner lieu à un bruit de souffle, dont nous avons déjà parlé en discutant la nature et le siége de ce phénomène. Aussi, je répète ce que je vous ai déjà dit plus haut : il ne sera pas possible de se tromper à ce sujet, car, dans le cas dont il s'agit, ce bruit s'accompagne toujours d'une pulsasion, d'un choc, que l'on ne trouve pas dans le souffle utérin. Ce qui pourrait donner lieu à une erreur de diagnostic, au cas où l'on négligerait la pulsation dont je viens de vous parler, c'est que le souffle ainsi produit par la compression d'une artère iliaque, se rencontre sur les parties latérales de l'utérus, comme le souffle utérin ; il répond presque toujours à l'inclinaison latérale de la matrice et il est parfaitement isochrone aux battements du cœur maternel ; seule, la pulsation qui l'accompagne le différencie du souffle utérin. On pourrait encore ajouter que dans ce cas la position que l'on fait prendre à la malade apporte des modifications importantes, puisqu'elle peut, en anéantissant la compression, faire disparaître le bruit. Nous avons déjà parlé suffisamment de cette particularité.

On pourrait encore confondre le souffle utérin avec un bruit à peu près analogue et qui trouve sa source dans une affection organique du cœur. Il peut se faire, en effet, que le souffle produit par cet état pathologique soit assez intense pour se faire entendre jusque dans les régions les plus inférieures de l'utérus, quoique le lieu où il se produit en soit fort éloigné. Enfin, MM. Vigla, Jacquemier et Moreau ont également signalé un souffle qui peut exister dans divers points du système circulatoire, quoiqu'il soit plus fréquent de le rencontrer à la région précordiale. Il dépendrait, selon toute probabilité, de cet état de chloro-anémie qui atteint presque toutes les femmes enceintes, et qui, chez quelques-unes d'entre elles, peut arriver à une telle exagération, qu'il donne lieu au souffle signalé par ces confrères distingués. Je ferai remarquer simplement que, dans ce cas, comme dans celui d'une lésion organique du cœur, le souffle est toujours accompagné d'une pulsation sous la dépendance de laquelle il se trouve, tandis que, dans le souffle utérin, on ne rencontre rien de semblable.

Quant à la transmission du bruit respiratoire jusque dans la cavité abdominale, j'avoue que la chose est possible, mais je crois qu'il ne

peut guère y avoir là sujet à erreur. Néanmoins, on sera facilement
éclairé, en songeant que ce bruit n'est pas isochrone avec les battements du cœur maternel.

Nous verrons plus tard que le souffle fœtal, qui a son siége dans le
cœur de l'enfant, et le souffle ombilical qui, provient du cordon, ne
pourront pas, par leurs caractères, être cause d'une méprise, puisqu'ils
ne sont pas sous la dépendance de la circulation maternelle ; et quant
aux autres bruits produits par le passage des gaz dans les intestins, les
mouvements actifs du fœtus, s'ils peuvent rendre l'exploration difficile, ils ne sauraient en imposer à l'observateur, quelque peu familia-
risé avec l'auscultation obstétricale.

Maintenant que j'ai décrit le bruit de souffle dans ses principaux
détails et que je vous ai mis en garde contre les erreurs que vous auriez
pu commettre, il est bon de savoir quel profit on peut tirer de la
perception de ce phénomène dans la pratique des accouchements.

Indications. — Comme signe de grossesse, je me hâte de le dire, ce
bruit n'indique rien de certain, et cependant, beaucoup d'auteurs ont
affirmé le contraire. Ainsi, tous ceux qui le localisaient dans le placenta
ou dans la région utérine correspondante à cet organe, devaient être
conduits tout naturellement à admettre l'existence d'une grossesse. Mais
il y a des hommes fort recommandables qui n'ont pas voulu s'avancer autant. MM. de Kergaradec, Desormeaux, Orfila et Dubois, pensant qu'un bruit semblable pouvait être produit, alors que l'utérus
est développé par autre chose que le produit de la conception, ne voulurent point voir dans ce signe la preuve irrécusable de la grossesse.
M. Jacquemier qui, quatre fois, a entendu un bruit analogue, alors
qu'il ne s'agissait que d'une tumeur abdominale, partage également
cette manière de voir. Il en est de même de M. Stolz. Pour moi, j'ai
publié dans mon traité d'auscultation, plusieurs observations qui me
semblent concluantes ; depuis, de nouvelles recherches m'ont permis
d'affirmer plus encore mon opinion, et aujourd'hui je crois pouvoir dire
que le souffle utérin n'a de valeur réelle, au point de vue du diagnostic
de la grossesse, qu'autant qu'à ce phénomène viennent se joindre d'autres particularités qui font pencher l'observateur vers l'affirmative. Si,
au contraire, le souffle s'entend chez une femme qui ne présente pas
par ailleurs d'autres signes de probabilité, je pense qu'il ne doit pas influer beaucoup sur le diagnostic à porter.

Le souffle utérin ne peut donner aucune indication sur l'état du fœtus. En effet si, comme j'espère l'avoir démontré, il reste bien établi que ce phénomène se passe dans les parois utérines, par suite de l'accroissement des vaisseaux qui rampent dans leur épaisseur, il est évident que tant que la matrice conserve ces dispositions anatomiques, le souffle ne doit pas disparaître. Or, nous savons que la mort du fœtus n'entraîne pas son expulsion immédiate ; par conséquent, la matrice restant développée, le souffle doit s'y produire absolument de la même manière que pendant la vie de l'enfant. J'ajouterai qu'en 1847, à l'époque où je publiai mon traité d'auscultation, j'avais recueilli trente-deux observations qui prouvaient le fait que j'avance ici, et que depuis il m'est arrivé bien souvent de constater le souffle utérin au moment de l'accouchement, chez des femmes qui expulsaient des enfants morts et macérés, ce qui indiquait qu'ils avaient cessé de vivre au moins depuis plusieurs jours.

Je me suis assez étendu sur ce qui se rapporte au mécanisme, au siége du bruit de souffle, pour me dispenser d'entrer dans la discussion des propositions qui suivent. Il est bien évident que puisque le souffle s'entend malgré la mort du fœtus, il ne saurait faire supposer les maladies qui peuvent atteindre ce dernier dans la cavité utérine, pas plus qu'il ne peut donner d'indications sur le degré de force ou de faiblesse de l'enfant.

De même, pour les altérations du placenta et son lieu d'implantation dans l'utérus, le souffle ne saurait donner des notions précises. J'ai déjà dit que ce bruit était tout à fait étranger au délivre, aussi n'ai-je pas à discuter les opinions de tous les auteurs qui voulaient rapprocher le souffle utérin de cet organe passager. Je dois dire en outre que, lorsque j'ai voulu vérifier par moi-même les théories qu'ils avaient avancées, je me suis livré à de nombreuses recherches qui m'ont permis de constater que le diagnostic des altérations placentaires ne pouvait se faire par la perception du bruit de souffle utérin et ses variations d'intensité.

J'ajoute qu'il ne m'est arrivé que rarement de rencontrer le placenta inséré au point même où j'avais perçu le maximum d'intensité du souffle utérin, et lorsque cela s'est présenté j'ai vu là un simple résultat du hasard.

Je m'arrête, messieurs, aussi bien je crois vous avoir dit tout ce qu'il pouvait y avoir pour vous d'utile et d'intéressant sur le souffle utérin.

Je ne veux pas m'appesantir davantage sur ce sujet, et ce n'est que pour être complet que je termine en disant que ce phénomène qui se fait entendre des deux côtés de l'utérus, quelquefois dans toute l'étendue de cet organe, ne peut servir au diagnostic des grossesses multiples, quoi qu'en ait dit M. Monod. En définitive, on doit rejeter toutes les théories basées sur la prétendue relation qui existerait entre le placenta et le souffle utérin ; c'est pour cette raison que je me range entièrement à l'avis de M. P. Dubois, mon maître, qui, le premier, rejeta l'expression de souffle ou pulsation placentaire, par laquelle on désignait ce phénomène pour adopter le nom de *souffle utérin.*

QUATRIÈME LEÇON

DE L'AUSCULTATION

Battements du cœur fœtal. — Caractères, indications. — Diagnostic des présentations. — Des positions. — Modifications que subissent les doubles pulsations pendant le travail de l'accouchement.

DES BATTEMENTS DU CŒUR FŒTAL.

Messieurs,

Comme nous l'avons dit en commençant, c'est à Mayor, de Genève, qu'il faut rapporter l'honneur de cette découverte. A la vérité, il n'en tira pas tout le profit qu'il eût pu en obtenir; il se contenta d'indiquer ce signe comme pouvant servir d'une manière certaine au diagnostic de la grossesse, et à l'état de vie ou de mort du fœtus dans le sein maternel.

Du reste, le mécanisme et le siége de ce bruit n'ont soulevé aucune discussion, et il est demeuré acquis à la science que les doubles pulsations sont le résultat des contractions cardiaques de l'enfant.

Les battements du cœur fœtal sont faciles à reconnaître, et la comparaison avec le tic-tac d'une montre enveloppée et placée un peu loin de l'oreille, est, sans contredit, la plus juste de toutes celles qui ont été proposées. Dans le plus grand nombre des cas, l'oreille placée à nu ou armée d'un stéthoscope sur le ventre de la malade, perçoit deux bruits séparés par un très-court intervalle, mais néanmoins parfaitement distincts l'un de l'autre. Cependant, le premier de ces deux bruits est le plus fort et le second peut, dans certains cas, être assez faible pour demander toute l'attention de l'observateur. Je ne l'ai jamais vu complétement disparaître que dans les cas où la vie de l'enfant était compromise. L'intervalle qui sépare les doubles pulsations les unes des autres, est plus grand que celui que nous avons noté entre le premier et le second bruit ; outefois il est variable en étendue selon l'activité de la circulation fœtale, et il est facile de comprendre que les doubles battements seront d'autant plus rapprochés que cette activité sera plus grande.

J'ai rencontré des cas où les battements du cœur se répétaient avec une rapidité telle qu'il devenait impossible de les compter avec précision ; c'est alors que le second bruit paraît très-affaibli et quelquefois semble remplacé par une simple et rapide ondulation. Cependant on peut toujours le percevoir. En auscultant le cœur de l'enfant aussitôt après son expulsion, on remarque que le premier choc correspond à la pulsation des artères ombilicales et qu'il provient par conséquent de la contraction ventriculaire. J'ai souvent répété cette expérience qui m'a toujours réussi.

Les caractères des battements du cœur ne sont pas toujours aussi nets que je viens de vous l'exposer. Au premier bruit peut se mêler une sorte de frottement d'une intensité variable ; au second peut se joindre un souffle quelquefois d'une intensité telle, qu'il masque le second choc. Je n'entrerai, pour le moment, dans aucun détail à ce sujet, nous aurons plus loin à nous expliquer sur la valeur et le mécanisme de ces phénomènes, lorsque nous traiterons du souffle ombilical et du souffle fœtal : je dirai seulement que, jusqu'à ce jour, il ne m'a pas paru que l'un ou l'autre de ces deux bruits puisse être de quelque utilité dans le diagnostic de l'état de souffrance du fœtus.

Comme il est bien évident que les battements du cœur fœtal sont une preuve irrécusable de l'existence de l'enfant, il importe de déterminer à quelle époque de la vie intra-utérine il sera possible de les percevoir. On ne peut douter que des battements existent bien avant l'époque où on les entend, mais ce qu'il nous faut savoir, c'est le moment où ils ont acquis une force suffisante pour que le bruit qu'ils produisent arrive jusqu'à l'oreille d'un observateur exercé. Il y a dans cette expérimentation bien des difficultés dont il faut tenir compte, bien des différences individuelles qu'il est nécessaire de noter. Ainsi, nous avons déjà dit, en parlant du souffle utérin, que l'apparition des dernières règles sur laquelle on appuie en général le point de départ de la grossesse est assez mal remarquée par beaucoup de femmes ; il en est même qui ne peuvent donner des renseignements bien précis, étant mal réglées d'habitude. Le développement de l'embryon ne se fait pas non plus toujours d'une manière uniforme ; aussi, à la même époque, l'utérus chez plusieurs femmes peut être inégalement distendu. Si l'on ajoute encore l'épaisseur des parois abdominales, la plus ou moins grande quantité d'anses intestinales interposées, la situation de l'enfant, la plus ou moins grande habileté de l'observateur, etc., on voit qu'il y a bien des causes qui peuvent rendre la recherche qui nous occupe assez difficile.

L'opinion la plus généralement accréditée, c'est que les doubles battements ne peuvent se percevoir avant quatre mois et demi. Quelques auteurs ont même déclaré qu'il était difficile de les entendre avant six mois ; d'autres ont reculé la limite un peu moins loin, mais je dois dire que presque tous se sont appuyés sur des faits qui ne présentaient pas, à mon avis, toutes les garanties désirables. J'ai fait moi-même de nombreuses recherches, et je me suis aperçu que l'on pouvait entendre les battements du cœur à une époque beaucoup moins avancée qu'on ne l'avait cru jusqu'alors.

Il serait trop long d'entrer ici dans le détail des observations que j'ai recueillies, et de vous énumérer toutes les précautions dont j'ai cru devoir m'entourer pour arriver à un résultat aussi exact que possible, et je renvoie encore ceux d'entre vous qui désireraient trouver de plus amples renseignements, à mon traité d'auscultation.

Ainsi, j'ai pu, dans certains cas, entendre les battements à trois mois et demi, et même une fois à la fin du troisième mois. Plus on avance vers le terme de la grossesse, plus la perception est facile. A la fin du quatrième mois, je déclare qu'on entend souvent le bruit dont il s'agit, et qu'à partir de cette époque il est rare que l'on ne puisse arriver à de bons résultats ; j'ai déjà consigné ailleurs que sur 906 femmes examinées pendant les trois derniers mois de leur grossesse, les battements du cœur n'ont manqué que huit fois, et encore quelques-uns de ces insuccès pouvaient-ils être rapportés à autre chose qu'à l'impuissance de l'auscultation.

Les régions de l'utérus où ce bruit peut être entendu sont assez difficiles à déterminer, puisque le cœur de l'enfant est le siége de ces battements et que le fœtus jouit d'une assez grande mobilité dans le sein maternel. Il est bien entendu que j'entends parler du maximum d'intensité, car ce bruit peut être perçu sur une assez grande surface, mais avec des degrés de force assez divers. Lorsqu'on observe dans les premiers temps de la grossesse, vers trois mois, trois mois et demi ou quatre mois, il est évident que ces battements s'entendent vers le fond de la matrice, puisque c'est la seule portion de l'organe que l'on peut explorer. Il faut alors déprimer fortement les parois abdominales et placer le stéthoscope dan : une direction perpendiculaire à la matrice, c'est-à-dire suivant l'axe du détroit supérieur, aussi est-il nécessaire de vider la vessie, dont la plénitude augmente l'épaisseur des parties molles et diminue la souplesse de la région.

A mesure que l'utérus s'élève au-dessus du détroit supérieur, les battements du cœur se perçoivent mieux sur les parois latérales de la matrice, quelquefois, mais plus rarement, sur la ligne médiane. Il est facile de comprendre qu'il en soit ainsi, car à cinq ou six mois le volume du fœtus est plus considérable, la quantité de liquide amniotique moins grande proportionnellement; l'enfant est donc moins mobile dans l'utérus, les rapports ont plus de fixité, il s'applique plus exactement contre l'utérus et nous verrons plus tard la cause de cette disposition. Mais, dans les trois derniers mois de la grossesse, l'influence des conditions que je viens d'énumérer se fait encore mieux sentir. On pourrait presque à coup sûr indiquer le point où les battements du cœur seront entendus avec leur plus grande intensité si l'on connaissait par avance la position du corps fœtal. A cette époque, dans la grande majorité des cas, les doubles battements existent sur le trajet d'une ligne dirigée de l'épine iliaque antérieure et supérieure gauche, vers la cicatrice ombilicale ; on les rencontre bien moins souvent sur la même ligne du côté opposé et plus rarement encore au-dessus de l'ombilic de l'un ou de l'autre côté. C'est à cette période de la gestation qu'ils se font entendre sur une assez large étendue et dans quelques cas même on ne trouvera pas un seul point de l'utérus où ils ne puissent être perçus.

Il est évident que si l'utérus contient deux enfants, on entend à deux points distincts les doubles battements, et je dirai plus loin dans quelles conditions il faut que cette perception se produise pour établir le diagnostic des grossesses gémellaires.

Les battements du cœur ont une fréquence à peu près égale depuis le moment où on peut les percevoir, c'est-à-dire vers le quatrième mois jusqu'à la fin de la grossesse. Cette proposition émise par M. Dubois est parfaitement exacte, j'ai pu, dans mes observations, m'assurer de sa justesse, et je me vois obligé de me séparer de M. Bouillaud, qui admet que les battements fœtaux sont d'autant plus fréquents, que l'on s'éloigne davantage du terme de la gestation. Il considère que pendant la vie intra-utérine, la diminution dans le nombre des contractions cardiaques se fait sentir, comme on peut l'observer après la naissance, à mesure que l'enfant avance en âge. MM. P. Dubois, Nægelé fils, Carrière et moi, dans une suite d'observations consciencieusement faites, avons pu nous assurer que cette manière de voir ne reposait pas sur des faits, et nous pouvons affirmer que le rhythme des doubles battements est toujours le même depuis le moment où on peut le percevoir pour la première fois. Suivant M. Dubois, le nombre le plus commun des pulsations serait de cent quarante à cent cinquante par minute; mes propres recherches ont abouti au même résultat. Sur 600 observations, M. Nægelé fils donne 90 et 180 comme limites extrêmes et le chiffre de 135 comme moyenne. Il m'a toujours semblé que ces limites étaient exagérées, au moins en ce qui concerne le minimum. Je ne crois pas que les pulsations fœtales puissent tomber à 90 par minute, sans que la vie de l'enfant soit très-sérieusement compromise. Dans les observations que j'ai recueillies, sur 220 femmes examinées pendant les trois derniers mois de la grossesse, j'ai obtenu 120 comme minimum et 160 comme maximum, la moyenne serait donc mathématiquement 140 ; et, en effet, les chiffres qui se reproduisent le plus souvent sont : 134, 140, 144. Sur 80 femmes examinées avec tout le soin désirable pendant le travail de l'accouchement, le minimum ne m'a pas paru devoir être porté à plus de 100 pulsations ; quant au maximum, il serait difficile de lui assigner une limite, puisque dans un cas il m'a été donné de compter jusqu'à 210 pulsations, et cependant l'enfant naquit vivant ; mais il faut ajouter qu'il était beaucoup plus faible que ne le sont d'ordinaire les enfants de cet âge, et qu'il mourut quelques heures après sa naissance. Pendant le court espace qui s'écoula avant sa mort, j'ai ausculté plusieurs fois son cœur et j'ai compté encore 180 doubles battements.

Pendant le travail de l'accouchement, les contractions utérines produisent des modifications passagères qui n'ont ordinairement aucune influence fâcheuse sur la vie de l'enfant ; cette particularité qui n'avait pas échappé aux auteurs qui se sont particulièrement occupés d'auscultation obstétricale, est surtout manifeste lorsque les membranes ont été rompues, quoique cependant elle puisse également se présenter, l'œuf étant intact, alors qu'il y a des contractions très-énergiques de la matrice.

On constate presque toujours, au début de la contraction, une légère accélération dans les battements du cœur fœtal, puis un ralentissement quand la contraction est très-énergique ; enfin, lorsque la tension de l'utérus diminue, les doubles pulsations augmentent pour reprendre leur rhythme ordinaire. Les grands mouvements exécutés par le fœtus dans le sein maternel, ceux qu'on peut lui imprimer à travers les parois abdominales, les déplacements imprimés à l'enfant à travers ces mêmes parois peuvent être également cause d'une altération dans le rhythme des doubles battements : mais il faut bien remarquer que ces états sont purement physiologiques et n'ont aucune influence sur la vie du fœtus.

Si l'époque plus ou moins avancée de la grossesse à laquelle on examine une femme ne permet pas de rencontrer de différence dans la fréquence des doubles battements, il n'en est pas de même pour leur intensité qui a une marche progressive jusqu'au terme de la gestation. J'ajouterai seulement que l'intensité est à peu près la même pendant toute la durée du neuvième mois. N'oublions pas que pour le fœtus comme pour l'adulte, il faut tenir compte des différences individuelles et que, chez telle femme, à six mois de grossesse, on entendra fort distinctement les battements du cœur fœtal, alors que, chez telle autre, examinée au même terme, les mêmes battements auront une bien moins grande intensité. D'autres circonstances indépendantes du fœtus, doivent être également prises en considération, comme la plus ou moins grande quantité de liquide amniotique, l'épaisseur variable des parois abdominales, les anses intestinales interposées, la position de l'enfant dans l'utérus, tout ce qui peut éloigner l'oreille du point où se produit le bruit qui nous occupe. Les contractions utérines peuvent également faire varier l'intensité des battements : ils deviennent plus faibles quand la contraction est très-énergique, pour reprendre toute leur intensité quand la tension de l'utérus vient à cesser.

Les impressions morales de la mère et les troubles de sa circulation ne sauraient avoir aucune influence directe sur la circulation fœtale, puisqu'il est bien prouvé qu'elles sont indépendantes l'une de l'autre. Les expériences de Hohl et de M. Carrière sont concluantes à cet égard. Kennedy soutient cependant une opinion diamétralement opposée ; il a remarqué, dit-il, que la joie ou la crainte subite, les hémorrhagies, les saignées abondantes, certaines maladies aiguës, en accélérant le pouls de la mère ou en le ralentissant, produisaient un résultat semblable sur la circulation fœtale.

Pour moi, je me range à l'opinion générale, qui admet que les deux circulations sont indépendantes. Toutefois, il faut spécifier ce qu'on entend par l'indépendance de ces deux circulations. Nul ne conteste que, jusqu'à un certain point, la circulation fœtale ne soit influencée par les troubles de la circulation maternelle, ainsi que cela se voit malheureusement dans le cas où le seigle ergoté a été administré d'une façon intempestive, dans les convulsions puerpérales, la fièvre intense qui accompagne certaines affections inflammatoires, la syncope. J'admets donc que certains troubles profonds de la circulation maternelle et les émotions morales qui les produisent puissent avoir une influence fâcheuse sur le fœtus ; mais il y a loin entre cette manière de voir et celle qui suppose une relation directe, instantanée, qui n'est justifiée ni par la disposition anatomique des parties ni par l'observation rigoureuse. On ne saurait expliquer autrement ces cas curieux dans lesquels l'opération césarienne, *post mortem*, faite 5, 10 et 15 minutes après la terminaison de la vie maternelle, a fait naître des enfants vivants. Vous pourrez voir, à l'appui de cette dernière proposition, une observation très-curieuse que j'ai publiée dans mon *Traité d'auscultation*.

Je ne puis donc pas admettre que les émotions morales qui agissent sur la mère, aient une action directe et spéciale sur le fœtus, car il n'y a entre la circulation utérine et la circulation fœtale aucun rapport direct. Les troubles de la première peuvent persister quelquefois assez longtemps sans réagir sur la seconde. Les inhalations éthérées viennent encore affirmer cette proposition : car, dans le plus grand nombre des cas, elles produisent une augmentation notable dans la fréquence et la force des battements du cœur de la mère, sans avoir la plus légère influence sur la circulation fœtale.

Les caractères des doubles battements sont tels, qu'il est assez difficile de ne pas les reconnaître quand on ausculte une femme avec quelque attention, mais surtout il est bien rare que l'on prenne tout autre bruit pour eux. Cependant, il n'est pas sans exemple que les pulsations de l'aorte ou des artères iliaques se propagent à travers les parois utérines, jusqu'au point correspondant des parois abdominales, et que l'on rencontre ainsi ce bruit en auscultant. Mais on ne saurait se tromper que dans les grossesses de quatre à cinq mois, lorsque les battements du cœur fœtal sont difficiles à percevoir, étant profondément situés : l'erreur sera bien vite reconnue si l'on compare avec le pouls de la mère, les battements ainsi entendus étant isochrones avec les contractions du cœur maternel.

Chez certaines femmes, dans les derniers temps de la gestation, et surtout pendant le travail de l'accouchement, on voit les battements du cœur se propager jusqu'à la région hypogastrique ; cette particularité peut devenir la cause d'une erreur. Le bruit se compose alors de deux battements comme lorsqu'il s'agit des pulsations fœtales, et comme il s'est nécessairement affaibli en s'éloignant de son point de départ, il se rapproche encore davantage, par les caractères généraux, de ces dernières. Toutefois, l'erreur n'est pas inévitable, il suffit, pour connaître la vérité, de comparer ces battements au pouls de la mère. Si l'on rencontre l'isochronisme, on voit qu'on n'avait pas affaire aux bruits du cœur fœtal. Une autre précaution sera également bonne à prendre : ce sera de suivre avec le stéthoscope les battements ainsi reconnus, en haut vers le thorax et en bas vers le pubis. S'ils proviennent du cœur maternel, leur intensité augmentera à mesure qu'on s'élèvera dans l'épigastre ; si, au contraire, ils appartiennent au cœur fœtal, c'est en descendant dans la région hypogastrique que l'on trouvera leur maximum d'intensité.

Indications. — Maintenant, Messieurs, que vous connaissez les caractères qui vous permettront de reconnaître les doubles battements du cœur de l'enfant, ainsi que les diverses circonstances qui pourraient en altérer le rhythme ou vous exposer à des erreurs, il est bon de voir quelles sont les applications de cette recherche. Or, je crois pouvoir affirmer dès l'abord qu'autant étaient vagues et presque nulles les indications du souffle utérin, soit pour le diagnostic de la grossesse, soit pour la connaissance des différents états du fœtus, autant la perception des battements du cœur vous permettra d'affirmer la grossesse que vous ne pouviez que présumer ou croire très-probable, et de diriger vos manœuvres suivant l'état du fœtus que l'auscultation vous fera connaître par les variations qui peuvent se présenter dans sa circulation. Malgré les reproches que quelques praticiens m'ont fait de trop vanter les avantages de l'auscultation, je n'en demeure pas moins convaincu, et j'espère vous faire partager mon opinion , qu'il est aussi utile, pour un accoucheur consciencieux, d'ausculter de temps à autre la femme en travail, que de constater par le toucher les modifications que subit le segment inférieur de l'utérus. Je ne veux pas dire par là qu'il faille tout sacrifier au moyen dont il est question en ce moment ; je me suis assez étendu dans une autre leçon sur le toucher et le palper, et je vous ai trop bien montré tous les avantages que l'on pouvait tirer de leur emploi pour venir les rejeter aujourd'hui ; mais ce sont là des méthodes qu'il faut appliquer concurremment ; chacune d'elles a ses avantages et ses imperfections, et ce n'est qu'en réunissant les résultats fournis par ces trois modes d'investigation que vous arriverez à une connaissance exacte des faits, et à diriger votre intervention suivant des données positives.

Pour le diagnostic de la grossesse, il est bien évident que là où l'on peut entendre les doubles battements, on peut affirmer l'existence d'un fœtus ; mais, comme nous l'avons vu, il n'est pas toujours possible, pendant la durée de la gestation, d'obtenir ce résultat. Aussi je crois nécessaire de diviser la grossesse en deux périodes : la première, qui commence au moment où, pour la première fois, l'auscultation dévoile les battements du cœur, vers trois mois, trois mois et demi, jusqu'à la fin du cinquième mois ; et la deuxième période, qui comprend les quatre derniers mois. Vous savez combien il est difficile d'établir avec certitude l'existence de la grossesse pendant les trois premiers mois : les modifications physiologiques des fonctions digestives, l'augmentation du volume de l'utérus, la suspension des menstrues, ne sont que des caractères d'une probabilité plus ou moins grande ; le ballotement que la plupart des auteurs considèrent comme un signe certain, peut, dans quelques cas, à la vérité fort rares, induire lui-même en erreur, et, de plus, il n'est guère appréciable avant quatre mois et demi. Les battements du cœur seuls ne laisseront aucun doute : nous avons vu que l'on pouvait les entendre à trois mois, trois mois et demi et quatre mois, et que la proportion dans laquelle l'auscultation donnait des résultats précieux, augmentait avec l'âge de la gestation. Je me contente, à cet égard, de vous rappeler les chiffres suivants, qui éclairent suffisamment : sur 16 femmes auscultées à la fin du troisième mois, le bruit du cœur fœtal a été entendu douze fois. Sur 29 femmes auscultées avant quatre mois et demi, il en fut de même 25 fois. Pour la deuxième période, si les autres moyens de diagnostic donnent des résultats d'une grande valeur, il peut arriver qu'un concours de circonstances inutiles à décrire, laisse encore planer un doute dans l'esprit de l'observateur. Ce doute sera facilement levé par l'auscultation, puisque sur 906 femmes examinées dans les quatre derniers mois de leur grossesse, les battements du cœur n'ont manqué que 8 fois. Je n'insisterai donc pas sur ce point, et j'espère vous avoir démontré les avantages de l'auscultation relativement au diagnostic de la grossesse ; mais il peut se faire qu'il y ait un produit de conception contenu dans l'utérus et que ce produit ayant cessé de vivre, les battements du cœur ne puissent plus être entendus. Vous aurez alors le toucher et le palper qui vous donneront, avec un interrogatoire bien dirigé, une certitude presque absolue dans la deuxième période. Quant aux trois premiers mois, nous verrons, en traitant de l'avortement, comment vous arriverez au diagnostic de la mort de l'enfant. Voyons néanmoins si l'auscultation ne peut pas nous donner quelques renseignements à ce sujet.

Je conserverai la division préalablement établie, en vous rappelant toutefois qu'il ne saurait être question des trois premiers mois de la gestation, puisque nous avons vu que, dans ce laps de temps, les doubles battements n'étaient pas perceptibles. Les résultats fournis par l'auscultation entre la fin du troisième mois et celle du cinquième mois, sans avoir le caractère d'une certitude absolue, doivent néanmoins être pris en très-sérieuse considération. Je m'appuie sur des observations recueillies par moi-même avec le plus grand soin : ainsi, sur 26 femmes examinées chez lesquelles la mort du fœtus était à craindre, 17 fois je n'entendis pas les battements du cœur, et, en effet, le fœtus avait cessé de vivre ; pour les 9 autres cas, je ne saurais dire à quelles circonstances je dois de n'avoir pas perçu les doubles battements ; je ferai remarquer cependant l'âge peu avancé de la grossesse, pour la plupart de ces malades, car, 7 d'entre elles n'avaient pas atteint quatre mois et demi.

Vous voyez donc que, si l'examen négatif de l'auscultation vient corroborer les résultats obtenus par les autres modes d'investigation, et les craintes appuyées sur d'autres faits importants, il y a lieu d'en déduire une très-grande probabilité pour la mort du fœtus.

Les faits qui s'adressent à des femmes de la seconde catégorie, c'est-à-dire ayant dépassé le cinquième mois de leur grossesses, sont autrement significatifs. Ainsi, sur 67 femmes chez lesquelles j'ai annoncé la mort de l'enfant, je n'ai eu à constater que 3 erreurs ; l'une d'elles peut encore s'expliquer par la quantité considérable de graisse dont étaient surchargées les parois abdominales. Je ne parle ici que des femmes enceintes, chez lesquelles le travail n'est pas encore commencé ; nous aurons à voir plus tard le parti que l'on peut tirer de l'auscultation appliquée pendant cette dernière période de la grossesse. Mais il est bon de vous rappeler que l'examen fait dans le but de constater la mort de l'enfant est très-sérieux et qu'on ne saurait, après un premier et unique examen, se prononcer. Il faut recommencer plusieurs fois à quelques jours d'intervalle pour acquérir une certitude. Je signale en même temps les applications que l'on peut faire de l'auscultation pour la connaissance des maladies qui peuvent atteindre le fœtus pendant la vie intra-utérine. J'aurai occasion de m'appesantir plus loin sur cette question importante.

M. de Kergaradec avait déjà formulé, dans son mémoire, la possibilité d'arriver par l'auscultation au diagnostic des grossesses multiples, mais il n'avait pu vérifier par l'expérience l'exactitude de son assertion. Depuis, des faits nombreux ne peuvent laisser le moindre doute, et vous aurez vous-mêmes l'occasion, si toutefois elle ne s'est pas déjà présentée, de faire le diagnostic d'une grossesse gémellaire, à l'aide du stéthoscope. Il est bon de savoir, en effet, que les autres signes fournis par le toucher et le palper, que je vous ai déjà fait connaître, n'ont qu'une valeur approximative, tandis que, par l'auscultation, vous pouvez arriver à une certitude absolue.

Laënnec, Carus, Nægelé père, Newman, Sherwood, P. Dubois, Lovati et moi-même, avons pu arriver à la connaissance de grossesses multiples en pratiquant avec quelque soin ce mode d'investigation, et je vais vous indiquer le moyen d'obtenir un semblable résultat.

Vous savez que deux ou un plus grand nombre d'enfants peuvent se développer simultanément dans la cavité utérine. Chacun d'eux a une circulation qui lui est propre, quoique tous puisent les éléments de nutrition dans le sang maternel. La circulation de l'un peut être troublée, interrompue même quelquefois, sans que cela influe sur la circulation des autres. Aussi présentent-ils des différences notables, au point de vue des contractions cardiaques. En effet, on trouve généralement, dans les grossesses gémellaires, que le nombre des battements de l'un des fœtus est de 6 ou 8 pulsations moindre que celui de l'autre. C'est là une différence minimum qui peut être, dans certains cas, beaucoup plus accusée, de 15 à 16 pulsations, comme j'ai pu l'observer. C'est sur ce fait qu'est basé le diagnostic de ces grossesses. En effet, il ne suffit pas d'entendre deux chocs parfaitement distincts sur deux points de l'abdomen, il faut encore constater le défaut d'isochronisme entre ces deux bruits, et surtout s'assurer que l'un d'eux n'est pas dû à la transmission des battements du cœur de la mère. Il est bien entendu que pour établir un semblable diagnostic, il est convenable que deux personnes, armées chacune d'un stéthoscope, comptent à haute voix les battements entendus. Le même observateur peut cependant arriver à un résultat identique. Il est évident en outre que si, dans une grossesse gémellaire, l'un des enfants a cessé de vivre, l'auscultation est impuissante à déceler la présence de deux enfants dans la matrice.

M. Nægelé fils est le premier qui ait pu, à l'aide de l'auscultation, reconnaître la présence de trois enfants dans la cavité utérine. Ce fait est unique dans la science jusqu'à présent.

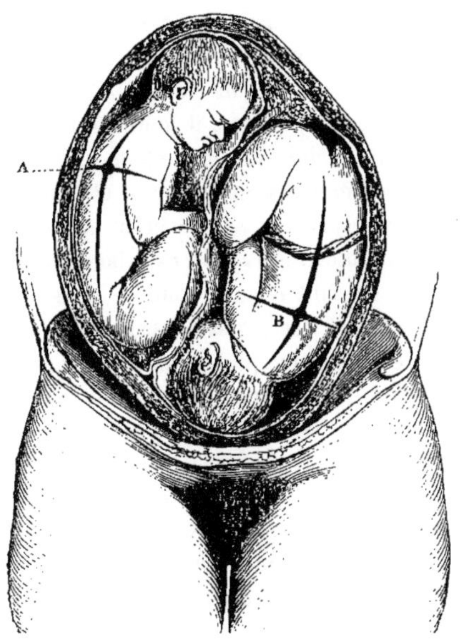

FIG. 6.

La rareté des grossesses extra-utérines fait que l'on ne possède pas d'expériences concluantes pour le diagnostic de ces grossesses anormales. Il est bon de dire que, d'un autre côté, on ne s'aperçoit de leur existence qu'au moment du dénoûment plus ou moins heureux qui survient généralement à une époque trop peu avancée pour qu'il soit possible de recueillir les phénomènes stéthoscopiques dont nous nous occupons. De plus, pour arriver à un pareil résultat, il faut la réunion de plusieurs conditions indispensables, à savoir : 1° l'existence d'un fœtus révélé par les battements de son cœur, perception toujours difficile à obtenir, (nous avons dit tout à l'heure pourquoi); 2° déterminer avec précision la vacuité de l'utérus ou un développement insuffisant pour admettre la présence d'un fœtus arrivé à l'âge où l'on peut entendre les battements de son cœur. Je crains bien que la rareté de ce genre de grossesse ne permette pas de longtemps encore d'être fixé sur les avantages de l'auscultation à cet égard.

Mais ce sera surtout dans le diagnostic des présentations et des positions que la découverte de Mayor rencontrera de fréquentes applications et nous fournira d'utiles enseignements. M. de Kergaradec avait déjà pressenti les avantages de l'auscultation sous ce rapport; mais complétement étranger, comme il le dit lui-même, à la pratique des accouchements, il ne lui avait pas été possible de vérifier par l'expérience ce qu'il appelle ses conjectures, et il se borna à appeler l'attention des hommes spéciaux sur ce point intéressant. Toutefois, il cita dans son Mémoire une observation dans laquelle il avait pu déterminer la position de l'enfant encore contenu dans l'utérus; mais il ajoutait que, pour arriver à des règles fixes, il fallait une longue série d'observations et une expérience plus grande que la sienne.

Depuis cette époque, les observations n'ont pas manqué et un grand nombre d'hommes compétents se sont mis à l'œuvre. Je ne reviendrai pas sur la partie historique, les interprétations ont peut-être été diverses dans les détails, mais unanimes sur les points capitaux. Ainsi, Lau, Ritgen, Holh, Stolz, Nægelé, Carrière, Cazeaux, Chailly et M. Devilliers accordent qu'on peut souvent reconnaître la présentation de l'extrémité céphalique, celle de l'extrémité pelvienne, et distinguer les positions latérales gauches des positions latérales droites, quoique ces trois derniers auteurs se soient efforcés d'amoindrir l'importance de l'auscultation.

Il est inutile, je crois, d'entrer avec vous dans de grands détails sur la valeur de cette recherche. Vous avez pu voir dans cette maison un assez grand nombre d'accouchements, et même d'opérations, pour que vous compreniez combien il est nécessaire de savoir à l'avance quelle est la partie que l'enfant présente et quelle position cette partie occupe au détroit supérieur, pour diriger vos manœuvres dans tel ou tel sens. Pour comprendre si l'auscultation est non-seulement utile, mais nécessaire, pour arriver à une connaissance exacte de la présentation et de la position fœtale, il nous suffira de vous prouver qu'il reste des cas où les deux modes d'exploration que nous avons déjà étudiés demeurent impuissants, et d'autres où le doute reste dans l'esprit de l'observateur, doute que l'auscultation seule peut lever.

Je ferai remarquer d'abord que le moyen dont nous nous occupons est facilement applicable, qu'il ne rencontre que fort peu d'obstacles du côté des malades, surtout quand elles en ont reconnu la parfaite innocuité. Qu'elles répugnent, au contraire, assez souvent au toucher et que parfois elles le repoussent énergiquement. Vous ne pouvez pas encore soupçonner toutes les difficultés et le mauvais vouloir qu'un accoucheur peut avoir à surmonter; mais quand vous serez dans votre clientèle privée, vous reconnaîtrez toute la vérité de mon observation.

Pour revenir aux cas dans lesquels l'auscultation me paraît absolument nécessaire, je vous dirai que lorsque l'on affaire à une femme au début du travail, chez laquelle les membranes ne sont pas rompues, dont l'enfant est maintenu élevé au-dessus du détroit supérieur, soit par un rétrécissement du bassin, soit par toute autre circonstance, le palper et le toucher ne peuvent donner d'indications suffisantes, ni pour la présentation ni pour la position, surtout lorsqu'il existe une toute autre présentation que celle du sommet. Dans d'autres cas, la partie qui s'engage est elle-même le siége d'altérations telles qu'il est impossible de la reconnaître avec le doigt. Enfin, quelquefois, le toucher peut rencontrer une partie devenue méconnaissable par les transformations dues à la longueur du travail et à la structure de l'enceinte pelvienne. Les indications fournies par le palper et le toucher peuvent être excellentes pour la présentation et insuffisantes pour la position. Si l'on a, par exemple, affaire à une tête qui est très-élevée et mobile au-dessus du détroit supérieur, la position reste inconnue ou douteuse; or, il peut se faire qu'une circonstance, comme une hémorrhagie, vous oblige à intervenir de suite. L'auscultation, en vous fournissant des données importantes qui dissiperont le doute dans votre esprit, vous permettra d'agir de telle ou telle façon, suivant les circonstances, et de ne pas perdre un temps précieux pour la mère et pour l'enfant dans des tâtonnements et des essais infructueux.

Pour vous mettre à même de bien apprécier les résultats que peut fournir l'auscultation, permettez-moi d'entrer dans quelques détails sur ce qu'on observe quand on promène le stéthoscope sur le corps d'un enfant immédiatement après sa naissance; vous comprendrez mieux les explications que j'aurai à vous donner sur le but des recherches à faire quand le fœtus est encore contenu dans l'utérus.

Quand on ausculte un enfant qui vient de naître, c'est à la région précordiale, c'est-à-dire en avant et à gauche de la poitrine, que l'on entend le mieux les bruits du cœur; ils y sont toujours plus forts et plus sonores qu'ailleurs; leur intensité diminue à mesure qu'on s'éloigne du cœur; mais ils sont, tout en s'amoindrissant, relativement plus distincts en suivant deux directions : en haut, jusqu'à la partie supérieure de la région cervicale; en bas, jusqu'au-dessous de l'ombilic. Le stéthoscope placé sur la région dorsale, dans le point correspondant au cœur, permet aussi de saisir avec facilité les doubles battements; mais l'épaisseur du tissu pulmonaire et le bruit de la respiration rendent ces battements plus faibles et moins nets qu'en avant. Le bruit, du reste, se propage soit en haut, soit en bas, comme à la région sternale, mais également avec moins d'intensité. En fléchissant le bras sur la partie antérieure de la poitrine et en plaçant le stéthoscope sur ce membre, on perçoit encore les battements du cœur, mais avec une intensité moindre qu'à la région dorsale. L'interposition de la cuisse sur le ventre produit le même résultat et rend insaisissables les doubles battements dans cette région. Dans aucun cas, on ne peut constater de transmission de ces bruits, soit par les fesses, soit par la tête fléchie ou défléchie.

Les résultats ne sont plus les mêmes sur le fœtus renfermé dans la cavité utérine. Certaines conditions anatomiques, son attitude, la disposition des milieux dans lesquels il se trouve, donnent l'explication de ces différences.

Parmi les conditions anatomiques qui se rencontrent chez le fœtus spécialement, nous citerons le volume du thymus, la densité plus grande des poumons, leur épaisseur moins considérable puisqu'ils n'ont pas été dilatés par l'air. M. Carrière, dont je vous ai déjà plusieurs fois cité les travaux, a fait des expériences stéthoscopiques sur l'enfant aussitôt après son expulsion, avant que la respiration ne se soit établie ; il s'est alors assuré que le cou, le thorax et la colonne vertébrale jusqu'au sacrum, étaient les seuls points où se percevaient distinctement les pulsations fœtales, et que c'était surtout, par le dos et le côté gauche qu'elles se transmettaient le plus facilement, enfin qu'on ne les entendait ni sur le côté droit, ni sur les membres. Sur deux enfants chez lesquels la circulation continua encore pendant quelques minutes après la naissance, j'ai pu vérifier l'exactitude de ces assertions.

Si l'on se rend compte de l'attitude du fœtus dans le sein maternel, on voit qu'il ne saurait en être autrement. La colonne vertébrale est, en effet, assez fortement fléchie, pour présenter deux plans, l'un convexe formé par le dos, l'autre concave constitué par la face antérieure de l'enfant. La partie convexe est admirablement disposée pour s'accommoder à la face interne de la matrice, dont elle n'est séparée que par une couche fort peu épaisse de liquide amniotique. De plus, on peut faire appliquer exactement la paroi utérine sur le dos du fœtus par une pression modérée du stéthoscope. Il n'en est pas de même pour la face antérieure, dont la concavité ne peut s'adapter aussi facilement sur la face interne de la matrice ; elle en est en outre séparée par les membres thoraciques et abdominaux qui sont repliés en avant, et par une assez grande quantité de liquide amniotique. Quand on ausculte la région qui répond à ce plan antérieur on peut, à la vérité, par la pression de l'instrument, mettre en rapport intime la paroi abdominale et l'utérus, et même, en déprimant cet organe, chasser les eaux de l'amnios vers les extrémités, si bien que l'utérus s'applique sur un plan résistant, mais les membres sont encore interposés et nous avons vu qu'ils étaient mauvais conducteurs du son.

Les régions latérales présentent une conformation qui leur permet de se mettre plus facilement en rapport avec la face interne de la matrice, et par conséquent elles peuvent assez bien transmettre les battements du cœur, surtout par leur partie supérieure. Toutefois, ce ne sera qu'avec un degré d'intensité moindre que celui qu'on rencontre en auscultant la région dorsale, car là encore le bras est interposé, et de plus, l'instrument est plus éloigné du lieu où se produisent les doubles pulsations. Je ne reviens pas sur ce que j'ai dit des extrémités de l'ovoïde fœtal par lesquelles on ne peut percevoir le bruit qui nous occupe.

En résumé, le fœtus étant encore contenu dans la matrice, ce sera par la région dorsale que les bruits du cœur se transmettront le plus facilement, et le maximum d'intensité siégera dans un point circonscrit d'où ils rayonneront en s'affaiblissant graduellement à mesure qu'on s'éloignera de ce point.

M. le professeur P. Dubois, dans le mémoire que nous avons déjà cité, avait été conduit à réduire de beaucoup l'importance de l'auscultation appliquée au diagnostic des présentations et des positions, parce qu'il considérait que les battements du cœur s'entendaient presque toujours dans une étendue de 10 à 12 centimètres et plus loin même quelquefois, qu'il n'était pas prouvé que le dos seul les transmît avec le plus de force, et qu'enfin, il n'était pas impossible que d'autres parties moins éloignées du thorax ne les communiquassent, avec une intensité à peu près égale, ou qu'ils existassent partout avec une telle faiblesse, que l'on ne pût en tirer aucun parti. Mais il est établi par les expériences de M. Carrière et les miennes qu'il y a une région du fœtus sur laquelle les battements du cœur s'entendent avec plus de force que partout ailleurs; c'est le dos et le côté gauche. De plus, c'est cette région avec laquelle la face interne de l'utérus se met le plus facilement en contact, et l'on peut se baser sur ces faits pour établir le diagnostic des présentations et positions du fœtus.

S'il est, comme je l'espère, suffisamment démontré que l'auscultation peut donner des renseignements utiles par rapport aux présentations et aux positions fœtales, il est nécessaire de savoir à quelle époque de la grossesse les signes stéthoscopiques auront acquis une importance suffisante pour qu'il en soit tenu compte. Il est évident qu'il faut exclure les premiers mois de la gestation dans lesquels l'utérus ne peut être complétement exploré; d'ailleurs, à cette époque peu avancée, le fœtus est très-mobile au milieu d'une quantité d'eau amniotique relativement considérable. Mais à partir du septième mois, les dimensions de l'enfant sont telles, que l'on peut regarder comme extrêmement rares les cas dans lesquels on voit le fœtus évoluer suivant son grand axe, c'est-à-dire la tête venir prendre la place du siége, et réciproquement. Il peut se produire des mouvements de torsion, l'enfant peut obliquer d'un côté ou d'un autre, mais ces mouvements eux-mêmes deviennent de moins en moins fréquents, à mesure que l'on approche du terme de la gestation. Je déclare, pour ma part, que l'on est certainement autorisé à regarder comme définitivement établie la présentation du fœtus qu'on a eu occasion de constater dans les deux derniers mois, à plus forte raison chez les femmes en travail et surtout après la rupture des membranes. Ceci est vrai, particulièrement pour les présentations du sommet et de l'extrémité pelvienne, un peu moins peut-être pour les présentations du tronc.

Quant aux positions, en comprenant sous ce nom les rapports de la partie qui se présente avec les différents points du pourtour du détroit supérieur, on peut dire que l'auscultation permet de les apprécier. Mais il est bon d'ajouter que les lois qui régissent l'expulsion du fœtus pendant l'accouchement, en faisant varier les positions, peuvent rendre très-difficile, insaisissable quelquefois, la connaissance par l'auscultation des rapports primitifs, si l'on ausculte, pour la première fois, à une période déjà avancée du travail. Il peut se faire, en effet, qu'au moment de l'examen vous trouviez le maximum d'intensité des battements du cœur sur la ligne médiane, et qu'il ne vous soit pas possible de savoir si vous aviez affaire à une position latérale gauche ou latérale droite au début. Au contraire, lorsque l'auscultation pratiquée avant l'engagement de la partie fœtale vous aura permis de constater les rapports de cette partie au détroit abdominal, vous pourrez annoncer par avance, les choses se passant régulièrement, par quelle succession de mouvements l'enfant s'engagera, parcourra l'excavation et sera définitivement expulsé.

Diagnostic des présentations. — En tenant compte de la place occupée par le cœur de l'enfant, on voit qu'il est beaucoup plus rapproché de l'extrémité supérieure de la colonne vertébrale que de l'extrémité inférieure. Il faut donc en conclure que si l'extrémité céphalique de l'ovoïde fœtal repose sur un plan, les battements du cœur s'entendront dans un point situé plus bas, que si, au contraire, c'était l'extrémité pelvienne qui se trouvait sur ce plan. Lorsque le fœtus est contenu dans l'utérus, il est évident que les doubles pulsations seront perçues avec leur maximum d'intensité, en un point de l'abdomen situé plus bas, si c'est la tête qui se présente au détroit supérieur, que si au contraire, c'est le siége qui vient s'y placer. D'après ce que nous avons dit sur la décroissance des pulsations fœtales, à mesure que l'on s'éloigne de leur point de départ, on sait que ces dernières se propagent de bas en haut en diminuant d'intensité, lorsque la tête se présente et qu'au contraire, elles iront en s'affaiblissant de haut en bas, lorsque c'est l'extrémité pelvienne. Nous savons que pour constater ces divers phénomènes, il faut au préalable savoir déterminer le maximum d'intensité des bruits du cœur au milieu de la zone étendue dans laquelle on peut les percevoir.

Ainsi on peut dire, d'une façon générale, que les doubles battements perçus dans un point voisin du détroit abdominal, avec la force qui les caractérise quand on les écoute à la région qui répond au cœur, annoncent une présentation de la tête : de ce point on les voit se propager en s'affaiblissant de bas en haut dans une étendue plus considérable que dans toute autre direction.

La figure suivante (*fig.* 7) donnera une idée exacte du cas auquel je fais allusion. Le point A indique le maximum d'intensité des bruits du cœur et le point de l'abdomen où ils sont perçus; autour de ce point, partent des rayons assez courts qui montrent que le bruit se propage dans toute cette étendue, en s'affaiblissant rapidement, un seul, qui répond à la colonne vertébrale, fait voir qu'on peut entendre beaucoup plus loin les doubles pulsations, en suivant cette direction. Cette figure représente une première position du sommet dans laquelle le dos répond à la partie gauche de l'utérus et de l'abdomen ; il est évident que les choses se passeraient de la même façon, mais en sens inverse, si le dos du fœtus était tourné à droite.

Si l'on entendait les doubles battements dans un point beaucoup

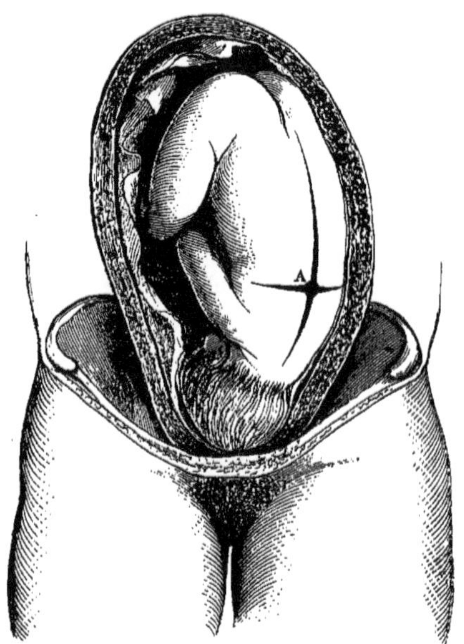

FIG. 7.

plus élevé de l'abdomen et par conséquent de l'utérus, et si l'on constatait que ces pulsations se propagent de haut en bas, on serait conduit à diagnostiquer une présentation du pelvis, ainsi qu'on peut le voir dans la *figure* 8.

Dans la majorité des présentations céphaliques ou pelviennes, la région dorsale du fœtus répond en avant à des points de l'abdomen qu'il est facile d'explorer avec le stéthoscope. Cependant, on peut, lorsque le dos de l'enfant est dirigé latéralement et un peu en arrière vers l'une des symphyses sacro-iliaques, arriver encore à percevoir les doubles battements, en faisant coucher la femme sur le côté opposé à celui qu'on examine, et en déprimant assez fortement la paroi abdominale pour refouler les anses intestinales et arriver ainsi sur l'utérus.

Un cas pourrait à la rigueur se présenter, quoique pour ma part je ne l'aie jamais rencontré et que je doute encore que quelqu'un l'ait vu, je veux parler d'un fœtus dont le dos serait complétement tourné en arrière, de telle sorte que sa colonne vertébrale s'ap-

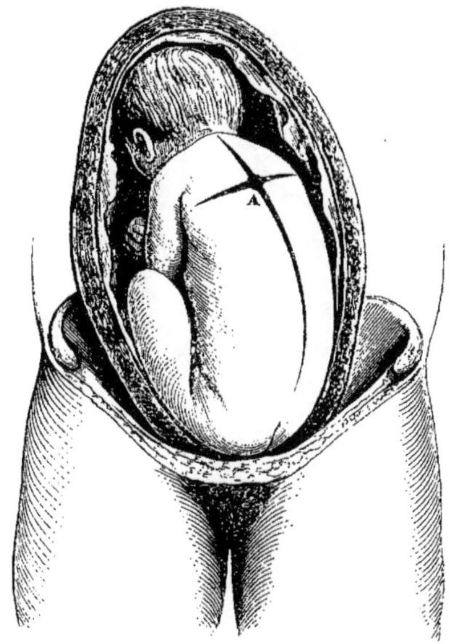

FIG. 8.

pliquât contre celle de sa mère ; les battements du cœur ne pourraient alors s'entendre que par le plan antérieur ou les parties latérales, mais nous avons vu quelles épaisseurs de tissu s'opposaient à la transmission facile du bruit, et je pense que, dans un cas pareil, on n'entendrait rien, ou tout au moins des battements si affaiblis et si éloignés, que les signes stéthoscopiques n'auraient alors aucune valeur.

Quant à établir un diagnostic différentiel entre les présentations du sommet et celles de la face, je crois que ce serait trop demander à l'auscultation. En effet, il y a si peu de différence dans l'attitude du fœtus dans l'un et dans l'autre cas, que le cœur répond, à peu de choses près, au même point de l'abdomen (*fig.* 9). La tête seule occupe une position différente, elle est fléchie dans une présentation du sommet et défléchie dans celle de la face, mais les autres rapports se trouvent identiquement les mêmes. Peut-être pourrait-on faire remarquer avec M. Devilliers que la face s'engageant moins facilement dans le détroit supérieur, le tronc sera maintenu un peu plus élevé, et que, par conséquent, les battements du cœur s'entendront

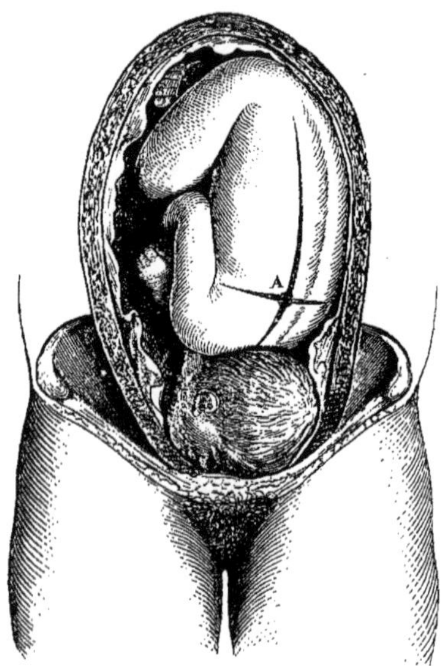

Fig. 9.

en un point plus rapproché de l'ombilic. Mais cette différence est si minime que je ne crois pas que l'on puisse, par l'auscultation seule, établir un diagnostic même probable. Il faut dire, en outre, que les présentations de la face sont rares, et que l'on peut rencontrer plus souvent une présentation du sommet, qui ne s'engageant pas, offrirait alors les mêmes caractères. C'est ce qui a lieu lorsque l'on a affaire à un étrécissement du bassin, à une tête un peu volumineuse, à une procidence d'un bras, d'un pied qui, placé sur le pourtour du détroit abdominal, retarde l'engagement de la tête, et, par conséquent, maintient le tronc plus élevé que lorsque les choses se passent naturellement.

Lorsque l'enfant présentera l'un de ses plans latéraux au détroit abdominal, je pense qu'il sera possible, par l'auscultation, de reconnaître cette présentation, au moins lorsque le dos sera dirigé en
avant(*fig.* 10); dans le cas contraire, lorsque le dos du fœtus répondra en
arrière, les bruits du cœur arriveront à l'oreille si affaiblis, qu'il ne
sera plus possible d'en tirer des conclusions un peu certaines. Dans
le premier cas, en effet, le summum d'intensité des battements du cœur

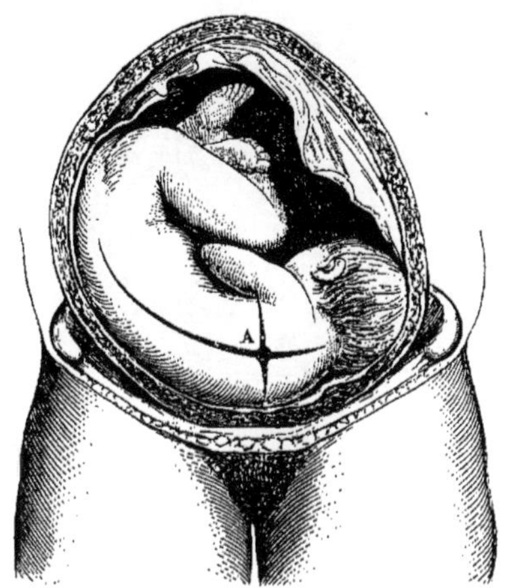

Fig. 10.

existera sur le segment inférieur de l'utérus, comme dans les présentations de la tête, mais un peu plus sur la ligne médiane, quand le
moignon de l'épaule correspondra au centre du détroit supérieur.
Toutefois, ce qui établira une différence assez tranchée avec les présentations de l'extrémité céphalique, c'est que les doubles battements,
au lieu de se propager de bas en haut, s'étendront transversalement
vers l'une ou l'autre des fosses iliaques, suivant que le siége sera placé
à gauche ou à droite ; en outre, les battements ne se feront pas entendre dans toute la partie supérieure de l'utérus.

Du reste, les deux figures ci-jointes vous feront très-bien comprendre et le lieu où vous pourrez entendre le maximum des battements
et l'étendue dans laquelle ils sont perceptibles. Dans la *figure* n° 11,
vous voyez le dos du fœtus dirigé en arrière, les bras croisés sur la

poitrine, augmentant, par conséquent, l'épaisseur des parties molles et
empêchant l'auscultation d'obtenir un résultat assez net pour établir
un diagnostic certain.

Comme je vous le disais en commençant ce qui se rattache aux
présentations, ce sera dans le cours du huitième et du neuvième mois
que, le fœtus ayant acquis des dimensions suffisantes pour ne plus être

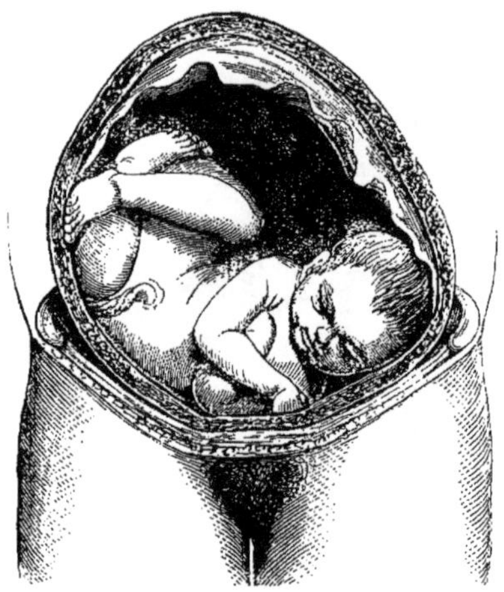

Fig. 11.

soumis à des déplacements de totalité, vous pourrez obtenir les données
stéthoscopiques que nous venons de passer en revue. Mais l'écoulement
du liquide amniotique, en fixant définitivement les présentations, et
établissant des rapports plus intimes entre le fœtus et les parois de la
matrice, rendra encore ces signes plus précieux.

Il est peu de cas, même en tenant compte de quelques conditions
individuelles, dans lesquels la tête, retenue au-dessus du détroit supérieur, puisse être assez haut placée pour que les battements du cœur
simulent une présentation du pelvis ; de même j'ai rarement rencontré une extrémité pelvienne assez basse, pour que les mêmes
bruits fissent croire à la présence du sommet au détroit supérieur.
Il est bien entendu, pour que cela ait lieu, que les membres abdominaux ne sont pas défléchis ni engagés dans l'excavation.

Pour établir une règle générale relative au diagnostic des présentations, supposons une ligne horizontale, qui diviserait le globe utérin en deux parties égales; toutes les fois qu'on entendra les battements du cœur avec leur maximum d'intensité au-dessous de cette ligne, et que, de plus, on pourra les suivre verticalement de bas en haut, on sera fondé à reconnaître une présentation de l'extrémité céphalique. Si, au contraire, ces mêmes battements se font entendre au-dessus de cette ligne, avec les caractères que je viens de dire, mais en se propageant de haut en bas, il sera permis d'annoncer une présentation de l'extrémité pelvienne. Il est bien entendu que dans l'un ou l'autre cas, le summum d'intensité peut être assez rapproché de la ligne transversale ; ainsi, une tête retenue au-dessus du détroit supérieur, par un vice de conformation, ou une présentation de la face, comme nous l'avons dit, pourront, en maintenant le tronc un peu plus élevé, faire rapprocher les battements dont il s'agit ; mais jamais, dans ces cas-là, ces bruits ne seront entendus au-dessus de cette ligne. De même, l'engagement assez prononcé du pelvis, en abaissant le tronc, pourra rapprocher ces mêmes battements de la ligne horizontale, mais on ne les entendra pas au-dessous de cette ligne, au moins au début du travail. Dans les présentations du tronc le maximum d'intensité des bruits du cœur s'entendra au-dessous de la ligne transversale, ils se propageront vers l'une des fosses iliaques, et manqueront complétement dans le segment supérieur.

Diagnostic des positions. — Pour bien comprendre les résultats de l'auscultation dans le diagnostic des positions, il faut se rendre compte des rapports du fœtus et principalement de la région dorsale. Ainsi, dans la première position du sommet, l'occiput répond à l'éminence iléo-pectinée et la colonne vertébrale s'étend de ce point vers le fond de l'utérus; la partie latérale droite du dos de l'enfant sera donc située en avant, dans cette portion de l'abdomen comprise entre la ligne médiane et l'épine iliaque antérieure et supérieure. Le cœur correspondra à l'un des points d'une autre ligne oblique, allant de la cicatrice ombilicale à cette épine, et c'est là, sur le trajet de cette ligne que vous rencontrerez le maximum d'intensité des battements.

Dans la position latérale droite, le dos du fœtus est presque toujours tourné vers la symphyse sacro-iliaque, ainsi que cela résulte des recherches de Nægelé et de P. Dubois. Les apophyses épineuses sont alors en rapport avec cette symphyse, et la région latérale gauche du dos de l'enfant est située en avant de cette direction. Le cœur répond alors au bord antérieur du muscle carré des lombes; ce sera donc en ce point que les battements seront perçus avec le plus de facilité. Comme vous le voyez, c'est plus en arrière que dans le cas précédent ; aussi faut-il coucher la femme sur le côté opposé et déprimer, avec le stéthoscope, les parties interposées. Vous savez que, par suite des progrès du travail, l'enfant ne conserve pas cette position, et qu'il exécute un mouvement de rotation qui ramène l'occiput sous la symphyse des pubis et sa région latérale gauche en avant, si bien que l'auscultation étant pratiquée après le mouvement de rotation, vous devez entendre les battements du cœur à droite et en avant sur le trajet d'une ligne semblable à celle que nous indiquions tout à l'heure pour les positions gauches antérieures, c'est-à-dire allant de l'épine iliaque antérieure et supérieure à l'ombilic.

Pour reconnaître si la position gauche ou droite est antérieure ou postérieure, il suffit d'ausculter comparativement en avant et en arrière, et selon le point où l'on distinguera le maximum, on portera son diagnostic.

Nous avons vu que l'auscultation ne pouvait pas nous permettre de reconnaître une présentation de la face; mais en admettant que le toucher nous ait révélé cette présentation, pouvons-nous, par le stéthoscope, en savoir la position? Dans ce cas, la tête du fœtus est fortement renversée en arrière et le tronc de l'enfant se courbe. C'est le plan antérieur qui se bombe, pour ainsi dire, tandis que la colonne vertébrale se creuse en arrière, aussi les battements du cœur sont-ils surtout perçus par la région sternale, de telle sorte, que pour une position mento-iliaque droite, les doubles pulsations seront surtout entendues à droite. Je rappelle toutefois que les bras croisés sur la poitrine apportent un obstacle à la perception nette des bruits du cœur, et qu'il est alors assez difficile d'établir un diagnostic certain.

Dans la présentation de l'extrémité pelvienne, le diagnostic des positions est aussi facile à établir que pour celles du sommet. Le summum d'intensité s'entendant à gauche, conduira à admettre une position sacro-iliaque gauche; si, au contraire, c'est à droite que les doubles battements auront été perçus, on aura affaire à une position sacro-iliaque droite. Comme pour la tête, on reconnaîtra que la position est antérieure ou postérieure, suivant que les battements du cœur auront été entendus avec plus de force et d'énergie en avant ou en arrière.

Dans les cas fort rares où le pelvis ou bien le sommet correspondraient à la symphyse pubienne, les mêmes bruits s'entendraient sur la ligne médiane, soit au-dessus, soit au-dessous de la ligne horizontale.

Pour résumer ce qui a rapport aux positions, comme nous l'avons fait pour les présentations en établissant une règle générale, supposons qu'à la première ligne horizontale dont j'ai déjà parlé, qui divise en

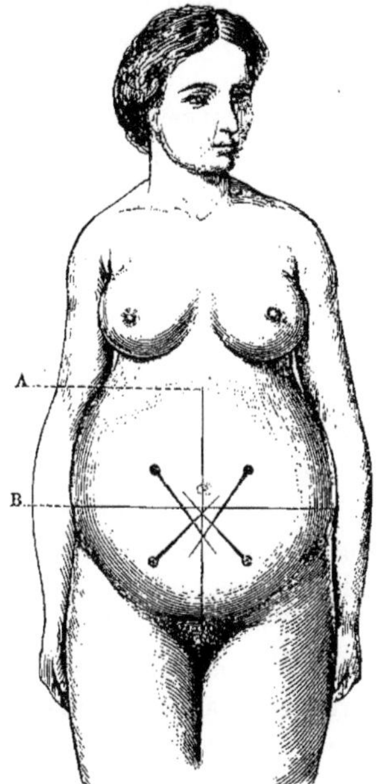

FIG. 12.

deux parties à peu près égales le globe utérin, on en abaisse une seconde tirée verticalement, de façon à couper la première à angle droit en venant tomber sur le pubis : toutes les parties de l'utérus que vous pouvez explorer seront ainsi divisées en quatre régions, deux supérieures et deux inférieures. La *figure* n° 12 vous fera comprendre plus facilement ce dont il s'agit. Vous remarquerez cependant que le point d'intersection des deux lignes est au-dessous de l'ombilic, ce qui se verra dans la majorité des cas ; mais il est possible de rencontrer la

disposition en sens inverse, ou bien l'intersection se confondant avec
la cicatrice elle-même, parce que la hauteur à laquelle elle est située
est variable, suivant les femmes que l'on examine. En outre, dan
la figure 12 les deux lignes sont, l'une parfaitement horizontale,
l'autre parfaitement verticale. Cette disposition sera fort rare, à cause de
l'obliquité normale de l'utérus à droite. Je vous rappelle encore ici qu'il
ne s'agit pas de l'abdomen, mais bien du globe utérin. C'est ce dernier
que nous divisons en deux régions; aussi verrons-nous souvent les deux
lignes légèrement obliques et leur point de rencontre incliné, soit à
droite soit à gauche de l'ombilic, selon la déclivité droite ou gauche de
la matrice.

D'après la disposition que je viens de vous décrire, vous serez conduits à diagnostiquer une présentation de la tête, le dos étant tourné à
gauche, si le summum des bruits du cœur a été perçu dans le quart
inférieur gauche de la matrice. Ce serait encore cette même présentation, le dos étant tourné à droite, si l'auscultation vous avait fait entendre les battements cardiaques avec force et énergie dans le quart
inférieur droit. Vous aurez affaire à une présentation pelvienne, le dos
tourné à gauche, lorsque le stéthoscope révèlera le signe dont nous
nous occupons dans le quart supérieur gauche. Ce serait encore la
même présentation, le dos tourné à droite, si la perception du même
bruit avait lieu dans le quart supérieur droit. Quant aux variétés antérieures et postérieures, je crois vous avoir mis à même de les reconnaître et je n'y reviendrai pas.

Nous avons dit que le diagnostic des présentations du tronc par l'auscultation ne pouvait s'établir que lorsque le dos du fœtus était en
avant. Dans ce cas, on reconnaîtra une position céphalo-iliaque gauche
de l'épaule droite lorsque les battements du cœur se feront entendre
dans le quart inférieur gauche, et, s'ils ont été perçus dans le quart
inférieur droit, on aura affaire à une position céphalo-iliaque droite
de l'épaule gauche; encore faut-il pour cela que l'épaule ne soit pas
trop engagée.

J'ai fait, à l'égard des positions et des présentations, de nombreuses
recherches, dont vous trouverez les résultats consignés avec détail dans
mon *Traité d'auscultation*, et le résumé que j'en ai donné dans l'article
du *Dictionnaire encyclopédique des sciences médicales*. Les erreurs y
sont dans une proportion extrêmement minime. Je vous engage à
répéter ces expériences, en vous entourant de toutes les précautions
que j'ai déjà énumérées, et je ne doute pas que vous n'arriviez à re-

connaître comme moi toute l'importance de l'auscultation. Si quelques observateurs (MM. Devilliers et Chailly) ne sont pas arrivés aux mêmes résultats, c'est qu'ils ont suivi une marche défectueuse, sur laquelle j'appelais votre attention il n'y a qu'un instant. Ils ont confondu l'utérus et l'abdomen en divisant ce dernier en quatre régions par une ligne horizontale passant par l'ombilic et une autre verticale, perpendiculaire sur la première, qu'elle coupe à la cicatrice ombilicale. Dans cette manière de faire, ils ont négligé deux choses importantes : 1° l'ombilic n'est pas toujours à la même hauteur, il y a à cet égard des différences individuelles incontestables; 2° l'utérus s'incline presque toujours de l'un ou de l'autre côté, généralement à droite, si bien que, dans leur pratique, ils ont dû avoir parfois une de leurs régions supérieures qui ne correspondait qu'à des anses intestinales. Je vous le répète, c'est l'utérus et non pas l'abdomen qu'il faut avoir en vue dans la division que j'ai indiquée, si l'on ne veut pas être exposé à des erreurs nombreuses.

Des modifications que subissent les doubles pulsations pendant le travail de l'accouchement. — Nous savons déjà que, pendant la grossesse, certains troubles dans la circulation fœtale, révélés par l'auscultation, permettent d'apprécier l'état de force ou de faiblesse de l'enfant. Quant aux maladies qui peuvent l'atteindre pendant la vie intra-utérine, les expériences faites à ce sujet n'ont que peu ou point de valeur. Il faudrait, pour arriver à un résultat que je crois possible, de longues et minutieuses recherches, entreprises par des hommes placés à la tête d'établissements spéciaux. Dans quelques cas rares, j'ai pu observer certaines modifications qui consistaient d'abord dans une accélération irrégulière, puis ensuite les doubles pulsations se ralentissaient en s'affaiblissant, de telle sorte que, dans certaines circonstances, j'ai pu suivre toutes les phases d'une agonie plus ou moins longue. Mais si nous sommes encore très-mal renseignés sur ce point, il n'en est pas de même lorsque nous nous trouvons en présence d'une femme en travail, chez laquelle l'accouchement tarde à se faire, ou bien qui présente certaines complications fâcheuses, comme la procidence du cordon ombilical, des contractions spasmodiques spontanées ou produites par l'ingestion intempestive du seigle ergoté. Dans ces cas, il peut y avoir un obstacle mécanique à la circulation utérine, ombilicale ou placentaire et par suite fœtale, et cela nous est révélé par des modifications importantes que le stéthoscope nous permet d'apprécier.

M. de Kergaradec s'était déjà demandé si la découverte de Laennec ne pouvait pas faire connaître l'état de santé du fœtus dans le sein maternel. Nous avons vu qu'à cet égard les travaux faits jusqu'à ce jour n'avaient apporté qu'une lumière insuffisante, que le champ était libre pour de nouvelles observations, qui seraient d'autant mieux accueillies que tout était mystère dans cette première période de la vie. Mais, pendant l'accouchement, on est arrivé à des résultats plus positifs, et le mémoire de Bodson est le premier qui ait mis en relief les avantages que l'on peut puiser dans ce mode d'investigation. Lorsque, pendant le travail de l'accouchement, la vie de l'enfant est sérieusement compromise, lorsqu'il y a pour lui danger à voir se prolonger des conditions qui peuvent lui devenir funestes, peut-on reconnaître, par l'intensité, le nombre et la régularité des doubles pulsations, la gravité de ce danger? Telle est la question qu'il s'agit de résoudre, et si elle peut être résolue par l'affirmative, il est évident que l'intervention de l'art sera la conséquence toute naturelle de cette solution.

Les observations publiées par Bodson étaient, à la vérité, peu nombreuses, mais il n'en était pas moins arrivé à une conclusion que je vous signale, et qui montre combien ce praticien avait vu juste. « Ainsi l'auscultation, dit-il, servira à diriger le praticien dans beaucoup d'occasions, le déterminera à agir ou à temporiser; elle sera souvent son guide le plus sûr dans les circonstances les plus malheureuses, lorsqu'il doit se décider à mutiler l'enfant s'il est mort, à recourir aux opérations symphysienne ou césarienne s'il est vivant. Dans ce cas, ce moyen d'investigation est du plus grand intérêt, etc... » M. le professeur P. Dubois, chargé d'examiner ce mémoire, combattit les conclusions de l'auteur et s'efforça d'en atténuer l'importance. Toutefois, il ne les rejeta pas d'une façon absolue, car, dans son rapport, il cite même un fait, à son avis exceptionnel, dans lequel les altérations graduelles de la circulation fœtale l'ont rendu, comme il le dit lui-même, spectateur de l'agonie de l'enfant. Ce savant maître est entré dans des considérations importantes pour prouver que, pendant la vie intra-utérine, la circulation du fœtus était indépendante du système cérébral; il cite, à cet égard, les anencéphales, les hydrocéphales, qui, malgré ces altérations importantes, vivent régulièrement jusque très-près du terme de la grossesse ou ne meurent qu'au moment de leur naissance ou très-peu de temps après, parce que d'autres fonctions, comme la respiration, la digestion, qui sont sous la dépendance du système nerveux, ne peuvent se mettre en jeu.

Pour moi, je ne crois pas qu'il soit possible de comparer ces perturbations antérieures à la naissance et qui appartiennent au mode de développement incomplet de quelques organes, aux lésions de nouvelle formation qui se produisent pendant le travail de l'accouchement et qui consistent dans l'accumulation d'un sang non régénéré dans les vaisseaux de l'encéphale, ou dans des épanchements sanguins véritables lésant la masse encéphalique. Les fœtus qui se développent d'une façon anormale, chez lesquels on rencontre les monstruosités que nous signalons, ne sauraient être rapprochés, au point de vue du mécanisme intime de leur circulation, d'enfants bien constitués, qui subissent rapidement de ce côté des modifications profondes. Chez les premiers, les lésions débutent avec la période embryonnaire et n'atteignent qu'un seul organe; chez les autres, le sang est rapidement vicié et se distribue à toute l'économie. En effet, lorsque la circulation fœto-placentaire est altérée, soit parce qu'il n'arrive plus au placenta une quantité de sang maternel suffisante pour régénérer celui qui est renvoyé par l'enfant, ou lorsque le cordon, comprimé, ne permettant plus le parcours normal du sang, celui-ci conserve les produits dont il est surchargé après son passage dans l'économie et devient impropre à la nutrition, il est facile de comprendre que cette influence délétère réagisse sur tous les organes, et principalement sur le cœur, dont les contractions irrégulières transmettent au stéthoscope un son et un rhythme différent de celui qui se produirait si les choses se passaient normalement. N'est-ce pas, du reste, la circulation que l'on interroge après la naissance et chez l'adulte pour se rendre compte des différents états morbides? Mais je m'empresse d'ajouter qu'une grande différence existe: tandis que les maladies qui surviennent chez l'homme et chez l'enfant ont pour propriété d'accélérer la circulation, c'est un ralentissement que l'on observe généralement lorsque quelques-unes des causes que j'ai énumérées menacent le fœtus pendant la parturition.

Voyons en quoi consistent les modifications qui doivent avertir le praticien. Les changements que peut subir la circulation fœtale sont variables; ils peuvent porter sur la fréquence, la force, la régularité, la disparition de l'un des temps ou de tous les deux. Tous ces signes n'ont pas la même signification pris isolément. La réunion de quelques-uns d'entre eux, leur mode de succession augmentent leur valeur respective.

Nous avons déjà vu que pendant la grossesse, en dehors de toute contraction utérine, le nombre des doubles pulsations était, au maximum, de 160, et, au minimum, de 120. De plus, je vous ai également fait remarquer que, pendant le travail de l'accouchement, ces chiffres pouvaient changer et admettre un écart plus considérable, 100 pour le minimum et 200 au maximum, sans que pour cela les jours de l'enfant soient définitivement compromis. Aussi, lorsque l'auscultation, pratiquée dans l'intervalle des douleurs, après avoir permis de constater une fréquence et une régularité normales, fera entendre des battements qui se ralentissent, de façon à ce que leur chiffre tombe au-dessous de celui que je viens de vous indiquer, et cela progressivement, on sera conduit à penser qu'un danger sérieux menace les jours de l'enfant. Il sera rare qu'on ne découvre pas quelque circonstance qui explique les désordres perçus. C'est ainsi qu'il m'est arrivé plusieurs fois, dans ma pratique, de me trouver auprès d'une femme en travail, chez laquelle l'accouchement semblait devoir se terminer très-heureusement, néanmoins l'auscultation me révélant des battements du cœur fœtal lents et irréguliers, j'en cherchai l'explication, et je trouvai une anse du cordon ombilical comprimée en arrière de la tête, entre cette partie et le segment inférieur de l'orifice; sans l'auscultation cette circonstance aurait sans doute passé inaperçue, car il me fallut engager le doigt sous le bord de l'orifice assez profondément, et j'aurais pu être dans une grande sécurité, alors qu'il me fallut intervenir. Je vous cite ce fait entre plusieurs autres pour vous montrer quel auxiliaire puissant vous avez entre les mains, et combien il importe de s'en servir. Dans certains cas néanmoins le ralentissement pourra se produire dans l'accouchement le plus simple sans que vous en puissiez trouver l'explication dans la compression du cordon; qu'importe, vous serez avertis, et vous vous mettrez en mesure d'intervenir, le moment étant venu.

Il peut se faire que le ralentissement observé ne soit que passager, et que le rhythme normal se reproduise, et se conserve jusqu'à la terminaison du travail, si la cause qui avait influé sur la circulation fœtale a disparu : ou bien le ralentissement se fait de nouveau remarquer, si la cause productrice réapparaît ; cela s'observe surtout dans les compressions du cordon ombilical. Il est rare, lorsque les doubles pulsations se ralentissent, qu'elles conservent leur intensité, généralement elles s'affaiblissent ; cependant, quelquefois elles ont toute leur énergie, alors que leur nombre est déjà diminué, et même elles semblent acquérir une force plus grande, au moins pendant quelques instants, comme si le cœur s'efforçait d'entrer en lutte avec la cause de la mort qui menace le produit de la conception. N'oubliez pas que, pour vous rendre bien compte de ces variétés, il vous faut ausculter toute la région où s'entendent les battements, et chercher le point qui coïncide avec le summum des bruits du cœur.

Lorsque l'intensité des battements diminue, c'est toujours sur le second bruit, déjà normalement plus faible, que l'on observe d'abord ce changement. Il peut même disparaître complétement, quoique cela soit très-rare, et ne se remarque qu'à une époque où le cœur ne bat plus que quinze à vingt fois par minute, et où la vie de l'enfant court les plus grands dangers. Une intensité plus grande que d'habitude et coïncidant avec une fréquence normale indique un enfant vigoureux ou une position favorable à l'auscultation, les parois abdominales étant peu épaisses et le dos du fœtus exactement appliqué contre la face interne de la matrice, au lieu d'en être séparé par une couche épaisse de liquide amniotique.

Les irrégularités propres aux battements du cœur, pendant le cours d'un travail qui devient dangereux pour l'enfant, sont relatives à leur fréquence et à leur intensité. Nous avons déjà parlé de variations qui peuvent se présenter, soit pendant la grossesse, soit pendant le travail de l'accouchement, et qui sont dues à des phénomènes physiologiques. Il ne faut pas confondre les premières irrégularités avec les secondes, et cela vous sera toujours facile en y prêtant un peu d'attention. En effet, tandis que ces dernières consistent principalement dans une exagération passagère de la fréquence, les autres sont caractérisées par une diminution toujours croissante, accompagnée d'un affaiblissement marqué dans l'intensité et bientôt d'irrégularités.

Pour résumer en quelques mots ce que je viens de vous exposer, je dirai : Lorsque pendant le travail de l'accouchement on reconnaît que la fréquence des doubles pulsations diminue à mesure que les contractions se succèdent, et qu'en même temps on observe un affaiblissement proportionnel dans l'intensité de ces mêmes bruits, on peut, sans crainte de se tromper, admettre que la vie intra-utérine est compromise, et se fonder sur ces caractères pour décider s'il convient de terminer l'accouchement. Quoique j'aie donné le nombre cent comme indiquant la limite au delà de laquelle les doubles pulsations ne peuvent descendre sans inconvénient, il faut savoir que le péril peut exister avant que les choses en soient arrivées à ce point;

c'est en renouvelant fréquemment l'examen, et en tenant compte des différences observées chaque fois, qu'on peut donner au pronostic un degré de certitude qu'il ne saurait avoir sans cela. Enfin, si par suite de circonstances spéciales l'art ne peut intervenir, et, si la mort du fœtus doit avoir lieu dans l'utérus, on peut souvent assister à son agonie, en général assez longue. On observe alors que les pulsations diminuent graduellement, au point de ne plus en compter que 30, 20, 10 et même 4 ou 5 dans le cours d'une minute.

Ces faits une fois établis, nous allons passer en revue les diverses circonstances dans lesquelles on peut avantageusement pratiquer l'auscultation, pour y chercher des indications que les autres conditions ne nous permettent pas de soupçonner.

Ainsi, dans l'accouchement en apparence le plus simple et le plus régulier, il n'est pas rare de voir l'enfant succomber sans qu'on puisse arriver à une explication satisfaisante de cet événement. Il est naturel de penser néanmoins qu'elle se trouve souvent dans une compression du cordon ou du placenta, qui n'est révélée à l'accoucheur que par l'écoulement d'une certaine quantité de méconium; encore cette circonstance manque-t-elle souvent, par suite de la disposition des parties. L'auscultation donnera l'éveil et indiquera la nécessité d'une application du forceps, qu'on devra préférer à l'emploi du seigle ergoté, dont l'action ne pourrait qu'ajouter à la gravité de l'état qui menace la vie de l'enfant.

J'ai eu l'occasion d'intervenir un très-grand nombre de fois dans des cas de ce genre, et toujours les enfants naquirent affaiblis, exigeant l'emploi de moyens appropriés pour les ranimer. Ils eussent certainement succombé si, négligeant l'auscultation, j'avais laissé le travail, dont la durée était normale, suivre son cours.

Mais c'est surtout chez les femmes dont le travail excède les limites ordinaires que la vie de l'enfant est souvent menacée, et qu'on est appelé à décider s'il faut faire quelque chose dans son intérêt. Je mets de côté, à dessein, les indications qui peuvent être fournies par l'état de la mère; il est bien entendu qu'il faut en tenir le plus grand compte; mais cela sort du sujet que nous avons à traiter, et nous aurons à y revenir plus tard. Rien n'est difficile, dans la pratique, comme de fixer les limites au delà desquelles la prolongation du travail peut avoir des inconvénients pour la vie du fœtus. Il pourra durer vingt-quatre, trente-six, quarante-huit heures sans compromettre la vie de l'enfant, pourvu que les membranes soient intactes, ou bien lorsqu'une assez grande quantité d'eau, retenue dans l'œuf, n'aura pas permis que des modifications profondes s'effectuent dans la circulation utérine ou placentaire. Le plus souvent, c'est dans la dernière période lorsque la tête appuie depuis longtemps sur le périnée, que l'on peut concevoir des craintes, qu'aucune autre circonstance ne pourrait faire naître. L'auscultation seule pourra vous renseigner sur le temps que vous pouvez attendre; ni la disparition des mouvements actifs, ni même l'issue du méconium ne sauraient vous fixer avec certitude. Il est vrai que souvent la terminaison est réclamée dans l'intérêt de la mère, qui ne peut supporter une pression trop prolongée par la tête fœtale sans être exposée à de graves désordres. Mais les signes sté-thoscopiques, au point de vue de l'enfant, vous permettront de diriger votre conduite. Il peut se faire que vous soyez obligés d'intervenir quelques instants à peine après la rupture des membranes, ou bien que vous laissiez l'expulsion à la nature, quoique le travail ait duré plus que d'habitude; vous éviterez ainsi bien des malheurs, et vous ferez naître vivants des enfants qui, sans une observation attentive de leur circulation, auraient succombé pendant la dernière période du travail, ce qui se rencontre encore trop souvent.

Les difficultés de l'accouchement peuvent provenir d'un vice de conformation du bassin, et, dans ces circonstances, l'auscultation sera d'un grand secours pour l'accoucheur; moins peut-être avant l'accouchement, car une fois le degré de rétrécissement convenablement apprécié, il ne lui restera plus qu'à calculer jusqu'à quelle époque il peut laisser la vie intra-utérine se prolonger avant d'intervenir; ou bien si le canal pelvien est trop étroit pour espérer un enfant vivant, il devra mettre fin à une grossesse dont la prolongation serait mortelle pour la mère. Mais ce sera surtout pendant le travail provoqué ou spontané que l'auscultation lui fournira des indications précieuses. En effet, après avoir tenté, par une application de forceps laborieuse, d'amener au monde un enfant vivant, devra-t-il continuer des tractions pénibles lorsque la vie fœtale aura cessé? Il n'aura plus alors qu'à protéger la mère, et la céphalotripsie, pour diminuer le volume du fœtus, sera entreprise sur les données stéthoscopiques. D'un autre côté, serait-il raisonnable de mutiler un enfant vivant sans essayer de l'obtenir intact par une application de forceps? Il y a là plusieurs précautions à prendre, et la conduite du médecin sera réglée à la fois par les indications fournies par le toucher et par celles qui seront obtenues par le stéthoscope.

Vous assistez tous les jours à ma pratique, et vous pouvez voir avec quel soin je m'entoure de tout ce qui peut être utile dans ces opérations difficiles. Je ne néglige jamais de m'assurer de l'état des battements du cœur, non-seulement avant de commencer, mais encore de temps en temps après des tentatives répétées d'extraction.

Quand le travail se prolonge au delà des limites ordinaires, quelques accoucheurs et beaucoup de sages-femmes ont la mauvaise habitude de donner du seigle ergoté sans s'assurer, au préalable, de l'état des doubles pulsations : C'est une pratique fâcheuse, et je vous la signale pour que vous ne tombiez pas dans la même faute. Je ne rejette pas complétement l'emploi du seigle, mais son administration doit être réservée à quelques cas seulement que je vous ferai connaître dans le cours de ces leçons. Dans le cas que j'ai spécifié, je pense qu'une application de forceps est préférable, les choses étant d'ailleurs bien disposées pour cela. En effet, si par le seul fait de la prolongation du travail, les battements du cœur se sont déjà modifiés, le seigle ergoté, qui provoque parfois comme des contractions tétaniques, ne peut avoir qu'une fâcheuse influence, en diminuant l'accès du sang maternel vers le placenta ; avec le forceps, quelques minutes suffisent pour l'extraction. Mais si, par hasard, quelques raisons spéciales engageaient à se servir du seigle, n'oubliez pas qu'il faut avoir le forceps sous la main, et qu'on doit surveiller avec soin la circulation fœtale, afin de pouvoir intervenir rapidement, quelque modification profonde venant à se produire dans les doubles battements.

Dans la procidence du cordon ombilical, l'examen stéthoscopique sera encore de la plus grande utilité. En effet, il peut se faire que le cordon, bien qu'engagé dans l'orifice utérin, ne soit pas comprimé au point d'interrompre la circulation fœto-placentaire, et l'on a vu des cas où cet accident n'en permettait pas moins l'expulsion spontanée d'un enfant bien portant. Mais lorsque les conditions ne sont pas aussi favorables, il peut être difficile d'arriver sur le cordon, ou bien la tige vasculaire, prise entre les doigts, indique que la circulation continue et que les battements sont réguliers ; mais vous ne sauriez être renseignés par ce moyen d'une manière suffisante, aussi ne faut-il pas se contenter de cette exploration, l'examen du cœur est indispensable pour arriver à un pronostic précis. D'ailleurs, lorsque l'on est parvenu à remonter l'anse de cordon prolobée, est-on bien sûr d'avoir détruit, par ce seul fait, toute possibilité de compression ? Il peut se faire qu'une autre portion de la tige vasculaire soit comprimée en un point

que vous ne pouvez atteindre, ou bien l'opération que vous venez de
tenter n'a réussi qu'à une époque où la circulation fœtale, trop longtemps et trop profondément troublée, ne peut se rétablir. L'auscultation ne vous laissera pas dans l'incertitude et vous indiquera que,
malgré vos efforts, des troubles importants existent encore, qui vous
obligeront à prendre une détermination décisive.

Je ne m'étendrai pas davantage sur ce sujet; je crois, Messieurs,
avoir appelé votre attention sur les faits principaux qui se rattachent
à l'auscultation des battements du cœur; je vous conseille surtout
de mettre souvent ce procédé à réquisition dans votre pratique. Je
viens de vous signaler quelques circonstances graves, dans lesquelles
vous devrez tenir compte de toutes les données que peut nous fournir
une investigation bien dirigée. Sachez bien que nul autre moyen
n'aura autant de valeur que l'auscultation pour vous mettre à même
de juger de l'état de souffrance du fœtus encore contenu dans le sein
de sa mère: que ni les mouvements actifs, qui peuvent manquer complétement, ni l'issue du méconium, ne sauraient avoir une importance
pareille. Pour ce dernier phénomène, dont je ne méconnais pas la
valeur, je vous dirai qu'on en a exagéré l'importance. Il peut se faire
que la vie du fœtus ait été un instant compromise, qu'une certaine
quantité de méconium se soit répandue dans les eaux de l'amnios,
et que cependant la cause qui avait produit cette perturbation ayant
cessé, et que tout du côté de l'enfant étant rentré dans l'ordre, il ne
s'en écoule pas moins, pendant tout le temps du travail, un liquide
fortement coloré. Les recherches stéthoscopiques seules vous permettront d'être rassurés, et de vous abstenir d'une intervention qui aurait
paru nécessaire, si l'on n'avait consulté que l'écoulement du méconium.

Je suis loin d'avoir épuisé toutes les applications utiles de l'examen
des doubles pulsations fœtales, mais j'aurai plus tard occasion d'appeler votre attention sur de nouveaux faits intéressants qui s'y rattachent.

CINQUIÈME LEÇON

DE L'AUSCULTATION

Bruit de souffle fœtal. — Souffle ombilical.

Bruits qui sont la conséquence des mouvements actifs du fœtus.

Signe stéthoscopique produit par le décollement du placenta.

MESSIEURS,

Je désirerais dans cette réunion terminer par quelques mots ce que j'ai voulu vous dire sur l'auscultation obstétricale. Il me reste à examiner quelques points qui n'offrent pas une grande importance pratique ; aussi serai-je bref pour ne pas mettre de nouveau à une trop rude épreuve votre bienveillante attention.

DU BRUIT DE SOUFFLE FŒTAL.

C'est à M. E. Kennedy qu'on doit la découverte de ce phénomène, auquel il a donné le nom de *son ombilical* et qu'il attribue au passage du sang artériel à travers un rétrécissement occasionné par une compression du cordon. Après avoir établi que cette tige vasculaire est le siége de pulsations isochrones aux contractions du cœur fœtal, cet observateur cite plusieurs cas dans lesquels il lui fut possible, les parois abdominales étant très-minces, de distinguer, à travers la double épaisseur de l'abdomen et de l'utérus, le cordon ombilical qu'il sentait sous le doigt et dont les pulsations s'affaiblissaient et disparaissaient même sous l'influence d'une pression un peu forte. A cette occasion, il ajoute qu'il n'est pas douteux pour lui, que dans de pareilles conditions une pression longtemps continuée ne puisse faire périr l'enfant. L'explication du bruit de souffle qui se mêle ainsi aux pulsations du cordon l'embarrassa d'abord et il crut, en se fondant sur deux observations, qu'il fallait en attribuer l'origine à une hémorrhagie co-excitante. Mais il ne conserva pas longtemps cette opinion, car il constata le même bruit dans des cas où l'hémorrhagie absente ne pouvait être invoquée, et de plus, il put le produire artificiellement en faisant subir au cordon une compression convenable. Toutefois, il n'abandonna pas complétement sa première manière de voir et il chercha, en s'appuyant sur les travaux de Hunter, Lobstein et Osiander, à établir une théorie basée sur une contraction spasmodique des vaisseaux dans les cas d'hémorrhagie.

Les observations rapportées par l'auteur anglais ne peuvent laisser aucun doute ; elles ont été prises avec un soin minutieux et l'on voit qu'incontestablement il est possible, dans certaines conditions, de sentir les pulsations du cordon à travers les parois utérines et abdominales, et, de plus, qu'elles s'accompagnent quelquefois d'un souffle très-manifeste.

F. Nægelé, quelques années plus tard, confirma ces recherches. Il remarque que le bruit dont il s'agit est constitué par une pulsation simple, sans isochronisme avec le souffle utérin, et qu'il résulte de l'entortillement du cordon autour du cou du fœtus ou d'une compression de la même tige placée entre le dos de l'enfant et la face interne de la matrice. Suivant cet auteur, le souffle ne serait entendu que sur un espace de quelques pouces et aurait une situation variable, selon la présentation céphalique ou pelvienne de l'enfant. Dans le premier cas, ce phénomène serait perçu sur la partie inférieure de l'abdomen et, dans le second, au niveau de l'un des points du segment supérieur de l'utérus. Il remarqua que le souffle devenait plus fort après l'écoulement des eaux de l'amnios et qu'il s'abaissait avec l'engagement de la partie fœtale. M. Nægelé pensa en outre que la torsion des artères du cordon sur elles-mêmes était nécessaire pour la production de ce phénomène, car, dans les cas rares où le souffle ne fut pas entendu, bien que le cordon entourât le cou, il remarqua que les artères ne s'enroulaient pas sur la veine ombilicale.

M. P. Dubois, dans le mémoire déjà cité, signale un cas dans lequel il avait perçu un bruit de souffle tout à fait indépendant de la circulation maternelle et qu'il rapporte au cœur du fœtus.

Lovati avait parlé également d'un bruit que l'on pouvait confondre avec les doubles pulsations, et qui était produit par l'enroulement du cordon autour du cou du fœtus, ou par sa compression entre le dos et la paroi utérine.

M. Carrière étudia également cette question, mais les faits qui se présentèrent à lui ne furent pas très-favorables. Sur douze cas dans lesquels le cordon s'enroulait autour du cou, deux fois seulement il a noté « des pulsations fœtales soufflées au premier temps et s'étendant sur une grande surface. » Il voulut expérimenter sur le fœtus aussitôt après sa naissance, en plaçant le cordon sur le dos et comprimant avec le stéthoscope, mais il ne réussit pas à produire le phénomène.

Dans ma thèse inaugurale, en 1839, j'avais complétement adopté la manière de voir de M. P. Dubois. Voici en quels termes je m'exprimais sur ce bruit de souffle. « Il est certain que dans quelques cas qui m'ont paru fort rares, puisque je n'en ai raconté que trois et que M. Dubois n'en avait observé qu'un seul, on entend un bruit de souffle tout à fait semblable à celui qui se perçoit dans certaines maladies du cœur ; mais je l'ai toujours vu se lier au premier choc et devenir d'autant plus fort qu'on se rapprochait davantage du point de départ des battements du cœur, avec lesquels il m'a paru constamment se confondre. Rien dans les faits qui m'appartiennent n'a pu faire soupçonner une compression, même légère, du cordon. Je dirai enfin que j'ai vu accoucher les trois femmes auxquelles j'ai fait allusion, et qu'en auscultant les enfants immédiatement après la naissance, j'ai retrouvé, chez un, le souffle constaté pendant la vie intra-utérine. Il n'existait plus deux jours après. » Cette preuve me parut concluante et me fit adopter l'explication de M. P. Dubois, qui en plaçait le point de départ dans le cœur fœtal.

Depuis cette époque, j'ai fait de nouvelles recherches et j'ai dû modifier ma manière de voir. Dans mon *Traité d'auscultation*, qui date de 1847, j'ai consigné les résultats de mes observations, d'où il résulte clairement que si parfois un souffle peut se joindre à l'un des bruits qui dépendent de la contraction du cœur de l'enfant, il arrive plus souvent encore que la pulsation avec souffle part de l'un des points du cordon ombilical.

Ainsi, sur 300 femmes examinées dans le but d'élucider cette question, je rencontrai 11 fois seulement un bruit de souffle parfaitement distinct du souffle utérin et de tous ceux qui peuvent se produire dans le système circulatoire maternel. Parmi ces 11 cas, 2 enfants examinés aussitôt après la naissance, me permirent de localiser le bruit de souffle dans le cœur fœtal; ils présentaient, du reste, certains caractères qui devaient faire présager ce résultat. Dans les 9 autres cas, les choses se passèrent différemment; le souffle existait dans un point bien distinct de celui où étaient perçus les battements du cœur, qui étaient purs et sans mélange d'aucun bruit étranger ; 5 de ces enfants vinrent au monde portant un ou plusieurs circulaires autour du cou ; chez un sixième, le cordon entourait le thorax, les trois autres ne présentaient rien de particulier. Tous ces enfants, auscultés avec soin aussitôt après leur naissance, n'offrirent aucun bruit de souffle à la région du cœur.

Quoique aujourd'hui j'admette parfaitement l'existence de ce souffle particulier qui prend naissance sur l'un des points du cordon ombilical, je ne saurais cependant être de l'avis de M. Nægelé fils, qui considère ce phénomème comme coïncidant fréquemment avec l'enroulement de la tige vasculaire autour du cou du fœtus. J'ai vu souvent des femmes mettre au monde des enfants présentant cette particularité et chez lesquelles rien de spécial n'avait été constaté, soit pendant la grossesse, soit pendant le travail d'accouchement.

Il résulte de ce qui précède, qu'en dehors du souffle utérin, sur lequel je me suis étendu longuement, on peut encore rencontrer deux bruits spéciaux, l'un qui a son point de départ dans le cœur de l'enfant, et qui accompagne le second temps, l'autre qui a son origine dans le cordon ombilical et qui est très-probablement produit par une gêne de la circulation dans cette tige vasculaire, soit parce que le cordon est enroulé autour du cou de l'enfant, soit parce que ce même cordon est comprimé entre le corps du fœtus et la face interne de la matrice, soit enfin parce que l'observateur, en appliquant le stéthoscope sur une partie qui répond à la tige vasculaire, la comprime pendant l'auscultation. Je crois donc utile, puisque l'origine de ces deux bruits est différente, de désigner chacun d'eux par un nom spécial et j'appelle *souffle fœtal* celui qui provient du cœur, et *souffle ombilical* celui qui se produit dans le cordon. Les indications pratiques qui peuvent résulter de ces deux phénomènes sont très-restreintes.

Pour le premier, le souffle fœtal, elles sont nulles. Les enfants qui ont présenté cette particularité sont tous nés bien portants, et le plus souvent, le bruit avait disparu deux jours après leur naissance. Il est probable, comme le voulait à tort Capuron pour le souffle utérin, que ce nouveau bruit est produit par le passage du sang à travers le trou de Botal.

Quant au souffle ombilical, il peut faire soupçonner une compression ou un simple enroulement du cordon. Mais je ne crois pas qu'il faille lui accorder une importance aussi grande que l'a fait dernièrement M. le docteur Charrier, dans un mémoire lu à la Société de médecine de Paris. Cet observateur a remarqué que ce phénomène pouvait être intermittent ou permanent, et, dans ce dernier cas, il considère le pronostic comme très-grave. J'ai rencontré, dans mon service, un certain nombre de femmes chez lesquelles j'avais constaté le souffle ombilical et qui ont mis au monde des enfants bien portants. Aussi, je ne crois pas qu'il faille aller jusqu'à provoquer l'accouchement artificiel comme le recommande notre confrère. Du reste, il est bon d'ajouter que lui-même convient que ce signe doit coïncider avec une modification dans le rhythme des battements du cœur pour qu'on se décide à intervenir. Quand nous traiterons de l'accouchement provoqué, nous aurons à revenir sur cette question ; mais, dès à présent, je dois avouer que mon opinion n'est pas très-favorable à cette manière de voir, et qu'il faudrait de plus nombreuses observations que celles qui ont été publiées par M. Charrier, pour me décider à tenter une semblable opération, en me guidant sur la simple constatation du souffle ombilical.

Quant au diagnostic différentiel, je ne crois pas devoir m'y appesantir. Je vous ai assez longuement indiqué les caractères propres à chacun de ces deux bruits, ainsi que ceux des doubles pulsations et du souffle utérin, pour que vous puissiez vous laisser induire en erreur.

DES BRUITS QUI SONT LA CONSÉQUENCE DES MOUVEMENTS ACTIFS DU FŒTUS.

La recherche des bruits qui peuvent résulter des divers mouvements que le fœtus exécute dans la cavité utérine a été le point de départ de l'auscultation obstétricale. En effet, vous savez que c'est en voulant les apprécier que Mayor, de Genève, découvrit les doubles battements, et que M. de Kergaradec recherchait le bruit du flot résultant de l'agitation du liquide amniotique, lorsqu'il fut détourné de son but par la perception des doubles pulsations et du souffle utérin.

Parmi les avantages que, quelques années plus tard, M. Nauche es-

pérait réaliser avec son métroscope, un des principaux devait être
d'apprécier les mouvements actifs du fœtus. «Comme de petites saccades plus ou moins précipitées, dès le troisième mois de la grossesse,
bien avant que la mère sentît elle-même des mouvements et que le
toucher fît reconnaître le ballottement. »

Hohl a noté un bruit sec et court qu'il rapporte à l'agitation du liquide amniotique produit par les mouvements brusques de l'enfant ;
F. Nægelé s'en occupe à peine, M. Carrière seul a consacré quelques
lignes à l'étude de ce phénomène. Le plus souvent, selon lui, «c'est un
bruit sourd qui accompagne un choc assez brusque et qui a quelque
analogie avec celui qu'on développe en frappant avec un corps peu
résistant et arrondi contre une pièce d'étoffe fortement tendue. D'autres fois, c'est une sorte de frôlement indéfinissable qui produit un
mouvement perceptible au toucher et même à la vue. Ce dernier est
ordinairement le résultat du frottement d'une ou de plusieurs parties
du fœtus contre les parois de la matrice, ou même de son déplacement
en masse. Aussi n'est-il pas rare, quand on l'observe, de trouver immédiatement un changement notable dans la position. L'autre espèce
de bruit, celui qui s'accompagne d'une sensation de choc, reconnaît
ordinairement pour cause, la pression brusque exercée par les extrémités du fœtus contre les parois de l'organe qui le renferme. On le rencontre le plus souvent dans le côté opposé à celui où existent les pulsations fœtales. Ils offrent quelques différences suivant qu'on les perçoit
à une époque plus ou moins avancée de la gestation. » Puis il ajoute
que ces bruits n'ont pas une grande importance pratique. Cette opinion est, du reste, celle de tous les auteurs que je viens de vous citer
et de quelques autres qui n'ont fait qu'indiquer ces phénomènes. Il
me semble toutefois que leur étude présente plus d'intérêt qu'on ne l'a
généralement admis, et je vais essayer de le démontrer en m'appuyant
sur des expériences personnelles. Le plus souvent, lorsque l'on veut
savoir si les mouvements actifs de l'enfant existent, et à quelle époque
ils ont été perçus pour la première fois, on se contente d'interroger
les femmes, dont les sensations sont souvent trompeuses, comme on le
voit chez celles qui se croient enceintes et qui sentent remuer, alors
que l'utérus ne renferme rien, ou bien chez celles qui étant atteintes
d'affection de la moelle épinière et paraplégiques ne peuvent percevoir
les mouvements de l'enfant.

Dans la seconde moitié de la grossesse, ces mouvements produisent
des déformations que l'œil peut apprécier ; mais c'est surtout dans la

première moitié, à cette époque où le diagnostic positif est souvent difficile, qu'il importe de les reconnaître. Or, le stéthoscope peut, sous ce rapport, rendre de grands services.

Les bruits dus aux mouvements actifs du fœtus sont aussi variables que ces mouvements eux-mêmes et si, à la vérité, les femmes les constatent vers quatre mois et demi, il est certain que le fœtus exécute des mouvements depuis longtemps déjà ; j'ai cherché à les apprécier sur plusieurs femmes qui étaient arrivées à la fin du troisième mois de leur grossesse et qui n'avaient pas dépassé la quatorzième semaine ; je les ai reconnus le plus souvent en renouvelant l'examen à différentes reprises, et, dans ces circonstances, le bruit perçu m'a paru résulter d'un choc brusque et court, dû à un mouvement de totalité de l'enfant qui venait heurter l'un des points de la surface de l'utérus. Ces mouvements, et le bruit qui les accompagne n'ont rien de fixe dans leur retour. Tantôt, ils se répètent un certain nombre de fois dans un temps très-court, tantôt on les cherche vainement pendant longtemps, mais on les provoque presque toujours en exerçant sur l'utérus, soit avec les mains, soit avec le stéthoscope, des pressions qui semblent exciter le fœtus d'une façon désagréable. Il est bien évident que ces mouvements ne seront pas constatés si le fœtus a cessé de vivre, mais je demeure bien persuadé que, dans tout autre cas, il suffira d'un peu de patience et de renouveler les expériences pour arriver à un résultat concluant. C'est assez vous dire que j'accorde à ce bruit une très-grande valeur, comme signe de certitude de la grossesse et de la vie fœtale.

Chez des femmes beaucoup plus avancées dans leur grossesse et surtout chez celles qui sont près de leur terme, les mouvements de totalité sont plus difficiles et le fœtus se meut, soit en ployant ses extrémités, soit en pivotant sur son grand diamètre. Dans le premier cas, le bruit qu'on perçoit donne encore la sensation d'un choc brusque, mais il est plus fort et ordinairement plus sourd que celui que j'ai précédemment décrit. On l'observe, le plus souvent, dans une région assez élevée de l'utérus, et presque toujours alors il est produit par le pied ou le genou. Il peut être également dû, dans certaines circonstances, à l'un des coudes ou à la main ; souvent il s'accompagne d'une déformation plus ou moins marquée du globe utérin et le stéthoscope ainsi que la tête de l'observateur sont déplacés avec une force variable. Je n'ai pas besoin de dire qu'ils sont passagers et qu'ils peuvent cesser pendant plusieurs heures et même pendant plusieurs jours.

On sait par quels moyens on peut les réveiller, quand leur absence trop longtemps prolongée a fait naître des inquiétudes sur la vie de l'enfant. Le bruit qui se manifeste quand l'enfant pivote autour de son axe, est tout différent; il donne la sensation d'un frottement étendu à une très-large surface, et se reproduit un petit nombre de fois pour disparaître pendant un temps plus ou moins long; il s'accompagne d'une déformation beaucoup moins évidente de l'utérus.

L'importance pratique de ces deux derniers bruits est très-restreinte, car ils apparaissent à une époque où la grossesse est depuis longtemps reconnue, et nous avons d'autres signes beaucoup plus certains pour apprécier l'état de l'enfant.

Enfin, dans les derniers temps de la grossesse et au début du travail, la tête exécute quelquefois, sur le segment inférieur de l'utérus, des mouvements de rotation de gauche à droite et de droite à gauche, qui, en général, sont très-pénibles pour la femme. Ce déplacement, qui ne s'étend pas au delà de la portion cervicale du rachis, produit un bruit de frottement beaucoup plus limité que le précédent. Au début du travail, on l'observe lorsque le crâne commence à s'engager dans le détroit supérieur, et il m'est arrivé plus d'une fois de l'apprécier avec le doigt.

DU SIGNE STÉTHOSCOPIQUE QUI SERAIT PRODUIT PAR LE DÉCOLLEMENT DU PLACENTA.

Ce signe a été décrit pour la première fois en 1852 par M. Caillaut, qui en a fait le sujet de sa dissertation inaugurale. Il attribue au décollement du placenta certains bruits qui se produisent dans l'utérus aussitôt après l'expulsion de l'enfant. Voici, du reste, la description qu'il en donne :

« L'enfant, venant d'être expulsé hors des parties génitales, si la région hypogastrique est immédiatement auscultée à l'aide du stéthoscope, on entend au loin, dans l'abdomen, un bruit plus ou moins intense de gargouillement causé par la circulation des gaz intestinaux ; puis après deux, trois ou quatre minutes d'attente, il se produit de légers craquements sonores ; au même instant, l'utérus revient sur lui-même et, fortement contracté, il fait une saillie très-variable selon les individus, à la région pubienne. Ces premiers craquements sont bientôt suivis d'autres plus sonores et plus rapprochés.

» Par leur intensité et leur abondance, ils correspondent exactement à la contraction utérine, avec laquelle ils commencent, s'accroissent, puis cessent complétement. Si, n'abandonnant pas le stéthoscope, l'observateur attend encore quelques minutes, de nouveau, de légers craquements se font entendre, précédant quelque peu la rigidité complète du globe utérin, ainsi que son apparition sous la paroi abdominale. Bientôt ce bruit atteint son maximum, puis diminue et disparaît, soit avec la contraction utérine elle-même, soit seul, si cette dernière persiste indéfiniment, comme cela arrive quelquefois.

» Ce bruit ne rappelle que d'une manière éloignée le râle crépitant sec. On pourrait s'en faire une idée grossière, soit en promenant ses ongles en travers sur la paille d'une chaise, soit encore en grattant la face profonde d'un traversin, sur laquelle on aurait préalablement appuyé l'oreille. Constamment, il se produit à la première contraction utérine qui suit l'accouchement, pour disparaître avec elle, et, le plus souvent, il se montre encore à la deuxième, et quelquefois même au commencement de la troisième. Chaque fois qu'il apparaît, on peut l'entendre commencer, faible d'abord ; puis il devient intense et serré, pour s'affaiblir aussitôt.

» Il ne se produit qu'à un moment donné, pendant l'acte de la délivrance, et disparaît après l'expulsion du placenta.

» Dès lors, apercevant une étroite liaison entre la production de ce bruit et le décollement du placenta, je fis quelques tractions sur le cordon, tout en auscultant la région hypogastrique pendant le repos qui succède à la première contraction utérine, après la sortie de l'enfant, en un mot, après la première bouffée de craquements. Je déterminai ainsi des craquements de même nature, cessant et se renouvelant à volonté selon les mouvements de traction ou de relâchement que j'exerçais sur le cordon. Toutefois, ces manœuvres avaient ordinairement pour résultat de provoquer plus promptement l'apparition de la deuxième ou de la troisième contraction utérine, qui venait habituellement terminer la scène. En effet, de nouvelles tractions ne déterminaient alors aucun bruit particulier et n'avaient d'autre résultat que d'amener au dehors l'arrière-faix.

» Jamais dans le cours du travail, surtout au moment où la tête parvient à vaincre la résistance du périnée, c'est-à-dire à l'instant où les contractions utérines ont acquis leur plus grande puissance, leur plus grande énergie, jamais je n'ai rien rencontré qui pût être comparé au bruit que j'essaye de décrire ; il n'est donc pas sous leur dépendance.

» Il suffit d'avoir entendu ce bruit une fois pour ne pas le confondre avec l'un des mille bruits intestinaux.

» Il me paraît donc dû au décollement du placenta et à la rupture spontanée des nombreux vaisseaux qui l'attachent à l'utérus. Ce signe sera donc pour l'accoucheur un indice qui lui montrera qu'il peut, sans plus attendre, entraîner au dehors l'arrière-faix. Si, au contraire, le bruit de décollement ne se manifeste pas, l'accoucheur pourra craindre une délivrance compliquée.

» Ce signe pourra donc servir dans les cas d'inertie simple de l'utérus ; il apprendra qu'on n'a pas à craindre d'adhérences anormales ; peut-être pourra-t-il servir au diagnostic différentiel de l'adhérence anormale du placenta avec sa rétention, qu'on appelle l'enchâtonnement, attendu que dans ce cas le placenta ainsi retenu a presque toujours rompu ses adhérences, tandis que, dans les cas d'adhérences anormales, le signe de la séparation physiologique n'aura pu avoir lieu.

» Enfin, il pourra avertir d'un décollement prématuré du placenta, comme dans certains cas de présentation du pelvis ou du tronc.

» Quelle que soit, du reste, l'importance qu'on veuille accorder à ce signe, la recherche en est complétement inoffensive pour la mère, qui permettra d'autant mieux l'auscultation hypogastrique, qu'elle saura que cette exploration, toute extérieure, peut lui éviter une dernière introduction du doigt dans les parties génitales, pour constater le décollement de l'arrière-faix. »

Telle est, messieurs, la description que M. Caillaut donne de ce nouveau bruit. Si son existence est aussi réelle que le croit notre confrère, j'avoue que les applications pratiques qui en découlent sont bien secondaires; mais, en réalité, les choses se passent-elles ainsi? le placenta, en se décollant, donne-t-il lieu à un véritable bruit?

J'ai fait plusieurs expériences pour m'éclairer à cet égard, et il ne m'a jamais été donné de percevoir un bruit semblable à celui dont je viens de vous rapporter la description. Pour moi, je pense que l'auteur a pris le bruit résultant de la contraction utérine pour celui qui serait produit par la rupture des vaisseaux qui unissent le placenta à l'utérus. Dans tous les cas, l'introduction du doigt pour s'assurer de la présence de l'arrière-faix dans le vagin, me semble un procédé plus pratique et surtout peu douloureux, si l'on songe à l'énorme distension que les parties génitales viennent de subir par le passage de la tête et du corps du fœtus. En prenant quelques précautions et en insinuant doucement le doigt, préalablement enduit de cérat, on ne provoque aucune douleur chez la malade. Il n'en est pas de même quand on veut explorer la région hypogastrique avec le stéthoscope; les malades s'y refusent souvent, et surtout repoussent l'observateur chaque fois qu'une contraction survient. De ceci il résulte que cette nouvelle application de l'auscultation ne me semble pas appelée à un grand avenir.

SIXIÈME LEÇON

DE LA GROSSESSE

Définition. — Durée. — Division.

Grossesse utérine simple. — Augmentation du volume de l'utérus. — Épaisseur des parois utérines. — Consistance de ces parois. — Forme de l'utérus gravide. — Inclinaison. — Torsion.

Messieurs,

Comme vous avez pu le voir en parcourant les salles avec moi, l'état sanitaire du service ne laisse rien à désirer ; les malades qui avaient éprouvé quelques accidents sont en bonne voie de guérison ; quelques-unes même ont pu quitter la maison, et, en définitive, aucun fait grave ne s'est accompli depuis notre dernière réunion. Je vais profiter de ce moment de répit pour vous entretenir de la grossesse en général.

Les femmes que vous voyez dans cet hôpital sont pour la plupart arrivées à la dernière période de la gestation, aussi n'avez-vous aucune difficulté pour diagnostiquer la gravidité de l'utérus ; mais il n'en sera pas toujours de même dans votre clientèle, et vous serez peut-être appelés à vous prononcer dans des cas difficiles et embarrassants qui signaleront les débuts d'une grossesse. Il faut que vous soyez instruits des phénomènes qui doivent vous guider dans votre appréciation. Il est nécessaire en outre que vous connaissiez les diverses indispositions qui incombent à la femme grosse, pour que vous puissiez rassurer les familles et diriger votre traitement. Ce sont ces différentes considérations qui m'ont décidé à m'occuper aujourd'hui de ce sujet ; je ne sais si dans le court espace de temps que je puis consacrer à cette étude je pourrai terminer aujourd'hui l'histoire de la grossesse; dans tous les cas, je me réserve de compléter un autre jour ce que je vais vous dire maintenant.

Définition. — La grossesse, suivant la définition de Desormeaux, est l'état de la femme qui a conçu et qui porte dans son sein le produit de la conception. C'est ainsi que la grossesse commence à la conception et se termine par l'accouchement.

Durée. — La durée normale de la grossesse est de deux cent soixante-dix jours ou neuf mois solaires. Cependant les observations recueillies par des hommes dignes de foi, permettent (au moins pour certains cas) d'assigner à l'accouchement un terme moins absolu.

On admet que, dans quelques cas, la gestation peut normalement se terminer avant neuf mois, ou se prolonger au delà. La question des naissances précoces ou des naissances tardives a soulevé de vifs débats à la fin du siècle dernier, et sans vouloir faire ici l'historique complet de la question, permettez-moi d'entrer dans quelques détails à ce sujet. La première idée des naissances précoces date d'Hippocrate, qui pensait que l'enfant, lorsqu'il naissait à sept mois, avait toutes les conditions requises de forces et de santé. Cette opinion a traversé bien des siècles et elle est arrivée jusqu'à Mauriceau sans avoir été à peine ébranlée. Nous savons aujourd'hui à quoi nous en tenir sur ces accouchements prématurés, et loin de croire que l'enfant à sept mois de sa vie intra-utérine vient au jour parce qu'il a assez de force pour dilater l'orifice utérin et s'expulser en quelque sorte lui-même, nous croyons avec plus de raison que cette circonstance est défavorable, et qu'elle est due à toute autre cause. Toutefois, quelques observations pourraient faire croire que certaines femmes accouchent avant le neuvième mois, tout en donnant le jour à des enfants déjà mûrs et suffisamment bien constitués pour continuer à vivre.

Tel est le cas rapporté par de la Motte, d'une jeune femme qui accoucha sept mois après son mariage, ce qui fit concevoir à son mari des soupçons injustes, car sept mois après cette couche elle donna encore le jour à un enfant mâle qui vécut, ainsi que celui qui était né précédemment au même terme. Les filles de cette même femme accouchèrent aussi à sept mois, si bien qu'il semble que ce privilége soit héréditaire dans la famille.

D'autres faits semblables se rencontrent dans les auteurs, mais ils ne sont pas accompagnés de détails qui permettent de les considérer comme des exemples de naissances précoces. Dans la plupart des cas, en effet, on dépeint des enfants comme étant petits, chétifs, malingres, et les parents sont étonnés d'avoir pu les conserver. Dans cet hôpital, et surtout dans ma pratique particulière, j'ai vu souvent des cas de ce genre ; avec des soins bien compris, minutieux, en quelque sorte de tous les instants, on a pu sauver ces petits êtres qui n'avaient que le souffle en venant au monde ; cependant je n'ai jamais considéré ces faits comme des exemples de naissances précoces, mais bien comme des accouchements prématurés, et le plus souvent j'ai pu assigner la cause réelle de la déplétion utérine avant le terme normal. Quoi qu'il en soit, les naissances précoces, dans l'acception qu'on doit donner à ce mot, sont généralement admises, mais les faits qui les démontrent sans réplique sont peu communs.

Les naissances tardives, c'est-à-dire celles qui ont lieu après le neuvième mois, sont-elles plus admissibles que les naissances précoces? Les opinions sont au moins aussi nombreuses que pour le cas qui vient de nous occuper : tandis que Bohn, Bouvart, et surtout Louis, se refusent à admettre la possibilité d'un retard, Haller, Lieutaud, Bertin, Roussel, Vicq-d'Azyr, Antoine Petit et Lebas sont favorables à l'accouchement physiologiquement retardé ; les discussions les plus vives naquirent de ces différentes manières de voir ; il faut lire les polémiques engagées à ce sujet entre Louis et Lebas, entre Bouvard et Antoine Petit, pour se faire une idée de la manière dont les médecins de ce temps se traitaient entre eux. En réalité, on peut dire que des deux côtés on soutenait des opinions trop absolues. En effet, les uns considèrent les lois de la nature comme immuables, aussi bien chez l'homme que chez les autres animaux, et affirment l'indépendance des fonctions du fœtus de celle de sa mère. Il est, dit Louis, dans le ventre maternel, comme l'œuf sous la poule. Les autres soutiennent au contraire qu'il n'y a pas de terme fixe pour la naissance d'un enfant, que les lois de la nature n'ont rien de stable, que par leurs bizarreries elles donnent lieu aux vices de conformation, etc. Des observations plus concluantes que celles qui étaient rapportées auraient été nécessaires pour justifier la manière tranchante avec laquelle Louis déclarait qu'une naissance tardive était toujours l'effet de la supercherie d'une femme qui voulait à tout prix donner un héritier à son mari, mort sans enfant, ou d'une erreur de supputation de la part des femmes qui n'avaient aucun intérêt à déguiser l'époque à laquelle elles croyaient avoir conçu.

Voici cependant deux observations qui viennent d'hommes non-seulement assez consciencieux, mais encore assez instruits pour que l'on puisse en déduire la possibilité des naissances tardives. La première appartient à Velpeau, et elle est citée dans son Traité d'accouchement. « Une femme enceinte pour la quatrième fois, dit ce professeur, comptait quatre mois de grossesse lorsqu'elle vint me voir à mon amphithéâtre. Je sentis distinctement les mouvements actifs et les mouvements passifs du fœtus. Les phénomènes du travail s'annoncèrent à la fin du septième mois, se suspendirent bientôt et ne revinrent qu'au bout de trente jours, languirent toute une semaine, et dans le fait l'accouchement n'eut lieu que le trois cent dixième jour. » L'autre observation vient de Desormeaux ; une dame, mère de trois enfants, était restée dans un état de démence à la suite d'une fièvre grave. Un médecin pensa qu'une grossesse pourrait avoir une heureuse influence sur l'aliénation mentale. D'après cette indication, le mari cohabita avec sa femme, mais il eut la précaution de laisser un intervalle de trois mois après chaque cohabitation, pour ne pas s'exposer à détruire le résultat d'une conception commencée, et il tint une note exacte, par écrit, des jours où la cohabitation eut lieu. Dès qu'il y eut des signes de grossesse, il s'abstint de toute relation avec sa femme. Celle-ci, douée de principes très-sévères de morale, était d'ailleurs soigneusement surveillée à cause de sa maladie. Elle accoucha d'un enfant mâle neuf mois et demi après l'instant de la conception.

Pour résoudre cette question, les difficultés proviennent de l'impossibilité où l'on se trouve dans la plupart des cas de connaître l'époque de la conception. Le signe sur lequel on se fie le plus souvent, la suppression des règles, ne peut donner qu'une idée approximative, et quoique à la rigueur les indications qui en résultent puissent être dans le cours de la gestation contrôlées soit par le toucher, soit par le palper, soit par l'auscultation, nous avons vu, en étudiant ces modes d'exploration, qu'ils ne pouvaient pas nous indiquer à quel jour la grossesse était parvenue, tout en nous fournissant le moyen de connaître, à quelques jours près, l'âge de la gestation.

Il est aujourd'hui assez généralement admis que la durée ordinaire de la grossesse est de deux cent soixante-dix jours. Cependant l'accouchement qui peut avoir lieu prématurément et sans l'intervention d'une cause provocatrice étrangère, peut également dépasser cette limite de quelques jours et ne s'effectuer que le deux cent quatre-vingtième, par exemple. Je ne vous dissimulerai pas toutefois, messieurs, qu'à mon avis la loi a fixé une limite bien large. Dans près de trente cas dans lesquels j'ai pu avoir une date *certaine* sur le début de la grossesse, j'ai toujours vu l'accouchement se faire du deux cent soixante-cinquième au deux cent soixante-dixième jour. J'ajoute même que pour mon compte je n'ai jamais vu les deux cent soixante-dix jours dépassés que lorsqu'un obstacle matériel existait, qui s'opposait à la réalisation des vœux de la nature et, dans ce cas, celle-ci ne manquait pas d'affirmer ses droits en mettant en jeu la contractilité utérine à l'époque voulue. Après des efforts infructueux, plus ou moins long-temps continués, l'utérus fatigué se reposait un ou plusieurs jours pour recommencer ses tentatives jusqu'à ce qu'il eût triomphé de l'obstacle, ou jusqu'au moment où on l'eût fait disparaître par l'intervention de la chirurgie. C'est ce que j'ai plusieurs fois remarqué dans les oblitérations du col et dans quelques autres cas.

Division. — On a distingué la grossesse en vraie et en fausse. La vraie grossesse est la seule dont je veuille m'occuper en ce moment et dont j'ai voulu vous parler dès le début de cette leçon. On a donné le nom de fausse grossesse à divers états qui peuvent simuler la vraie grossesse, mais dans lesquels la conception n'a pas eu lieu et où, par conséquent, il n'y a pas de fœtus. Nous aurons l'occasion de nous occuper plus tard de ces faits curieux, qui ne sont pas aussi rares qu'on pourrait le supposer.

Enfin la vraie grossesse a été divisée elle-même en utérine et en extra-utérine, suivant que le produit de la conception est placé dans l'utérus ou hors de la cavité de cet organe. La grossesse utérine peut en outre être simple, si la matrice ne contient qu'un seul fœtus, ou bien composée, c'est-à-dire double, triple, quadruple, lorsque deux, trois et quatre enfants sont contenus dans la cavité utérine.

DE LA GROSSESSE UTÉRINE SIMPLE.

Dans la grossesse, il y a deux ordres de phénomènes à étudier, ceux qui se passent dans l'organisme de la femme et qui consistent dans des modifications anatomiques et physiologiques, et ceux qui appartenant au fœtus, ont rapport à son développement et à sa manière d'être dans le sein maternel. Je laisserai de côté cette seconde partie et je ne m'occuperai, en ce moment, que de ce qui se rapporte à la femme.

Vous savez, messieurs, que l'œuf fécondé, soit dans l'ovaire, soit dans la trompe, soit dans l'utérus, se développe normalement dans ce dernier organe pendant neuf mois avant d'être expulsé ; aussi la matrice subit-elle, durant cette période, des modifications importantes que nous allons passer rapidement en revue.

Augmentation de volume de l'utérus. — Un des changements les plus évidents, c'est l'augmentation de volume de cet organe, qui ne tarde pas à dépasser la cavité pelvienne dans laquelle il est entièrement contenu à l'état de vacuité. Cet accroissement faisant sans cesse des progrès, l'utérus occupe bien vite une place considérable dans l'abdomen. Ce développement suit une progression assez régulière, sauf dans quelques cas pathologiques où il ne se fait pas avec la même uniformité. Il est plus lent dans les premiers mois et plus rapide dans les derniers. Ainsi, par exemple, l'utérus qui, chez la femme primipare, avant la conception, mesure 0,055 dans son diamètre vertical, longueur qui se réduit à 0,030 pour le corps de l'utérus, car il ne saurait être question en ce moment des changements subis par le col, ce diamètre devient de 0,07 à trois mois, de 0,09 1/2 à quatre mois, de 0,22 à six mois et de 0,35 à neuf mois. Les autres diamètres de l'utérus croissent dans une semblable proportion. Cependant il ne faut pas croire que les chiffres que je viens de donner soient fixes et invariables, il y a tant de causes diverses qui peuvent influer sur le développement de la matrice que chaque mensuration fait ressortir des différences. Aussi ce ne sont que des moyennes prises sur des femmes dont la grossesse avait été normale avec un fœtus ayant lui-même les dimensions les plus communes. Il est bien évident que l'utérus développé par une grossesse gémellaire ou une hydropisie de l'amnios acquiert un volume plus considérable.

Le corps de l'utérus ne se développe pas également dans toutes ses parties ; de plus, cet accroissement de volume se fait rapidement et au début de la grossesse pour le fond de l'organe, alors que le segment inférieur ne participe sérieusement au développement de la cavité que dans les derniers mois de la gestation. Ainsi il suffit de comparer la hauteur à laquelle se trouve le fond de l'utérus par rapport aux trompes chez une primipare ou même chez une multipare, avant la fécondation, pour voir que cette région est de toutes celle qui concourt pour la plus grande part au développement général. J'ai eu l'occasion de faire un grand nombre d'autopsies de femmes qui avaient succombé dans les derniers mois de la grossesse, et je me suis assuré que les différentes régions utérines, fond, parties latérales, face antérieure, face postérieure, segment inférieur, ne se développaient pas uniformément. J'ai remarqué que le fond prenait un accroissement considérable dans les six premiers mois, mais les parties latérales, qui s'accroissent en même temps, se développent inégalement; aussi est-il très-rare de trouver les deux trompes à la même hauteur aux deux extrémités du même diamètre horizontal ; il y a toujours un ou deux centimètres de différence dans la hauteur à laquelle se trouve l'un et l'autre orifice tubaire. J'ai constaté de même que la partie antérieure se développait habituellement plus que la région postérieure, si bien qu'en abaissant un diamètre vertical du milieu du fond de l'organe, cette ligne vient percer la partie antérieure et inférieure de l'utérus, laissant le col en arrière. Cela explique comment la tête du fœtus, lorsqu'elle descend dans l'excavation, est coiffée par la paroi antérieure de la matrice, le col se trouvant très en arrière et difficile à atteindre.

Même disposition peut être observée dans la paroi postérieure, et alors le col est fortement porté en avant derrière la symphyse pubienne, mais cette variété est beaucoup plus rare. Dans l'une et l'autre, d'ailleurs, il se produit une disposition sacciforme, une sorte d'arrière-cavité dans laquelle vient s'engager la partie qui se présente. Une pareille conformation donne lieu à des difficultés variables, selon qu'elle est plus ou moins prononcée. Elles sont quelquefois excessives, ainsi que j'ai eu occasion de l'observer chez une dame de Lille dont voici l'observation :

Je fus un soir mandé par une dépêche télégraphique de M. le docteur Parise, professeur de clinique à l'École secondaire de Lille, pour terminer un accouchement dont le travail durait depuis treize jours. J'arrivai près de la malade à une heure du matin. L'état de la mère était inquiétant ; les exhalaisons étaient fétides ; l'enfant était mort et commençait à se putréfier. Je touchai la femme, qui était très-fatiguée, ce qui m'empêcha de prolonger suffisamment ce premier examen, qui ne put m'éclairer sur la cause de la dystocie. Je recommençai plus tard, après avoir endormi la patiente au moyen du chloroforme, et, ayant introduit l'index et le médius, je trouvai les fibres postérieures de la moitié de l'orifice interne hypertrophiées, dures, comme métalliques. La partie postérieure du segment inférieur de l'utérus s'était considérablement distendue, si bien que l'orifice utérin était situé plus haut que la partie inférieure de cette espèce d'arrière-cavité. Je fis deux incisions d'un centimètre à peine sur cette sorte de corde que je tenais, et l'introduction de la main étant devenue immédiatement possible, je saisis les pieds de l'enfant qui était accroupi et l'amenai sur-le-champ au dehors. Il était dans un état infect de putréfaction, mais d'ailleurs bien conformé.

Enfin c'est au développement tardif du segment inférieur de l'utérus que l'on doit les hémorrhagies par insertion vicieuse du placenta, ce segment ne concourant un peu activement à l'amplitude de la matrice que dans les trois derniers mois de la grossesse.

La cause de ce développement graduel n'est pas purement mécanique, comme on serait porté à le croire. La pression exercée par l'œuf sur tous les points de la cavité utérine ne saurait en effet expliquer le développement de la matrice dans les premiers temps qui suivent la conception, l'œuf n'ayant pas alors de dimensions suffisantes pour agir par lui-même. Il se produit dans l'organe gestateur, après la fécondation, quelque chose d'analogue à ce qui se produit au moment des règles et des rapprochements sexuels, une turgescence des parois utérines qui devient permanente et détermine des modifications dans la structure et la nutrition, ce qui conduit à un accroissement de volume. Les choses se passent de la sorte au moins dans la première partie de la grossesse. Ces changements, qui sont la conséquence de la présence du produit de la conception dans l'utérus, se poursuivent pendant toute la durée de la gestation, c'est-à-dire pendant neuf mois. Peut-être cependant faut-il reconnaître que l'œuf, lorsqu'il a acquis des dimensions suffisantes, n'est pas absolument étranger au développement de l'organe qui le renferme. Dans tous les cas, ce fait n'est pas douteux pour certaines grossesses gémellaires dans lesquelles l'utérus peut être véritablement distendu, pour les cas de môles vésiculaires et dans l'hydropisie de l'amnios. Ce phénomène ne survient pas, d'ailleurs, d'une manière lente et continue. Il paraît souvent se produire plus brusquement et pour ainsi dire par petites saccades. Il semble que la fibre musculaire résiste d'abord à la pression, puis cède un peu pour résister de nouveau et céder encore devant l'accroissement de l'œuf, et cela jusqu'à la fin de la grossesse, sans qu'il y ait rien de régulier dans la marche du développement ; cette expansion saccadée, qui est très-bien perçue par certaines femmes, ne doit pas être confondue avec les contractions passagères dont la matrice est le siége pendant toute la durée de la gestation.

Quoi qu'il en soit, cet organe acquiert des dimensions assez bien
connues et qui correspondent habituellement à des époques détermi-
nées de la grossesse. Ainsi, l'on sait à peu près à quelle hauteur il s'é-
lève à trois, six et neuf mois ; nous verrons plus tard quel parti on peut
tirer de ces notions dans le diagnostic du terme de la gestation. Je puis
dire dès à présent que jusqu'à la fin du troisième mois, l'utérus, qui est
assez développé pour remplir presque entièrement l'excavation pelvienne, ne dépasse pas par son fond le niveau du détroit supérieur ;
qu'à la fin du sixième mois il s'élève dans la cavité abdominale jusqu'à un travers de doigt au-dessus de l'ombilic. Il convient cependant
ici de faire quelques réserves ; la cicatrice ombilicale n'étant pas toujours placée à la même distance de la symphyse pubienne, et les femmes offrant sous ce rapport de nombreuses variétés. Tout ce qui maintient l'utérus plus élevé au-dessus du détroit abdominal, comme les
vices de conformation par exemple, peut produire de semblables variations. Enfin, à la fin du huitième mois l'utérus s'élève dans la
région épigastrique sans atteindre encore le rebord des fausses côtes.
Vers la fin du neuvième mois il s'abaisse un peu, par suite de l'engagement de la partie fœtale dans l'excavation.

Les dimensions que peut acquérir le diamètre vertical à ces différents termes sont : 11 centimètres à trois mois, 22 centimètres à six
mois et 37 centimètres à terme, abstraction faite du col. A mesure
qu'il se développe, l'utérus établit des rapports nouveaux avec les
parties environnantes, et il n'est pas sans intérêt de les bien connaître.
En s'élevant dans la cavité abdominale, il suit la direction de l'axe du
détroit supérieur, soulève peu à peu les intestins et les rejette sur sa
face postérieure, et plus spécialement à gauche. Les attaches du mésentère à la colonne vertébrale et l'obliquité de sa direction rendent
compte de ce double phénomène : c'est ce qui fait qu'il est véritablement rare de rencontrer quelques anses intestinales interposées entre
l'abdomen et la face antérieure de l'utérus. Dans ce mouvement as-
censionnel, un autre phénomène se produit. Les ligaments larges qui,
à l'état de vacuité, forment deux ailes étendues des bords de l'utérus
aux parois de l'excavation, se rabattent contre les bords de l'utérus
développé.

En résumé, voici les différents rapports de l'utérus au terme de la
gestation : par sa face antérieure, il répond dans ses trois quarts supérieurs à la face interne de la paroi abdominale antérieure contre laquelle il est exactement appliqué. Dans son quart inférieur, cette

même face antérieure répond à la face postérieure de la vessie qui sépare la matrice de la symphyse pubienne. Toutefois, quand la vessie est
distendue par l'urine, elle s'élève à une plus grande hauteur en s'insinuant entre l'utérus et la paroi abdominale : ce réservoir forme alors
une saillie facile à reconnaître. La face postérieure de l'utérus est en
rapport avec les intestins grêles dans la plus grande partie de son
étendue. En bas, elle répond au rectum, à la face antérieure du sacrum, à l'angle sacro-vertébral, et moins directement aux vaisseaux
iliaques, ainsi qu'aux premières branches des nerfs sacrés. Ce n'est
que très-profondément et à travers tout le paquet intestinal que la face
postérieure de l'utérus répond à l'aorte et à la veine cave inférieure,
vaisseaux qui, grâce à cette disposition, ne sauraient être aussi fortement comprimés que quelques auteurs l'ont prétendu. Le bord supérieur ou fond de l'utérus répond au colon transverse, au bord antérieur
du foie et à la grande courbure de l'estomac, et s'approche de très-près
du diaphragme en soulevant même parfois l'appendice xiphoïde. La
partie latérale droite répond à l'ovaire et à la trompe du même côté
appliqués sur cette région, comme je vous l'ai dit précédemment. Elle
répond encore au cæcum, à la paroi latérale droite de l'abdomen, aux
vaisseaux iliaques droits, aux vaisseaux et nerfs obturateurs, au bord
interne du muscle psoas iliaque du même côté. La partie latérale
gauche est en rapport avec les vaisseaux iliaques gauches, les vaisseaux
et nerfs obturateurs, le bord interne du muscle psoas iliaque gauche,
le colon descendant, la courbure iliaque du colon et une grande partie
des intestins grêles qui séparent cette région de la paroi abdominale;
car il ne faut pas oublier que par suite de l'inclinaison droite de l'utérus, inclinaison qui se lie à la direction du mésentère, les intestins
trouvent à gauche une plus vaste place pour s'y loger.

Épaisseur des parois utérines. — Alors qu'on admettait que l'œuf
était le seul agent du développement de la matrice, on en concluait
que les parois de cet organe devaient s'amincir graduellement à
mesure que la grossesse avançait près du terme normal. Il n'en est
pas ainsi : il se produit dans le tissu utérin un travail d'hypertrophie
qui conserve aux parois leur épaisseur, et on peut dire que dans la
grande majorité des cas, ces parois sont presque aussi épaisses qu'à
l'état de vacuité. En étudiant les modifications qui se produisent au
point de vue de la structure, je vous indiquerai quelles sont les causes
de ces phénomènes, et comment le microscope est venu éclairer une

question jusqu'alors très-controversée, à savoir : l'apparition d'éléments anatomiques nouveaux, ou l'hypertrophie des éléments normaux.

Consistance des parois utérines. — Mais si la matrice conserve une épaisseur de parois à peu près égale pendant toute la durée de la gestation, sa consistance est profondément modifiée. Au lieu de donner à la main cette sensation de dureté spéciale qui nous la fait souvent comparer à celle que donnent les corps fibreux, les parois utérines sont molles et dépressibles. Loin d'être flasques, elles ont, au contraire, un certain degré d'élasticité ; on peut les déprimer et sentir les diverses parties fœtales ; mais après la palpation on voit la matrice reprendre sa forme, sans rien conserver des dépressions momentanément produites.

Si l'enfant exécute quelques mouvements spontanés, on aperçoit à l'instant des bosselures se produire, et ces inégalités disparaissent à leur tour à mesure que la partie saillante du fœtus qui en était la cause gagne un autre point. Enfin, on ne saurait mieux se rendre compte de l'élasticité des parois utérines qu'en déprimant le globe utérin immédiatement après l'accouchement, lorsque l'organe n'est pas parfaitement revenu sur lui-même, car dans ce cas on ne peut invoquer la présence de l'œuf qui, dans les expériences précédentes, pourrait être considéré comme la cause réelle de cette élasticité. C'est à cette propriété que l'on doit de pouvoir distinguer la matrice des parties molles environnantes, même chez des femmes très-grasses, ainsi que je vous le disais en parlant du palper abdominal ; j'ajouterai en outre que, dans les cas difficiles, un autre phénomène vient vous aider dans vos recherches, ce sont les contractions qui se manifestent dans l'utérus, sous l'influence des pressions auxquelles vous le soumettez. Il reprend alors momentanément une consistance plus ferme, une forme plus régulière, ce qui permet de le mieux limiter et d'apprécier exactement son volume. Ce caractère, qu'on peut en quelque sorte faire naître à volonté, m'a rendu de véritables services dans des cas où le diagnostic était difficile, alors qu'on pouvait hésiter entre un kyste de l'ovaire, un fibrome et une grossesse. Je crois être un des premiers qui ait appelé l'attention sur ce moyen précieux, il y a plus de vingt-neuf ans.

Cependant dans quelques cas très-rares la matrice peut acquérir une mollesse, une flaccidité particulière, véritable état pathologique très-grave, développé pendant le travail. J'ai pu en plusieurs circonstances me rendre compte par l'autopsie de cette disposition spéciale : on trouve alors le tissu utérin profondément altéré, ramolli, s'écrasant facilement sous le doigt, ayant une teinte violacée. C'est un commencement de gangrène qui peut être localisée ou étendue à une très-grande surface.

Forme de l'utérus. — Vous savez, Messieurs, que l'utérus à l'état de vacuité, et surtout chez la femme qui n'a pas encore eu d'enfants, est piriforme, ou plutôt qu'il représente un solide dont la section longitudinale serait un triangle, car son bord supérieur ou le fond est rectiligne. Or, dans les premiers temps de la grossesse, la matrice conserve à peu près cette forme générale; le fond seul s'arrondit légèrement et s'élève au-dessus de la ligne qui joindrait les deux orifices tubaires. Plus tard il devient globuleux, sphéroïdal, mais irrégulièrement, car la face postérieure se développe d'une manière plus notable que les autres régions. Ce nouvel aspect du globe utérin est dû principalement à la part active que prennent le fond et la partie supérieure du corps à l'amplitude générale, alors que le segment inférieur se modifie à peine. Enfin, dans les derniers temps, lorsque toutes les parties de l'utérus ont pris part au mouvement, la forme devient ovoïde, la plus grosse extrémité étant en haut, vers le fond, et la petite en bas, vers le col. En effet, d'après les recherches que j'ai faites à ce sujet et que je vous ai déjà indiquées, le col ne serait pas placé à l'extrémité du diamètre vertical de l'œuf, mais en arrière et plus rarement en avant. Voilà pourquoi je dis que la plus petite extrémité de l'œuf est en bas, vers le col, mais ne correspond pas exactement à cet appendice.

Au contraire, après l'effacement du col, la forme de l'ovoïde est parfaite. Il est bien entendu qu'on rencontre de temps en temps des utérus irrégulièrement développés, rappelant parfois les formes qui sont normales chez certains animaux. Cette disposition bifide est bien réelle, et l'on ne saurait l'attribuer à la présence des parties fœtales qui n'existaient pas au niveau de ces parties saillantes, ainsi que j'ai pu m'en assurer un certain nombre de fois. La main ne trouvait alors que du liquide amniotique, et il fallait aller beaucoup plus profondément pour arriver jusqu'au fœtus. Je ne parle pas ici des modifications apportées dans la forme de l'utérus par des tumeurs fibreuses, développées dans ses parois ou sur sa face externe; on trouve dans ce cas des irrégularités nombreuses, arrondies, souvent plus molles qu'elles ne le sont à l'état de vacuité, car elles participent aux modifications de l'utérus. Souvent diagnostiquées sur la femme enceinte, ces tu-

.meurs ne sont réellement bien connues dans tous leurs détails qu'après le retrait de l'organe, aussitôt après l'accouchement. Plus tard elles peuvent diminuer assez pour qu'il soit difficile de les retrouver, de telle sorte qu'un confrère appelé à ce moment est disposé à croire à une erreur de diagnostic. J'ai pu observer plusieurs cas de ce genre, et je reviendrai sur ce sujet quand je vous parlerai des indications qui peuvent résulter de l'existence des fibromes utérins.

Inclinaison de l'utérus. — A mesure que l'utérus s'élève dans la cavité abdominale, il ne conserve pas sa position médiane en avant de la colonne vertébrale, mais il s'incline le plus généralement du côté droit. En traitant du palper abdominal, j'ai eu l'occasion de vous énumérer les causes probables de cette déviation, et vous devez vous rappeler qu'elles sont au nombre de trois principales : 1° L'insertion du mésentère à la colonne vertébrale, se faisant de haut en bas et de gauche à droite; lorsque la matrice s'élève, elle rejette à gauche le paquet intestinal et, de son côté, est obligée de se porter à droite; 2° La présence du rectum à gauche, ce qui oblige l'utérus, au moment où il va franchir le détroit supérieur, à s'incliner à droite ; il conserverait alors cette nouvelle direction, par la raison que nous avons mentionnée précédemment; 3° Enfin, la longueur du ligament rond du côté droit est moins considérable que celle du ligament rond du côté gauche ; ce fait, qui m'a été démontré par de nombreuses autopsies, a été cependant nié par quelques auteurs. Je ferai remarquer que les deux ligaments ronds, fussent-ils de la même longueur, on peut encore invoquer la traction exercée par celui du côté droit, si l'on se rappelle que l'utérus exécute en même temps qu'il s'élève un mouvement de torsion sur lui-même qui rapproche l'angle supérieur gauche du point d'insertion pubien du ligament rond du même côté, et par conséquent éloigne l'angle supérieur droit du point d'insertion pubien du ligament rond de ce côté; par suite de ce mouvement, la longueur relative du ligament rond gauche est augmentée, tandis que celle du ligament rond droit est diminuée.

Ces trois causes sont, à mon avis, les seules qui puissent être invoquées pour expliquer l'inclinaison droite de la matrice; si elles ne sont pas, à proprement parler, occasionnelles, à coup sûr peuvent-elles être considérées comme prédisposantes. Elles reposent sur des données anatomiques certaines et peuvent être vérifiées, soit par l'anatomie comparée, soit par l'autopsie. Je vous ai déjà signalé le cas de plusieurs femmes qui avaient une transposition du rectum et qui pendant la grossesse avaient l'utérus incliné à gauche. Je me contenterai de vous énumérer les autres raisons qui ont été invoquées, par exemple l'insertion du placenta sur l'un des côtés de l'utérus, ce qui entraînerait l'inclinaison de la matrice du même côté, l'habitude de coucher sur l'un ou sur l'autre côté, l'emploi journalier de l'un ou l'autre bras, etc.

Torsion de l'utérus. — Je vous parlais tout à l'heure d'un autre mouvement exécuté par l'organe gestateur pendant son développement: une torsion sur lui-même. En effet, l'utérus éprouve pendant les derniers mois, et d'une manière presque constante, ce changement particulier de direction. Le bord latéral gauche est ramené en avant, et la face antérieure se porte du côté droit; c'est sur cette torsion que j'appelais votre attention pour expliquer la traction obligatoire que le ligament rond doit exercer sur le point de l'utérus auquel il est fixé. Quelle est la cause de ce mouvement? C'est une disposition naturelle, intimement liée à l'évolution de la matrice, que l'on ne peut expliquer ni par la disposition des fibres musculaires de l'organe, ni par l'influence extérieure des parois qui l'entourent. Rappelez-vous que certaines plantes, dans leur croissance, s'enroulent toujours de gauche à droite, et que de cette tendance, toute invariable qu'elle soit, on n'a pas encore pu trouver la cause. Il en est de même pour cette direction de la matrice, mais cette torsion est importante à connaître, car lorsqu'on fait une opération césarienne, il faut que l'aide remédie à cette disposition et ramène sur la ligne médiane la face antérieure de l'organe, sans quoi l'incision porterait sur des troncs vasculaires volumineux qui se distribuent à la matrice et qui y pénètrent par les régions latérales. Il est encore bon d'ajouter que c'est à la présence de la face latérale gauche, sous la paroi abdominale, dans un point facilement accessible au stéthoscope, qu'il faut attribuer la fréquence du bruit de souffle utérin en ce point. D'après ce que nous avons vu, et les causes que je vous ai données de ce phénomène, il est évident que si l'utérus conservait sa position normale, on percevrait au bruit de souffle deux maximums d'intensité, l'un à gauche et l'autre à droite, et si celui de droite est moins souvent entendu, c'est que le bord latéral droit est porté en arrière, loin de l'oreille de l'observateur par cette torsion de la matrice.

SEPTIÈME LEÇON

DE LA GROSSESSE

Modifications du col de l'utérus. — Étude du col de l'utérus à l'état de vacuité. — Ramollissement. — Effacement. — Forme, direction et situation du col.

MESSIEURS,

Dans notre dernière réunion, je vous ai retracé avec quelques détails les modifications imprimées au *corps* de l'utérus par le fait de la grossesse, mais quelque intéressante que cette étude ait pu vous paraître, il est un autre point non moins fécond en applications pratiques qui doit attirer aussi particulièrement votre attention. Je veux parler des changements qui se produisent dans le *col* de cet organe.

Entouré de toutes parts par les parois abdominales, le globe utérin n'est accessible qu'à travers une couche plus ou moins épaisse de parties molles; le palper seul est mis en jeu pour nous fournir des détails sur sa forme, son volume, ses différentes directions, etc. L'examen en est donc indirect. Au contraire, le col dont une partie plonge à nu dans le vagin permet une exploration directe, et le toucher ou le spéculum nous fournissent de nouveaux renseignements indispensables dans la pratique des accouchements. Mais pour nous engager avec fruit dans l'étude des changements que la grossesse fait subir à cette partie de l'utérus, il faut savoir exactement ce qu'elle est dans l'état de vacuité, ne pas oublier qu'il y a là des différences individuelles très-importantes à connaître, et que les conditions varient beaucoup, selon que la femme est primipare ou qu'elle a eu un ou plusieurs enfants. Ce sont là des notions d'anatomie ordinaire, dont vous devez être suffisamment pénétrés quand vous venez à cette clinique, et qui seules vous mettront en mesure de faire la part de ce qui appartient au passé, et de ce qui est le produit de la grossesse qu'on étudie. En effet, si je vous dis que le col se ramollit, qu'il s'efface, comment pouvez-vous vous assurer de la vérité de mon assertion, si je vous fais examiner une femme chez laquelle le col, après quatre ou cinq grossesses antérieures, n'est plus représenté que par un bourrelet à peine sensible? Si je vous annonce que ce même appendice reste fermé pendant toute la durée de la gestation et ne s'entr'ouvre qu'à la fin du neuvième mois, et même seulement au début du travail, il est évident que j'ai en vue une femme primipare, car nous savons déjà qu'après plusieurs grossesses l'orifice externe reste béant, même hors l'état de gestation. C'est pour ces motifs que je crois utile de vous parler de la forme, de la longueur, de la consistance du col chez une femme primipare, et des mêmes changements quand il s'agit d'une femme qui a déjà eu plusieurs enfants.

Etude du col de l'utérus à l'état de vacuité. — Chez une femme qui n'a jamais conçu, le col se présente sous la forme d'un petit tubercule, dur, lisse, conique, car je ne parle ici que de la portion de cet organe qui est accessible au doigt, c'est-à-dire la portion vaginale; à la vue, il est d'un rose tendre, la partie saillante dans le vagin a environ 10 à 15 millimètres de longueur en avant, dans le cul de sac antérieur, et 20 à 25 millimètres en arrière, dans le cul-de-sac postérieur, car vous savez que le vagin s'insère sur le col utérin, suivant une ligne oblique à l'axe de cet appendice. La partie inférieure ou sommet du col, nommée encore museau de tanche, est résistante comme le reste de l'organe ; on y trouve une dépression transversale linéaire, ouverture externe, qui donne sous le doigt cette sensation particulière dont je vous ai déjà parlé, et qu'Antoine Dubois comparait à la sensation que l'on éprouve en frappant avec le bout du doigt le cartilage du bout du nez. En avant et en arrière de cette fente sont les lèvres antérieure et postérieure, lisses, résistantes, légèrement convexes. La forme du col est, pour la portion vaginale, conique, la base étant à l'insertion du vagin, et le sommet tronqué en bas. Le museau de tanche ne présente pas une section parfaitement ronde, mais légèrement elliptique, comme si le col était un peu déprimé dans son sens antéro-postérieur. Toutefois, cette disposition est à peine sensible chez les femmes nullipares; elle est, au contraire, exagérée, chez celles qui ont eu de nombreux enfants. Enfin, si on mesure la longueur générale (portions vaginale et sus-vaginale) du col chez une fille vierge, et chez celle qui a déjà subi des rapprochements sexuels, mais sans avoir d'enfants, on trouve pour la première une longueur moyenne de 28 millimètres, et pour la seconde, 26 millimètres. Il semble donc que le coït suffise pour diminuer d'un peu la longueur de cet appendice.

Chez la femme qui a déjà eu des enfants, le col est loin de se présenter avec les caractères que je viens de vous signaler, et plus les accouchements antérieurs ont été nombreux, plus, en général, l'appendice cervical est déformé. Ainsi, la dureté que je vous signalais tout à l'heure est remplacée par une consistance ferme, unie à une légère souplesse. Cela tient aux modifications que des grossesses successives ont imprimées à cette partie de l'organe, et aussi à la déformation qu'il en résulte.

L'orifice externe est presque toujours béant, admettant tantôt la pulpe du doigt, tantôt la moitié de la première phalange. Le col est plus aplati dans son sens antéro-postérieur, et plus allongé dans son diamètre transversal; ainsi l'orifice externe, qui est quelquefois arrondi à la suite d'un premier accouchement, prend un accroissement transversal évident lorsqu'il y a déjà eu plusieurs grossesses. Quelquefois même le col semble se diviser en deux lèvres, une antérieure, l'autre postérieure, libres, flottantes, séparées par un sillon profond qui n'est autre que l'orifice externe qui s'est accru transversalement. Sur les bords de cet orifice on peut trouver de petites déchiquetures, de petites cicatrices, indices d'accouchements antérieurs. Enfin la longueur est variable. L'une des lèvres peut même avoir été divisée sur la ligne médiane, ce qui donne au col une forme trilobée. Tantôt le col a conservé la longueur qu'il avait avant la première grossesse, tantôt, ce qui est plus fréquent, il est diminué de longueur en augmentant de largeur. Il peut arriver qu'il soit réduit à un bourrelet plus ou moins prononcé, que l'une des lèvres ait été complétement détruite, ou même qu'il n'existe plus du tout, un simple orifice plus ou moins resserré faisant alors communiquer la cavité utérine avec la cavité vaginale. Cette dernière disposition peut être congénitale. J'ai déjà eu occasion de vous signaler ces différences en vous parlant du toucher.

Vous voyez, messieurs, que les modifications produites par la grossesse, quelque régulières qu'elles soient, vous apparaîtront avec des caractères différents, selon qu'on les observera sur une primipare ou sur le col utérin d'une femme qui a déjà eu une ou plusieurs gestations. Il était donc de toute nécessité que vous connussiez ces différences, afin de pouvoir établir sur les modifications que je vais vous indiquer un diagnostic sûr et raisonné. Il est évident qu'il ne saurait être question ici que de la condition purement physiologique du col utérin. Les états pathologiques, comme l'œdème, le cancer, etc., donneront également un aspect différent aux modifications apportées. Je vous parlerai plus tard d'une manière spéciale de ces complications de la grossesse.

De l'état de gestation résultent deux modifications importantes du col, qui sont le ramollissement et le changement de longueur; en outre, cet appendice n'occupe pas la même place dans l'excavation à mesure que se produit l'accroissement de l'œuf.

Ramollissement. — Des auteurs déjà anciens avaient remarqué certains changements survenus du côté du col utérin pendant la gestation, mais ils n'en connaissaient que très-imparfaitement la marche et les caractères. Cette ignorance doit sans aucun doute être attribuée aux habitudes de l'époque, qui éloignaient les hommes de la pratique des accouchements et qui faisaient qu'on ne s'adressait à eux ordinairement que dans les cas graves et lorsque la grossesse était très-avancée. Cependant des observateurs attentifs avaient déjà reconnu la réalité et l'importance de quelques-unes des modifications qui se produisent, et ils étaient arrivés à pouvoir diagnostiquer l'état physiologique qui nous occupe par des signes d'une valeur incontestable, empruntés aux modifications fonctionnelles et organiques qui s'observent chez la femme. C'est ainsi que Mauriceau avance « qu'une femme doit être considérée comme enceinte si elle a souvent des nausées et des vomissements qui continuent longtemps, si ses mois s'arrêtent sans qu'il en paraisse autre cause, leur évacuation ayant été toujours bien réglée jusqu'alors, si les mamelles s'enflent, se durcissent et lui font douleur... » Cet auteur pense qu'il ne faut pas s'arrêter aux signes de conception que l'on avait donnés jusqu'alors et qui se tiraient des différences du pouls et des urines. Mais après s'être trop longuement étendu sur les sensations éprouvées au moment de la fécondation (signe tout aussi incertain que ceux qu'il rejette), il considère que chez la femme enceinte le col est ramolli et que ce caractère permettra de reconnaître si la matrice distendue contient réellement un enfant ou est le siége d'une tumeur, car dans ce dernier cas le col reste dur.

Ces citations suffiront pour vous prouver, messieurs, combien l'art des accouchements était encore dans l'enfance au commencement du siècle dernier; et ne croyez pas au moins qu'à dater de ce moment les progrès se firent rapidement, puisque Baudelocque, dans la première édition de son traité, qui date de 1781, parle à peine du ramollissement du col utérin, qu'il considère comme commençant à s'effectuer vers le sixième mois de la grossesse, tandis qu'il explique longuement l'effacement arrivant, selon lui, au septième mois. La dernière édition de Gardien (1824), et le traité de Caspuron de la même année, résument parfaitement l'état de la science sur le point qui nous occupe. Ces deux auteurs considèrent que le col utérin ne présente aucun changement sensible dans les six premiers mois de la grossesse, et que de plus, ce même organe est presque entièrement effacé dès le huitième mois. Tel était l'état des choses cent ans après les publications de Mauriceau, dont je vous ai entretenu tout à l'heure, et deux ans avant les recherches de M. le professeur Stolz de Strasbourg, recherches qui doivent être considérées comme le début des travaux importants entrepris sur cette question.

Etudions maintenant séparément les deux phénomènes : ramollissement et effacement du col.

M. le professeur Stolz est le premier qui se soit occupé sérieusement des modifications du col pendant la grossesse ; ses observations, consignées dans sa thèse inaugurale de 1826, ont été le véritable point de départ des travaux qui ont été poursuivis depuis sur le même sujet. Tout cependant ne nous paraît pas exact dans ce travail ; ainsi, tout en reconnaissant que le col utérin subit des changements importants dès le début de la grossesse, M. Stolz considère que le ramollissement commence par la base. « La base du cône, dit-il, devient plus molle et plus large, mais la consistance de tout le col, quoique moindre que dans l'état ordinaire de vacuité de l'utérus, est encore assez grande pour résister jusqu'à un certain point à l'impression du doigt. » Il fait remarquer cependant que « la fente transversale de l'orifice externe s'arrondit peu à peu ; que le sommet du doigt indicateur touche une petite fossette ou dépression circulaire lisse, arrondie, cernée par un rebord qui se tend quand on presse un peu, comme s'il était entouré d'un petit ligament, etc... » Cette disposition de l'orifice externe, signalée par le professeur de Strasbourg, et avant par Stein, est parfaitement exacte et s'expliquerait difficilement par le ramollissement de la partie supérieure ou base du cône, tandis que l'on comprend très-bien qu'il doit en être ainsi, si l'on admet, ce qui existe réellement, le ramollissement débutant par le museau de tanche.

Velpeau en 1829, Desormeaux et P. Dubois en 1836, signalent à peine le ramollissement du col utérin. Ces auteurs considèrent que les changements appréciables par le toucher dans les six premiers mois de la gestation sont à peu près nuls, et, tout en disant que le tissu utérin n'a plus la consistance qu'il présente à l'état de vacuité, ils n'entrent dans aucun détail sur la marche de cette modification. Ce n'est que dans la première édition de Cazeaux (1841) que nous trouvons la description exacte de ce qui se passe du côté du col de la matrice; mais, pour être juste, il convient de dire qu'elle avait été empruntée à M. le professeur P. Dubois, qui avait modifié ses opinions depuis 1836, et qui les avait exposées dans ses leçons à la clinique bien avant la publication de l'ouvrage de Cazeaux.

Il me paraît aujourd'hui incontestable, et chacun peut le vérifier, que le col utérin se ramollit dès les premières semaines de la gestation en suivant une loi à peu près invariable. Ce ramollissement commence par la partie convexe des lèvres du museau de tanche, c'est-à-dire la partie la plus inférieure de l'organe, et gagne peu à peu le reste de l'appendice cervical jusqu'à ce qu'il soit entièrement envahi. En vous parlant du toucher, je vous ai déjà signalé la comparaison du drap tendu sur une table et qu'on presse avec le bout du doigt. On a prétendu qu'on obtenait une sensation comparable à celle que fournit le col alors que sa partie inférieure seule est ramollie. Je vous ai dit en même temps que cette comparaison me paraissait inexacte et je vous en ai indiqué les motifs; je n'y reviendrai donc pas. Peu à peu ce ramollissement augmente et l'on constate que vers le quatrième mois, par exemple, l'épaisseur des lèvres du museau de tanche est entièrement envahie dans une étendue de 3 millimètres environ. Au sixième mois, c'est la moitié de la portion vaginale du col qui a subi cette modification, et à la fin du huitième mois le col tout entier est ramolli, l'anneau de l'orifice interne seul présente encore un peu de résistance qui diminuera, du reste, dans la première quinzaine du neuvième mois. Dans tout ce que je viens de vous dire, il est bien entendu qu'il est question d'une primipare; si, au contraire, on avait affaire à une femme ayant déjà eu des enfants, il faudrait tenir compte des différences que je vous ai signalées précédemment, et savoir de plus que le ramollissement s'opère un peu plus rapidement. N'oubliez pas que les multipares présentent des variétés très-grandes au point de vue de la longueur de l'appendice cervical et qu'un ramollissement de quelques millimètres chez certaines femmes peut représenter le ramollissement de la moitié du col; cela ne voudrait pas dire cependant que la grossesse est arrivée au sixième mois. Enfin, je vous rappelle que les alté-

rations pathologiques, cancer, polypes, ulcérations simples, etc., modifient sensiblement la règle générale. En outre, il est bon de vous
mettre en garde contre une erreur facile à commettre, à savoir que
souvent pendant la période menstruelle, y compris les deux ou trois jours
qui précèdent ou qui suivent l'écoulement sanguin, certaines femmes
présentent un ramollissement notable des lèvres du museau de tanche.

C'est à la congestion très-active de tout l'appareil génital au début de
la gestation qu'il faut attribuer ce ramollissement, qui vous permettra
d'établir le diagnostic raisonné de l'époque de la grossesse. Il est
d'ailleurs beaucoup plus facile de comprendre que ce soit plutôt le museau de tanche, c'est-à-dire la partie la plus inférieure de l'utérus, qui
soit envahi le premier, que la base du col, dont la longueur totale
représente chez la primipare la moitié de la longueur générale de la
matrice.

Effacement.—La seconde modification importante à étudier pendant
la gestation est la diminution du diamètre vertical. M. Stolz, dans la
thèse que nous avons déjà citée, a bien étudié cette question. Voici
ses propres paroles :

« Jusqu'au sixième mois, la portion vaginale du col de l'utérus
paraît plutôt plus longue que raccourcie; mais alors elle commence à
perdre de cette longueur et elle s'évase à la partie supérieure; les
rides internes, très-prononcées pendant la gestation, doivent s'effacer
en partie, et dès le neuvième mois il ne forme plus qu'un mamelon
assez gros. L'orifice externe reste cependant toujours fermé, tout au
plus la fossette devient un peu plus profonde en même temps que le
bord est plus mou, il se rapproche de l'interne. La cavité du col devient
par là plus large dans son milieu, jusqu'à ce que les deux orifices ne
soient plus guère éloignés l'un de l'autre; alors l'interne s'entr'ouvre
le premier, ce qui ne paraît arriver que dans la dernière quinzaine du
neuvième mois, le reste du col disparaît beaucoup plus vite qu'il
n'avait fait jusqu'alors; on ne sent plus la moindre saillie et l'orifice
externe est encore fermé. C'est ainsi que lorsque le fond et le corps
de la matrice sont distendus au point que leur substance est assez
développée et offre une plus grande résistance, le tour est venu au col
qui, étant déjà ramolli, disparaît peu à peu et forme, à la fin de la
gestation, le segment inférieur de l'utérus. Ce segment est mou, épais
d'une ligne à peu près, quelquefois tendu et plus mince par la pression
qu'exerce sur lui la partie du fœtus qui y repose. »

Ce tableau est parfaitement exact, mais il est à remarquer combien cette doctrine, si conforme à l'observation, a eu de la peine à se faire jour dans la science, puisque Velpeau, dans sa première édition de 1829, et Desormeaux et P. Dubois, dans l'article du *Dictionnaire* en trente volumes, qui date de 1836, partageaient encore les errements anciens. Ces auteurs considéraient en effet que le col diminuait progressivement de longueur. M. Velpeau avait imaginé à cet égard une comparaison qui rendait parfaitement compte de son opinion. «On pourrait comparer l'utérus à une vessie dont l'extrémité uréthrale ou col serait ficelée dans une étendue d'un pouce ou deux. En imaginant alors que quelqu'un relâche avec lenteur et de haut en bas les cerclès du lien qui le ferme pendant qu'une autre personne souffle par son fond pour la distendre, on aura une idée assez nette de l'effacement graduel du sommet de l'utérus. »

M. P. Dubois écrivait « que depuis le cinquième mois jusqu'au neuvième, le col de la matrice se raccourcit de plus en plus. Mon père (Ant. Dubois), pendant un long exercice et un long enseignement clinique de l'art des accouchements, avait constaté avec soin tout le parti que l'on peut tirer dans ce cas de l'exploration du col de l'utérus. J'ai eu de nombreuses occasions de vérifier ce qu'il enseignait à cet égard. »

Devenu professeur à la clinique d'accouchements en 1834, M. P. Dubois, dans un enseignement brillant et suivi, fit des modifications du col une étude nouvelle, il put vérifier l'exactitude des assertions de M. Stolz, et dès lors il devint le zélé propagateur de cette nouvelle doctrine.

En effet, messieurs, en mettant de côté les femmes qui ont déjà eu un ou plusieurs enfants, le col utérin conserve pendant la grossesse à peu près la longueur qu'il avait avant; s'il paraît s'être allongé dès le début, cela tient à l'abaissement de l'organe tout entier, tandis qu'il semble diminuer après le cinquième mois, par suite de l'élévation de la matrice, qui est obligée de s'élever au dessus du détroit supérieur. Le raccourcissement observé par M. Stolz, et qui consiste dans le rapprochement des deux orifices, est vrai dans la majeure partie des cas, surtout lorsqu'on observe sur des femmes primipares ; si au contraire le toucher est pratiqué sur des femmes multipares, il est difficile de se rendre compte de la diminution du diamètre vertical au profit du diamètre transversal. Vers la fin du neuvième mois, et dans beaucoup de cas, seulement au début du travail, alors que le col est complétement ramolli et que l'orifice interne a été lui-même envahi par cette transformation, la longueur diminue; c'est à ce phénomène que l'on a donné le nom d'*effacement*. L'orifice interne cède le premier et peu à peu le col disparaît, et sa cavité concourt à l'ampliation générale de la matrice. Exceptionnellement cet effacement peut se faire un peu plus tôt (Il est bien entendu que j'ai toujours en vue les femmes primipares). Je l'ai vu se produire dès le début du neuvième mois, et les choses rester ainsi jusqu'au terme normal de la gestation. D'autres fois, et le plus souvent, l'appendice cervical subsiste en partie jusque dans les derniers jours et ne disparaît que dans les premières douleurs de l'enfantement. Ces différences tiennent évidemment à la plus ou moins grande résistance des fibres musculaires circulaires qui entrent dans la structure du col; c'est ainsi que chez les multipares, le col ayant été préalablement dilaté par des accouchements précédents, résiste moins et qu'il s'efface plus rapidement. C'est surtout chez des femmes dans ces conditions qu'on peut voir le col, complétement effacé plusieurs semaines avant le terme, présenter même un orifice externe dilaté comme une pièce de un franc et permettant au doigt d'atteindre les membranes, tout cela n'empêchant pas la grossesse de continuer sa marche, l'accouchement se faisant à l'époque normale. Ces faits ne sont-ils pas un argument décisif contre l'opinion de ceux qui, cherchant la cause de l'accouchement, croyaient l'avoir trouvée dans une sorte d'antagonisme qui existerait entre le corps et le col de l'utérus? Ils pensaient, en effet, que lorsque cette lutte n'existait plus, c'est-à-dire lorsque le col s'était entièrement effacé, l'accouchement devait avoir lieu, puisque les fibres du fond de la matrice tendaient sans cesse à reprendre leur forme première, et que poussant ainsi l'œuf contre le col qui ne résistait plus, l'expulsion du produit de la conception devait être la conséquence de cette double action.

Certains auteurs ont donné de l'effacement du col une tout autre explication. Ils ont étendu aux derniers temps de la grossesse le phénomène relaté par Stolz du rapprochement des deux orifices, et ont voulu expliquer ainsi l'effacement complet. Cette question a un véritable intérêt; aussi je crois devoir vous citer les textes et vous expliquer pourquoi je ne partage pas l'opinion de MM. P. Dubois et Pajot. Ces auteurs, après avoir rejeté la théorie ancienne, qui est celle que j'adopte, sinon quant à l'époque où l'effacement s'accomplit du moins quant au mode d'accomplissement, s'expriment ainsi : «M. le professeur Stolz a donné de la diminution du col une explication beaucoup plus juste. Chez les primipares, les deux orifices se rapprochent l'un de l'autre ; le col s'aplatit verticalement et se renfle dans le sens transversal ; les deux orifices s'étant rapprochés, le col de ces femmes, par conséquent, est diminué de longueur et augmenté de volume. Nous ajouterons que dans ce nouvel état, la distension produite par l'œuf jointe à l'hypertrophie du segment inférieur, achève peu à peu l'effacement de la région vaginale. Mais l'œuf ne fait pas disparaître le col en s'engageant dans sa cavité, comme on l'a dit et comme on le répète encore aujourd'hui. En d'autres termes, le col s'efface à la fin de la grossesse comme conséquence de son ramollissement et du développement du segment inférieur de l'utérus ; la pénétration de l'œuf dans sa cavité n'est qu'un phénomène secondaire. La cavité du col ne disparaît pas ; le col lui-même ne s'efface pas, en vertu de l'engagement de l'œuf ; c'est, au contraire, par suite du développement du segment inférieur de la matrice, entraînant comme résultat la réunion de la cavité du col à celle du corps et l'effacement du col lui-même, etc... »

Je dirai d'abord que cette manière de considérer les choses n'est pas celle de M. Stolz. Pour lui, le col subit deux modifications : par la première, il se raccourcit, le diamètre vertical diminue par le rapprochement des deux orifices qui restent fermés, et le diamètre transversal augmente comme conséquence du même rapprochement des orifices. La deuxième modification est l'effacement ; alors l'interne, dit-il, s'entr'ouvre le premier, ce qui ne me paraît arriver que dans la dernière quinzaine du neuvième mois. La disparition de ce qui reste du col se fait beaucoup plus vite, et bientôt on ne sent plus la moindre saillie. Cependant l'orifice externe est encore fermé. C'est ainsi que lorsque le fond et le corps de la matrice ont fourni tout ce qu'ils pouvaient au développement de l'organe, le tour est venu au col, qui étant déjà ramolli, de disparaître peu à peu, de se fondre, à la fin de la gestation, dans le segment inférieur de l'utérus. Pour moi, j'ai complétement adopté la théorie de M. Stolz, telle qu'il l'a écrite, et je considère que l'effacement du col se produit de haut en bas, graduellement, jusqu'à ce que sa cavité se soit entièrement ajoutée à la cavité du corps. La comparaison de M. Velpeau est excellente pour faire comprendre ce qui se produit en pareil cas, si on la reporte aux derniers temps de la grossesse. Le col utérin est en effet muni d'un appareil musculaire composé de fibres circulaires qui règnent dans toute sa longueur. Ces fibres sont plus nombreuses et plus résistantes au niveau de l'orifice interne et douées d'une grande force de rétractilité. Lorsque l'anneau interne a été envahi par le ramollissement physiologique, il s'entr'ouvre, cédant à la pression exercée par l'œuf qui lui-même est comprimé par les fibres longitudinales de la matrice; mais après les fibres musculaires de l'anneau interne, il s'en trouve d'autres qui résistent à leur tour et qui, vaincues par de nouveaux efforts, c'est-à-dire par de nouvelles contractions, le plus souvent indolores, cèdent à leur tour; et ainsi de suite jusqu'à ce qu'il ne reste plus que l'orifice externe, qui prend dès lors le nom d'orifice de dilatation.

Je fonde cette manière de voir sur une étude attentive du phénomène : si l'on suit avec soin, et depuis le début, l'effacement du col chez une primipare, on remarque que l'orifice externe reste presque toujours fermé jusqu'à la fin, admettant à peine la pulpe du doigt. De plus on voit le col diminuer peu à peu de longueur sans s'élargir sensiblement, comme cela devrait être suivant la théorie que je vous ai citée tout à l'heure. Enfin, lorsque le phénomène de l'effacement est entièrement accompli, l'orifice de dilatation est le plus souvent extrêmement mince, ce qui n'existerait pas si en réalité les deux orifices se confondaient en un seul.

Chez les multipares il est encore peut-être plus facile de vérifier mon assertion. En effet, on trouve presque toujours à la fin de la grossesse le col perméable au doigt jusqu'à l'orifice interne, qui est complétement fermé ; or si l'on suit le travail d'effacement, on verra cet orifice s'entr'ouvrir et permettre d'atteindre les membranes sans que le col ait sensiblement diminué de longueur. C'est alors que peu à peu on sent le col diminuer de longueur, les fibres musculaires cédant petit à petit sous l'action des contractions des fibres longitudinales de la matrice et de l'impulsion communiquée à l'œuf. Enfin lorsque l'on suit l'effacement du col chez une femme qui a un vice de conformation du bassin, alors que la partie fœtale est retenue au-dessus du détroit supérieur, on voit le phénomène s'accomplir comme je vous l'ai indiqué, toujours sous l'influence des contractions et de la pression de l'œuf; mais que l'on vienne à rompre les membranes, immédiatement le col qui n'existait plus, qui était entièrement effacé, qui n'était plus représenté que par l'orifice externe, reprend sa forme, non plus absolument comme avant le travail, mais présentant encore une certaine longueur et deux orifices bien distincts, une sorte de cylindre se détachant de la partie inférieure de la matrice.

Je m'arrête, messieurs, et j'espère vous avoir fait comprendre la marche du ramollissement et le mécanisme du raccourcissement ou effacement du col. Pour résumer en deux mots ce qui précède, je vous rappellerai que le ramollissement, qui commence avec les premières semaines de la grossesse, envahit progressivement le col de bas en haut et ne se termine que dans le courant du neuvième mois, lorsque le pourtour de l'orifice interne participe à cette modification. L'effacement au contraire, qui ne commence qu'avec le travail apparent ou quelques jours avant, se fait de haut en bas, jusqu'à ce que la cavité du col se soit confondue avec celle du corps et que l'orifice externe reste seul entre la cavité utérine et la cavité vaginale.

Forme, direction et situation du col. — Les modifications dont je viens de vous parler influent encore sur la forme, la direction et la situation du col. Quand, au début de cette leçon, je vous ai rappelé les divers aspects que le col présente suivant que la femme est multipare ou primipare, je vous ai fait pressentir que la grossesse lui imprimait des caractères particuliers. Dans une autre leçon sur le toucher vaginal, je vous ai dit ce qu'il fallait penser de ces déchiquetures que l'on rencontrait sur l'orifice externe du col, et je vous ai enseigné qu'on ne pouvait pas toujours conclure du plus ou moins grand nombre de cicatrices au plus ou moins grand nombre d'accouchements antérieurs. Nous verrons comment les choses se passent quand nous traiterons de l'accouchement naturel, et pourquoi ces petites éraillures de l'anneau cervical externe se produisent presque fatalement. Pour le moment, nous allons examiner comment le développement de l'utérus et son élévation dans la cavité abdominale entraînent simultanément un changement de situation et de direction pour le col.

Dans les premières semaines de la grossesse l'utérus augmente de volume et de poids; il supporte les anses intestinales qui s'appuient sur son bord supérieur, et il doit résister à la pression qu'exercent les intestins pour se développer et franchir le détroit abdominal. Aussi est-il incontestable que dans les premiers temps le col est situé plus bas dans l'excavation, et par conséquent plus facile à atteindre qu'avant l'état de gestation. Cependant, il faut tenir compte de nombreuses dispositions individuelles, et pour affirmer le fait que je vous signale il faut avoir examiné la femme avant la conception, puis quelques semaines après.

A la fin de la grossesse, au contraire, l'utérus étant surtout développé au-dessus du détroit supérieur et ne s'engageant dans la cavité pelvienne que dans une proportion minime, le col est forcément attiré en haut et plus difficile à atteindre. Toutefois, cette disposition ne persiste pas jusqu'à la fin et dans le courant du neuvième mois, et même avant, lorsque la tête fœtale s'est engagée dans l'excavation, elle entraîne avec elle le segment inférieur de l'utérus dont elle est coiffée.

Je ne parle que des primipares, car pour celles qui ont déjà eu des enfants il est difficile d'établir une règle générale ; en effet, outre les dispositions individuelles, cette dernière circonstance entraîne des modifications particulières dans les organes, dont il faut tenir compte. Si les parois vaginales sont plus flasques, si les ligaments sont plus lâches, l'utérus s'abaissera nécessairement davantage dans l'excavation ; si au contraire le vagin et les ligaments utérins ont conservé leurs propriétés normales, l'abaissement du col dans les premiers mois de la grossesse sera fort peu sensible.

Nous avons dit que l'utérus gravide s'inclinait presque toujours du côté droit, aussi remarque-t-on que le col se trouve généralement un peu dévié à gauche dans l'excavation. Si l'axe vertical de la matrice reste à peu près sur la ligne médiane, le col ne subit pas de déviation ; il s'incline à droite au contraire quand le fond s'est porté à gauche. Cette situation variable du col est une conséquence naturelle de l'inclinaison du fond de la matrice. Je vous ai également fait observer que le développement des différentes parties de l'utérus ne se faisait pas aux mêmes époques et dans les mêmes proportions. Ainsi tant que le fond de la matrice augmente à peu près seul le col conserve sa situation dans l'axe de l'organe. Mais lorsque le segment inférieur participe sensiblement à l'ampliation utérine, le col ne conserve plus cette position, et comme la partie antérieure du segment inférieur de la matrice se développe dans une proportion plus considérable, l'axe de l'organe change de direction et son extrémité inférieure vient tomber en avant du col. Aussi dans les derniers temps de la grossesse le col est-il généralement en arrière, et quelquefois situé tellement loin, qu'on a beaucoup de difficulté à l'atteindre.

En résumé, le col utérin s'abaisse légèrement dans les premiers temps de la grossesse, mais conserve sa situation par rapport au reste de l'organe. Dans les derniers temps, au contraire, il s'élève et se trouve porté en arrière et à gauche, par suite de l'inclinaison de l'organe vers le côté droit et de l'inégal développement de ses parois.

Sous l'influence du ramollissement, la forme du col subit également quelques changements. Ainsi l'orifice au lieu de rester elliptique s'arrondit, et ses bords se boursouflent légèrement, de telle sorte que l'ouverture se dessine mieux et est plus facile à constater, les lèvres étant plus accusées. Cet orifice reste généralement fermé jusqu'à la fin de la grossesse chez la femme primipare, mais cependant chez quelques-unes il s'entr'ouvre et permet l'introduction d'une faible partie du doigt. Mais ces exceptions sont plus rares qu'on ne le croit généralement. Chez la femme multipare, grâce au ramollissement, le col se laisse pénétrer plus facilement jusqu'à l'orifice interne, qui seul reste fermé jusqu'au neuvième mois. Enfin chez celles qui ont eu de nombreux enfants l'observateur peut aller jusque sur les membranes, dans les dernières semaines de la grossesse. Cependant l'orifice interne, dans ce cas même, est encore reconnaissable à la résistance de ses fibres circulaires. Ce sont là, messieurs, des règles générales, mais elles sont susceptibles d'exceptions nombreuses. Ainsi, chez les femmes primipares, il est habituel de trouver l'orifice externe fermé jusqu'à la fin de la grossesse ; toutefois, dans quelques cas, le col permet l'introduction du doigt, et j'ai pu remarquer plusieurs fois une disposition que je tiens à vous signaler : dans le dernier mois de la grossesse, après avoir rencontré sur la surface arrondie que forme la tête fœtale recouverte par l'utérus, un petit bourrelet mou et un orifice, si l'on introduit le doigt dans ce dernier on sent d'abord la résistance des fibres circulaires de l'orifice externe, résistance qui s'exerce par quelques fibres seulement, ce que l'on ne trouve jamais chez une multipare. En outre, si l'on pousse le doigt plus profondément, on parcourt la cavité du col encore très-long, mais qui semble appliqué latéralement contre la tête fœtale, et l'on arrive à l'orifice interne qui est fermé. Je ne saurais mieux comparer cette sensation qu'à celle qu'on éprouverait si l'on introduisait le doigt indicateur dans un doigt de gant collé sur la partie de l'enfant qui se présente.

En terminant, messieurs, je vais vous indiquer quelques chiffres qui vous donneront la mesure de quelques modifications importantes que la grossesse imprime à l'utérus.

Le poids moyen de la matrice à l'état de vacuité est de 40 à 60 grammes environ. Au terme de la grossesse, après l'expulsion de l'enfant, l'utérus sans ses annexes pèse environ de 6 à 800 grammes.

La capacité de la matrice, chez une femme nullipare, est de 2 à 3 centimètres cubes. Cette capacité, au terme de la grossesse, serait suivant Simpson de 6 à 8 litres.

HUITIÈME LEÇON

DE LA GROSSESSE

Modifications imprimées par la grossesse à la structure de l'utérus.
Du péritoine.

Couche musculaire. — Dimensions de ses éléments. — Description de madame Boivin.
— De M. Deville. — De M. Hélie de Nantes.
Considérations physiologiques.

MESSIEURS,

J'arrive maintenant aux modifications que la grossesse imprime à la structure de l'utérus et aux annexes de cet organe. Je ne m'arrêterai pas longtemps sur ce sujet, qui est plus théorique que pratique, et dont il me serait impossible de vous montrer sur des pièces anatomiques les points intéressants. Je renverrai donc ceux d'entre vous qui désireraient avoir des notions plus complètes, aux traités d'histologie de Kölliker, aux travaux de M. le professeur Robin, aux divers et fort nombreux mémoires qui ont été publiés sur ce sujet, parmi lesquels je citerai de préférence ceux de madame Boivin, de Deville et d'Hélie de Nantes. Ce sera en effet à ces principaux auteurs que j'emprunterai les détails complémentaires que je vais vous exposer aujourd'hui.

Vous savez, messieurs, qu'à l'état de vacuité l'utérus est constitué essentiellement: 1° par une couche séreuse, le péritoine, qui le recouvre à l'extérieur; 2° par une couche de fibres musculaires, au milieu desquelles rampent les artères et les veines de l'organe; et 3° par une membrane muqueuse qui tapisse toute sa cavité. Nous allons étudier successivement ces trois couches et les modifications que la grossesse imprime à chacune d'elles.

1° LE PÉRITOINE. — Le péritoine, après avoir recouvert la face postérieure de la vessie, se réfléchit en arrière et tapisse les trois quarts environ de la face antérieure de l'utérus, le fond et toute la face postérieure de cet organe, descendant même sur la partie supérieure de la paroi postérieure du vagin, puis se recourbe une deuxième fois pour remonter sur le rectum.

Cette membrane séreuse constitue de chaque côté de la matrice deux replis importants, les ligaments larges, qui contiennent dans leur dédoublement l'ovaire et son ligament, la trompe et les ligaments ronds. En avant, entre l'utérus et la vessie, le péritoine envoie deux petits replis falciformes que l'on nomme ligaments antérieurs ou vésico-utérins, et en arrière deux autres replis analogues situés entre l'utérus et le rectum et qu'on appelle recto-utérins. Le péritoine adhère d'une manière intime au tissu musculaire sous-jacent, et cela non-seulement sur la ligne médiane, ainsi que la chose a été constatée depuis longtemps, mais encore sur les côtés où l'on avait cru que la membrane séreuse pouvait facilement glisser, grâce au tissu cellulaire placé entre les deux feuillets du ligament large. Aujourd'hui, depuis les travaux de M. Rouget de Montpellier, cette théorie n'est plus admissible. Il est impossible d'enlever un lambeau du péritoine sans entraîner en même temps un fragment du tissu musculaire; que ce soit sur le milieu de la matrice ou sur les côtés ; les ligaments larges contiennent deux lames extrêmement minces de fibres musculaires émanant de l'utérus comme pour les ligaments ronds et les ligaments de l'ovaire, et allant se perdre sur les parois de l'excavation. Ces deux lames musculaires sont recouvertes par le péritoine qui leur adhère intimement. Pendant la grossesse cette membrane conserve avec la matrice les mêmes rapports et participe à l'hypertrophie générale de l'organe. Pour pouvoir continuer à tapisser l'utérus dont le volume augmente chaque jour et qui arriv à prendre les dimensions que vous savez, le péritoine subit deux ordres de phénomènes : d'abord un dédoublement, un déplissement des replis antérieur, postérieur et des ligaments larges; la membrane séreuse glisse avec la couche sous-jacente et donne ainsi une plus grande étendue à la portion qui doit recouvrir la matrice. Mais ce déplissement a une limite qu'il ne peut dépasser et qui est produite par l'insertion des trompes et du ligament de l'ovaire à l'utérus ; en ces points le péritoine est en quelque sorte fixé aux parties qu'il recouvre et ne peut obéir par le glissement à la traction qu'opère la matrice gravide sur la membrane séreuse ; aussi peut-on observer quelquefois sur la surface péritonéale des éraillures, des cicatrices dans le voisinage des trompes, des cordons suspubiens et des ligaments des

ovaires. Ce phénomène a été particulièrement signalé par M. Jacquemier.

Sur le fond de la matrice et sur le milieu des faces antérieure et
postérieure, le mécanisme que je viens de vous indiquer ne saurait
être invoqué. Le péritoine participe évidemment à l'hypertrophie générale par l'adjonction d'éléments anatomiques nouveaux. Car il est à
remarquer que loin d'être aminci par l'accroissement de l'utérus il
conserve son épaisseur, qui est même quelquefois augmentée.

M. Dubois a de plus signalé la moindre densité du tissu sous-péri-
tonéal, la séreuse pouvant alors être plissée par le doigt ou le scalpel,
ce qui constitue une petite difficulté dans l'opération césarienne.

2° COUCHE MUSCULAIRE. — Le tissu propre de l'utérus à l'état de vacuité présente une coloration rosée dans la partie qui répond au corps
de l'organe. Cette teinte est due à de fins vaisseaux capillaires visibles
à la loupe. Dans le col, au contraire, le tissu musculaire présente une
teinte d'un gris perlé tirant sur le bleu ou sur le bleu gris, ce qui est
dû au peu de vascularité de cette partie comparativement à celle du
corps; vers les lèvres du col elle reprend une teinte rosée couleur de
chair plus ou moins vive; il y a du reste beaucoup de variétés, suivant
l'âge, les individus et l'état physiologique de l'utérus. Sa densité et sa
consistance sont très-considérables, il crie sous le scalpel comme une
tumeur fibreuse. Essentiellement constitué de fibres musculaires, ces
dernières sont tellement serrées et intriquées qu'il est impossible de
leur assigner une direction. « Les éléments des fibres musculaires de
l'utérus, dit Kölliker, sont tous des fibres cellules fusiformes, courtes
de $0^{mm},05$ à $0^{mm},07$ de longueur, à noyau ovalaire; comme ils sont unis
entre eux par une quantité de tissu conjonctif embryonnaire et à noyaux
analogue à celui qui forme le stroma de l'ovaire, il en résulte qu'ils
sont très-difficiles à isoler. »

N'allez pas croire d'après ces quelques mots que les auteurs aient
toujours été d'accord sur la nature véritable du tissu utérin. De longues
discussions scientifiques se sont élevées à ce sujet, et il fallut en réalité
le concours du microscope pour résoudre définitivement ce problème.
La grossesse, en produisant l'hypertrophie des éléments que je viens
de vous énumérer, permet de se rendre compte de la direction des fibres musculaires, qui hors l'état gravide sont tellement petites et intriquées qu'il est impossible de les diviser par couches. Du reste, en
plus des éléments qui composent le tissu musculaire de la matrice à

l'état de vacuité, il y a pendant la grossesse une genèse d'éléments nouveaux. Voici comment Kölliker décrit ce phénomène : « Le mécanisme de ces modifications, au point de vue histologique, est resté pour ainsi dire complétement inconnu jusqu'à ces derniers temps; aujourd'hui il peut être assez bien expliqué quant aux points principaux. Les plus grands changements ont lieu dans la tunique musculaire. C'est elle qui subit l'augmentation de volume d'où dépend principalement l'accroissement de l'utérus. Deux phénomènes concourent à produire cette augmentation : l'accroissement de volume des éléments musculeux déjà existants, et la formation d'éléments musculeux nouveaux. Le premier est si considérable que les fibres cellules contractiles, au lieu de $0^{mm},05$ à $0^{mm},07$ de longueur et de $0^{mm},005$ de largeur qu'elles présentent habituellement, mesurent au cinquième mois $0^{mm},14$ à $0^{mm},27$ dans le sens de la longueur et $0^{mm},0055$ à $0^{mm},014$ et même $0^{mm},02$ dans le sens de la largeur. De sorte qu'elles deviennent environ sept à onze fois plus longues et deux à sept fois plus larges.

« La production de nouvelles fibres musculaires s'observe surtout pendant la première moitié de la grossesse et dans les couches internes de la tunique musculeuse ; on trouve là une multitude de jeunes cellules de $0^{mm},02$ à $0^{mm},04$ de diamètre, présentant toutes les formes transitoires aux fibres cellules de $0^{mm},05$ à $0^{mm},07$ de longueur; rien de semblable ne se remarque dans les couches extérieures. Cette génération de fibres cellules paraît s'arrêter au sixième mois ; du moins n'ai-je trouvé dans l'utérus, pendant la vingt-sixième semaine de la grossesse, que des fibres cellules énormes, sans aucune trace des formes antécédentes. A cet accroissement des fibres musculaires correspond celui du tissu conjonctif qui les unit entre elles. Vers la fin de la grossesse ce dernier présente des fibrilles parfaitement distinctes. » Ce simple exposé suffit pour vous faire comprendre comment les parois de la matrice ne s'amincissent pas et ne sont pas simplement distendues pendant la gestation, surtout si vous voulez bien ne pas oublier que les nombreux vaisseaux qui parcourent cet organe participent à l'augmentation générale, puisqu'ils acquièrent un calibre en rapport avec la grande quantité de sang qui est amené au placenta et qui retourne ensuite dans la circulation générale. Aussi la masse de l'utérus, par suite de toutes ces modifications, devient-elle vingt-quatre fois plus considérable qu'à l'état de vacuité.

Mais la partie la plus intéressante est sans contredit l'étude des dif-

férentes couches de fibres musculaires que, grâce à l'hypertrophie générale, on a pu isoler et dont on a pu déterminer l'action dans l'acte
physiologique de l'accouchement. Ne croyez pas, messieurs, qu'il soit
très-facile avec le scalpel de mettre à nu ces couches musculaires et
d'étudier la direction de leurs fibres, il faut pour cela un certain apprentissage. J'ai plusieurs fois voulu me rendre compte de ces dispositions, et ce n'est qu'après quelques essais infructueux que j'ai pu arriver à un résultat à peu près analogue du reste à ce qu'avait indiqué
madame Boivin. Je vais en quelques mots vous donner un résumé des
travaux qui ont été accomplis à ce sujet.

Madame Boivin a consigné ses idées dans trois ouvrages spéciaux : 1° Dans son *Mémoire sur la structure de l'utérus*, présenté
à l'Académie de médecine en 1821 ; 2° dans son *Mémorial de l'art des
accouchements;* 3° dans son *Traité des maladies de l'utérus*, en colla-
boration avec Dugès. Le premier de ces ouvrages n'a pas été imprimé, mais les idées exprimées par l'illustre sage-femme ont été
reproduites dans les deux autres, et c'est de là que j'extrais les
fragments suivants: « On peut reconnaître, même sur un utérus vide,
mais un peu engorgé par la menstruation : 1° des fibres longitudinales
formant immédiatement sous le péritoine un ruban étendu longitudinalement en avant et en arrière sur la région médiane du viscère, de
son corps au moins; 2° des fibres obliques convergeant de toute la surface extérieure du corps de la matrice vers les cordons suspubiens, les
trompes et les ligaments des ovaires.

» Celles-ci peuvent être distinguées en plusieurs faisceaux larges et
plats d'après la direction de leurs fibres : sur le fond de l'organe un
faisceau de fibres transversales va de chaque côté se terminer à l'origine de la trompe utérine, sur laquelle il se continue en constituant la
couche extérieure ou longitudinale de ses fibres; une partie se porte
en arrière sur l'ovaire dont elle forme le ligament. Sur la face antérieure, deux faisceaux obliques, l'un descendant, l'autre presque transversal, se rendent aussi, de chaque côté, au ligament rond ou cordon
suspubien. Sur la face postérieure, au-dessous du faisceau décrit en
premier lieu, s'en trouve un fort large, à fibres obliques et ascendantes; il se divise en deux portions : l'une s'épanouit en ailerons en se
portant vers la base de l'ovaire, l'autre se contourne sur le côté pour
se réunir aux faisceaux antérieurs et composer ensemble le cordon
suspubien. On nomme ainsi un faisceau cylindroïde charnu et vasculaire
qui, soulevant le péritoine, se porte en avant, entre dans le canal ingui-

nal, et, après l'avoir parcouru comme le cordon spermatique chez l'homme, s'épanouit au-dessous de l'anneau inguinal externe dans le tissu cellulaire du pénil et peut-être se continue en partie, selon le dire de Meckel, avec quelques fascicules des muscles de l'abdomen.

» Nous devons annexer encore à ces assemblages de fibres, deux fascicules assez puissants qui, nés de la région médiane et postérieure du col, dans la substance duquel ils prennent racine, s'écartent, se portent en arrière en soulevant aussi le péritoine, et vont se fixer sur les bords latéraux de la région moyenne du sacrum, constituant les ligaments postérieurs de la matrice, ou cordons utéro-sacrés, cordons non moins propres que les suspubiens à conserver au viscère sa situation normale ; car si ces derniers empêchent le fond de se renverser en arrière, les premiers empêchent le col de se porter trop en avant dans le vagin, qui, comme nous le dirons plus bas, a une direction toute différente de celle de l'utérus. Telle est la disposition des fibres de la couche extérieure ou superficielle dans les parois de la matrice, disposition à peine soupçonnée avant que nous l'eussions démontrée par des préparations anatomiques et des figures exactes.

» Durant la grossesse, le ruban longitudinal médian écarte ses fibres, les rejette sur les côtés pour les confondre avec les obliques dont il semble n'être que la suite, le prolongement changeant seulement un peu sa direction à cause du retrait de tout l'organe condensé vers son centre.

» Dans un utérus de femme morte enceinte ou en couches, la macération rend la dissection du péritoine plus facile, et l'on reconnaît sans difficultés sur le viscère distendu convenablement, la direction des fibres extérieures qui convergent vers les trompes utérines, les ligaments des ovaires et les cordons suspubiens, et non exclusivement vers ces derniers comme l'a cru Rosemberger, et comme il l'a figuré dans des planches du reste fort exactes.

» Mais en outre, on distingue parfaitement alors la direction des faisceaux et des fibres de la couche profonde ou intérieure. En effet, bien que les fibres de cette couche s'assemblent, et se disjoignent fréquemment pour former ces fascicules onduleux et réticulés, si bien figurés dans le grand ouvrage de Hunter, l'ensemble de ces fascicules n'en est pas moins facile à suivre, et maintes fois, cet état de choses a été constaté par les deux auteurs du présent ouvrage. On peut alors s'assurer, avec Verheyen, que les fibres du col sont principalement transversales ou circulaires, à part quelques faisceaux irréguliers, reste des feuillets arbusculés qu'on y remarque dans l'état de vacuité ; on peut aussi reconnaître que le corps est envahi par des cercles concentriques formant deux larges cônes creux, dont l'orifice de chaque trompe marque le centre et le sommet, ainsi que l'avait parfaitement reconnu Weibrecht.

» Outre ces deux couches principales on pourrait, dans l'utérus d'une femme enceinte, reconnaître plusieurs plans superposés et dont les fibres entrecroiseraient en divers sens leurs directions respectives ; c'est ce qu'ont fort bien remarqué Rœderer, Loder, Meckel et autres ; mais ces plans secondaires se confondent trop intimement avec les deux principaux, et surtout avec celui que nous avons décrit sous le nom de couche extérieure, pour qu'on doive en tenir scrupuleusement compte dans la considération de la structure rationnelle de l'utérus.

» De tout cela semblerait devoir résulter effectivement une organisation bien compliquée, bien extraordinaire et pour ainsi dire sans analogue. Pour soulager l'imagination du lecteur, faisons-lui voir les objets sous un point de vue plus simple et plus rationnel. Pour cela, séparons un moment en idée le corps et le col de la matrice. Si celui-ci n'offre pas manifestement à son extérieur des fibres longitudinales, il en fait voir de très-évidemment transversales à l'intérieur. Quant au corps, partagez-le de nouveau idéalement en deux moitiés, en deux cornes *ad uterum ;* chacune de ces moitiés vous offre un cône sur lequel vous trouvez, de la manière la plus évidente, des fibres longitudinales ou convergentes à l'extérieur, des circulaires à l'intérieur ; or telle est justement la disposition des fibres dans les cornes utérines des mammifères ; là comme aux intestins, à l'œsophage, etc., etc..., vous retrouverez une couche de fibres longitudinales au dehors, une de fibres transversales au dedans ; l'analogie est donc parfaite, et cette structure, si singulière au premier abord, est ainsi ramenée à la règle universelle. »

M. Deville, en 1844, présenta à la Société de biologie un mémoire dont le but était de prouver que les fibres musculaires longitudinales se continuent avec les fibres musculaires transversales dans un même organe. C'est à ce sujet qu'il a abordé la structure musculaire de l'utérus dont il ne décrit du reste que les couches externe et interne.

Voici ce qui résulte de ses travaux : « Les fibres de l'utérus, d'abord essentiellement transversales, proviennent de trois sources, le ligament rond, la trompe de Fallope et l'ovaire, ainsi que des ailerons correspondants des ligaments larges, surtout de l'aileron postérieur et de l'antérieur.

» Vues sur la face externe de l'utérus, les fibres nées de cette triple origine se portent de ces points, comme d'un centre, sous forme de rayons transversaux qui couvrent tout l'utérus, ses faces antérieure, supérieure et postérieure.

» Arrivées près de la ligne médiane, ces fibres sont coupées perpendiculairement par un faisceau longitudinal qui occupe toujours la ligne médiane, naît en avant près de l'union du col avec le corps de l'utérus, remonte à peu près sur la ligne médiane, passe sur le fond de l'organe, et redescend sur la face postérieure où il se termine en bas de la même manière qu'il avait commencé en avant.

» Le fait le plus remarquable relatif à ce faisceau longitudinal, c'est son mode de formation qu'on peut voir avec la plus grande facilité sur un utérus quelconque de femme enceinte. Ce qui frappe tout d'abord, c'est que le faisceau longitudinal arrivé en avant et en arrière, ou à peu près de l'union du col de l'utérus avec le col, plus près en arrière qu'en avant, se recourbe en totalité, c'est-à-dire par moitié de chaque côté pour aller se continuer avec les fibres transversales. Ceci une fois bien constaté, on retrouve la même disposition sur toute la longueur du faisceau longitudinal. Partout ce faisceau reçoit des fibres transversales qui se recourbent irrégulièrement, les unes en bas, les autres en haut, pour devenir verticales et constituer ainsi le faisceau longitudinal médian. On comprend que ce recourbement s'effectuant plus ou moins près de la ligne médiane, il en résulte des sinuosités dans le faisceau longitudinal.

» D'après ceci il semble que le faisceau longitudinal médian doive augmenter de volume à mesure qu'il approche du fond de l'utérus. Il n'en est rien, parce qu'à mesure que ce faisceau reçoit des fibres transversales devenant verticales, il en part d'autres qui de verticales qu'elles étaient, se recourbent pour redevenir transversales. En un mot, il y a entre les deux ordres de fibres un échange continuel.

» En étudiant avec soin cet échange, je me suis aperçu bientôt qu'il n'était pas aussi irrégulier qu'on le croirait au premier abord. Sa régularité est même telle qu'elle nous permet presque d'arriver à comprendre un but final dans la formation du faisceau longitudinal par les fibres transversales.

» Lorsque l'utérus est fortement dilaté, volumineux, d'après madame Boivin, il n'y a plus de faisceau longitudinal; du moins, il est peu marqué ou très-oblique, et les fibres transversales se continuent d'un côté à l'autre. Dès que l'utérus a expulsé le produit qu'il contenait, il revient rapidement sur lui-même ; mais des fibres prises isolément, ne pouvant pas se raccourcir suffisamment, sont obligées de se replier pour ainsi dire dans leur partie médiane, et de constituer une branche d'X. C'est parce qu'elles se continuent d'un côté à l'autre, ou pour mieux dire parce qu'elles s'entrecroisent sur la ligne médiane, qu'elles prennent cette disposition. »

Madame Boivin a décrit à la face interne des fibres circulaires disposées d'une manière concentrique, autour de l'ouverture de la trompe. Deville nie l'exactitude de cette observation : « Il n'existe pas de fibres circulaires à la face interne de l'utérus, il n'y en a que l'apparence due à la même disposition, que nous avons vue à la face externe, à la continuité des fibres transversales et des fibres longitudinales.

» Lorsqu'on fend un utérus de femme morte, quelques jours après l'accouchement, on constate de la manière la plus positive que, sur les parties latérales de la face interne existent des fibres entièrement transversales, et que sur les faces antérieure et postérieure, les fibres sont coupées perpendiculairement par des fibres longitudinales absolument comme à la face externe ; seulement il y a entre ces deux faces cette différence, qu'au dehors le faisceau longitudinal médian est très-étroit, large de 2 centimètres au plus, tandis qu'en dedans il est très-large, occupant la presque totalité des faces antérieure et postérieure et du fond de l'utérus, s'étendant de chaque côté jusqu'au voisinage de l'orifice de la trompe.

» Dans toute sa hauteur, ce faisceau longitudinal, si étalé, se continue avec les fibres transversales, dont je n'ai pas encore bien pu déterminer l'origine, toujours de la même manière qu'à la face externe, de là l'apparence bien grossière au reste de fibres circulaires. Le faisceau longitudinal interne est très-probablement disposé comme l'externe, c'est-à-dire qu'il résulte de la réunion de groupes nombreux de faisceaux, constituant la partie verticale des branches d'X, que forment les fibres en s'entrecroisant. La preuve, c'est qu'ici encore les fibres transversales, en arrivant au faisceau longitudinal, se recourbent les unes en haut, les autres en bas, pour devenir les unes et les autres verticales. »

J'arrive enfin au mémoire le plus important publié sur le même sujet, celui de *M. Hélie* (de Nantes). L'étendue de ce travail ne me permet pas de vous le communiquer *in extenso*, mais je crois devoir vous faire connaître le résumé que l'auteur en donne lui-même, à la fin de son travail.

« Il ne faut pas s'attendre à trouver aux fibres musculaires de l'utérus une disposition invariable. Mais on peut toujours les rattacher à un type général ; les variétés qu'elles présentent ne sont que partielles et secondaires ; au milieu de ces variétés, d'ailleurs peu nombreuses, la disposition que nous présentons comme type est toujours facile à reconnaître. Ce type général sera la formule de la texture musculaire de l'utérus que M. Sappey déclare manquer jusqu'ici.

» On peut rapporter à trois couches le tissu musculaire de l'utérus : une couche externe, une couche moyenne, et une interne, qui, malgré leur union intime, sont toujours bien distinctes par la direction différente et bien caractérisée de leurs fibres.

» Il est plus facile de comprendre la couche externe, en commençant son examen à la surface postérieure de l'utérus.

» Là on voit naître, au niveau de l'union du corps et du col, un faisceau longitudinal médian, dont l'origine est due à des fibres transversales qui se recourbent et remontent pour le constituer. Dans son trajet ascendant derrière l'utérus, il se renforce de fibres semblables qui s'ajoutent à ses bords, et de fibres nouvelles, qui commencent dans l'écartement de ses fibres primitives, puis il se recourbe sur le fond de l'utérus, et descend sur sa face antérieure. De sa courbure sur le fond de l'utérus, il a reçu le nom de faisceau *ansiforme*. Lorsque ce faisceau dans son trajet ascendant est parvenu près du fond de l'utérus, tantôt ses fibres, jusque-là presque parallèles, s'écartent en formant une sorte de gerbe, tantôt une partie de ses fibres croise, en passant d'un côté à l'autre, la ligne médiane. Toujours les fibres latérales du faisceau se dispersent vers les angles utérins, en se mêlant aux fibres transversales du fond. Les fibres moyennes descendent seules sur la face antérieure ; là, les unes se relèvent sur les côtés en forme de draperies, et vont se continuer avec des fibres émanées des ligaments ronds ; les autres, réduites à un étroit faisceau médian, descendent jusque vers l'union du corps et du col, puis se recourbent en dehors pour redevenir transversales.

» Le faisceau ansiforme est rarement borné à ce plan superficiel à la surface postérieure de l'utérus ; il offre un autre plan plus profond, séparé du premier par une couche mince de fibres transversales. Ces deux plans, identiques quant à leur origine, se réunissent toujours en

un seul sur le fond de l'utérus ; un *seul* plan, beaucoup plus mince
que les deux plans postérieurs, descend devant cet organe.

» Le faisceau ansiforme quelquefois voilé en arrière, dans une grande
partie ou dans la totalité de son trajet, par des fibres transversales,
couvre, au contraire, dans d'autres cas, de ses fibres étalées, la face
postérieure et tout le fond de l'utérus, et voile les fibres transversales.
Au milieu de ces variétés, ce faisceau est toujours bien caractérisé.
Sa forme la plus commune derrière l'utérus est celle d'une gerbe,
avec des entrecroisements médians peu nombreux. M. Deville a exagéré ces croisements, dont il a fait le caractère de ce faisceau longitudinal médian.

» Dans la couche externe, les fibres, que d'un nom commun j'appelle
transversales, prédominent considérablement sur les fibres longitudinales et forment presque toute son épaisseur. Directement transversales dans la moitié inférieure du corps, plus haut obliquement
ascendantes vers le sangles, et formant sur le fond de grands arcs trans-
verses, elles se dirigent toutes de la ligne médiane vers les bords. Vers
la ligne médiane, quelques-unes se continuent, en se recourbant dans
le faisceau ansiforme, sur l'une et l'autre face de l'utérus ; d'autres, en
arrière, le recouvrent d'une couche mince de hauteur variable ; toutes
les autres passent sur ce faisceau, et se continuent d'un côté à l'autre,
en subissant fréquemment un léger entrecroisement médian.

» En dehors des émanations superficielles, ces fibres transversales se
prolongent dans les ligaments larges, sur les trompes et dans les ligaments ronds et ovariques. Dans le ligament large, elles forment une
doublure très-mince à chacun de ses feuillets séreux, et des gaînes aux
vaisseaux artériels et veineux ; sur la trompe, une enveloppe de fibres
longitudinales, que l'on peut suivre jusqu'au pavillon, qu'elles attachent à l'ovaire. Ces émanations, enfin, forment les ligaments ronds et
ovariques, dans lesquels se prolongent aussi des fibres des plans plus
profonds de l'utérus.

» Sous ces expansions superficielles, les fibres transversales, arrivées
aux bords latéraux, se recourbent en anses et passent d'une face de
l'utérus à l'autre, sans rester dans le même plan. Superficielles en
avant, elles deviennent profondes en arrière, et réciproquement. Dans
leur trajet sur les bords de l'utérus, elles rencontrent les artères et
les veines, qu'elles entourent d'anneaux contractiles.

» Les fibres transversales du fond de l'utérus descendent en convergeant vers les angles, forment des anneaux semblables autour des

vaisseaux sanguins, nombreux en cette région, et plus bas vont, en se recourbant, se réunir aux fibres transversales du corps. Dans ce trajet descendant, elles se croisent souvent d'avant en arrière.

» Dans le col, les fibres sont généralement transversales, cependant un peu obliques en bas et en dedans et souvent entrecroisées. Sur la ligne médiane, elles envoient des expansions en dehors dans les ligaments larges, en arrière dans les ligaments utéro-sacrés, quelquefois en avant dans les ligaments utéro-vésicaux.

» La couche musculaire interne présente moins de variétés que la couche externe. Elle est essentiellement formée de fibres transversales depuis l'orifice interne du col jusqu'un peu au-dessous du niveau des ouvertures des trompes. Toutefois, sur le milieu de chacune des parois antérieure et postérieure, est un large et épais faisceau de fibres ascendantes, faisceau de forme triangulaire, dont la base s'étend de l'un à l'autre orifice tubaire, et dont le sommet descend près de l'orifice interne du col.

» Ce faisceau doit son origine, en bas à des fibres transversales qui, en se recourbant, s'accolent à l'un de ses bords, remontent obliquement dans le faisceau et émergent plus haut de son bord opposé, décrivant ainsi un trajet spiroïde sur chaque paroi de la cavité utérine. Il est à remarquer que c'est au bord gauche du faisceau postérieur que s'ajoutent successivement les fibres d'origine, et qu'elles émergent plus haut de son bord droit, tandis que le faisceau antérieur reçoit les fibres d'origine à son bord droit, et qu'elles émergent en haut de son bord gauche.

» Les fibres des faisceaux triangulaires décrivent ainsi un trajet inverse sur les deux parois et croisent en sens opposé la ligne médiane. Ces faisceaux ne sont point analogues, comme le dit M. Deville, au faisceau ansiforme de la couche externe. Tout au plus pourrait-on dire que chacun d'eux en représente la moitié, et seulement encore quant au croisement médian. A cette direction générale des fibres du faisceau triangulaire, ne font exception que les fibres peu nombreuses qui forment sa base, et qui, par une pointe aiguë, vont plonger dans l'un et l'autre orifice tubaire.

» Sur les bords de la cavité utérine et sur chaque paroi en dehors du faisceau triangulaire, les fibres ont une direction transversale; elles sont assez régulièrement annulaires. Quelques-unes toutefois, en approchant du faisceau triangulaire, se recourbent pour concourir à sa formation, ou se continuer avec les fibres qui en émergent; les autres, bien plus nombreuses, passent sous lui continuant leur trajet circulaire.

» A l'orifice interne du col est un faisceau annulaire très-ferme et toujours un peu saillant.

» Les orifices des trompes sont entourés de faisceaux annulaires régulièrement croissants de l'ouverture étroite de la trompe à l'évasement de l'infundibulum ; les deux groupes de ces faisceaux s'adossent sur le milieu de chacune des parois antérieure et postérieure, en entrecroisant leurs plus grands anneaux, entrecroisement médian, constant et considérable qui avait échappé à M. Deville.

» Ces grands anneaux des infundibulum forment par leur moitié supérieure des arcs antéro-postérieurs qui constituent la voûte de la cavité utérine ; par leur moitié inférieure, ils commencent la série des fibres transversales circulaires. De leur entrecroisement médian résulte que tel de leurs faisceaux appartient, en haut, au côté droit de la voûte ; en bas, aux fibres transversales du côté gauche du corps, et réciproquement.

» Dans le col, sur le milieu de chaque paroi, est le faisceau musculaire ramifié de l'arbre de vie, dont le tronc descend jusqu'à l'orifice externe et dont les branches, se déversant latéralement, forment une série d'arcades sur les bords de la cavité du col. Plus profondément les fibres de la couche interne deviennent annulaires ; à l'orifice externe, les fibres sont circulaires et entrelacées entre elles.

» Dans la région de la cavité utérine où était implanté le placenta, la disposition régulière de la couche musculaire interne est toujours dérangée par le passage des sinus utérins qui en écartent les fibres.

» La couche musculaire moyenne reçoit et renferme les sinus utérins, d'où le nom de couche vasculaire que lui ont donné les anatomistes.

» Fort distincte des deux autres couches, auxquelles elle est d'ailleurs intimement unie, elle est formée presque entièrement de séries d'anneaux musculaires, dont la texture si remarquable et si évidente n'avait point été jusqu'ici décrite. Ces anneaux, par leur succession, constituent des canaux, qui contiennent les veines utérines, véritables parois de ces vaisseaux qui sont réduits, dans l'utérus, à leur mince membrane interne.

» La texture de la couche musculaire moyenne est la même dans tout le corps de l'utérus ; elle se manifeste surtout dans la région qui répond à l'insertion du placenta, là où les sinus sont bien plus développés. Cette couche moyenne n'est pas distincte dans le col utérin.

» Sur les bords de l'utérus, la couche musculaire externe, traversée par les artères qui arrivent à cet organe, et par les grosses veines qui en émergent, forme à ces deux ordres de vaisseaux des canaux constitués par des fibres annulaires, comme les canaux de la couche moyenne du tissu musculaire. »

Telles sont, messieurs, les dispositions anatomiques que présente la couche musculaire de l'utérus gravide. Avant d'étudier la muqueuse et les changements qui sont apportés dans sa constitution par la gestation, je crois utile d'entrer avec vous dans quelques considérations physiologiques, dont nous retrouverons l'application en étudiant les phénomènes vitaux de l'accouchement, mais qui ont leur place régulière après l'exposé que je viens de vous faire.

C'est encore le mémoire de M. Hélie (de Nantes) que je mets à contribution pour cette seconde partie. Il était naturel, en effet, qu'après avoir si bien décrit la structure musculaire de l'utérus, cet auteur ait voulu en déduire les fonctions.

Considérations physiologiques. — « L'utérus dans l'accouchement, pendant chacune des contractions intermittentes que l'on désigne sous le nom de douleurs, se resserre à la fois dans toute son étendue. Le col se contracte en même temps que le corps ; on le constate par le toucher et l'exploration simultanée de l'abdomen. Cette contraction énergique resserre la cavité, et presse dans tous les sens, mais surtout de haut en bas, le corps de l'enfant qu'elle renferme. L'anneau de l'orifice externe du col cède à la distension que lui impriment les efforts réitérés ; il s'étend ou se déchire.

» La disposition des fibres musculaires utérines nous montrera comment elles associent leur action dans un effort commun.

» Le faisceau ansiforme et les fibres transversales de la couche externe, courbés en arc sur le fond de l'utérus, les fibres de la couche interne dont les arcs antéro-postérieurs forment la voûte de la cavité, toutes ces fibres qui constituent le fond de l'utérus descendent dans l'épaisseur de ses parois. Leur contraction simultanée doit nécessairement resserrer et abaisser le fond de l'organe.

» Le fond de l'utérus en est la partie la plus puissante. C'est là que les parois ont le plus d'épaisseur. Le corps contenu dans sa cavité sera poussé énergiquement en bas, sur le col, dont l'anneau ne peut opposer qu'une faible résistance.

» Les fibres transversales courbées en anneaux autour de l'utérus, dans ses deux couches externe et interne, depuis les angles supérieurs jusqu'au col, resserrent la cavité. Leur contraction, combinée avec celle des fibres de la voûte, doit concourir à l'expulsion du produit.

» Il n'existe pas de fibres longitudinales qui viennent tirer en haut l'anneau du col et le dilater, en même temps que la tête de l'enfant, poussée par le resserrement de la cavité, tend à s'y engager. La résistance de l'anneau est vaincue par une force supérieure, au moment même où il se contracte avec toutes les fibres utérines.

» L'entrecroisement des fibres sur la ligne médiane, la direction différente des fibres dans les plans superposés, les croisements fréquents des fibres d'un même plan augmentent la résistance des parois, et peuvent expliquer la rareté de leur rupture pendant leurs violentes contractions, luttant contre un obstacle insurmontable, tel que l'impossibilité du passage du fœtus, à travers un bassin rétréci.

» Je me borne à ces indications sommaires.

» J'ai décrit les canaux que forment aux sinus utérins les fibres de la couche musculaire moyenne, et j'ai dit que ces canaux semblent destinés à prévenir ou à arrêter par leur contraction les hémorrhagies à la suite du décollement du placenta. Je reviens sur ce point. Ces hémorrhagies sont essentiellement veineuses. Les énormes veines béantes à la surface interne de l'utérus après la séparation du placenta en sont la source évidente. Les branches artérielles, déchirées en même temps que les veines, sont trop petites pour fournir seules les flots de sang qui s'échappent, quelquefois en peu d'instants, des parois de l'utérus en état d'inertie.

» Les sinus utérins, canaux veineux sans valvules, communiquent tous ensemble. Le sang qui circule dans ces larges canaux peut s'écouler en totalité par les orifices de quelques sinus déchirés. C'est la masse du sang apporté à l'utérus par les artères utérines et ovariques. De plus le sang veineux peut refluer de la veine cave dans les veines ovariques, et des veines hypogastriques dans les veines utérines. Les veines utérines et ovariques si développées pendant la grossesse sont dépourvues de valvules. Les sinus utérins versent à la fois par leurs ouvertures béantes le sang que les artères apportent à l'utérus, et le sang qui des grosses veines centrales reflue dans leur cavité, par un mouvement rétrograde.

» Ce n'est qu'ainsi que peuvent se concevoir ces pertes énormes de plusieurs livres de sang en quelques minutes.

» Le seul obstacle à l'hémorrhagie, c'est la contraction énergique et permanente de l'utérus qui comprime et ferme les vaisseaux ; aussi cherche-t-on par tous les moyens possibles à la provoquer et à la rendre durable.

» L'aplatissement des vaisseaux veineux utérins entre les plans musculaires contractés a paru expliquer l'arrêt de l'écoulement du sang.

» On comprend bien mieux la suspension de son écoulement par la contraction permanente de ces fibres annulaires qui forment des canaux à tous les sinus, dans la couche moyenne du tissu musculaire de l'utérus, en même temps que les anneaux puissants qui entourent les artères interrompent par leur contraction l'abord du sang dans ces vaisseaux. »

A la suite de cet exposé, qui comprend, comme vous le voyez, quelques détails intéressants sur la disposition des vaisseaux dans la couche moyenne de l'utérus, M. Hélie expose sa théorie pour expliquer l'enchatonnement du placenta. On appelle ainsi la rétention du délivre dans l'utérus produite par la rétraction spasmodique des fibres musculaires. Le professeur de Nantes considère deux sortes d'enchatonnement, la première qui serait produite par le resserrement de l'orifice interne du col après l'expulsion de l'enfant. Cette cause se rencontre en effet assez fréquemment, et j'aurai l'occasion de traiter ce sujet quand nous nous occuperons de la délivrance et de l'emploi abusif que font certaines sages-femmes et quelques médecins du seigle ergoté. Pour la deuxième sorte, produite suivant M. Hélie par la rétraction spasmodique des fibres circulaires inférieures de l'un des infundibulum de la couche interne, ce qui constituerait dans l'utérus une poche latérale où serait enfermé le délivre, j'ai le regret de ne pouvoir être de son avis.

Il ne m'est jamais arrivé, ni dans ma pratique de ville, ni dans cet hôpital, d'observer un seul cas de ce genre d'enchatonnement. M. Dubois que j'ai plusieurs fois interrogé à ce sujet n'avait jamais rien vu de semblable, et son père Antoine Dubois niait également la possibilité d'un pareil résultat. Enfin M. Velpeau, qui a décrit cet obstacle à la délivrance dans son *Traité des accouchements* en 1835, m'a avoué dans ses dernières années qu'il ne se rappelait pas avoir observé l'enchatonnement sur lequel j'appelle votre attention en ce moment, et qu'il n'en avait parlé que sur la foi des auteurs. Nous reprendrons du reste ce sujet dans une autre réunion.

NEUVIÈME LEÇON

DE LA GROSSESSE

De la muqueuse utérine.

Sa constitution.—Changements apportés par la grossesse dans chacun de ses éléments.

Disposition des vaisseaux. — Nerfs.

Modifications des ligaments larges, des ligaments ronds, des trompes, du vagin, etc.

Messieurs,

L'existence de la tunique muqueuse de l'utérus a été longtemps niée ; Boerhaave, Morgagni, Moreau, Breschet, ne l'admettaient pas. Chaussier, dans une lettre écrite à Madame Boivin et publiée par elle à la suite de son *Traité sur les hémorrhagies utérines*, résume ainsi son opinion : « Cette membrane interne de l'utérus que l'on admet si généralement et sur laquelle, dans ces derniers temps, on a établi tant d'opinions et d'explications hypothétiques, existe t-elle réellement? Boerhaave dit expressément qu'il n'y a pas de membrane intérieure, et il pense que la surface de la cavité de l'utérus est uniquement formée par les extrémités des vaisseaux exhalants et absorbants. Méry, après avoir examiné l'utérus d'une femme morte quatre heures après être accouchée, remarque expressément que la surface n'était pas revêtue de membrane. Weitbrecht et l'exact Morgagni n'en ont jamais aperçu le moindre vestige. Ger-Azzoguidi, qui s'est particulièrement occupé de cet objet, a fait un grand nombre de recherches et d'expériences qui l'ont convaincu que la cavité de l'utérus n'était pas tapissée, comme on le dit communément, par une membrane interne, muqueuse, qui soit distincte du tissu de cet organe et que la dissection puisse en séparer.

» J'ajouterai, continue Chaussier, que dans des recherches, des expériences nombreuses et variées que j'ai faites avec mon savant ami le docteur Ribes pour éclaircir ce point d'anatomie, après avoir fait macérer l'utérus et une partie du vagin dans diverses substances, ou soumis à l'ébullition prolongée, nous avons toujours pu séparer avec facilité la membrane qui tapisse l'intérieur du vagin, nous avons pu la suivre jusqu'au bord de l'orifice de l'utérus; mais elle s'arrête, elle finit en ce point et ne se prolonge pas dans la cavité de l'utérus. Enfin, quoique nous ayons examiné un grand nombre de fois l'utérus, soit dans l'état de vacuité, soit pendant ou après la grossesse, nous n'avons jamais pu apercevoir une membrane interne, distincte du tissu propre de cet organe, et que l'on puisse en séparer par la dissection, comme on le fait dans les autres organes creux. »

Aujourd'hui, sa présence a été mise hors de doute par les recherches des histologistes modernes, au premier rang desquelles il est juste de placer celles de M. Robin, qui a publié sur ce sujet un travail important. Vous ferez bien de consulter spécialement le mémoire de ce savant professeur inséré dans les *Mémoires de l'Académie de médecine,* pour 1861.

La couleur de cette muqueuse pendant la vie est rosée ; quelques jours après la mort on peut la trouver rouge, rouge brun, grisâtre, ardoisée. Son épaisseur est variable suivant les points où on l'observe. Ainsi sur la partie médiane du corps elle est de 3 à 6 millimètres suivant MM. Coste et Robin. M. Sappey affirme ne l'avoir jamais vue dépasser 2 millimètres à cette même place. Plus on se rapproche des orifices des trompes, plus cette épaisseur diminue et n'a plus à leur niveau qu'un demi-millimètre environ. La même chose s'observe si l'on descend vers l'orifice inférieur, quoiqu'elle soit toujours un peu plus épaisse à cet endroit que vers les trompes. Sa surface libre est lisse dans le corps de la matrice et ridée dans le col où la muqueuse pénètre dans tous les sillons latéraux de l'arbre de vie ; on n'y remarque ni papilles, ni villosités, mais une multitude de petits orifices qui appartiennent aux follicules dont je vais vous parler. Sa face profonde est étroitement unie à la couche musculaire sous-jacente ; elle ne peut en être séparée, ce qui rend son étude assez difficile.

C'est principalement lorsque la muqueuse est exfoliée en masse, dans les cas de dysménorrhée membraneuse, comme je vous en montre un exemple en ce moment, ou bien à la suite d'une grossesse extra-utérine, brusquement interrompue par la mort, que l'étude de la muqueuse utérine modifiée peut se faire avec succès.

Constitution. — Les éléments anatomiques qui constituent la muqueuse utérine sont :

a. Des follicules très-nombreux.

b. Des cellules spéciales.

c. Des noyaux embryoplastiques également très-nombreux.

d. Des fibres lamineuses.

e. Une assez grande quantité de matière amorphe reliant entre eux tous ces éléments.

f. Des vaisseaux capillaires.

g. Une couche d'épithélium prismatique.

Je vais vous dire successivement quelques mots de ces divers éléments quand l'utérus est à l'état de vacuité, et vous indiquer les changements qu'on peut y remarquer pendant la grossesse.

a. Pendant l'état de vacuité de la matrice, dit M. Robin, les follicules de la muqueuse du corps de cet organe sont disposés à peu près parallèlement les uns aux autres, perpendiculairement à la surface interne de celle-ci. Ils sont fort nombreux, l'intervalle qui les sépare égale à peine leur propre largeur.

Ils sont larges de neuf centièmes de millimètre environ, leur longueur est mesurée par l'épaisseur même de la muqueuse. Ils sont légèrement ondulés plutôt que flexueux, et non pas spiroïdes, près de leur fond qui est disposé en cul-de-sac arrondi et à peine plus volumineux à cette époque, dans cette partie de leur longueur, que près de la surface lisse de la muqueuse. Ce cul-de-sac est immédiatement appliqué contre le tissu musculaire sous-jacent.

Leur paroi propre est finement granuleuse, grisâtre, un peu striée en long, épaisse d'environ un centième de millimètre, très-adhérente à la trame qui est interposée aux glandes. L'épithélium qui recouvre la surface interne de ces follicules est nucléaire. Les noyaux sont ovoïdes, contigus ou légèrement espacés par une matière amorphe finement granuleuse qui est interposée. Il n'y en a qu'une seule couche tapissant l'intérieur du follicule. Cet épithélium est très-faiblement adhérent à la paroi du follicule, et, lorsqu'on veut étudier les glandes de la muqueuse, l'épithélium se détache facilement et flotte sous forme de gaîne dans la préparation ; on rencontre également quelques-unes de ces gaînes dans le mucus du corps de l'utérus.

Pendant la grossesse, les follicules conservent leur disposition parallèle, quelques-uns s'inclinent cependant et peuvent ainsi en croiser un
autre également incliné. Cette disposition, assez rare du reste, a pu
induire en erreur quelques observateurs et leur faire croire que les
follicules se bifurquaient ; il n'en est rien cependant. Leur partie inférieure disposée en cul-de-sac est un peu plus enflée que le reste de leur
longueur, et toujours placée sur le tissu musculaire sous-jacent, mais
sans jamais pénétrer dans ce tissu. Leur longueur est égale à l'épaisseur de la muqueuse, épaisseur que M. Robin a observée de cinq millimètres chez une femme morte des suites d'une grossesse tubaire de
sept semaines, et de un centimètre chez une autre dont la grossesse
datait de cinquante jours. Leur largeur était de sept à cinq dixièmes de
millimètre, séparés l'un de l'autre par une distance égale à peu près
à leur largeur. Le tissu intermédiaire est beaucoup plus mou qu'à l'état
de vacuité et plus transparent. Ces glandes ne sont pas en nombre égal
sur les différents points de la muqueuse. Fort nombreuses sur la
moitié des faces et du fond, elles diminuent quand on examine un
point plus rapproché des orifices tubaires, ou du col de l'utérus. La
paroi propre de ces follicules a doublé d'épaisseur sous l'influence de
la grossesse et on la trouve ayant deux centièmes de millimètre environ, quelquefois plus ; comme précédemment, cette paroi se présente
sous un aspect grisâtre finement granuleux, légèrement striée en long.
Les follicules utérins ne sont plus simplement tapissés par l'épithélium,
mais toute leur cavité est remplie de cellules grisâtres, pâles, polyédriques, anguleuses, larges et épaisses de dix-huit à vingt-cinq millièmes
de millimètre environ. La plupart sont dépourvues de noyaux. Enfin
on trouve aussi dans la masse quelques noyaux libres disséminés, un
peu plus gros que dans l'état de vacuité. De fines granulations grisâtres
sont disséminées dans le corps de la cellule entre le contour du noyau
est celui de la cellule. Par leur accumulation et leur entassement dans
la cavité des follicules, ces cellules forment, en raison de leur épaisseur, une sorte de pavé peu régulier, mais dont l'ensemble offre un
aspect épithélial caractéristique.

Ces particularités ne s'observent du reste que dans le cas de grossesse
extra-utérine et dans les premiers mois de la gestation normale ; passé
le troisième mois, la muqueuse s'amincit, les glandes s'aplatissent,
les cellules se déforment dans leur intérieur et deviennent granuleuses.

Ces follicules sécrètent une matière demi-liquide, lactescente, visqueuse, qui suinte sous forme de petites taches blanches lorsqu'on presse sur la muqueuse de femmes mortes pendant leurs règles ou dans les premiers mois de la grossesse. Cette matière est principalement composée de cellules épithéliales glandulaires en voie de desquamation, simplement humectées ou tenues en suspension dans une petite quantité de mucus visqueux. Ce liquide ne renferme ni fluide, ni élément anatomique spécial et surtout rien qui puisse permettre de le comparer au lait, contrairement à ce qu'ont pensé pouvoir faire plusieurs auteurs qui le considéraient comme destiné à être absorbé et assimilé par l'embryon, dans les premiers temps de la vie intra-utérine.

Il est facile, d'autre part, de constater que les glandes n'ont aucun rapport de configuration ni de volume avec les villosités choriales, et que ces dernières ne plongent en aucune circonstance dans la cavité des premières. De plus, dans la caduque inter-utéro-placentaire, les glandes s'atrophient et ne se renouvellent plus, dès que les villosités choriales sont assez abondantes pour commencer à prendre l'aspect touffu du placenta frondosum.

b. La muqueuse utérine contient des cellules qui lui appartiennent en propre et qu'on ne trouve dans aucun autre organe. Elles ne se voient pas dans la muqueuse du col. Ces cellules, qui sont fort peu nombreuses dans la trame muqueuse lorsque la matrice est à l'état de vacuité, ont en général de 12 à 15 millièmes de millimètre de diamètre. Elles sont sphériques, ovoïdes ou un peu polyédriques, grisâtres, demi-transparentes, à contour bien distinct, et pourvues d'un seul noyau quand l'utérus est à l'état de vacuité. Dès la sixième semaine de la grossesse ces cellules sont beaucoup plus nombreuses et plus grosses que précédemment; elles peuvent avoir de 18 à 22 et même 25 millièmes de millimètre de diamètre; leur forme est loin d'être régulière. Quelques-unes des plus petites sont sphériques ou ovoïdes, d'autres sont allongées, effilées en pointe, ce qui les rend presque fusiformes. Du troisième au quatrième mois de la grossesse les cellules augmentent encore de volume; elles peuvent avoir de 20 à 35 millièmes de millimètre dans un diamètre et s'allongent en général à leurs deux extrémités jusqu'à mesurer quelquefois 7 ou 8 centièmes de millimètre et même un dixième de millimètre en longueur. Les noyaux de ces cellules qui n'avaient que 6 à 7 millièmes de millimètre en largeur sur 10 millièmes en longueur dans l'état de vacuité de l'utérus, augmentent comme les cellules qui les contiennent sous l'influence de la grossesse. A partir du quatrième mois jusqu'à la fin de la grossesse, on trouve ces noyaux larges de 7 à 9 millièmes et quelquefois 10 millièmes de millimètre et longs de 14, 18 et 20 millièmes. En même temps ces noyaux deviennent plus clairs, plus transparents, leur contour est plus net, plus régulier. Quelques-uns d'entre eux sont dépourvus des granulations qu'ils possédaient antérieurement, ce qui les rend plus transparents encore; mais chez tous, ces granulations ont diminué. La plupart possèdent un nucléole; quelques-uns en ont deux, mais c'est rare. Ce nucléole, large de 1 à 2 millièmes de millimètre, est jaune et brillant au centre, foncé, noirâtre à la périphérie. Dans ces cellules, entre le contour du noyau et celui de la cellule, on voit une grande quantité de granulations grisâtres qui existent toutes à l'état de vacuité, mais auxquelles viennent se surajouter pendant la grossesse de fines granulations graisseuses.

Ainsi les modifications graduelles que présentent ces éléments pendant la grossesse, sont surtout caractérisées par les changements de volume et de forme du corps des cellules, par l'hypertrophie du noyau et du nucléole, puis enfin par la production de granules graisseux.

c. La muqueuse utérine contient encore dans l'état de vacuité des noyaux embryo-plastiques très-nombreux. Ils sont tellement rapprochés les uns des autres que l'intervalle qui les sépare est moindre que leur propre diamètre; souvent même ils sont contigus. Ils sont ovoïdes, finement granuleux sans nucléole.

Pendant la grossesse, les noyaux restent un des éléments le plus généralement répandus dans la trame de la muqueuse, mais ils sont alors plus larges, et proportionnellement moins allongés, tout en conservant le plus souvent leur forme ovoïde. Ils sont toujours finement granuleux, d'une coloration grisâtre et sans nucléole, faciles du reste à distinguer des noyaux des cellules propres que nous venons d'étudier, ceux-ci étant transparents, sans granulations, pourvus d'un nucléole brillant et surtout beaucoup plus volumineux.

d. On rencontre également des fibres lamineuses rampant dans cette muqueuse; mais ces fibres lamineuses constituent plutôt un élément accessoire qu'une partie fondamentale; ce sont des fibres lamineuses complétement développées et des fibres lamineuses en voie d'évolution, ou corps fusiformes fibro-plastiques. Ces fibres se rencontrent en plus grande quantité à la jonction de la muqueuse du corps avec celle du col.

Pendant la grossesse ces fibres lamineuses, déjà peu nombreuses auparavant, semblent encore plus rares au milieu de tous les autres éléments hypertrophiés. Toutefois les corps fusiformes restent toujours très-nombreux au voisinage du col; aussi en ce point le tissu offre-t-il une résistance plus grande que dans le reste de son étendue.

e. La matière amorphe qui unit entre eux tous ces éléments est à l'état de vacuité finement granuleuse, assez transparente. Les granulations qui la remplissent sont les unes grisâtres, les autres jaunâtres arrondies, d'un volume ne dépassant pas un millième de millimètre. Cette matière est d'une ténacité remarquable, qui rend difficile l'isolement des autres éléments de la muqueuse. Toutefois cette ténacité diminue beaucoup quand la muqueuse est congestionnée pathologiquement et lorsqu'elle se gonfle pendant la durée des règles.

Pendant la grossesse, la muqueuse utérine est épaisse et devenue d'un rouge grisâtre tout à fait particulier, molle, glutineuse, facile à déchirer, s'étirant comme une substance pâteuse avant de se rompre. Tout le tissu offre alors une sorte de turgescence indépendante de sa vascularité et une demi-transparence qui augmente encore lorsqu'on le plonge dans l'eau.

f. A l'état de vacuité la muqueuse utérine est parcourue par des capillaires extrêmement fins, qui ne sont que la terminaison des artères de la couche musculaire sous-jacente.

Pendant les premiers temps de la grossesse ces capillaires prennent un développement considérable et deviennent plus volumineux que les vaisseaux de la couche musculaire d'où ils proviennent. Ces capillaires ont une direction à peu près parallèle aux follicules que nous avons décrits; ils sont également flexueux ou onduleux, donnant peu de branches dans leur parcours. Les capillaires principaux ont 1 à 2 dixièmes de millimètre de largeur. L'intervalle qui sépare ces vaisseaux les uns des autres est de huit à dix fois leur propre largeur et même plus. Sur la surface de la muqueuse, immédiatement au-dessous de la couche épithéliale, ils s'envoient de l'un à l'autre des rameaux anastomotiques qui constituent des mailles fort nombreuses, n'ayant pas plus de trois à quatre fois la largeur des capillaires limitants.

g. L'épithélium de la muqueuse, qui était cylindrique quand la matrice ne contenait pas de produit de conception, passe graduellement à l'état pavimenteux dès les premiers temps de la grossesse. Ce ne sont pas les cellules cylindriques ou prismatiques qui changent de forme, mais au contraire elles sont remplacées par de nouvelles cellules pavimenteuses. Peu de temps après la fécondation, l'épithélium primitif s'exfolie cellule par cellule, et celui qui le remplace est constitué par des cellules pavimenteuses larges de 12 à 18 millièmes de millimètre, régulièrement polyédriques et juxtaposées en pavé. Elles ont un noyau sphérique finement granuleux et sans nucléole dans la grande majorité des cas. Des granulations jaunâtres foncées remplissent presque complétement la masse de la cellule. Cet état des cellules se rencontre avec assez de régularité depuis la sixième semaine jusqu'au deuxième mois, tant sur la caduque vraie que sur la caduque réfléchie.

Plus tard les choses ne se passent pas aussi régulièrement. On trouve des places assez nombreuses, tant sur la caduque pariétale que sur la réfléchie, qui manquent complétement d'épithélium. Ailleurs, aux cellules que nous venons de décrire s'ajoutent d'autres plus grandes, plus allongées, minces, pâles, aplaties, toujours irrégulières et longues de 4 à 9 centièmes de millimètre. Ces grandes cellules vont en augmentant de nombre par rapport aux premières pendant la grossesse, et l'emportent de beaucoup sur elles vers l'époque de l'accouchement.

En résumé, la muqueuse utérine dans sa portion pariétale et réfléchie, subit, pendant les premiers mois de la grossesse, un travail d'hypertrophie généralisé à tous ses éléments. Follicules, cellules propres, matière amorphe, capillaires augmentent considérablement de volume ; ses cellules propres deviennent plus nombreuses et des granulations graisseuses se remarquent dans leur épaisseur et dans la matière amorphe interposée. La muqueuse augmente considérablement d'épaisseur, puisque de trois millimètres elle peut atteindre, comme je vous l'ai dit, un centimètre ; elle est en général plus molle, plus pâteuse, d'un rouge grisâtre demi-transparent. Plus tard, lorsque la muqueuse s'amincit, la matière amorphe devient plus dense, plus granuleuse ; les cellules offrent cette même particularité et l'épithélium, qui dans la plus grande partie de son étendue est devenu pavimenteux, est remplacé en plusieurs places par de grandes cellules qui se retrouvent dans la caduque expulsée avec les membranes de l'œuf.

Pour terminer cette étude, il me reste à vous dire quelques mots sur les modifications de la muqueuse inter-utéro placentaire. Cette portion de la membrane interne de l'organe ne devient pas caduque comme le reste, parce qu'il ne s'interpose pas de muqueuse de nouvelle formation entre elle et le muscle utérin, et que loin de perdre sa vascularité celle-ci s'exagère au contraire au point que les vaisseaux qui la parcourent forment de larges sinus pleins de sang, que leur largeur a fait appeler *lacs sanguins*. Ces sinus se continuent directement avec les veines de la couche musculaire, qui sont beaucoup plus développées en ce point de l'organe que dans toute autre partie. Ces vaisseaux, largement anastomosés entre eux, donnent à cette portion de la muqueuse un aspect caverneux aréolaire très-remarquable, et, s'arrêtant brusquement au niveau de la circonférence du placenta, forment par leurs anostomoses, à la périphérie de cet organe, un sinus circulaire plus ou moins régulier.

« Lorsqu'on suit, dit M. Robin, ces sinus maternels du côté du placenta dans la couche molle, grisâtre, glutineuse, qui le touche immédiatement, on les voit devenir de plus en plus aplatis, irréguliers, rampant à la surface convexe des cotylédons, et se glissant obliquement dans les interstices de ces derniers, avec les artères utéro-placentaires, vers la face fœtale du placenta; là ils communiquent largement les uns avec les autres, de manière à former dans toute l'étendue de cette face un véritable lac sanguin non cloisonné, qui baigne d'une mince nappe de sang toute la portion placentaire du chorion au niveau de l'attache du pédicule de chaque villosité; cette nappe s'étend dans les étroits interstices spongieux que laissent dans l'épaisseur de chaque cotylédon leurs ramifications entrecroisées et contiguës d'une manière immédiate sans interposition d'aucun autre élément. On peut, en injectant du lait, de l'air, de l'eau ou de la gélatine colorée, directement dans ce lac par la face fœtale du placenta, remonter si l'on peut dire ainsi, de lui vers les orifices irréguliers, mais à bords lisses et brillants, orifices que l'on trouve plus près de la face utérine du placenta que de l'autre. Ils conduisent dans les sinus intercotylédonnaires à parois minces et molles qu'on suit obliques et tortueux jusque dans la sérotine, etc... On voit en même temps du côté de la circonférence du placenta les orifices à contours lisses, arrondis ou triangulaires par lesquels ce lac sanguin communique avec le sinus circulaire, dont la cavité irrégulière s'enfonce un peu par des prolongements obliques contre le chorion sous le bord de la face fœtale des cotylédons périphériques ; là se voient ces orifices de communication avec le lac sanguin. La face interne du sinus circulaire est lisse comme celle des autres sinus, et ses parois sont également minces, molles et transparentes. »

La muqueuse inter-utéro placentaire, très-improprement appelée caduque, peut être divisée en deux portions : l'une superficielle, qui seule est entraînée par le placenta lorsque celui-ci se détache de l'utérus ; l'autre profonde, qui reste adhérente à la matrice après la délivrance, et qui, ne se modifiant que très-lentement, se fond peu à peu avec la muqueuse de nouvelle formation qui remplace la caduque après l'accouchement.

La première partie superficielle, comme nous venons de le dire, est représentée par l'épithélium épaissi de la muqueuse inter-utéro placentaire, et aussi par la portion du tissu la plus rapprochée de l'épithélium. Aussi est-elle constituée principalement par des cellules épithéliales ayant subi une hypertrophie considérable, au point d'avoir 6 à 8 centièmes de millimètre de diamètre au lieu de 2 à 3 centièmes qu'elles ont normalement. Leur noyau est également hypertrophié et mesure en général 12 à 18 millièmes de millimètre en longueur sur une largeur de 6 à 10 millièmes. Cette même couche renferme en outre un peu de matière amorphe, des granulations moléculaires diverses, mais surtout des fibres lamineuses disposées en faisceaux. L'existence de cette membrane à la surface du placenta est constante, sauf déchirure accidentelle.

La partie profonde de la muqueuse présente les mêmes éléments que nous avons déjà étudiés dans les parties pariétales et réfléchies ; toutefois les follicules ne prennent pas le développement que je vous ai signalé, au contraire, ils s'atrophient ou s'affaissent, et les vaisseaux capillaires se développent considérablement, comme je vous l'ai fait remarquer précédemment. La trame interposée à ces sinus est rougeâtre, plus foncée que la caduque proprement dite, et l'on y remarque des noyaux embryoplastiques, des cellules propres et des fibres lamineuses comme dans les autres parties de la muqueuse utérine.

Il résulte de cette étude sur la muqueuse inter-utéro placentaire, 1° que le placenta, quoique très-intimement adhérent à la muqueuse puisqu'en se détachant il entraîne une portion de celle-ci, n'envoie pas ses villosités dans le tissu même de la sérotine ; 2° que ces mêmes villosités ne pénètrent pas dans les follicules de la muqueuse. Voici lu reste à ce sujet un exposé fort succinct et très-exact de la façon dont les choses se passent. Ce résumé est dû à **M.** Robin. « Lorsque l'œuf arrive dans l'utérus, il est large chez la femme de 3 dixièmes de millimètre environ, et la portion de la muqueuse qui devient utéro-placentaire est alors fort petite. Il en est encore de même lorsque l'œuf ayant atteint une largeur de 2 ou 3 millimètres commence à se couvrir de villosités. Lorsqu'un peu après il est complétement entouré par un épais repli de la muqueuse gonflée, il se trouve beaucoup moins de follicules dont les orifices sont tournés vers le chorion devenant villeux, que celui-ci ne porte et surtout ne portera de villosités ; aussi trouve-t-on sur la caduque réfléchie pendant la grossesse beaucoup de glandes ouvertes à sa surface utérine (tant qu'elle n'est pas encore adhérente à la caduque vraie) qui ont leur cul-de-sac tourné vers les terminaisons des villosités choriales et non des follicules ayant leur orifice contre le chorion. Au niveau du placenta ce sont les vaisseaux tortueux interposés aux glandes, qui en se dilatant énormément forment les larges sinus obliques et flexueux de la sérotine ou placenta maternel, pendant que les glandes interposées s'atrophient ou s'aplatissent ; les capillaires du réseau superficiel que vont produire ces vaisseaux, en s'épanouissant à la surface sous-épithéliale de la muqueuse, constituent par leur dilatation en cet endroit les sinus les plus directement en rapport avec ces cotylédons eux-mêmes, ou mieux avec leurs subdivisions. Les villosités ci-dessus, en formant ces flocons ou touffes cotylédonaires, ne s'enfoncent pas en effet dans toute l'épaisseur de la sérotine, mais dans sa partie superficielle seulement ; ce sont au contraire les capillaires de ce réseau superficiel qui, en se dilatant considérablement, forment des flexuosités saillantes sous forme de plis délicats, et qui vont en quelque sorte au-devant des villosités qui s'accroissent, flexuosités qui s'unissent les unes aux autres en un véritable lac sanguin vers la base de celles-ci. Aussi, ne retrouve-t-on des extrémités de ramifications des villosités que dans la couche grisâtre mince entraînée par le placenta et non dans le reste de la sérotine qui demeure adhérente à l'utérus ; d'autre part, au-dessous de la surface utérine des cotylédons, on ne voit dans le tissu placentaire aucun des éléments de la muqueuse, mais seulement des villosités enchevêtrées entre lesquelles passe le sang maternel. La persistance de la plus grande épaisseur de la sérotine, non caduque, à la face interne de l'utérus après l'accouchement, montre par conséquent, qu'il n'est pas exact de dire que le placenta est un organe double formé à la fois par les villosités choriales et les éléments de la caduque ; car il n'y a que les vaisseaux du réseau superficiel de la muqueuse utéro-placentaire qui s'intriquent avec les villosités lorsqu'elles sont encore courtes au début de la gestation, pour se fondre peu à peu en lac sanguin par résorption de leurs minces parois, lorsque les villosités grandissent, et chez l'homme, comme chez les autres mammifères, la masse placentaire reste saillante du côté du fœtus, appliquée contre la sérotine et n'est pas enfoncée dans son épaisseur. »

Dans l'ignorance des phénomènes que je viens de vous faire connaître, les anciens auteurs avaient établi un grand nombre de théories spéculatives pour expliquer l'existence de la caduque. Pour la plupart, c'était un exsudat de la surface interne de l'utérus qui pouvait se former en dehors de la grossesse sous l'influence de l'inflammation de l'organe. Mme Boivin et Dugès, dans leur traité des maladies de l'utérus, résument ainsi cette opinion, qui n'était autre que celle du professeur Chaussier : « Une couche albumineuse et concrète, véritable fausse membrane molle, pulpeuse, dans laquelle se développent plus tard des vaisseaux. Il ne faut voir là qu'un résultat de l'irritation sympathique éprouvée par l'utérus et non une dépendance de l'œuf même, puisqu'on a maintes fois observé cette production, que nous l'avons remarquée nous-même dans un utérus vide, mais après une imprégnation réelle (grossesse extra-utérine), puisque aussi elle se produit quelquefois dans la menstruation, lorsqu'elle est difficile et douloureuse. »

Disposition des vaisseaux. — Nous venons de voir l'énorme dilatation des sinus de la sérotine; la partie du muscle utérin en rapport avec l'insertion placentaire présente une disposition presque analogue de ses vaisseaux. Lorsqu'après la chute du placenta on examine la partie de la muqueuse qui en cet endroit reste adhérente à la matrice, « il n'est pas rare, dit M. Robin, d'apercevoir à la surface de cette couche des orifices vasculaires bouchés par des caillots fibrineux brun rougeâtre ou un peu décolorés. Si l'on poursuit par la dissection avec des ciseaux ces caillots dans la profondeur de la membrane, on est conduit bientôt jusqu'aux sinus de la musculeuse utérine, pourvue de vaisseaux plus volumineux à ce niveau qu'ailleurs. On est frappé de l'aspect aréolaire caverneux que donnent à cette couche les anastomoses nombreuses de ces larges vaisseaux une fois qu'on les a ouverts. Les intervalles qui les séparent sont peu considérables ; ils sont représentés par une mince épaisseur de tissu qui adhère intimement à la couche musculaire de l'utérus. »

Dans les autres parties de l'organe, les vaisseaux qui s'y distribuent acquièrent un accroissement, qui sans être aussi exagéré n'en est pas moins considérable. En dehors de l'utérus, les artères qui se rendent à cet organe subissent un allongement dont on peut se faire une idée si l'on songe aux degrés par lesquels passe la matrice depuis la conception jusqu'au terme de la grossesse. Néanmoins, cet allongement ne fait pas perdre aux artères leur caractère flexueux particulier qu'elles conservent toujours; en outre, elles n'augmentent pas de capacité autant qu'on semblerait le croire, si l'on considère la grande vascularité de l'organe ; les artères utérines cependant, augmentent toujours un peu plus que les ovariques. En pénétrant dans le tissu de l'utérus, elles forment un vaste réseau plexiforme superficiel en s'anastomosant fréquemment non-seulement avec les branches voisines qui viennent du même côté, mais encore avec les branches du côté opposé. Toutefois, sur la ligne médiane, les artères ne présentent qu'un assez faible calibre, et cette circonstance a été mise à profit dans l'opération césarienne, l'incision se faisant en cet endroit pour éviter l'hémorrhagie. Du plexus superficiel partent des branches plus grêles, qui pénètrent dans le tissu utérin et jusque dans la muqueuse, en continuant toujours à s'anastomoser entre elles. Les rameaux qui correspondent à l'insertion placentaire sont plus volumineux et ont un parcours plus étendu ; elles ont été décrites d'une manière remarquable par M. Jacquemier sous le nom d'artères utéro-placentaires, nom qui leur est définitivement acquis et sous lequel M. Robin les désigne dans les descriptions que je vous ai rappelées précédemment. Quant aux autres rameaux qui se distribuent à la muqueuse, ils y forment un riche réseau capillaire dont je vous ai déjà entretenus et sur lequel je ne reviendrai pas. En traversant le tissu musculaire, toutes ces artères sont environnées par une gaîne celluleuse très-mince qui les accompagne et leurs parois, comme le fait justement remarquer M. Jacquemier, ne se confondent pas comme celles des veines avec le tissu utérin qui les environne.

Les veines de l'utérus subissent une augmentation de volume bien autrement considérable que les artères. Les veines ovariques sont toujours plus grosses que les veines utérines et de 3 à 4 millimètres qu'elles mesurent à l'état de vacuité, elles deviennent presque aussi volumineuses que les veines iliaques internes ou externes. « Mais c'est surtout, dit M. Jacquemier, dans le tissu de l'utérus qu'elles sont remarquables : tout le plan moyen est sillonné par un grand nombre de vastes canaux qui communiquent largement et fréquemment les uns avec les autres; leur ensemble constitue un grand plexus dont plusieurs divisions peuvent recevoir l'extrémité du petit doigt, tandis que les autres égalent en volume une plume à écrire. Ces canaux sont plus multipliés et plus grands dans la portion des parois de l'utérus qui correspond au placenta ; sur ce point un grand nombre s'approchent de la face interne, la plupart dans une direction très-oblique et rampent dans une étendue plus ou moins grande à la face interne de l'utérus, séparés en dedans par une lame excessivement mince de tissu utérin, ou seulement par la muqueuse qu'ils traversent en pénétrant, sans changer très-sensiblement de direction, dans la caduque utéro-placentaire et entre les lobes du placenta, ce sont les veines utéro-placentaires; souvent on ne s'aperçoit en les suivant qu'on dépasse le tissu utérin qu'à la différence de densité, car quelque mince que soit la paroi qui les sépare de la face interne de l'utérus, ils offrent toujours une grande résistance, tandis qu'ils se déchirent avec la plus grande facilité dans la caduque utéro-placentaire.

Pour qui a pu apprécier cette différence de densité, il sera impossible d'admettre que les larges et nombreux orifices déchirés, qui criblent constamment cette portion de la face interne de l'utérus après la délivrance, soient le résultat de la rupture des veines utérines profondes produites par les contractions utérines. La rupture qui se fait par le décollement du placenta ne peut s'effectuer sur ces veines que lorsqu'elles ont dépassé la face interne de l'utérus, c'est-à-dire à la réunion des veines utérines avec les veines placentaires. Indépendamment de ces larges canaux veineux qui pénètrent entre les lobes du placenta, il existe un grand nombre de veines extrêmement grêles qui naissent dans l'épaisseur de la caduque utérine et se réunissent aux veines utérines. » Si vous rapprochez, Messieurs, cette description de celle que je vous ai donnée précédemment et qui appartient à M. Robin, vous voyez qu'elles sont toutes deux parfaitement identiques. C'est en effet ce qui résulte de toutes les recherches auxquelles on peut se livrer, non-seulement sur un utérus encore plein du produit de la conception, chez une femme morte pendant la grossesse, mais encore sur la matrice d'une femme qui a succombé peu de temps après la délivrance.

Nerfs. — Je ne vous dirai que fort peu de mots des modifications apportées par la grossesse aux nerfs de l'utérus. La question est loin d'être résolue, à savoir s'ils participent à l'hypertrophie générale des éléments qui entrent dans la composition de cet organe. Comme les auteurs qui m'ont précédé, je ne puis vous donner à ce sujet d'indications nouvelles, et je me contente de vous citer le passage que Kolliker a réservé à cette question dans son histologie humaine : « On admet généralement, depuis Tiedmann, que les nerfs de l'utérus sont plus gros dans l'état de grossesse qu'à l'état de vacuité; mais cette opinion a été combattue d'une manière absolue par Snow-Beck ; d'un autre côté, Jobert de Lamballe veut que l'augmentation de volume porte seulement sur l'enveloppe fibreuse et non sur les nerfs eux-mêmes. Il est évident que le microscope seul pouvait fournir des renseignements certains à cet égard, mais on n'a encore fait que peu de recherches. Jusqu'ici on ne peut rien conclure des faits mis en avant par Remak, qui prétend qu'à l'époque de la grossesse les nerfs deviennent plus gros et prennent une couleur grise, ce qui dépendrait d'une augmentation dans le nombre des fibres à noyaux ; attendu que nous manquons de raisons suffisantes pour décider d'une manière certaine si les fibres à noyaux sont des tubes nerveux embryonnaires ou bien une des formes du tissu conjonctif. Mais nous devons à Kilian des recherches sur les animaux faites avec soin et qui démontrent que, sur l'utérus gravide, les nerfs conservent plus avant dans la substance musculaire leurs contours obscurs; tandis que sur l'utérus vide ils perdaient ces contours !plus tôt, tantôt à leur entrée dans l'utérus, tantôt avant de l'atteindre, et prenaient le caractère de tubes embryonnaires sans moelle. Cette circonstance a même permis à Kilian de poursuivre les nerfs beaucoup plus loin dans la substance de l'utérus. Quant à une production de nouvelles fibres nerveuses, Kilian n'a rien vu qui la rendît admissible ; aussi la regarde-t-il comme peu probable, attendu qu'il faudrait admettre aussi, dit-il, une production nouvelle de substance ganglionnaire, laquelle n'est pas vraisemblable. Quant à moi, un tel fait ne me semble nullement impossible, vu que cette multiplication des cellules ganglionnaires et des fibres nerveuses ne serait nécessaire que dans la première grossesse. On pourrait admettre aussi que les tubes nerveux de nouvelle formation ne sont que des branches d'autres tubes ; mais il me semble plus prudent d'attendre dans quel sens seront décidées les recherches de Remak sur l'homme. Je ferai remarquer cependant qu'une augmentation de volume des cordons nerveux pourrait dépendre à la fois d'un éclaircissement des tubes nerveux existants et d'une hypertrophie du nevrilemme, et que la *multiplication des extrémités terminales des nerfs* est suffisante pour rendre ces derniers aptes à se distribuer sur de grandes surfaces. »

Sous l'influence de la gestation les propriétés vitales inhérentes à la matrice, et qui étaient jusqu'alors à l'état latent, deviennent plus faciles à saisir. Ces propriétés sont : la contractilité, la rétractilité, l'irritabilité, la sensibilité. Je pense qu'il serait plus théorique que pratique de vous faire ici l'histoire de chacune d'elles, et je préfère vous parler de la contractilité par exemple, lorsqu'il sera question de l'accouchement naturel, de la rétractilité quand nous étudions le retour de l'utérus à l'état normal après la parturition, de l'irritabilité dans les causes de l'avortement en général, et dans l'étude des moyens employés pour provoquer l'accouchement, de la sensibilité enfin, quand nous parlerons des douleurs qui accompagnent les contractions et des opérations sanglantes à faire sur l'utérus.

Tels sont, Messieurs, les changements apportés dans l'utérus par la grossesse. Je me suis peut-être un peu trop étendu sur ce sujet au point de vue de la clinique, mais j'ai voulu mettre sous vos yeux un résumé de travaux qui sont généralement trop ignorés des élèves ; en outre, la connaissance de ces modifications vous sera d'un grand secours dans l'étude des maladies du placenta, dans l'histoire des avortements, etc......

Modifications des ligaments larges, des ligaments ronds, des trompes du vagin, etc. — Les annexes de l'utérus présentent des modifications analogues à celles que nous venons d'étudier.

Les ligaments larges étudiés pendant la gestation ont permis à M. Rouget de décrire définitivement les fibres musculaires qui constituent une mince lame très-adhérente au péritoine qui les recouvre. C'est qu'à cette époque de la vie de la femme, la partie musculaire de ces ligaments subit comme dans l'utérus une hypertrophie qui met en relief les caractères principaux de l'élément anatomique. Il devient plus facile alors de voir le point de départ de ces fibres musculaires qui émanent de l'utérus et qui, suivant M. Rouget, quoique bien moins développées quand la matrice est à l'état de vacuité, n'en jouent pas moins un rôle très-important dans la menstruation. Les trompes et les autres ligaments utérins subissent les mêmes changements.

Chez tous, ligaments ronds, recto-utérins ou trompes, les fibres musculaires deviennent plus apparentes et leur origine utérine ne saurait être mise en doute. M. Sappey signale en outre pour le ligament rond une particularité intéressante au point de vue des veines qui parcourent l'intérieur de ce cordon. « Pendant la grossesse, dit-il, les veines iliaques primitives et la veine cave inférieure se trouvent comprimées par l'utérus ; le sang apporté par les veines utérines ne pénètre que difficilement dans les veines iliaques internes ; aussi voit-on les veines utéro-ovariennes se développer pour suppléer à leur insuffisance. Pour la même raison, les veines du ligament rond se développent aussi, et comme la veine iliaque externe n'est pas plus libre que l'interne, le sang, au lieu de pénétrer dans ce tronc reflue vers le plexus des veines sous-cutanées, qui s'hypertrophient considérablement. Chez la plupart des femmes arrivées au huitième ou au neuvième mois de la gestation, ce plexus est en général très-développé. A la suite de plusieurs grossesses rapprochées, il peut devenir le siége de varices. » Cet auteur ajoute qu'il a observé deux faits de ce genre.

Le vagin, enfin, subit les mêmes changements. Le tissu musculaire de cet organe s'hypertrophie et dans la partie supérieure, celle qui avoisine l'utérus, il se produit comme dans la matrice une genèse d'éléments musculaires nouveaux. Ceux qui existent déjà prennent des dimensions considérables, ce qui permet de les étudier facilement au microscope. C'est ainsi que le vagin peut d'abord s'étendre en longueur, ainsi que cela a lieu pendant la grossesse, lorsque le développement de l'utérus se fait au-dessus du détroit supérieur. Ce même canal acquiert à la fin de la gestation et pendant l'accouchement, des dimensions excessives en largeur, ce qui ne pourrait se faire si les modifications que je vous indique n'avaient pas lieu. Ce tissu musculaire comme celui de l'utérus acquiert non pas des propriétés nouvelles, mais une force de développement des propriétés déjà existantes ; c'est à cela qu'il faut attribuer, en partie du moins, l'expulsion de la tête dans les présentations de l'extrémité pelvienne. Et en effet, dans cette dernière partie de l'accouchement, l'enfant n'est plus soumis à la contraction utérine, et sans la contraction du vagin, des muscles abdominaux et de ceux du périnée, on serait toujours obligé de recourir à l'extraction de la tête dans ce genre de présentation. Cela a lieu, dans la majorité des cas il est vrai, parce que l'on se hâte de soustraire l'enfant aux causes de mort qui résultent pour lui de la compression du cordon ombilical ; mais si on laissait les seuls efforts

naturels s'exercer, on verrait le plus souvent la tête chassée spontanément, comme cela s'observe quelquefois. Le développement des propriétés musculaires permet au vagin, après l'accouchement, de revenir
sur lui-même et de reprendre peu à peu les dimensions que ce canal
possède normalement; il se produit alors, comme nous le verrons plus
tard pour l'utérus, un travail de résorption des éléments musculaires
nouveaux et des éléments anciens qui s'étaient hypertrophiés sous
l'influence de la gestation..

La muqueuse prend également sa part de l'influence exercée par la
grossesse. Dans la seconde moitié surtout on voit les vaisseaux capillaires qui parcourent en grand nombre cette membrane devenir tur-
gescents et donner à l'intérieur du vagin une coloration violacée. Ce
phénomène, qui s'observe chez toutes les femelles d'animaux domestiques à un degré prononcé, comme cela est mentionné dans tous les
traités de l'art vétérinaire, n'est pas constant chez la femme. On peut
le remarquer dans la plupart des cas, mais il y a des exceptions, et je
ne saurais, d'accord en cela avec M. Dubois, considérer cette coloration
comme un nouveau signe de grossesse, ainsi que l'avait annoncé
M. Jacquemin. « Ce signe, qui consiste dans une coloration violacée
quelquefois lie de vin, est tellement évident que M. Jacquemin ne s'y
trompe jamais et qu'il lui suffit seul, indépendamment des autres signes de la grossesse, pour décider si cet état existe. C'est sur un nombre de 4500 observations que M. Jacquemin a pu constater cet état de la
membrane muqueuse chez la femme enceinte.» Tel est le passage qui
est consacré à cette nouvelle découverte dans le livre de Parent-Du-
chatelet. Il suffit de vous citer le nom de cet auteur pour vous faire
comprendre comment ces observations faites sur des filles publiques
ne sont pas concluantes pour établir un fait aussi important. Quoi
qu'il en soit, je ne nie pas que cette coloration plus ou moins prononcée
existe très-souvent, mais elle peut manquer quelquefois. Elle est
due à la gêne apportée dans la circulation du sang par le développement de l'utérus et la pression exercée par cet organe contre les gros
troncs veineux de l'excavation, et non pas exclusivement, comme quelques auteurs l'ont écrit, à l'activité fonctionnelle. Cela est si vrai que
nous avons vu que pour l'utérus lui-même, les artères extérieures à cet
organe et qui apportent le sang n'ont pas sensiblement augmenté de
volume, à plus forte raison pour le vagin. Mais la difficulté du retour
explique la stase sanguine dans les capillaires et la turgescence de
tout l'appareil vasculaire de l'organe. Une autre modification que l'on

remarque en étudiant le vagin et qui se lie à cette vascularité excessive, c'est la production dans les derniers temps de la grossesse d'un mucus abondant, visqueux qui s'écoule par les organes génitaux externes et qui est quelquefois accompagné d'un état spécial de la muqueuse vaginale désigné sous le nom de vaginite granuleuse.

On appelle ainsi l'inflammation de la muqueuse vaginale dans laquelle cette membrane se présente comme criblée de petits grains de sable durs et saillants. Cette affection ne doit pas être rapportée à la grossesse, car on peut l'observer hors l'état de gestation ; toutefois on ne saurait nier que la grossesse provoquant la stase sanguine que je viens de vous signaler ne prédispose singulièrement les femmes à cette maladie. Dans ce cas on perçoit avec le doigt de petites élevures dures parsemées sur la muqueuse vaginale en plus ou moins grand nombre ; souvent on ne les rencontre que dans les culs-de-sac vaginaux, quelquefois toute la surface muqueuse en est couverte et présente la sensation d'une râpe à sucre. Toujours il s'écoule en même temps un mucus abondant. Ces petites élevures qui ont été longtemps considérées comme l'hypertrophie des follicules de la muqueuse du vagin doivent en réalité être considérées comme provenant de l'hypertrophie des papilles de cette membrane. C'est du moins l'interprétation qu'en donnent Naegelé et Grenser dans leur nouveau traité d'accouchement, se basant sur ce fait que les observations microscopiques les mieux faites, et par les hommes les plus habitués à ce genre d'étude, n'ont fait découvrir aucune espèce de glandes dans la trame de la muqueuse vaginale. Quant au mucus, comme il est d'observation que sa production est indépendante des granulations pathologiques dont il s'agit, sa production doit être le résultat de la desquamation de l'épithélium, desquamation qui accompagne l'hypertrophie des autres éléments constitutifs de la muqueuse. En effet, cette membrane subit, à un degré beaucoup moindre il est vrai, des modifications analogues à celle de l'utérus. Elle se boursoufle, s'épaissit, se colore, et peut ainsi sans se déchirer, suivre la distension des parois du vagin au moment du passage de l'enfant.

Je réserve pour une autre leçon les modifications que la grossesse imprime aux ovaires, aux mamelles et aux articulations du bassin.

DIXIÈME LEÇON

DE LA GROSSESSE.

Du corps jaune.

Historique. — Travaux de de Graaf, Mauriceau, Malpighi, Haller, Buffon, Baudelocque, Baer, Raciborski, Pouchet.

Description du corps jaune d'après M. Coste et le professeur Robin.

Modifications des mamelles sous l'influence de la grossesse : Gonflement douloureux
des seins. — Modifications de l'auréole. — Sécrétion du lait.

MESSIEURS,

Vous avez vu ces jours derniers au n° 20 une pauvre femme qui a
été prise de péritonite puerpérale, trois jours après son accouchement, et qui a succombé hier matin malgré les soins que nous lui
avons donnés. Cette maladie dont nous n'avions pas eu d'exemple depuis assez longtemps n'est malheureusement pas très-rare, surtout
dans les hôpitaux, et vous en verrez d'autres cas, si vous suivez un
peu assidûment une clinique de femmes en couches.

L'autopsie qui a été faite ce matin a permis de constater les lésions
qui accompagnent généralement cet état et que je vous ai signalées en
vous parlant de la malade. On trouve, en effet, le tube digestif distendu par une grande quantité de gaz, l'estomac gonflé et rempli d'un
liquide verdâtre semblable à celui qui a été rendu dans les derniers
vomissements. Voici du reste les pièces pathologiques ; vous y verrez
quelques altérations disséminées sur les muqueuses intestinale et sto-
macale, enfin dans l'intérieur même de la cavité péritonéale du pus
accumulé surtout dans les culs-de-sac et des flocons fibrino puru-
lents, reliant entre elles quelques anses de l'intestin. Ces lésions sur
lesquelles nous reviendrons, quand je vous parlerai de la péritonite,
sont celles qui se rencontrent le plus fréquemment. Mais ce sur quoi je
désire appeler votre attention aujourd'hui ce sont les ovaires, non pas
qu'ils portent quelque trace de la maladie générale à laquelle la femme

11

a succombé, mais parce qu'on y trouve un corps jaune, et que cette circonstance me permettra de compléter ce que je vous ai déjà dit dans nos précédentes réunions sur les modifications imprimées par la grossesse à l'organisme génital.

Le corps jaune, *corpus luteum*, nommé encore oariule, ou métoarion par Raciborski, fut remarqué pour la première fois par Volcherus Coïter en 1573, mais il ne fut véritablement étudié qu'à partir des travaux de *de Graaf*, cent ans environ après. Cet anatomiste, en examinant l'ovaire de la femme et des femelles de certains animaux, remarqua dans ces organes de petits globes durs dont il ne distingua que très-imparfaitement l'origine et les fonctions.

En effet, après avoir déclaré que l'on rencontre toujours dans les testicules de la femme « certaines petites vessies pleines d'une liqueur dans les tuniques desquelles les vaisseaux viennent se perdre en une infinité de rameaux », il ajoute qu'on trouve également dans ces mêmes testicules, mais cela quelquefois seulement, « certains petits globes composés comme les glandes conglomérées de plusieurs particules, qui vont du centre à la circonférence presque en ligne droite, et enveloppés d'une membrane propre. » C'étaient bien les corps jaunes que l'auteur avait en vue dans sa description, car il dit plus loin: « Ces globes ne sont pas toujours de la même façon ; ils sont jaunes dans les vaches, rouges dans les brebis, et cendrés dans les autres animaux. »

Le savant hollandais avait remarqué que les corps jaunes ne se rencontraient qu'après la fécondation, et qu'ils étaient en nombre égal à celui des petits que les femelles devaient mettre bas ; toutefois a-t-il saisi la relation qui existe entre le corps jaune et ces petites vessies qu'il a signalées, sinon le premier, du moins d'une façon toute spéciale, et auxquelles on a donné son nom? voilà ce que l'on ne saurait affirmer. Sa grande préoccupation était de démontrer que la femme avait des œufs tout aussi bien que les oiseaux ; pour lui l'œuf était représenté chez la femme par ces vésicules dont il a été déjà question ; il voulait trouver dans ces productions une disposition spéciale qui favorisât la ponte, et il avait imaginé qu'il s'amassait entre les membranes de l'œuf « une espèce de matière glanduleuse ; car, dit-il, un peu après le coït, les tuniques des œufs transparents auparavant deviennent opaques et paraissent parsemées de plusieurs vaisseaux sanguinaires ; le lendemain, outre cette opacité, l'on remarque entre les tuniques une matière glanduleuse qui enveloppe tout l'œuf et présente la figure d'un petit globe, laquelle s'augmentant peu à peu et pressant l'œuf de tout côté, l'oblige enfin de sortir par le trou qui se voit au milieu. » Plus loin, il ajoute que de cette expulsion il résulte « une cavité qui s'abolit insensiblement, de sorte qu'aux derniers mois de la grossesse ces globes sont solides, et après l'enfantement ils se dissipent et disparaissent peu à peu. »

Les travaux de de Graaf ne reçurent pas pendant longtemps la sanction qu'ils méritaient. En France, *Mauriceau*, qui n'eut connaissance de cet ouvrage qu'après les premières éditions de son *Traité d'accouchement*, n'en parle dans les dernières, que pour rejeter dédaigneusement la théorie d'ovulation du savant hollandais. « Quelques modernes, dit-il, ont avancé depuis peu une opinion tout à fait extraordinaire, qui est que les femmes ont des œufs aussi bien que les animaux volatiles, et que l'enfant en est engendré de la même manière que l'est un poulet de l'œuf dont il est formé, soutenant avec opiniâtreté, par de prétendues expériences et par des autorités, que ces petites vessies, ne sont autre chose que des œufs sans coquilles, couverts d'une simple membrane, lesquelles se détachant de la propre substance des testicules, quelques jours ensuite du coït (par lequel ils ont été rendus féconds) viennent à se glisser et à tomber dans la matrice par les vaisseaux appelés déférants éjaculatoires. Van Horne, Kekring, de Graaf, Swammerdam, et quelques autres sont de ce sentiment, qui ne doit pas si je ne me trompe être suivi par les gens connaissants, pour plusieurs raisons qu'ils savent aussi bien que moi, et que je n'alléguerai pas en ce lieu, pour ne point passer les bornes que je me suis proposées. »

Sans vouloir discuter en aucune façon une opinion aussi peu naturelle, Mauriceau, fort de sa grande position, estime que le seul but des hommes qui ont pu émettre une théorie si extraordinaire était de faire parler d'eux, et quant à lui il ne comprend et ne professe que les anciennes doctrines, s'en référant à Hippocrate, Aristote, Galien, etc. qui admettaient le mélange dans la matrice des semences de l'homme et de la femme pour former le nouvel être.

Quelques années après de Graaf, *Molpighi*, dans sa dissertation sur l'utérus, traita de nouveau la question du corps jaune en émettant à ce sujet des idées assez curieuses. Ainsi, ayant trouvé dans le même ovaire deux corps jaunes dont l'un était très-développé et l'autre au contraire fort petit, il en avait conclu que ces tubercules d'abord plus petits qu'un grain de millet, grandissaient peu à peu, que plus tard ils se creusaient à leur centre d'une cavité remplie de lymphe plastique et qu'enfin ils atteignaient des dimensions successivement comparables à celles d'un pois, d'une cerise, d'une noix, jusqu'à ce qu'enfin ils finissent par se rompre en donnant la liberté à la lymphe qui les remplissait.

Malpighi, qui le premier donna le nom de corpus luteum à la production qui nous intéresse en ce moment, avait des idées fort singulières sur l'ovulation ; il faisait jouer un rôle très-important aux corps jaunes dans ce phénomène, il les considérait comme destinés par la nature, non-seulement à protéger l'œuf et à favoriser sa sortie de l'ovaire, mais encore peut-être à sa propre génération ; c'est pourquoi, ajoute cet auteur, le corps jaune a plutôt une constitution glandulaire que musculaire et se rapprocherait assez de la structure des reins.

Contrairement à l'opinion de de Graaf, qui considérait qu'autant il y avait de corps jaunes autant il naissait de produits, Malpighi assure que chez la vache comme chez la femme on peut trouver aux différents âges de la grossesse, sur le même ovaire, plusieurs corps jaunes de grosseurs diverses, sans qu'il y ait pour cela superfétation ni plusieurs naissances. Malpighi ajoute encore que le corps jaune existe dans l'ovaire avant tout rapprochement sexuel, et par conséquent avant toute fécondation : toutefois, ce n'est pas de la part de cet auteur le résultat d'observations anatomiques, mais la nécessité d'une théorie fort originale sur la formation des œufs, refusant ce nom aux vésicules ovariennes décrites par de Graaf, et leur attribuant un rôle entièrement secondaire dans l'ovulation, en réservant la première place aux corps jaunes.

Dans ses éléments de physiologie, au livre de la conception du fœtus, *Haller* a consacré deux chapitres aux corps jaunes. Ce physiologiste éminent a relevé les principales erreurs qui avaient été émises précédemment et s'est livré, pour arriver à ce résultat, à des recherches anatomiques considérables puisque, de son aveu, il a ouvert quarante corps de brebis, trente de chiennes, autant de chèvres, de vaches, de truies, de lapines et enfin sept de femmes mortes soit enceintes, soit après un avortement ou un accouchement à terme. Regnier de Graaf avait pour sa part examiné cent lapines et quarante brebis. Haller étudie, heure par heure, les phénomènes qui se passent du côté des ovaires après le rapprochement sexuel. Il déclare que le corps jaune est une dégénérescence de la vésicule ovarienne qui commence environ vers la vingt-deuxième heure après le coït, cependant, ajoute-t-il, quarante-huit heures après le corps jaune est à peine formé. Sans pouvoir donc exactement fixer l'heure à laquelle l'oariule est constitué, il décrit les phénomènes qui se passent successivement dans la vésicule de de Graaf. « Elle commence par se gonfler, puis se rompt non sans une certaine effusion de sang. La cavité qui résulte de cette rupture ne tarde pas à se remplir de flocons et de quelques filets sanguins, puis la membrane de la vésicule s'épaissit, sa face interne se couvre de bourgeons qui augmentent et remplissent bientôt toute la cavité. » Après avoir décrit le corps jaune qu'il a rencontré dans plusieurs autopsies avec des apparences toutes différentes, il cite ce fait que, chez une femme qui certainement n'avait pas conçu depuis plusieurs années, il rencontra deux petits corps jaunes, durs, gros environ comme une lentille. Haller déclare, à l'exemple de de Graaf et de Morgagni, que le corps jaune ne peut prendre naissance qu'après un rapprochement sexuel, et il était tellement convaincu de ce fait, qu'il donnait le démenti le plus formel aux marchands qui lui vendaient, comme n'ayant jamais conçu, les animaux servant à ses recherches, alors qu'il trouvait un corps jaune en faisant l'ouverture.

Haller enfin ajoute que la dimension du corps jaune n'est pas constante, que ce corps peut occuper une partie de l'ovaire, la moitié même et quelquefois plus ; leur nombre non plus n'est pas toujours le même, cependant il l'assimile au nombre des fœtus.

Buffon ne fit dans cette question que reproduire les idées anciennes ; il repoussa toute idée d'ovulation et fit refleurir la théorie du mélange des semences, celle de la femme provenant des ovaires où elle est contenue dans de petites vésicules qui font saillie à la surface de cet organe. On était à cette époque en pleine discussion sur le système des atomes, et Buffon, très-partisan de cette théorie, disait que la semence dans l'un et l'autre sexe n'était qu'un ensemble de molécules organiques extraites de toutes les parties du corps dont elles forment comme autant d'abrégés. Il admettait que ces molécules arrivant dans la matrice y étaient soumises à un mouvement rotatoire continuel, et qu'ainsi elles finissaient par s'accrocher les unes aux autres.

Toutefois, elles ne pouvaient s'unir entre elles, qu'autant qu'elles provenaient des mêmes parties ; c'est ainsi que les molécules fournies par les yeux de l'homme ne pouvaient s'accrocher qu'aux molécules provenant des yeux de la femme, et ainsi du reste.

Tel était l'état des choses à la fin du siècle dernier ; *Baudelocque* dans la première édition de son ouvrage en 1781, après avoir consigné la théorie ancienne, dite du mélange des semences, et l'opinion nouvelle ou de l'ovulation, hésite à conclure pour l'une ou pour l'autre et termine en disant que « l'insuffisance de tous ces systèmes pour l'explication des phénomènes surprenants de la génération, ne laisse que trop apercevoir la profondeur de l'abîme où la raison de l'homme s'est souvent égarée, faute de connaître les bornes que la nature même avait prescrites à son intelligence et à ses recherches. »

Il nous faut arriver maintenant jusqu'aux recherches de *Baer* sur l'œuf pour trouver de nouvelles idées sur le corps jaune; ce fut lui, comme vous le savez, qui sut découvrir dans la vésicule de de Graaf la partie véritablement importante, c'est-à-dire l'ovule.

Ce physiologiste distingué examina consciencieusement toutes les parties constituantes de la vésicule, il remarqua que la face interne était recouverte de granulations très-serrées les unes contre les autres, constituant une couche membraneuse qu'il appela membrane granuleuse; ce fut cette membrane qui, congestionnée, boursouflée, constituait ces plis, ces circonvolutions destinées à oblitérer la cavité de la vésicule ovarienne, après sa rupture et l'expulsion de l'ovule. C'était également cette membrane dont la coupe présentait cette coloration jaune, que l'on remarque en examinant l'ovaire d'une femme, quelque temps après la fécondation.

Raciborski, dans une étude spéciale sur ce sujet et *Pouchet* dans ses considérations sur l'ovulation spontanée, confirmèrent cette manière de voir du savant autrichien. Ces auteurs voulurent expliquer la coloration jaune de l'oariule par la présence du sang qui, après la rupture de la vésicule ovarienne, s'épanche dans la cavité résultant de cette rupture. Ils pensaient qu'il se produisait dans ce cas une imbibition semblable à celle que l'on remarque dans les ecchymoses ou dans les foyers d'hémorrhagie cérébrale.

Mais le travail le plus important qui ait été publié sur ce sujet, est, sans contredit, le résumé des leçons professées par M. *Coste* au Collége de France, et que ce savant a réunies dans un volume intitulé: *Histoire générale et particulière du développement des êtres organisés*.

Je vais en quelques mots vous faire l'analyse de la partie qui traite des corps jaunes, car les opinions de M. Coste sont en grande partie celles que j'ai adoptées et que je professe depuis longtemps; toutefois, je ne puis admettre l'existence de l'oariule en dehors de la grossesse, et je repousse avec énergie la division adoptée par les anatomistes modernes de corps jaunes de la menstruation et corps jaunes

de la grossesse. Les premiers n'existent pas, et M. Coste lui-même, tout
en les admettant, en fait une description telle, qu'avec la meilleure
bonne volonté, on ne saurait y reconnaître un produit semblable à celui que je vous montre en ce moment.

M. Coste, qui en cela n'est pas du même avis que les histologistes
modernes, comme nous le verrons plus tard, admet aux vésicules ovariennes deux feuillets, et voici comment il explique le mécanisme de
la formation du corps jaune : « A peine les parois des follicules de de
Graaf sont rompues et vidées, que déjà leur cavité est envahie par
une sorte de sécrétion plastique souvent colorée en rouge, quelquefois
en brun rougeâtre par le sang qui s'écoule de quelques vaisseaux ouverts. Mais cet épanchement sanguin n'a pas lieu habituellement; presque toujours la matière exhalée est exclusivement transparente, gélati-
niforme, adhérente, filante dans le principe comme du verre fondu,
prenant ensuite une ténacité de plus en plus prononcée. Cependant
ce phénomène n'est pas tellement indispensable qu'il ne puisse arri ·
ver que, dans certains cas, il ne se produise que d'une manièretrès-
peu sensible, ou qu'il ne fasse même complétement défaut. Au moment où par le seul fait de leur rupture, les vésicules de de Graaf
cessent d'être distendues, leurs parois reviennent naturellement sur
elles-mêmes; mais le feuillet externe de ces parois étant, à cause de sa
structure visiblement fibreuse, plus élastique que l'interne dont la
composition est cellulo-vasculaire, se rétracte davantage.

Le feuillet interne qui lui est étroitement uni est obligé de suivre le
mouvement que cette rétraction lui fait subir; or, c omme il est complé
tement passif dans cet acte, il faut de toute nécessité qu'il se plisse ou
se ride dans la cavité dont il forme la paroi intérieure. Ce plissement
se produit avec une telle promptitude, que l'on est sûr de le trouver
déjà réalisé, quelque rapproché que soit le moment où l'on dissèque
un follicule de celui où il vient de se rompre, et déjà dès cette époque
les rides qui résultent de cette rapide rétraction sont si nombreuses,
si saillantes, si pressées que toutes proportions gardées elles ont par
leur forme et leur disposition la plus grande ressemblance avec les
circonvolutions du cerveau.

La cause qui, après l'expulsion de l'ovule, produit le plissement des
follicules de de Graaf ne consiste pas seulement dans l'action que le
euillet externe exerce sur l'interne. En effet, pe n dant que le feuillet
externe se rétracte, l'interne qui est pourvu d'un rés eau vasculaire très-
abondant se phlogose, devient rougeâtre, et sous l'influence de l'irri-

tation dont il est le siége se modifie profondément et s'épaissit d'une manière sensible. Or comme la première phase de cette hypertrophie croissante coïncide précisément avec le moment où le plissement commence à s'opérer, il s'ensuit que les circonvolutions capsulaires doivent être à la fois nombreuses et prononcées, car il y a deux causes qui tendent à produire ce résultat : 1° la rétraction du feuillet externe ; 2° l'épaississement du feuillet interne.

En résumé, les premières modifications dont les follicules de de Graaf deviennent le siége, après la rupture de leurs parois, consistent dans le plissement de leur feuillet interne hypertrophié, et dans la sécrétion d'une matière plastique qui en remplit la cavité, lie les circonvolutions entre-elles, jusqu'au moment où elles se toucheront pour adhérer ensemble. La déchirure par laquelle l'œuf s'est échappé se montre au sommet de l'excavation que ces follicules représentent, tantôt sous la forme d'un pertuis étroit, tantôt chez la femme sous celle d'une fente irrégulière dont l'étendue varie ordinairement de deux à six millimètres et quelquefois davantage.

Les bords lasciniés s'ajustent promptement, s'unissent dès les premiers jours, et sont déjà confondus quand le travail est à peine commencé dans la cavité dont leurs cicatrices oblitèrent l'entrée. Cependant, quoique à l'intérieur le phénomène marche avec une lenteur incomparablement plus grande, il s'y réalise néanmoins d'une manière continue. Les circonvolutions, de plus en plus épaisses, s'avancent comme des bourgeons charnus vers le centre de la cavité qu'elles tendent à combler. Elles parviennent à s'y toucher au bout d'un certain temps, et à mesure qu'elles convergent, la matière plastique qui, dès le principe, remplissait le follicule étant progressivement résorbée, cesse d'être un obstacle à leur union.

Quand cette matière a complétement disparu, les circonvolutions adossées par leur côté saillant contractent des adhérences, se greffent ensemble, et le follicule comblé forme à la surface de l'ovaire une énorme protubérance qui acquiert chez les unipares et chez la femme en particulier un volume souvent plus considérable que celui de l'organe lui-même.

Il ne faut pas moins d'un mois tout entier pour que chez la femme enceinte, les plis ou les circonvolutions d'un follicule rompu en comblent complétement la cavité ou soient à la veille d'adhérer ensemble.

Longtemps avant que ce phénomène ne se soit accompli, le tissu phlogosé du feuillet interne perd la rougeur inflammatoire qu'il avait d'a-

bord, et passe à une couleur jaune dont la nuance varie considérablement suivant les espèces. Elle est jaune orange très-vif chez la vache,
d'un jaune citron chez la femme, rose et charnue chez la brebis, etc.

L'épaississement des parois du feuillet interne de la capsule ovarienne résulte tout simplement du plus grand volume qu'acquièrent
les vésicules dont son tissu se compose, et sa coloration jaune tient à la
nature des granulations moléculaires que ces vésicules renferment. »

D'après M. Coste le feuillet interne de la vésicule examiné au microscope avant sa rupture se compose : 1° d'un réseau vasculaire très-abondant; 2° d'un assemblage de petites vésicules ou cellules dans chacune
desquelles il y a quelques granules moléculaires incolores.

Aussitôt après la déhiscence, ces vésicules se développent au point
d'arriver à avoir cinq ou six fois l'étendue qu'elles avaient primitivement. En même temps la membrane dont elles forment la paroi devient plus molle, beaucoup plus friable, parce que les vésicules ne sont
plus aussi adhérentes entre elles et que leurs parois s'amollissent. En
même temps il se forme dans la cavité de chacune de ces cellules une
quantité innombrable de granules moléculaires qui les rendent de plus
en plus opaques, et qui, sous la plus légère pression, passent à travers les
parties contenantes qui se déchirent. Ces granules ne sont pas seulement remarquables par leur nombre, ils le sont aussi par la teinte jaune
qui les colore légèrement; or, comme ils sont très-abondants et très-
pressés les uns contre les autres dans l'intérieur des vésicules qui les
renferment, il en résulte que la teinte jaune, qui pour chacun pris isolément n'est pas très-prononcée, le devient sensiblement pour la masse
totale.

M. Coste ne pense pas que ces granulations jaunes soient réellement
oléagineuses. « Je suis porté, dit-il, à croire qu'elles sont au contraire
d'une nature différente, quoiqu'elles aient une apparence en tout semblable. »

Toute cette partie de l'étude micrographique du corps jaune, quoique
admirablement traitée par M. Coste, a subi de nombreuses modifications et additions par les recherches de M. le professeur Robin; je vous
en entretiendrai tout à l'heure quand j'aurai fini ce que j'ai à vous dire de
l'analyse des travaux de M. Coste. D'après ce dernier auteur, l'oariule
arrive à son apogée du trentième au quarantième jour de la grossesse.
Le corps jaune reste ensuite stationnaire pendant quelque temps encore, puis, vers la fin du troisième mois, quelquefois plus tôt, quelquefois plus tard, une autre période commence, celle du déclin. Alors la

tumeur capsulaire, qui jusqu'à ce moment avait suivi une progression ascendante, subit toutes ses modifications ultérieures dans un sens inverse. L'adhérence des circonvolutions dont elle est formée devient de plus en plus étroite ; les brides fibreuses qui les unissent les serrent d avantage les unes contre les autres ; les grandes vésicules à contenu granuleux qui forment leur tissu et le colorent en jaune disparaissent ; les vaisseaux qui leur fournissent des sucs nourriciers s'atrophient, la décadence de la masse totale se poursuit activement et se consomme p eu à peu. La tumeur progressivement résorbée semble rentrer dans l'organe à la surface duquel elle s'était élevée et où elle continuera à s'atrophier. Enfin elle diminue tellement que, au bout d'un certain temps, elle ne forme plus qu'un petit tubercule endurci, jaunâtre, lardacé, dernier vestige d'une production qui disparaît. Ce tubercule persiste encore cependant sous la cicatrice extérieure qui indique le point de la surface de l'ovaire où s'est opérée la rupture de la capsule oblitérée ; mais il ne tarde pas à être résorbé en laissant quelquefois à sa place un petit corps de nature fibreuse.

Chez la femme enceinte, cette décadence commence à être réellement appréciable vers la fin du troisième mois. Dans le courant du quatrième, le corps jaune diminue de près d'un tiers, et vers la fin du cinquième il est ordinairement réduit de moitié ; du sixième au neuvième, il a perdu les deux tiers au moins de son volume. Il forme pourtant encore, pendant les premiers jours qui suivent l'accouchement et dans le plus grand nombre de cas, un tubercule qui n'a pas moins de sept à huit millimètres de diamètre. Ce tubercule diminue ensuite assez rapidement ; mais il faut près d'un mois pour qu'il soit réduit à l'état d'un petit noyau endurci qui persiste plus ou moins longtemps. Toutefois il n'y a rien d'absolu dans la marche décroissante de ce phénomène. M. Coste ajoute qu'il a vu des femmes, mortes au sixième et même au huitième mois de la grossesse, offrir des corps jaunes aussi volumineux que d'autres au quatrième. Quelquefois, au contraire, ils disparaissent beaucoup plus promptement : sur une femme morte dans le courant du huitième mois, la résorption était déjà complète. Les faits de ce genre sont très-rares.

Ordinairement un corps jaune n'affecte pas une forme sphérique, et quelle qu'en soit la coupe, ses diamètres ne sont pas égaux ; il subit en général en se développant une sorte de compression dans le même sens que l'ovaire.

Voici un relevé des dimensions d'un certain nombre de corps jaunes de la femme aux diverses époques de la grossesse, et après l'accouchement.

Ce relevé est emprunté à **M.** Coste ainsi que la plus grande partie de ce qui précède.

Pendant la grossesse :

	Grand diamètre.	Petit diamètre.
25 à 30 jours	18 millim.	13 millim.
40 jours environ............	24	16
2 mois.....	24	15 1/2
3 mois....................	25	18
Dans le quatrième mois.....	15	15
—	13 1/2	10
—	13	10
Dans le cinquième mois......	15	15
5 mois....................	13	13
Dans le sixième mois.......	12	12
7 mois....................	10	6
Dans le neuvième mois......	15	10

Après l'accouchement :

	Grand diamètre.	Petit diamètre.	
20 heures après..........	11 millim.	7 millim.	
3 jours après.............	10 1/2	7 1/2	Gestation double.
—	8	7	
—	9	6	Gestation double.
—	9	6 1/2	
7 jours après.............	10	5	

M. Coste admet qu'un corps jaune peut se former en dehors de la gestation, c'est-à-dire qu'il est le résultat d'une ponte mensuelle de l'œuf non fécondé. Mais il reconnaît qu'il diffère notablement de celui de la grossesse : d'abord il ne faut au premier que 25 à 30 jours pour disparaître, et, quoique dans l'un et l'autre cas les phénomènes soient au début identiques et d'une égale intensité, quand la gestation ne les accompagne pas, ils perdent bientôt la faculté de suivre le cours de leur période ascendante; les vésicules mollissent alors tout à coup, sans que les circonvolutions de leur feuillet interne soient parvenues à se toucher ou à contracter des adhérences. En un mot, ces oariules n'ont ni le volume, ni la densité, ni la résistance, ni la durée des corps jaunes de la grossesse.

M. Coste pense que cette différence est tellement appréciable, au moins après les dix premiers jours, que l'on pourrait en tirer parti en médecine légale.

Comme je vous l'ai dit précédemment, je n'admets pas qu'il s'agisse là d'un véritable corps jaune, et la description que je viens de vous en faire, d'après M. Coste, vous montre, en effet, qu'après la menstruation sans fécondation les choses ne se passent pas comme nous l'avons étudié précédemment. A la vérité, je ne nie pas qu'après la rupture d'une vésicule de de Graaf il ne se trouve sur l'ovaire une cavité, que cette cavité ne se comble plus ou moins rapidement, mais après une simple menstruation vous ne verrez jamais cette phlogose du corps jaune véritable; les circonvolutions n'existent pas, à peine si le follicule rompu possède une teinte plus rouge que celle du tissu ambiant, la cicatrisation s'opère beaucoup plus rapidement, et il en résulte une tache étoilée plus ou moins violacée à la surface de l'ovaire.

Voilà tout ce qu'il m'a été donné de voir jusqu'ici après les menstrues; aussi je me refuse à considérer comme corps jaune cette cicatrisation si rapide du follicule rompu dans cette circonstance.

Pour compléter ce que je veux vous dire aujourd'hui sur le corps jaune, je vais terminer par une analyse fort rapide du mémoire que M. le professeur Robin a communiqué à l'Académie de médecine en 1861.

M. Robin, dont nous avons déjà eu tant de fois à citer les travaux, après son étude sur les modifications apportées par la grossesse dans la constitution de la muqueuse utérine, compléta son mémoire par l'étude des phénomènes qui se passent au même temps dans le tissu et les éléments de la paroi propre de l'ovisac.

Cet histologiste établit d'abord que la paroi des vésicules de de Graaf, au lieu de deux enveloppes qu'on leur considérait jusqu'alors, n'offrait en réalité « qu'une seule tunique très-vasculaire formée d'une trame lâche, de fibres lamineuses, parsemée de cellules particulières polyédriques, à angles arrondis, dites cellules de l'oariule ou de l'ovisac et de matière amorphe granuleuse. Cette tunique est tapissée d'épithelium nucléaire, avec un nombre plus ou moins grand de cellules complètes également sphériques. Par sa face externe elle adhère directement au tissu propre du stroma de l'ovaire. »

Au moment de la rupture de la vésicule de de Graaf l'épithélium nucléaire est en grande partie entraîné par l'ovule et disparait; il ne saurait donc jouer aucun rôle dans la production du corps jaune ainsi que l'avaient admis quelques auteurs.

C'est la membrane propre très-vasculaire qui s'épaissit et qui atteint bientôt une épaisseur de 1 à plusieurs millimètres. Cet épaississement est dû à ce que les cellules propres de la membrane se multiplient avec une extrême rapidité, comme nous avons vu les cellules propres de la muqueuse utérine le faire après la fécondation. Ces cellules propres acquièrent en outre un volume beaucoup plus considérable, mais surtout on y remarque une quantité considérable de granulations graisseuses et de gouttes d'huile contenues dans leur intérieur. En même temps la matière amorphe devient plus abondante et se charge de mêmes granulations graisseuse.

Ce phénomène avait déjà été signalé par M. Coste, mais d'une façon moins complète, puisque cet anatomiste ne considérait pas les granulations dont il est question comme de nature oléagineuses.

C'est à la prédominance de ces granulations jaunâtres contenues soit dans les cellules, soit dans la manière amorphe, sur tous les autres éléments de cette membrane, qu'est due la coloration jaune plus ou moins foncée que présente le follicule en voie de réparation.

Contrairement à M. Coste, M. Robin admet qu'un véritable épanchement sanguin peut se produire très-souvent dans la cavité vésiculaire ; « tantôt ce caillot se décolore vite et se résorbe peu à peu, à mesure qu'a lieu le plissement, et forme une masse grisâtre de fibrine au centre de l'oariule avec ou sans cavité médiane pleine de sérosité. D'autres fois, sans qu'on sache encore dans quelles conditions, c'est la fibrine du caillot qui se ramollit et se résorbe; les globules rouges se décolorent peu à peu, deviennent un peu granuleux et finissent également par se résorber. En même temps cette masse plus ou moins molle prend une teinte lie de vin, puis d'un rouge noir et même tout à fait noir lors des dernières phases de résorption du corps jaune. Cette matière noire, à la lumière réfléchie, est de l'hématoïdine provenant de l'hématosine altérée. »

Quand le follicule de de Graaf contient encore l'ovule, les cellules propres de l'ovisac ont de 9 à 12 millièmes de millimètre, et dans ce cas elles sont polyédriques ; dans l'oariule, tant que son atrophie n'est pas encore très-avancée, elles acquièrent ordinairement de 20 à 25 millièmes de millimètre. Ces cellules ont presque toujours un noyau pourvu lui-même d'un nucléole; le premier est ovoïde, d'une longueur d'environ 9 à 10 millièmes de millimètre, le second n'a guère qu'un millième de millimètre ; ce noyau et ce nucléole dans l'oariule augmentent de volume proportionnellement aux cellules qui les contiennent.

Les granulations jaunes libres ou incluses dans les cellules sont assez souvent polyédriques, larges de 2 millièmes de millimètre pour la plupart ; mais il en est qui ont de 1 et de 3 à 4 millièmes de millimètre.

En terminant son mémoire, M. Robin fait remarquer les analogies frappantes qui existent entre l'évolution de la caduque et celle de l'oariule. Dans ces deux cas, en effet, nous voyons les cellules de la muqueuse et celles de l'oariule se multiplier considérablement, puis s'hypertrophier; elles passent les unes et les autres à l'état granuleux, par production dans leur intérieur de granulations jaunes de nature graisseuse. En même temps apparaît entre les éléments de la caduque et ceux de l'ovisac une quantité considérable de matière amorphe, qui dans l'une et l'autre offre à peu près la même consistance; des granulations semblables à celles qu'on voit dans les cellules s'y trouvent en proportion considérable, mais plus grande dans l'oariule que dans la muqueuse utérine. Cependant il est bon de noter que la muqueuse utérine tombe avec l'œuf sous forme de membrane caduque, tandis que dans l'ovaire la paroi de l'ovisac, après avoir constitué l'oariule, se résorbe graduellement, laissant quelquefois, comme trace de son passage, un petit noyau fibreux au milieu de l'organe.

Tels sont, Messieurs, les points principaux que je désirais vous exposer aujourd'hui sur la formation des corps jaunes.

Je vous ai fait également remarquer dans les salles, au n° 15, une jeune femme récemment accouchée, et dont les mamelles présentent un caractère particulier sur lequel je désire appeler votre attention. Les seins gonflés par la sécrétion lactée, qui s'est opérée naturellement, à l'époque ordinaire, sont surtout remarquables par une auréole extrêmement foncée. Autour de cette première zone qui environne le mamelon on peut en distinguer une seconde beaucoup moins colorée, se rapprochant un peu de la teinte café au lait, dont la largeur est d'environ 2 centimètres, et qui en outre est parsemée de petits espaces arrondis, blanchâtres, qui ont fait donner à cette auréole secondaire les épithètes de tachetée, mouchetée ou pommelée. Si l'on examine à la loupe les petites taches blanches ainsi disséminées, on voit à leur centre un petit poil assez clair pour ne pas être distingué à l'œil nu. Mais un caractère bien autrement important se remarque sur l'auréole principale : ce sont cinq ou six petits tubercules papillaires qui font saillie à la surface de ce disque noirâtre, et qui, lorsqu'on les presse entre les doigts, laissent suinter quelques gouttelettes d'un liquide blanchâtre que je considère avec quelques auteurs comme du lait véritable, malgré les dénégations de quelques anatomistes modernes.

Les mamelles n'offrent pas, quand l'utérus est à l'état de vacuité, les phénomènes que je viens de vous signaler, et l'exemple que nous avons sous les yeux me permettra de terminer en quelques mots l'histoire des modifications imprimées par la grossesse à l'apparei de la reproduction.

M. P. Dubois aimait à traiter ce sujet dans ses leçons cliniques, qui ont été reproduites dans la *Gazette des Hôpitaux*, la *Gazette Médicale* et d'autres recueils scientifiques.

C'est dans ces leçons que je puiserai les principaux documents historiques que je vais vous rappeler : quant aux faits eux-mêmes je vous les relaterai en faisant appel à ma propre expérience, et surtout en en empruntant beaucoup à ces mêmes leçons.

Quand une femme est enceinte, ses mamelles subissent des modifications de plusieurs sortes : 1° Elles sont habituellement le siége d'un gonflement douloureux ; 2° l'auréole subit des modifications particulières ; 3° la sécrétion du lait s'établit.

1° GONFLEMENTS DOULOUREUX DES SEINS. — Personne n'ignore qu'à l'époque de la puberté, les mamelles subissent déjà des modifications importantes. Mais à cela ne se borne pas ce qui arrivera plus tard.

Chez beaucoup de femmes, chaque mois à l'époque des règles, les seins se tendent légèrement, sont le siége d'élancements plus ou moins douloureux. La pression des vêtements, principalement du corset, devient insupportable. Ces phénomènes perdent le plus souvent de leur intensité après une première grossesse, mais sous l'influence de la gestation les modifications que je viens de vous signaler sont beaucoup plus manifestes. Il arrive quelquefois que non-seulement les seins se gonflent mais encore qu'ils présentent des bosselures et des nodosités; les ganglions de l'aisselle s'engorgent et l'inflammation de la mamelle peut même se montrer de prime abord et se terminer par un abcès. Quoiqu'il soit rare de voir, même sous l'influence de la grossesse, le gonflement douloureux des seins porté à un point aussi accentué, les auteurs ont signalé des faits semblables et d'autres se rapportant soit à la simple excitation utérine, conséquence des premiers temps du mariage, soit à la suppression ou rétention accidentelle des règles, soit à l'époque de la ménopause, soit enfin à des maladies de la matrice. M. P. Dubois racontait dans ses cours l'histoire d'une dame de province qui présentait des ulcérations granuleuses du col et qui vint à Paris le consulter. Outre cette affection utérine, elle voyait très-fréquemment à l'époque de ses règles survenir un petit abcès du sein qui s'ouvrait et se guérissait spontanément. Quand M. P. Dubois la vit il put remarquer sur la mamelle quelques points douloureux provenant de la cicatrisation d'abcès antérieurs. Après quelques cautérisations du col cette dame quitta Paris et retourna dans son pays. A quelque temps de là, elle écrivait que l'un de ses seins était le siége d'un gonflement regardé par les médecins du lieu comme pouvant devenir très-grave. Sur le conseil de M. P. Dubois elle revint à Paris. Celui-ci croit reconnaître une fluctuation profonde ; il pratique à l'aide d'un bistouri à lame étroite une ponction par laquelle il s'échappe une quantité de pus assez abondante : l'ouverture est agrandie et l'abcès ne tarde pas à se cicatriser. A la nouvelle époque menstruelle nouvel abcès, et pendant six mois le même phénomène s'est présenté de nouveau chaque mois.

Je ne vous cite cette observation que comme un fait extrêmement rare, mais qui vous montre combien est grande la sympathie qui existe entre le sein et l'utérus.

2° MODIFICATIONS PARTICULIÈRES DES AURÉOLES. — Pour plus de clarté ce paragraphe peut être lui-même subdivisé en trois autres secondaires :

a. Tuméfaction comme œdémateuse ou emphysémateuse de la peau de cette partie du sein.

b. Développement de tubercules papillaires.

c. Coloration brune plus ou moins foncée.

a et *b.* Les deux premiers de ces phénomènes ont été étudiés d'une façon toute spéciale par deux observateurs très-distingués, J. Hamilton (d'Edimbourg) et Montgomery (de Dublin). Ils accordent en effet à ces modifications une très-grande valeur séméiologique et les placent sous ce rapport bien au-dessus de la coloration. Hamilton fait observer avec raison que, quand ces phénomènes se rencontrent chez des femmes qui ont déjà eu des enfants et dont l'auréole a conservé la couleur brune, ce qui n'est pas très-rare, ils constituent un signe caractéristique d'une nouvelle grossesse. M. P. Dubois partageait cette opinion du professeur d'Edimbourg, mais il faisait remarquer également que la turgescence œdémateuse de l'auréole ne s'observe pas chez toutes les femmes enceintes, et que par conséquent, si l'on devait en tenir grand compte chaque fois que ce phénomène existait, son absence ne devait pas faire exclure toute idée de grossesse.

Le boursouflement de l'auréole ne s'observe pas aussi souvent en France qu'en Angleterre, et le développement des tubercules papillaires est certainement un phénomène plus constant. Comme, d'une autre part, ce développement peut persister dans une certaine mesure après une ou plusieurs couches et qu'il peut se produire sous l'influence d'une maladie de l'utérus ou d'une excitation quelconque de cet organe, il convient de ne lui accorder qu'une importance relative; mais si ce phénomène ne peut servir d'une manière certaine au diagnostic de la grossesse, son importance anatomique ne saurait être niée, et c'est sur ce point que je désire appeler votre attention. M. le docteur Duval a fait à ce sujet des recherches consciencieuses, consignées dans sa thèse inaugurale, et il résulte clairement de son travail qu'on ne saurait confondre ces petits tubercules avec des glandes sébacées comme le veulent quelques anatomistes modernes et en particulier M. Sappey. L'opinion que je professe à cet égard avait déjà été émise par quelques auteurs: Meckel et Huschke considèrent que la structure de ces glandes est analogue à celle de la glande mammaire et que le liquide sécrété par elles est du véritable lait. Ces deux anatomistes avaient même remarqué que l'abondance du liquide dépendait du temps plus ou moins grand qui s'était écoulé entre la dernière tétée de l'enfant et le moment où l'on pressait sur ces petits tubercules pour en extraire le liquide. Ils considéraient en outre que ces petits corps jouent vis-à-vis de la mammaire un rôle analogue à celui des glandes sublinguales, buccales et labiales à l'égard de la parotide et de la sous-maxillaire. Cette opinion est évidemment exagérée, car je ne pense pas qu'en aucun cas les tubercules papillaires puissent suppléer la glande mammaire; jamais la sécrétion n'est assez abondante pour subvenir à la nourriture de l'enfant, quoi qu'en ait dit Morgagni, qui, professant la même opinion que les anatomistes dont je viens de vous parler, ajoutait que, dans le cas de vice de conformation du mamelon, lorsque ce dernier par exemple était rétracté, les tubercules papillaires placés autour comme des satellites étaient saisis ainsi que toute l'auréole par la bouche de l'enfant, et que ses efforts de succion, en activant la sécrétion de ces glandes supplémentaires, permettaient sa nutrition. M. Stolz partage ma manière de voir à cet égard, et M. Dubois exprimait une semblable opinion en disant que c'étaient là des ébauches imparfaites de mamelons, de petits mamelons toujours incomplets quant à leur volume, mais non toujours quant à la présence de l'un des éléments essentiels du mamelon, c'est-à-dire des vaisseaux lactifères.

Voici maintenant un résumé de l'étude micrographique que M. le docteur Duval a publiée à cet égard :

« Lorsque l'on dissèque l'auréole d'une femme morte pendant la dernière période de la gestation, ou peu de temps après l'accouchement, on trouve dans la mince couche de tissu cellulaire sous-cutanée de cette région, de véritables glandes en grappe composées dont la structure est absolument identique à celle de la glande mammaire

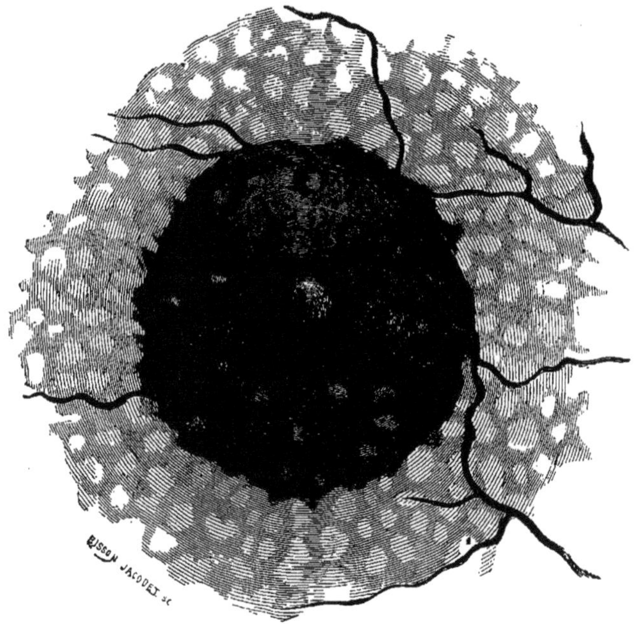

FIG. 13.

à ce même moment. Elles sont situées immédiatement au-dessous du derme, quelquefois même en partie dans son épaisseur, et lorsqu'elles sont un peu volumineuses elles font une saillie très-prononcée à sa face postérieure. Cette masse glandulaire est arrondie, blanchâtre, de 1 à 4 millimètres de diamètre. Elles se composent de plusieurs lobules irréguliers et inégaux, et formés eux-mêmes par la réunion de plusieurs culs-de-sac ou de petits prolongements terminés en culs-de-sac qui, examinés au microscope, sont absolument semblables aux vésicules glandulaires ou acini de la glande mammaire. Leur diamètre varie de

0^{mm},08 à 0^{mm},10. Les petits lobules formés par la réunion de ces acini ont chacun un petit canal excréteur qui vient s'ouvrir dans un canal excréteur commun, lequel vient aboutir au sommet des tubercules auréolaires. La constitution de ce canal excréteur est absolument la même que celle des canaux excréteurs de la mamelle; il est tapissé à l'intérieur par un épithélium pavimenteux, et ses parois sont formées par un tissu fibreux dense renfermant des fibres élastiques et quelques fibres musculaires lisses. La longueur de ce canal est variable et peut aller de 1^{mm},50 à 4^{mm} ; sa largeur est en moyenne de 0^{mm},1 à 0^{mm},5. Le petit tubercule au sommet duquel s'ouvre ce canal excréteur est constitué par un soulèvement de la peau avec épaississement du derme, et peut fort bien être comparé à un petit mamelon quant à sa structure. D'après Meckel, il y aurait même sur ces petits tubercules des follicules sébacés comme ceux que l'on rencontre sur la peau du mamelon. Il me paraît donc, d'après l'étude de ces glandes et les particularités que présente leur histoire, qu'elles sont complétement analogues aux glandes mammaires, qui peuvent sécréter en plus ou moins grande quantité un véritable lait, et qui par exception peuvent se trouver en communication avec les canaux excréteurs de la glande mammaire. »

A propos du dernier fait signalé par M. le docteur Duval, à savoir que ces tubercules peuvent communiquer avec l'un des canaux galactophores, M. Dubois dit avoir vu dans un cas remarquable le liquide jaillir en même temps et avec la même force de l'un de ces tubercules et du mamelon, au moment où l'enfant venait de quitter le sein. Il ajoute que si Morgagni et d'autres anatomistes ont vu du lait s'écouler des papilles, il a pu constater lui-même souvent qu'un liquide blanchâtre et en tout semblable au lait pouvait être obtenu en pressant ces tubercules.

Enfin M. le docteur Duval résume, en peu de mots, les raisons qui lui font considérer comme de petites glandes mammaires les tubercules papillaires dont nous nous occupons en ce moment. Je ne puis que m'associer à cette manière de voir, établie sur les considérations suivantes :

1° Leur structure et leur position anatomique, qui, en montrant qu'elles appartiennent aux glandes en grappes, permet aussi, eu égard à leur volume, de les rapprocher plutôt des glandes mammaires que de tout autres.

2° Leur sécrétion, qui a tous les caractères du lait, qui est même un vrai lait secrété en même temps, dans les mêmes circonstances et avec les mêmes modifications que celui sécrété par les glandes mammaires.

3° L'époque de leur développement fonctionnel, leurs sympathies et les influences auxquelles elles obéissent, qui sont absolument les mêmes que pour la glande mammaire.

c. Coloration de l'auréole. — Peu de temps après la fécondation, on voit chez un grand nombre de femmes l'auréole qui environne le mamelon prendre peu à peu une teinte plus foncée et, suivant les individus, cette partie devient jaune terreux, marron, brun noirâtre très-prononcé et même complétement noire. Cette coloration est due à un dépôt pigmentaire très-abondant, qui se rencontre du reste sur une autre partie du corps pour constituer la ligne brune abdominale. Les auteurs anglais ont considéré ce signe comme un des plus importants au point de vue du diagnostic de la grossesse. Malheureusement cette modification, quoique très-fréquente, manque quelquefois ; c'est ainsi que la coloration de l'auréole est à peine marquée chez beaucoup de femmes dont la peau est très-blanche et dont les cheveux sont blonds. D'autre part, cette coloration ayant existé à une première grossesse peut ne plus s'effacer, si bien qu'il est impossible de savoir quel est l'état de l'utérus, si l'on examine seulement cette modification de l'auréole. Enfin chez des femmes non enceintes on a pu observer cette coloration sous l'influence des premiers temps du mariage. Denman pensait que la coloration de l'auréole était moins le résultat de l'état particulier de l'utérus que du gonflement et de l'altération des seins, et qu'elle pouvait être produite par toute cause capable de provoquer dans ces organes des modifications semblables à celles que la grossesse y détermine ; qu'ainsi plusieurs des maladies qui simulent la grossesse produisent la coloration brune de l'auréole.

Néanmoins, on ne saurait refuser à ce signe une grande valeur diagnostique par suite de sa fréquence. M. Dubois était du reste de cet avis pour les femmes primipares. Smellie et William Hunter professaient une semblable opinion ; ce dernier auteur cite même une circonstance importante qui vint le confirmer dans sa manière de voir. Le cadavre d'une femme ayant été transporté dans l'amphithéâtre de Hunter, cet accoucheur célèbre fut frappé, en examinant les seins, de la teinte brune qu'offraient les auréoles, et il n'hésita pas à déclarer que ce cadavre était celui d'une femme enceinte. Cependant un des élèves ayant dirigé son attention sur les organes génitaux constata l'intégrité de l'hymen. Malgré cette découverte imprévue et qui semblait donner un démenti au professeur, il n'en persista pas moins dans son opinion. Les parois abdominales furent incisées, et l'on put reconnaître en effet que l'utérus contenait un produit de conception.

Les modifications imprimées par la grossesse aux mamelles ne s'observent pas, comme nous venons de le voir, d'une manière constante. Cependant, d'une part, il est rare que chacune d'elles manque en même temps ; d'autre part, on peut les observer toutes réunies sur la même femme. Il ne faudrait donc pas conclure de l'absence de l'un de ces signes qu'une femme n'est pas enceinte ; il ne faut pas non plus considérer la réunion de ces phénomènes comme une preuve absolue de grossesse, surtout chez une femme qui aurait déjà eu des enfants. Les auteurs anglais ne sont pas de cet avis : ils prêtent, au contraire, une très-grande importance aux modifications des seins ; il semble, à leur dire, que l'absence de ces signes soit un fait extrêmement rare chez une femme enceinte, et M. Dubois, frappé de cette conformité d'opinion chez des hommes aussi distingués que Hamilton, Montgomery, Hunter, Smellie etc., alors que ses propres recherches avaient abouti à un résultat plus dubitatif, se demandait s'il n'y avait pas là une différence d'organisation chez les sujets qui avaient servi à leurs recherches respectives ; en un mot, si la race irlandaise, sur laquelle Montgomery avait expérimenté, n'était pas plus disposée pour les modifications dont il s'agit, que la race française, qui fournissait à M. Dubois les sujets soumis à son observation.

Pour vous faire voir combien Montgomery attachait d'importance à ce qu'il appelle *la véritable auréole* (*the true aureola*), je ne puis résister au désir de vous citer une dernière observation.

Pendant les leçons de ce professeur sur les signes de grossesse, un élève lui fit observer que son opinion sur la valeur séméiologique des modifications de l'auréole était probablement exagérée, car celles qu'il indiquait comme caractéristiques de la véritable auréole existaient chez une jeune femme non mariée atteinte d'aménorrhée depuis quatre mois, et admise depuis quelques jours dans l'hôpital fondé par sir P. Dun. M. Montgomery se rendit auprès d'elle et prononça, après l'avoir examinée, que l'auréole offrait tous les caractères distinctifs de la grossesse. Cette déclaration fut reçue par la jeune malade avec tous les témoignages de l'indignation la plus vive, et elle résolut de se soumettre à tout ce qu'on exigerait d'elle pour que la vérité fût connue, plutôt que de rester sous le poids d'une si odieuse calomnie. Sa proposition fut acceptée; une exploration vaginale eut lieu aussitôt et permit de constater le ballottement d'un fœtus. Plus tard elle fit le tardif et timide aveu d'une promenade au clair de lune en compagnie d'un jeune homme qui avait pour elle une vive affection. (Leçons orales de M. Dubois.)

3° LA SÉCRÉTION DU LAIT. — Chez certaines femmes, outre les modifications que nous venons d'étudier, on remarque, à une certaine époque de la gestation, que le sein sécrète du lait en plus ou moins grande abondance; ce phénomène s'observe plus généralement à la fin de la grossesse qu'au début. Cela n'a du reste rien qui doive surprendre, puisqu'on ne saurait nier la corrélation qui existe entre le développement de l'utérus et celui de la mamelle. M. Robin a publié à ce sujet une note très-importante dans les bulletins de la Société de bio logie : il fait remarquer que toutes les fois qu'une tumeur ou un kyste des organes générateurs détermine le développement de l'utérus, on peut voir des phénomènes analogues d'hypertrophie se passer dans la mamelle. Pour ce qui est de l'influence exercée par la grossesse, voici comment il la traduit : « Vers le troisième ou quatrième mois de la grossesse, les culs-de-sac mammaires deviennent visibles au microscope, et quelque temps après, les acini qu'ils forment peuvent être aperçus sur la coupe de la glande. Les tubes sécréteurs sont d'abord tapissés de leur épithélium spécial ; mais lorsque la sécrétion devient active, cet épithélium disparaît. » Mais on ne saurait toujours conclure à l'existence d'une grossesse d'après la sécrétion laiteuse, puisque ce même phénomène s'observe dans un cas de tumeur et même en dehors de toute affection, ainsi que j'en ai vu de nombreux exemples. Frank rapporte avoir observé cette sécrétion chez une femme atteinte d'une affection utérine.

Cependant, dans certains cas, ce signe a permis de préjuger la grossesse et n'est pas sans avoir une valeur réelle ; c'est ainsi que M. Dubois, appelé par un de ses confrères auprès d'une jeune dame qui se refusait à toute exploration, examina les seins, trouva la coloration de l'auréole bien manifeste, et, par la pression, obtint une légère écrétion laiteuse; il lui fut ensuite facile, par le toucher, de reconnaître le ballottement. On a vu, dans certains cas, les mamelles sécréter du lait chez les femmes non enceintes et qui n'avaient jamais eu d'enfants. Tout le monde connaît l'histoire de cette jeune femme récemment accouchée qui s'embarqua aux Antilles pour revenir en France. Elle nourrissait son enfant et était accompagnée d'une jeune négresse de dix-huit ans qui n'avait jamais été enceinte. Peu de temps après son départ, sous l'influence du trouble produit par un mal de mer très-violent, cette jeune dame vit la sécrétion laiteuse se supprimer complétement; sa servante, pour amuser l'enfant dont les cris plaintifs remplissaient tout le vaisseau, lui fit prendre son propre sein. Quel ne fut pas l'étonnement de la mère, lorsqu'au bout de quelques jours elle s'aperçut que du lait véritable coulait du sein de la jeune servante, et l'enfant put y trouver une nourriture abondante pendant toute la durée du voyage.

Vous trouverez encore à ce sujet, dans tous les traités de médecine légale, l'histoire de cette petite fille d'Alençon âgée de huit ans, qui fut tétée par son petit frère, que l'on avait placé dans son lit, et chez laquelle il s'échappait du sein une quantité assez notable de lait. Un auteur anglais, M. Simples, raconte qu'une dame de quarante-neuf ans, mère de neuf enfants, perdit une de ses belles-filles qui avait allaité pendant quinze jours son dernier enfant; cette dame voulut prendre soin de celui-ci. Il lui arriva un jour, pour le calmer, de lui laisser prendre son sein; au bout de trente-six heures elle éprouva du malaise, et bientôt elle vit ses seins se gonfler et sécréter du lait qui fut suffisant pour nourrir cet enfant pendant quatorze mois.

Ce dernier exemple, moins extraordinaire que les deux premiers, prouve que la sécrétion laiteuse peut s'établir abondamment chez une femme qui, n'étant pas enceinte, a déjà été grosse une ou plusieurs fois; mais, ce qui n'est pas très-rare, c'est de voir les mamelles continuer à sécréter après une grossesse, quoi qu'on ait pu faire pour arrêter cette fonction. Montgomery cite l'exemple d'une dame qui conserva pendant trois ans une sécrétion laiteuse, et cinq ans après son accouchement, le lait était encore assez abondant pour que par la pression du sein on pût le faire paraître à l'extrémité du mamelon et qu'il s'en écoulât une certaine quantité. Un autre auteur cite un fait à peu près semblable d'une femme chez laquelle cette sécrétion dura quatorze ans, et qui semblait avoir remplacé l'écoulement des menstrues.

Enfin, quelques auteurs de médecine légale citent des exemples de sécrétion laiteuse s'opérant chez des femmes à l'époque de la ménopause. Hamilton rapporte qu'une dame âgée de quarante ans, voyant ses règles se supprimer, se crut enceinte, et comme il paraissait avoir quelques doutes, cette dame découvrit ses seins et fit voir à ce médecin le lait qui s'en échappait. Celui-ci, après avoir constaté l'état de l'utérus par le toucher, déclara qu'il n'y avait pas de grossesse. Quoique ces quelques faits ne coïncident pas avec la gestation, et que par conséquent ils puissent vous paraître en dehors du sujet que je m'étais proposé de traiter avec vous, c'est-à-dire des modifications imprimées par la grossesse aux mamelles, j'ai tenu à grouper dans une même leçon les exemples de sécrétion laiteuse qui peuvent s'opérer chez une femme non enceinte, pour qu'un caractère aussi frappant ne vous fasse pas diagnostiquer une grossesse sans réfléchir à toutes les circonstances dans lesquelles cette même sécrétion peut s'observer hors l'état de gestation.

ONZIÈME LEÇON

DE LA GROSSESSE

De la suppression des règles. — Anomalies.
Modifications apportées par la grossesse dans les symphyses du bassin.

MESSIEURS,

A la fin de ma dernière visite, vous avez pu remarquer une femme qui était venue pour me demander une consultation. Elle désirait savoir si elle était enceinte. Je la fis coucher sur un lit, et, en plaçant la main sur l'abdomen, je sentis d'abord distinctement une tumeur arrondie, volumineuse, remontant à peu près jusqu'à l'ombilic, souple, dépressible; et je n'eus pas de peine à reconnaître l'existence d'un utérus développé. Quelques petits chocs que ma main perçut assez nettement me dévoilèrent les mouvements actifs d'un fœtus ; enfin, le stéthoscope me permit de constater les battements du cœur de l'enfant.

Il n'y avait là aucun doute possible sur l'existence d'une grossesse : le diagnostic en était extrêmement facile, et de prime abord on pourrait être étonné que cette femme eût conservé quelque incertitude sur son état, si je ne vous indiquais un détail assez rare qu'on constatait chez elle : celui de la persistance des règles pendant les cinq mois qui s'étaient écoulés depuis l'époque de la fécondation.

Cette anomalie se rencontre très-rarement, car il ne faut pas confondre avec des règles ordinaires de petites hémorrhagies qui se produisent quelquefois chez la femme enceinte, à des époques tout à fait indéterminées, et qui sont dues à toute autre cause qu'au flux cataménial.

Cependant, les auteurs qui ont écrit sur les accouchements ont presque tous cité des faits analogues à celui qui nous occupe, non-seulement parce que ces exemples sont assez rares, mais aussi pour mettre le médecin en garde contre une erreur de diagnostic qui peut être fort préjudiciable à l'enfant.

C'est ainsi que Mauriceau rapporte l'histoire d'une malheureuse qui fut pendue, et qui, ayant été ensuite disséquée publiquement, fut trouvée « grosse d'un enfant de quatre mois, nonobstant le rapport des personnes qui l'avaient visitée par ordonnance du juge avant qu'elle fût exécutée, et qui assurèrent contre la vérité qu'elle n'était pas enceinte. Ce qui les trompa, fut que cette femme avait effectivement, quoique grosse, quelques menstrues. » Mauriceau ajoute, à la suite de cet exemple, que pour sa part il connaît plusieurs femmes qui, dans toutes leurs grossesses, ont eu leurs règles jusqu'au cinquième mois.

Churchill dit avoir vu un cas très-remarquable où cette fonction persista pendant tout le temps de la grossesse et tout le temps de l'allaitement.

Les exemples de cette nature se voient très-rarement, mais ce qui se remarque plus fréquemment, c'est l'apparition des règles pendant la première période menstruelle qui suit la fécondation. Encore, dois-je, à cet égard, vous signaler des différences notables dans la quantité et dans la qualité du sang qui s'écoule dans de telles circonstances. M. Dubois, dans ses leçons orales, appuyait très-justement sur ce fait, que les règles coïncidant avec l'état de grossesse offraient des caractères distinctifs qui ne permettaient pas de les confondre avec les règles ordinaires. « Elles sont, disait-il, habituellement moins abondantes, plus colorées ou au contraire d'une teinte plus pâle ; elles offrent dans leur marche des irrégularités : ainsi elles sont souvent suspendues pendant la nuit pour reparaître le matin, ou dans la journée pour revenir le soir. Dans quelques cas, elles se prolongent d'une manière insolite. »

Il n'est pas sans intérêt de vous faire connaître le relevé de 51 cas observés par le docteur Elsasser de Stuttgard, dans lesquelles la menstruation a continué pendant la grossesse. Ce médecin a constaté que dans 8 cas, les menstrues reparurent une fois ; dans 10 cas, deux fois ; dans 12 cas, trois fois ; dans 5 cas, quatre fois ; dans 5 autres cas, six fois ; dans 5 autres cas, huit fois ; et dans 2, neuf fois, c'est-à-dire pendant toute la durée de la gestation. 18 fois sur 26 l'écoulement était moindre que de coutume. La durée de la grossesse a été normale

dans 36 cas, elle a été interrompue dans 15 ; enfin, dans les trois quarts
des faits cités, l'enfant avait acquis son développement ordinaire.
15 de ces femmes étaient primipares et 36 multipares, toutes âgées de
vingt à trente ans, sauf deux qui avaient, l'une trente-six et l'autre
quarante et un ans.

Je ne puis m'empêcher de vous citer, à propos des rapports qui
existent entre la menstruation et la grossesse, un certain nombre de
faits d'un autre genre et qui méritent également d'attirer votre attention. Je veux parler des cas où la sécrétion menstruelle apparaît
pour la première fois pendant la grossesse. Churchill rapporte l'observation suivante de Perfect : « Une jeune femme présentait tous les symptômes d'un début de grossesse, à l'exception d'un phénomène particulier (ses règles apparaissaient pour la première fois) ; elle continua
d'être réglée jusqu'à la fin, et elle accoucha d'un enfant petit, mais
bien portant. »

Le même auteur raconte encore l'histoire d'une dame qui, mariée
depuis huit ans, n'avait jamais eu ses règles que pendant ses grossesses ;
chaque fois que l'écoulement menstruel apparaissait, on pouvait être
certain que cette dame était enceinte. Enfin, cette dernière observation, tirée d'un mélange de faits curieux, mérite également d'être rapportée : Une jeune femme, mariée à vingt et un ans, n'avait jusque-là
jamais été réglée. Sa santé ne laissait rien à désirer ; après deux années de mariage, elle sembla dépérir et fut prise de vomissements et
de malaises ; le lendemain, ses règles parurent et durèrent pendant
quatre jours. Le mois suivant, même apparition, et l'abdomen augmenta de volume ; la patiente crut à une grossesse, quoique les règles
fissent leur apparition régulière chaque mois ; au terme de la grossesse,
elle mit au monde un enfant bien portant et les règles ne reparurent
plus.

Baudelocque rapporte qu'il a vu des femmes qui lui ont affirmé
qu'elles n'avaient jamais été menstruées, si ce n'est pendant leur grossesse ; leur assertion lui semblait d'autant plus digne de foi qu'elles ne
s'adressaient à lui que pour avoir l'explication de cet étrange phénomène.

Deventer dit avoir connu une femme qui assurait n'avoir jamais été
réglée avant sa première grossesse. « A peine fut-elle grosse que les
règles commencèrent à paraître et continuèrent par périodes réglées
jusqu'à l'accouchement ; depuis les purgations qui le suivirent jusqu'à
la seconde grossesse, rien ne parut ; mais dès qu'elle commença à

être grosse de nouveau, les règles recommencèrent à couler ; et cela continua de même, tant qu'elle eut des enfants, de manière qu'elle n'avait pas de plus forte indication de grossesse que le retour de ses règles, et cependant elle se portait très-bien. »

L'ensemble de ces faits prouve suffisamment que la menstruation est possible pendant la gestation, quelle que soit du reste la variété à laquelle le phénomène doive être rapporté : ou bien à des menstrues se continuant pendant les premiers mois de la grossesse, ou encore au flux caténial apparaissant pour la première fois pendant la gestation. Quelques auteurs, et entre autres Denman, n'ont pas craint de nier complétement la possibilité d'un semblable état ; « la suppression des règles, dit cet auteur, est une des suites infaillibles de la conception, aussi je n'ai jamais trouvé une seule femme qui ait été réglée pendant sa grossesse. »

Les observations que je vous ai citées plus haut et qui ont été rapportées par des hommes sérieux, dont l'honnêteté scientifique n'est mise en doute par personne, m'obligent à être moins radical que Denman ; toutefois, je ne saurais trop vous engager à la plus grande circonspection.

Dans le diagnostic de la grossesse, quand une femme vous annoncera que ses règles ont continué tous les mois depuis l'époque où elle pense avoir été fécondée, dites-vous à vous-même que cette femme n'est probablement pas enceinte, et mettez le soin le plus minutieux à vous enquérir de tous les signes qui pourront vous mettre sur la voie de la vérité; ne négligez ni l'âge, ni les antécédents pathologiques, ni la condition sociale de la malade. Quand une femme a dépassé trente-cinq ans et qu'elle approche de cette époque de la vie où la reproduction ne s'observe plus en général, surtout si elle n'a pas d'enfants et qu'elle en désire vivement, le système nerveux surexcité occasionnera dans son économie des troubles trompeurs, des nausées, des vomissements, un développement manifeste de l'abdomen et même des mouvements dans cette région que l'on pourrait prendre pour ceux de l'enfant, et qui ne sont en réalité que des contractions intermittentes et rapides des muscles abdominaux ou des déplacements des anses intestinales ; mais si vous poussez plus loin votre examen et votre interrogatoire, vous apprendrez que les règles suivent leur cours régulier, que le ventre n'est distendu que par de la graisse ou des gaz intestinaux.

D'autres fois, ce sera une malade comme celle dont parlait M. Dubois dans ses leçons : « Une femme, dit-il, vint me consulter il y a quelque temps ; elle portait une tumeur au ventre et le médecin qu'elle avait été voir au début de cette affection crut à un commencement de grossesse, malgré la persistance des règles. Quand je l'examinai, il y avait deux ans qu'elle portait cette tumeur, les menstrues n'avaient jamais cessé d'être régulières, et je n'eus pas de peine à reconnaître un kyste de l'ovaire. »

Enfin, certaines femmes, jeunes encore, mais d'un tempérament nerveux, se trouvant dans des conditions sociales irrégulières, peuvent présenter tous les signes présomptifs d'une grossesse sous l'influence imaginaire de la crainte de la maternité.

Cependant les règles continuent leur cours plus ou moins abondamment, plus ou moins colorées ; il vous sera facile, par un examen attentif, de distinguer la vérité et de rassurer la malade sur son véritable état.

En un mot, Messieurs, je ne saurais trop insister sur cette loi si bien exprimée dans le *Traité d'accouchement* de MM. Dubois et Pajot : la menstruation disparaît quand la femme est enceinte, en ajoutant comme ces auteurs : « Les femmes dont les règles se montrent, pendant toute la durée de la grossesse, égales en quantité, qualité et régularité à ce qu'elles sont hors l'état de gestation, sont des exceptions extrêmement rares. »

Puisque le fait existe, voyons maintenant quelle peut être la cause de cet écoulement de sang pendant la grossesse. Des opinions très-diverses ont été émises à cet égard : quelques auteurs, comme Van Swieten, Frank, Hoffman et Désormeaux, ont supposé que la source en était dans la portion inférieure de la cavité utérine avant que l'œuf ait acquis le volume nécessaire pour la remplir ; ou bien on le fait provenir des vaisseaux du col.

Velpeau explique ainsi cette anomalie : « Il est certain qu'on a vu quelquefois le fluide menstruel transsuder de l'intérieur du vagin ou de la vulve ; je ne vois pas même qu'il puisse venir d'ailleurs, lorsqu'une femme enceinte continue d'être réglée jusqu'à la fin de la gestation. La menstruation est alors déviée de ses routes habituelles, comme quand elle se fait par l'urèthre, le rectum, les voies pulmonaires, les seins, ou un point quelconque des surfaces tégumentaires. »

Le docteur Churchill partage cette dernière opinion de Velpeau, et il invoque à l'appui de cette manière de voir l'observation du docteur Charles Johnson, publiée dans le *Dublin hospital Reports*. Ce médecin raconte qu'il fut mandé par un confrère pour voir un cas assez curieux de tumeur pelvienne. Il reconnut une inversion partielle de l'utérus qui avait été confondue avec un polype de la matrice, et sur lequel on avait établi une ligature pour en obtenir l'ablation. Le fond de l'utérus ainsi qu'une partie des deux trompes se détacha ; cette pièce est conservée précieusement dans le musée de l'hôpital.

La femme guérit et, chose extraordinaire, les règles se montrèrent de nouveau quelque temps après l'opération.

Sous quelle influence le flux cataménial peut-il se produire pendant la grossesse ? On s'accorde généralement à admettre que la cause de la cessation des règles, pendant cette période, est produite par l'arrêt du développement des vésicules ovariennes. Scanzoni refuse cette explication ; il prétend que, pendant la grossesse, les ovules peuvent mûrir et se détacher, que le molimen menstruel se voit fréquemment chez la femme enceinte, et que quelquefois de véritables règles surviennent aux époques habituelles.

Cependant ni Kusmaul, ni Kirvisch, ni Virchow n'ont jamais trouvé dans les ovaires de femmes mortes en couches, ou récemment accouchées, de trace de vésicules rompues. Il est probable, ajoute M. Liégeois, que ces hémorrhagies signalées pendant la grossesse n'étaient point de véritables règles, pas plus que celles qui ont été observées chez des femmes qui ne perdaient du sang par les parties génitales que pendant ce temps.

Le docteur Churchill explique ces anomalies par l'existence d'une véritable excitation ovarienne et l'habitude contractée d'un écoulement périodique.

J'avoue qu'il est difficile de donner la cause pathogénique de ces écoulements, si l'on se refuse à admettre la maturité des vésicules de de Graaf, pendant la grossesse et la lactation. Comment expliquer les grossesses survenant chez des nourrices qui n'ont pas leurs règles, et la conception chez des femmes non menstruées et qui ne le deviennent pas après cette grossesse ? D'un autre côté, si contrairement à toutes les données anatomiques, on admet l'ovulation spontanée pendant cette période, comment repousser la superfœtation ? Pour moi, Messieurs, je pense que toute ovulation est suspendue pendant la gestation, et je n'admets pas que l'on puisse considérer comme menstrues véritables les écoulements sanguins signalés pendant la grossesse.

Modifications apportées par la grossesse dans les symphyses du bassin.
—Je désire également, Messieurs, vous entretenir de nouveau de cette femme couchée au n° 7 de mes salles, qui a déjà été le sujet de nos entretiens. Il s'agit, vous vous en souvenez, d'une petite rachitique dont les membres si singulièrement contournés ont subi un arrêt de développement tellement remarquable, qu'on la montre dans les fêtes publiques comme un phénomène.

Je me suis déjà longuement appesanti sur le rétrécissement de son bassin, sur les causes de ce vice de conformation, et sur les indications qui en découlent au point de vue de la pratique obstétricale. Vous vous rappelez sans doute combien son accouchement fut laborieux, et quelles difficultés j'eus à surmonter pour extraire le fœtus. Pendant cette opération, il s'est produit un accident assez rare, que je vous ai signalé : la disjonction de la symphyse pubienne. Aujourd'hui encore, il est facile de constater que cette symphyse présente entre ses surfaces articulaires un écartement assez considérable, et si l'on saisit les deux épines iliaques antérieures et supérieures on peut faire exécuter à ces os des mouvements à la vérité assez restreints, mais cependant tout à fait anormaux. Comme je faisais remarquer cette particularité aux élèves qui m'entouraient, l'un deux me demanda si pendant la grossesse il ne se produisait pas dans les articulations du bassin des modifications qui, en rendant ces symphyses mobiles, augmentaient les dimensions de la ceinture pelvienne? C'est à cette question que je désire répondre maintenant, en vous donnant quelques détails sur les opinions que les anciens professaient à cet égard.

Dès la plus haute antiquité, l'écartement des os pubis au moment de l'accouchement était considéré comme une nécessité pour favoriser l'expulsion du fœtus. Hippocrate, dans son livre *De natura pueri*, dit que les femmes souffrent principalement la première fois qu'elles accouchent, parce qu'elles ne sont point accoutumées aux douleurs dont tout le corps est ébranlé. Elles se font particulièrement sentir dans la région des lombes et des hanches, qui s'écartent dans le travail. Cette opinion du père de la médecine a été partagée par tous les auteurs qui l'ont suivi. Les Arabes professèrent la même doctrine. Avicenne, entre autres, croyait très-fort à cet écartement, qu'il considérait comme le plus utile de tous les efforts que la nature faisait au moment de l'accouchement. C'était également une théorie adoptée chez les Juifs; le rabbin Zoar, dans ses *Commentaires sur l'Exode*, dit qu'il n'y a rien de plus admirable dans la nature que l'écartement des os pubis pour faciliter l'accouchement, que c'est un secours de la Providence divine dont la nature seule est le ministre, et que les plus grands efforts ne produiraient pas une pareille opération. Mais l'auteur qui, sans contredit, a traité cette question avec le plus de détails est Séverin Pineau, qui publia en 1797 un petit livre intitulé : *Opuscule anatomique et physiologique*. Il consacre trois chapitres à prouver que l'écartement des os pubis dans l'accouchement naturel est un phénomène hors de doute, qui commence au septième mois et qui augmente et se complète dans l'espace des six ou sept dernières semaines avant l'accouchement. Je ne puis résister au désir de vous citer quelques-unes des raisons que cet auteur invoque à l'appui de sa thèse.

La première raison, dit-il, qui prouve que les os pubis se séparent l'un de l'autre et que l'os iliaque se sépare du sacrum, est que la nature qui a construit la voie par laquelle le fœtus doit passer et qui veut rendre ce chemin aussi facile que possible, a répandu dans les symphyses des os de cette région une humeur muqueuse, une douce et bonne chaleur, afin que ces parties soient imbibées, ramollies, dilatées et relâchées.

Une autre raison est que le fœtus a un corps trop volumineux pour passer par un chemin aussi étroit, si toutes les parties inférieures ne subissaient une très-grande dilatation, et il ajoute que l'on voit des femmes de petite taille, quelques-unes même contournées et qui, à cause de cela, sont plus étroites et plus resserrées que les autres, avoir cependant plus d'enfants que celles qui sont bien conformées ; d'où nous concluons que les parties de cette région doivent être relâchées, etc.

A la suite de cette dissertation, Pineau raconte l'observation d'une femme qui avait été pendue et dont le cadavre, transporté au Collége de chirurgie, fut l'objet d'un examen attentif de la part des professeurs de ce collége. Cette femme était accouchée dix jours avant son supplice et l'on remarqua que les os pubis n'étaient pas au même niveau et qu'ils étaient séparés l'un de l'autre par la largeur d'un doigt ; de plus, les articulations sacro-iliaques étaient beaucoup plus lâches que dans l'état naturel.

Ambroise Paré, qui assistait à cet examen, déclara que jusqu'à ce moment il n'avait pas cru la chose possible, mais qu'en face d'une preuve aussi évidente, il était bien obligé de s'incliner. Il a consigné son aveu dans les termes les plus naïfs : « Il y a, dit-il, des hommes si fermes dans leurs opinions qu'encore qu'on leur fît toucher au doigt et voir à l'œil la vérité du contraire de ce qu'ils maintiennent, si est-ce

toutefois que jamais ils ne se voudront départir de ce qu'ils auront
conçu et engravé dans leurs esprits... il est bien séant à un généreux
esprit de confesser et avouer pleinement sa vraie faute, et principalement qu'on l'enseigne à la postérité pour le bien public, afin
que nos successeurs ne se trompent en même façon que nous avons
été : or, ce qui me fait tenir ce propos, est que jusqu'ici j'avais
maintenu par parole et par écrit, les os pubis ne se pouvoir séparer
et s'entr'ouvrir aucunement en l'enfantement. Toutefois, il m'est
apparu du contraire le premier jour de février 1579, par l'anatomie d'une femme où je trouvai l'os pubis en son milieu, d'environ
demi-doigt, et l'os ischion séparé de contre l'os sacrum. Qui ne
le voudra croire, je le renverrai au livre de nature ; laquelle fait des
choses que notre intelligence n'est pas capable d'entendre. »

La plupart des accoucheurs et physiologistes qui suivirent parta-
gèrent l'opinion de Séverin Pineau ; Guillemeau marcha sur les traces
de son maître Paré ; Fabrice de Hilden cite, à ce sujet, l'exemple de sa
propre femme ; enfin Riolan, Harvey, Santorini, Morgagni, de Haller, etc., admettent également l'écartement des os du bassin dans
l'accouchement. Mais un certain nombre d'autres auteurs refusèrent
de considérer ce phénomène comme constant : Dulaurens, qui assistait
à l'autopsie de la femme dont nous avons parlé plus haut, ne voyait là
qu'un accident rare et individuel ; Mauriceau dit que dans tous les
accouchements qu'il a faits, il ne s'est jamais aperçu de cette prétendue
disjonction des pubis en mettant la main sur ces os lorsque l'enfant
était au passage. De La Motte ne croit pas davantage à cet écartement :
Est-il possible, s'écrie-t-il, qu'il y ait des auteurs qui aient prétendu
que les os ischion et pubis s'entr'ouvraient pour faciliter l'accouchement, les connaisseurs étant persuadés qu'ils ne seraient pas écartés
par deux hommes quand ils tireraient de toutes leurs forces ?

Rœderer, qui fit une étude anatomique assez complète sur les
moyens d'union qui unissent entre eux les os pubis et sur ceux qui
constituent l'articulation du sacrum avec l'os des îles, conclut que ces
ligaments sont beaucoup trop solides pour que les os puissent se
séparer ; qu'il faudrait une très-grande force pour arriver à ce résultat,
et que les os de la tête du fœtus lorsqu'elle est poussée dans le bassin
par la violence des douleurs sont si mous, si faiblement articulés qu'ils
se meuvent les uns sur les autres, se fracturent même plutôt que de
rompre l'articulation des os du bassin. Cependant cet auteur admet
que dans quelques cas exceptionnels, lorsque les cartilages, les liga-

ments, ou le périoste sont malades, il peut se faire que les os se
relâchent pendant l'accouchement, surtout si la tête du fœtus est volumineuse ; il reconnaît, en outre, que cette disjonction peut être produite
dans un accouchement laborieux, lorsqu'on est obligé d'employer
une grande force pour faire passer la tête fœtale à travers le bassin.

Beaudelocque a consacré un chapitre à l'examen de cette question.
Cet auteur admet que dans des cas assez rares les os du bassin peuvent
s'écarter dans l'accouchement, mais que cela n'a pas lieu plutôt dans
un accouchement laborieux que dans un autre, ni chez la femme dont
le bassin est vicié que chez celle qui l'a bien conformé.

Cet exposé historique est plus que suffisant pour vous faire voir,
Messieurs, comment la question a été envisagée jusqu'à la fin du siècle
dernier. Aujourd'hui des données anatomiques plus précises permettent
d'indiquer quelle est la nature des modifications qui se produisent
dans les articulations du bassin. Nous avons déjà vu comment les
ligaments ronds, les ligaments larges, les ligaments utéro-sacrés,
enfin tout l'appareil ligamenteux qui unit l'utérus aux parois de
l'excavation, revêt une apparence musculaire évidente pendant la
la grossesse ; les travaux des physiologistes et histologistes modernes
ont mis hors de doute la véritable nature de ces divers appareils. L'activité fonctionnelle imprimée par la grossesse à l'utérus et à ses annexes s'étend également aux parties avoisinantes, et les ligaments qui
unissent entre elles les surfaces articulaires des symphyses sacro-
iliaque et pubienne deviennent plus rouges, plus élastiques et moins
tendus ; en même temps les membranes synoviales sécrètent davantage et la partie molle du fibro-cartilage pubien augmente d'une
façon assez évidente pour que l'on puisse quelquefois sentir, à la
face postérieure de la symphyse des pubis, une saillie facile à déprimer et qui est produite par la partie périphérique du fibro-cartilage et le ligament postérieur repoussé en arrière. Toutefois, ces modifications sont généralement peu sensibles et jamais poussées au
point, comme le croyaient Pineau, Paré et les autres auteurs, d'augmenter la capacité du bassin.

Dans des cas très-rares et qu'on doit considérer comme pathologiques, on a vu cependant le ramollissement des ligaments produire
un obstacle à la locomotion et les femmes obligées d'attendre plusieurs
mois dans leur lit, après l'accouchement, que cet état morbide ait cessé
par le raffermissement des ligaments, avant de reprendre leurs occupations habituelles. On a même vu quelquefois la femme mourir des

suites de cet état exceptionnel. Dans le cas qui nous occupe aujour-d'hui, je pense que les articulations du bassin étaient plus relâchées qu'elles n'ont l'habitude de l'être, mais qu'il faut surtout attribuer aux grands efforts qui ont été faits pour terminer l'accouchement, la rupture probale des ligaments déjà ramollis de la symphyse des pubis ; cependant cet accident n'aura, je crois, aucune suite fâcheuse pour la malade ; les mouvements que l'on pouvait imprimer aux os iliaques ont considérablement diminué, l'état général de cette petite femme est très-satisfaisant, elle commence à marcher avec une ceinture, et dans quelques jours elle pourra rentrer dans son domicile.

DOUZIÈME LEÇON

DE LA GROSSESSE GÉMELLAIRE

Définition. — Fréquence.

Examen des ovaires, du placenta, des membranes.—Causes. — De la superfœtation.— Utérus biloculaire. — Origine blastodermique.

Messieurs,

Dans l'espace de quelques jours, deux cas de grossesse et d'accouchement gémellaires ont passé sous vos yeux. La première femme était couchée au n° 27, et aujourd'hui vous pouvez en observer une autre au n° 12. Je vais profiter de ces deux faits récents pour entrer dans quelques détails sur ce genre de gestation. La grossesse gémellaire n'est qu'une variété de la grossesse multiple qui, sous un nom plus général, s'applique aux conceptions de deux, trois, quatre et quelquefois cinq enfants contenus dans l'utérus. Les exemples de trijumeaux, quadrijumeaux, etc., sont tellement rares, que je me bornerai à vous entretenir de la grossesse gémellaire ou bifœtale.

Dans l'espèce humaine et dans les espèces animales qui ont un utérus uniloculaire, les grossesses multiples sont rares. Cependant, il peut arriver que deux ou plusieurs ovules soient fécondés simultanément, soit qu'ils proviennent des deux ovaires, soit qu'ils aient été préalablement contenus dans une même vésicule de de Graaf ; toujours est-il qu'ils sont ensuite entraînés dans la cavité utérine, et donnent alors lieu à une grossesse multiple, gémellaire, s'il n'y a que deux ovules fécondés, trigémellaire, quadrigémellaire, si au contraire trois, quatre ovules ont subi l'imprégnation. Il semble, d'après les observations recueillies aux meilleures sources, que la limite extrême soit, pour l'espèce humaine, la présence de cinq enfants dans la cavité utérine. Ce genre de grossesse multiple a été observée par Peu, Lauverjat, Kennedy et d'autres, mais elle est très-rare.

Fréquence. — Ce fait d'avoir pu observer à quelques jours de distance, dans cet hôpital, deux cas de grossesse gémellaire, ne doit pas vous faire conclure que cette condition s'observe fréquemment ; je vous ai dit déjà qu'il en était autrement. Et M. P. Dubois, qui avait fait à cet égard des recherches étendues, donne les résultats suivants, qui ont été publiés dans la *Gazette des Hôpitaux* de 1843 : Sur 484 350 accouchements dont les observations ont été recueillies en Allemagne, en Angleterre et en France, 6330 accouchements multiples ont eu lieu, c'est-à-dire un accouchement multiple sur 76 accouchements. Sur ces accouchements multiples, on a noté 6248 accouchements doubles, 78 accouchements triples et 4 accouchements quadruples : d'où l'on peut conclure que le rapport des accouchements doubles aux autres accouchements est à peu près de 1 à 78, celui des accouchements triples, de 1 à 6209, et enfin celui des accouchements quadruples de 1 à 121 082. Ces chiffres sont établis sur le total des observations de grossesse multiple, recueillies dans les trois grands pays que je vous ai fait connaître. Si l'on veut maintenant avoir la proportion exacte des grossesses multiples appartenant à chacune de ces nations, on arrive pour chacune à des résultats bien différents.

Ainsi, dans la Grande-Bretagne, les grossesses doubles seraient aux autres dans le rapport de 1 à 63 environ, les grossesses triples dans celui de 1 à 4311, et les quadruples dans celui de 1 à 77 613.

En Allemagne, le rapport des grossesses doubles aux autres serait comme 1 à 84, celui des grossesses triples comme 1 à 7182, et celui des grossesses quadruples comme 1 à 125 693.

En France, enfin, le rapport des grossesses doubles aux autres grossesses serait comme 1 à 92 environ, celui des grossesses triples comme 1 à 11 105. Si l'on ajoute à ces derniers chiffres le recensement des grossesses multiples observées dans cet hôpital, et qui a été fait par M. le docteur Lebel, ancien élève dans mon service, nous voyons que sur 14 333 accouchements on a rencontré 140 grossesses doubles et 1 grossesse triple ; ce qui donne le rapport de 1 à 102 environ pour les premières et de 1 à 14 333 pour la seconde.

Il est donc permis de conclure de cet exposé, comme l'avait fait M. Dubois, que les conditions organiques qui favorisent les grossesses multiples sont plus communes dans la Grande-Bretagne qu'en France et en Allemagne, et qu'elles sont plus communes encore dans cette dernière contrée que dans la nôtre.

D'après les calculs de M. le docteur Collins, professeur à Dublin, les grossesses multiples seraient plus communes en Irlande qu'en Écosse et en Angleterre. Ces résultats généraux n'ont rien qui doive vous surprendre. Chacun de nous connaît ou est en relation avec une de ces familles nombreuses dont l'Angleterre semble avoir le monopole. Il y a quelques années, un jeune médecin de Londres qui vint étudier les accouchements dans cette maison, était le vingt-quatrième enfant de ses père et mère; dix-huit d'entre eux avaient survécu aux maladies de l'enfance. Cet exemple, vous le savez, n'est pas rare dans ce pays.

L'Allemagne nous offre également des exemples fréquents de familles nombreuses. Il est commun d'y rencontrer 10, 12, 18 enfants issus du même père et de la même mère. En France, il n'en est pas ainsi, et l'on cite comme faits exceptionnels, remarquables, ces cas de fécondité excessive. C'est ainsi que Ménage, écrivain du XVIIe siècle, nous apprend qu'un nommé Brunet, petit bourgeois de Paris, eut de sa femme 21 enfants en sept années de suite; que ces enfants trijumaux ont non-seulement été baptisés, mais même ont vécu les uns plusieurs jours, les autres plusieurs mois, et qu'il en est resté douze des plus forts. On doutait lequel des deux époux contribuait le plus à cette grande fécondité, mais le mari abusa d'une jeune servante qu'il avait, laquelle au bout de neuf mois accoucha de trois enfants mâles qui, malgré la faiblesse et le jeune âge de leur mère, vécurent trois semaines. L'empressement que des auteurs littéraires mettent à parler de ce fait, les termes même dans lesquels la chose est racontée, indiquent assez que cet exemple est rare dans notre pays; et l'on peut dire comme le docteur Kennedy que l'Allemagne, l'Angleterre, mais surtout l'Irlande, ont une grande supériorité de puissance prolifique sur la France. Ces résultats seraient en désaccord complet avec l'opinion de Pline, qui prétendait que les grossesses multiples étaient plus fréquentes dans les pays chauds que dans les climats tempérés et froids.

Il convient d'ajouter que ces différences ne s'expliquent peut-être pas uniquement par une puissance prolifique plus ou moins forte, et qu'il faut aussi faire entrer en ligne de compte certaines habitudes réprouvées par la morale et la religion.

Pour en finir avec la statistique, examinons si dans les grossesses gémellaires les mâles sont plus plus nombreux que les femelles, comme cela s'observe pour les grossesses simples. Je ne saurais faire mieux, à cet égard, que de vous rappeler les résultats fournis par des auteurs classiques, ainsi :

```
Clarke        sur  184 observations, indique  47 fois 2 garçons,  68 fois 2 filles et  71 fois sexes différents
Collins        —   240      —                 73             —     67            —      97         —
Baillarger     —   256      —                100             —     58            —      98         —
Lever          —    33      —                 11             —     11            —      11         —
Ramsbotham     —   536      —                171             —    183            —     182         —
```

Si j'ajoute à ce tableau les faits que j'ai pu observer dans cet hôpital, nous trouvons encore :

```
Sur                     184 observations,  46 fois 2 garçons,  50 fois 2 filles,  40 fois garçons et filles.
On obtient en résumé sur 1385      —        448          —      437        —       499 —        —
```

Ce tableau, qui comprend un nombre assez considérable de faits, permet de constater d'abord que le plus souvent les enfants sont du même sexe ; ensuite que dans la grossesse gémellaire, comme dans la grossesse simple, le nombre des garçons l'emporte sur celui des filles. Ce résultat n'est pas celui auquel était arrivé M. Dubois en 1843. Il n'avait en vue qu'une seule statistique, celle du docteur Churchill. Aussi exprimait-il un doute sur le résultat qu'il avait obtenu, et il pensait qu'en opérant sur des chiffres plus nombreux, on arriverait à un résultat analogue à celui qui a été observé pour la grossesse simple. Je suis heureux de pouvoir vous montrer aujourd'hui combien sa prévision était fondée.

Examen des ovaires du placenta et des membranes. — Avant d'examiner avec vous quelles sont les causes probables des grossesses multiples, nous allons passer en revue les particularités intéressantes qui sont fournies soit par l'examen des ovaires des femmes qui succombent peu de temps après leurs couches, soit par l'inspection du placenta et des membranes. M. Dubois, dans une leçon qu'il fit sur ce sujet, put mettre sous les yeux des élèves un ovaire sur lequel on remarquait deux corps jaunes ; quelque temps auparavant, un semblable exemple s'étant présenté, il n'avait pas négligé d'en faire profiter les nombreux auditeurs qui suivaient ses cours, en même temps qu'il citait une pièce semblable existant dans la collection de M. le docteur Danyau. Ces quelques faits et beaucoup d'autres que j'ai pu montrer moi-même dans cet amphithéâtre, ont fait voir que les deux ovules peuvent provenir du même ovaire et que cependant, comme dans le cas qui faisait l'objet de la leçon de M. Dubois, la femme peut mettre au monde deux enfants de sexe différent. On peut en conclure, contrairement à une opinion qui avait cours alors, que chaque ovaire n'est pas spécialement destiné à un sexe et qu'il n'est pas juste de croire que les germes mâles viennent de l'ovaire droit, tandis que les germes femelles proviendraient de l'ovaire gauche. Chacun de ces deux corps glandulaires peut donner naissance à des germes mâles et femelles. Cependant, dans les grossesses gémellaires, les choses ne se passent pas toujours ainsi et il peut arriver que chaque ovaire présente un corps jaune. Dans ce cas, on peut conclure que chaque ovaire a fourni un ovule et qu'en suivant les trompes, ils se sont rejoints et développés dans la cavité utérine. Ce fait, toutefois, est très-rare, et pour ma part je ne l'ai jamais rencontré dans les autopsies assez nombreuses que j'ai faites.

Je ne puis non plus passer sous silence ce fait particulier, également mentionné par M. Dubois, et qui nous permettra de tirer plus tard quelques conclusions. Les deux corps jaunes placés sur l'ovaire que M. Dubois montrait aux élèves, présentaient une disposition singulière : l'un était situé sur le bord convexe d'où se rompent généralement les vésicules préparées à une fécondation prochaine ; l'autre, au contraire, était près de l'autre bord et dans le voisinage de l'adhérence du ligament large. Il semble résulter de cette disposition que chaque ovule s'était échappé d'une vésicule distincte, en d'autres termes, que deux vésicules de de Graaf avaient fourni les ovules dans cette grossesse gémellaire.

Les membranes et les placentas présentent les dispositions suivantes, sur lesquelles j'appelle toute votre attention : Chaque enfant peut avoir son œuf complet, c'est-à-dire une membrane amnios, un chorion, une caduque et une masse placentaire isolée. Lorsque deux œufs, ainsi constitués, se développent simultanément dans l'utérus, la cloison formée par l'adossement des deux poches se trouve formée de six feuillets, à savoir : deux caduques, deux chorions et deux amnios ; il est vrai que le plus souvent les deux caduques sont assez minces pour que leur dédoublement ne puisse être facilement effectué, et dans quelques cas même ces deux feuillets se sont complétement soudés.

Les deux enfants peuvent encore être contenus dans deux œufs distincts quoique incomplets, et l'on rencontre alors deux amnios, enveloppés dans un seul chorion et dans une seule caduque. Enfin, l'on observe, quoique beaucoup plus rarement, les deux enfants contenus dans un seul œuf complet, constitué par un amnios, un chorion et une caduque. Le plus généralement les placentas, dans les grossesses gémellaires, sont adhérents l'un à l'autre ; et cela s'observe même lorsque chaque œuf est complet, comme je vous l'ai indiqué tout à l'heure. Toutefois, je me hâte de vous dire que le contraire peut avoir lieu, et que les placentas peuvent former dans ce dernier cas deux masses parfaitement distinctes. Quand les œufs sont incomplets, les deux placentas sont ou bien confondus, ou bien constitués par deux masses distinctes réunies par un pont membraneux.

Dans la troisième disposition, les placentas sont toujours confondus. Quand les masses placentaires sont distinctes, il est clair que la circulation de chacun des fœtus est indépendante ; mais si les placentas sont adhérents par leurs bords, ou tellement imbriqués, qu'il devient difficile de distinguer ce qui appartient à l'un des enfants et ce qui se rapporte à l'autre, il peut arriver qu'il y ait communauté de circulation. Toutefois, le fait est rare, et il est facile de comprendre qu'il en soit ainsi, lorsqu'on se reporte aux premiers temps de la vie embryonnaire. Chaque fœtus a sa vésicule allantoïde propre, et par conséquent ses vaisseaux ombilicaux indépendants. Si donc, par la suite, il y a communication entre les vaisseaux ombilicaux des deux enfants, il faut admettre la résorption du tissu des parois entre deux branches vasculaires, et conséquemment une anastomose accidentelle.

Une chose véritablement remarquable, c'est que ces anastomoses n'ont généralement pas lieu entre les extrémités capillaires, mais entre de grosses branches de la surface fœtale du placenta. Smellie, Levret, Desormeaux, Moreau, Velpeau, MM. Jacquemier et Preslat ont rencontré et mentionné cette disposition. On pourrait encore expliquer cette anomalie, en supposant que deux branches terminales des vaisseaux allantoïdiens, appartenant l'une à l'un des fœtus et l'autre au deuxième, aient pénétré simultanément dans la même villosité choriale, et que dans les culs-de-sac de cette villosité il y ait eu communication par l'intermédiaire des capillaires, comme entre les gros troncs vasculaires ; mais cela n'a pas encore été démontré anatomiquement. Ceci répété un certain nombre de fois, entraînerait une communauté de circulation plus ou moins grande. Ce n'est là qu'une supposition. Il est probable, en effet, qu'il y a communication entre les capillaires. Un fait pratique découle nécessairement de cette disposition possible : c'est qu'il faut, après la naissance d'un premier enfant, lier les deux bouts du cordon, car on ne peut savoir alors si l'anomalie que je viens de signaler n'existe pas, et il faut éviter que l'enfant restant dans la matrice ne soit la victime d'une hémorrhagie, qui se produirait par le cordon du premier jumeau après la section.

Les cordons présentent également quelques particularités bonnes à signaler : Quand les masses placentaires sont séparées, de chacun d'eux part une tige vasculaire se rendant au fœtus ; quand les placentas sont réunis par leurs bords et ne forment qu'une masse, les deux cordons partent directement de deux points différents de cette masse. Mais si le placenta est unique, s'il n'y a qu'un œuf pour les deux fœtus, on peut voir ou bien deux cordons isolés partant de deux points distincts du placenta, ou bien un seul cordon qui, à une distance plus ou moins grande du délivre, se bifurque pour envoyer une branche à chaque fœtus.

De la disposition des œufs et des placentas il y a quelques conséquences à tirer. Ainsi, lorsque les deux œufs sont complets et les délivres parfaitement séparés, il peut arriver que l'un des deux enfants soit expulsé un temps plus ou moins long avant l'autre. Il y a, à cet égard, plusieurs exemples curieux, et je tiens à vous en signaler quelques-uns. M. Dubois nous racontait qu'une dame enceinte et déjà mère de plusieurs enfants voulut se rendre à Paris de la campagne qu'elle habitait ; en élevant la jambe pour atteindre le marche-pied de l'une de ces petites voitures qui, sous un nom très-vulgaire, faisaient presque seules alors le service de Paris à Versailles, elle éprouva une vive douleur dans la région inférieure de l'abdomen. Cette circonstance la détermina à renoncer à son voyage ; elle rentra chez elle, et peu d'heures après elle rendit un caillot volumineux, au milieu duquel se trouvait un œuf complet de deux mois environ. Naturellement, elle pensa qu'elle n'était plus enceinte ; cependant son ventre conservait un développement dont elle était surprise, et elle le fut beaucoup plus encore quand deux mois plus tard des mouvements intérieurs, semblables à ceux qu'elle avait ressentis dans ses précédentes grossesses, se manifestèrent. M. Dubois fut appelé pour l'éclairer sur sa véritable position, et reconnut sans peine que, malgré sa fausse couche assez récente, elle était encore enceinte ; elle accoucha, en effet, à son terme régulier.

Il est bien évident que dans ce cas les deux œufs étaient complétement séparés, sans quoi l'un n'aurait pu être expulsé sans entraîner l'autre. J'ai eu moi-même, dans ma clientèle, l'occasion de voir plusieurs faits semblables et à des termes différents de la grossesse.

Des femmes grosses de trois, quatre ou cinq mois avortaient, et lorsqu'elles étaient remises et que tout paraissait fini, elles remarquaient avec surprise que l'abdomen conservait une ampleur insolite et un peu plus tard qu'il augmentait de volume. Dans un certain nombre de cas, j'ai été appelé par des confrères dans de semblables circonstances, et j'ai reconnu une grossesse persistante malgré l'expulsion d'un produit quelques jours auparavant. Une disposition semblable des placentas se remarquait chez une femme qui fut amenée dans cet hôpital au mois de janvier dernier, et dont j'aurai tout à l'heure l'occasion de vous parler plus longuement.

Lorsque les deux placentas sont accolés par leurs bords ou réunis par un pont membraneux, l'expulsion de l'un des fœtus ne saurait avoir lieu sans entraîner l'accouchement de l'autre. De même, lorsque les deux enfants sont contenus dans un même œuf, la rupture de la poche utérine entraîne forcément l'expulsion des deux produits.

La malade du n° 12 a présenté cette disposition : les deux masses placentaires, quoique isolées, étaient reliées par une partie des membranes. Aussi ne s'est-il écoulé que deux heures et demie entre l'expulsion du premier enfant et la naissance de l'autre. La délivrance des deux placentas n'eut lieu qu'après la terminaison du deuxième accouchement.

CAUSES. — Examinons maintenant si les dispositions anatomiques que je viens de signaler peuvent fournir quelques notions sur les causes probables des grossesses gémellaires.

Il convient de diviser cette étude en deux parties :

1° Cas où les fœtus sont renfermés chacun dans un œuf complet.

2° Cas où les fœtus sont renfermés chacun dans un œuf incomplet, ou tous deux dans un même œuf.

Nous avons vu plus haut et je vous ai cité un exemple de grossesse gémellaire dans laquelle un des enfants avait été expulsé longtemps avant la sortie de l'autre jumeau. Des faits semblables et d'autres plus curieux encore que j'aurai l'occasion de vous rapporter, ont donné lieu à la théorie de la superfœtation.

De la superfœtation. — Certains auteurs, à la vérité peu nombreux, ont pensé que la plus grande partie des grossesses gémellaires de la première catégorie étaient le résultat de deux fécondations successives à des intervalles plus ou moins longs. Un ancien élève de cette clinique, M. le docteur Ganahl, s'est fait le défenseur de cette manière de voir et a accumulé dans une thèse, du reste très-étudiée, une foule d'exemples de grossesses multiples présentant de curieuses particularités. D'abord, il fait une distinction entre la superfœtation et la superfécondation. Ce dernier mot s'appliquerait au cas où les deux fécondations auraient été opérées dans un intervalle assez court, tandis que si l'intervalle est plus long, c'est à la véritable superfœtation que l'on a affaire.

Il est bien évident que par la même imprégnation deux ovules peuvent être fécondés en même temps et qu'entraînés dans l'utérus par les trompes, ces deux œufs peuvent se développer et donner lieu à une grossesse gémellaire normale. Mais en est-il toujours ainsi? M. Ganahl affirme le contraire et se base sur les faits suivants : Les enfants qui naissent de grossesse gémellaire présentent des différences de poids et de volume telles qu'il est difficile d'admettre, pour chacun d'eux, un temps de séjour égal dans la cavité utérine ; certaines femmes sont accouchées d'abord d'un premier enfant plus ou moins près du terme normal, puis quelque temps après ont mis au monde un autre enfant dont le terme, calculé d'après le premier accouchement, serait ou trop excessif ou trop restreint ; enfin, quelques exemples de femmes donnant le jour à deux jumeaux dont l'un présente tous les caractères de la race blanche et l'autre tous les caractères de la race nègre ; telle est en quelques mots la somme de données scientifiques qui ont permis à M. Ganahl d'étayer son opinion sur la superfœtation.

Je dois vous dire que pour ma part je n'accepte pas cette manière d'expliquer l'origine des grossesses gémellaires, et les raisons sur lesquelles je me fonde sont, d'abord, l'hypertrophie de la muqueuse qui est telle que la cavité utérine n'existe plus et que l'œuf, au sortir de la trompe, est obligé de se greffer dans le voisinage de l'orifice tubaire sur le fond ou l'un des deux côtés de la matrice. Ce boursoufflement de la muqueuse est général et s'applique aussi bien aux parties qui avoisinent le col utérin qu'à celles qui sont situées plus haut ; cet état doit rendre la cavité utérine imperméable pour tout liquide fécondant. En second lieu, la suspension du travail d'ovulation pendant la grossesse, ce qui a été constaté par Négrier et Raciborski.

Ce dernier auteur, qui a fait à cet égard les recherches les plus consciencieuses, a trouvé chez les femmes mortes à la suite de couches les follicules de de Graaf assez développés en général, mais jamais à ce degré qui indique la maturité complète avec disposition à la déhiscence ; Négrier avait avant lui fait la même remarque, non-seulement chez les femmes enceintes, mais encore sur les nourrices. Enfin, j'ajouterai que dans toutes les nécropsies qu'il m'a été donné de faire à la suite de grossesse gémellaire, j'ai toujours trouvé sur le même ovaire la trace de la double fécondation ; M. le professeur Dubois a remarqué la même circonstance, M. Danyau également, et aucun d'eux ne cite la circonstance inverse, celle d'œufs provenant de l'un et de l'autre ovaire. On a également mis en avant l'oblitération du col par un bourrelet gélatineux, l'insertion du placenta au fond de l'utérus fermant par sa présence les orifices tubaires, etc... Ces derniers arguments n'ont qu'une valeur très-médiocre, et je me contente des trois premiers, quoiqu'ils ne soient pas non plus exempts de critiques. Ainsi l'hypertrophie de la muqueuse utérine est quelquefois assez peu prononcée pour permettre à l'œuf de s'insérer sur le segment inférieur de la matrice. Certaines femmes enceintes n'en persistent pas moins à voir leurs règles continuer. Enfin, je n'ai fait qu'un nombre relativement restreint d'autopsies de femmes ayant présenté une grossesse gémellaire : remarquons néanmoins qu'il faudrait la réunion d'un certain nombre de conditions très-exceptionnelles pour qu'on fût conduit à admettre la superfœtation; aussi tout en vous donnant sur ce sujet bien controversé quelques détails qui, je l'espère, auront pour vous de l'intérêt, je tiens à rester dans une prudente réserve.

Il est vrai que les enfants qui naissent d'une grossesse gémellaire présentent quelquefois entre eux des différences de poids considérables. Ainsi, sur 106 accouchements gémellaires qui se sont faits dans ma clinique, M. le docteur Ganahl a trouvé 24 cas dans lesquels la différence de poids entre les deux enfants s'est élevée jusqu'à 500 grammes et même au delà. Pour 8 d'entre eux la différence observée a été de 750, 800, 820, 850, 950, 1020, 1200, 1400 grammes. Sur le nombre total de 89 accouchements de jumeaux qui ont eu lieu à la maternité de Gœttingen, depuis le moment de sa fondation en 1792, jusqu'en 1859, on en trouve 28 dans lesquels la différence de poids entre les deux enfants avait été de 1 à 2 livres. Vous voyez, Messieurs, que les deux enfants peuvent présenter sous le rapport de leur volume des différences assez notables; mais cela suffit-il pour démontrer la superfœtation? je ne le pense pas. Comme le fait du reste remarquer M. Ganahl, « les différences signalées, quoique assez notables, sont loin de dépasser ou même d'atteindre les extrêmes qu'on peut rencontrer pour des enfants provenant de grossesses simples et qui quelquefois s'étaient développés dans des conditions en apparence tout à fait identiques. » Dans la plupart des cas, on peut en trouver l'explication dans des conditions variées et surtout dans le placenta. Aujourd'hui que les dégénérescences fibreuses, graisseuses, fibro-graisseuses, etc., sont mieux connues, on sait reconnaître dans le délivre des plaques disséminées, des noyaux indurés, des cotylédons entiers qui n'ont pu servir à la nutrition du fœtus, et ces maladies qui expliquent quelquefois sa mort, font comprendre aussi les différences observées.

Je dois dire que les bulletins de cette maison, si complets que je cherche à les rendre, laissent quelquefois à désirer sur certains points. Dans des circonstances comme celles dont il est question ici, il ne suffit plus d'indiquer les poids relatifs de chaque enfant, mais il faudrait encore une note sur l'examen des placentas aussitôt après la naissance. Sur quelques-uns on a pris soin d'indiquer ce que je signale; malheureusement cela n'a pas été fait pour tous. Je reproche essentiellement aux observations que M. Ganahl a fournies à l'appui de son opinion sur la superfœtation, d'être toutes fort incomplètes et de remonter la plupart au siècle dernier. Les délivres n'ont jamais été examinés, si ce n'est au point de vue de leur volume et encore très-superficiellement; jamais il n'y est fait mention des altérations dont je viens de vous dire quelques mots. Les fœtus eux-mêmes me semblent avoir été à peine regardés par les observateurs; aussi les remarques auxquelles ont donné lieu leur examen sont-elles très-vagues. Le terme auquel ces enfants étaient arrivés n'est indiqué que d'une façon fort incomplète, accompagné d'à peu près dont la science ne saurait se contenter. L'état des téguments n'est pas décrit, et même certaines appréciations physiologiques sont notablement exagérées, celle-ci entre autres : « il convient de noter que quand il existe une maladie du placenta, ou n'importe quelle autre circonstance qui, sans le tuer, gêne cependant à un degré plus ou moins notable le développement de l'enfant, celui-ci lorsqu'il est arrivé au terme normal de la vie intra-utérine, peut très-bien ne présenter que le poids et les dimensions du fœtus qui serait encore assez éloigné de son terme. Seulement on remarque alors chez lui une activité fonctionnelle beaucoup plus grande que ne semblait le comporter le développement physique. Aussi, un enfant pareil qui, quoique extraordinairement petit, est cependant né à terme, respire beaucoup mieux, crie avec plus de force, remue avec plus d'énergie et surtout tète infiniment mieux que ne le ferait un enfant de même poids et de même volume, qui serait venu au monde assez longtemps avant le terme. On dirait, en un mot, que dans leur défaut de développement il s'agit simplement d'une affaire de quantité. » J'ai eu l'occasion de vous montrer trop souvent des enfants nés à terme et dans les conditions indiquées, dont le cri plaintif, saccadé, permettait même à distance de faire pressentir leur état maladif, et la plupart d'entre eux, loin de téter aussi bien que semble le croire M. Ganahl, n'acceptaient que difficilement quelques gouttes de lait qu'à grand'peine on cherchait à introduire dans les voies digestives. Quant aux enfants nés avant leur terme, il est des signes extérieurs que je voudrais voir noter plus souvent dans les observations de M. Ganahl ; mais comme les faits qu'il relate ont eu généralement lieu à une époque où les connaissances embryologiques et histologiques étaient pour ainsi dire nulles, il ne faut pas s'étonner de la façon dont ils ont été rapportés ; mais aussi n'en faut-il tenir qu'un compte plus que médiocre. Pour me convaincre d'une chose aussi extraordinaire qu'une fécondation s'opérant trois mois, par exemple, après le début d'une grossesse et d'un œuf pouvant trouver ainsi place et se développer dans un utérus qui en contient déjà un premier assez volumineux, il me faudrait des observations telles que pas un point ne laissât à désirer ; que tout fût exactement recherché, et que des hommes dignes de foi et suffisamment instruits pussent affirmer la vérité du fait mis en avant.

Si je m'élève aussi vivement contre la superfœtation proprement dite, je ne saurais en dire autant de la superfécondation, non pas que des observations bien nombreuses aient tranché la question, mais parce que les dispositions anatomiques des organes génitaux permettent d'en comprendre mieux le mécanisme. Cependant je dois vous mettre en garde contre ces histoires de femmes accouchant à la fois de deux enfants, l'un provenant d'un père de race caucasique, l'autre présentant les signes de la race éthiopienne. Les observations qui ont été citées à l'appui de naissances semblables ne sont pas sérieuses.

J'ai eu l'occasion de voir accoucher dans cet hôpital plusieurs négresses, et j'ai remarqué que dans les premiers jours de la naissance les caractères extérieurs de l'enfant ne sont pas ceux de la race nègre, ou du moins sont-ils si peu prononcés que l'on ne saurait affirmer l'origine. La couleur de la peau est non pas noire, mais fortement rougeâtre, on remarque seulement un cercle noirâtre autour du nombril et la peau du scrotum a aussi une teinte plus colorée que sur le reste du corps. Peut-on à ces signes, au moment de la naissance, affirmer l'origine africaine de l'enfant ? je ne le pense pas.

Je vous ai dit en commençant quelles étaient les causes qui me faisaient rejeter la superfœtation. A partir du moment de la fécondation la muqueuse utérine, fortement congestionnée et boursouflée, remplit la cavité de la matrice, et ce boursouflement s'accroît encore à partir du moment où l'œuf est arrivé dans l'utérus. A dater de cette époque, je crois toute fécondation postérieure impossible, et plus l'œuf en s'accroissant occupera de place dans la matrice, plus il me semble difficile de comprendre une nouvelle imprégnation, une véritable superfœtation. Si cependant, après la fécondation, cette muqueuse n'était pas aussi congestionnée qu'on est en droit de l'admettre, si le parcours du liquide fécondant était encore possible, je ne contesterai pas qu'une seconde fécondation ne pût atteindre un nouvel œuf, mais pour cela il faut admettre d'abord que le premier n'est pas encore arrivé dans l'utérus, et en second lieu que le deuxième, fécondé tardivement, provient de l'autre ovaire ; car il me semble inexplicable que les spermatozoaires puissent franchir dans la trompe l'obstacle apporté par le parcours de l'ovule fécondé antérieurement.

Si néanmoins je pense que la chose peut avoir lieu, je me hâte d'ajouter qu'elle doit être très-rare, et ne doit fournir qu'un nombre extrêmement minime de grossesses gémellaires, puisque dans mes dissections, dans celles de M. le professeur Dubois, etc., les corps jaunes ont toujours été rencontrés sur le même ovaire. Pour résumer ce que je voulais vous dire sur cette question, mon opinion est : 1° que la superfécondation est peut-être possible dans les quatre ou six premiers jours de la grossesse, c'est-à-dire pendant le temps que l'ovule met à parcourir la trompe ; dans tous les cas, si cette superfécondation a lieu, ce ne peut être que très-exceptionnellement et cela ne doit produire qu'un nombre extrêmement restreint de grossesses gémellaires ; 2° quant à la superfœtation proprement dite, c'est-à-dire une fécondation nouvelle s'opérant après l'arrivée du premier ovule dans la cavité utérine, je me refuse à y croire tant que de nouvelles observations, entourées de preuves vraiment scientifiques, ne viendront en démontrer la possibilité.

Utérus biloculaire. — Dans tout ce qui vient d'être dit, je n'ai entendu vous parler que des cas où l'utérus est normal, présentant une seule cavité, triangulaire chez la primipare, légèrement ovoïde chez la multipare.

Je dois maintenant vous entretenir d'un vice de conformation de cet organe qui a été considéré comme cause de quelques grossesses gémellaires par suite de superfécondation et de superfœtation.

Vous connaissez certainement le mode de formation de l'utérus et des organes génitaux femelles par l'adossement et la réunion de deux tubes dits tubes de Muller. Dans cette évolution, il peut arriver que la jonction entre ces deux conduits soit incomplète, et que la cloison d'adossement, au lieu de disparaître, subsiste plus ou moins. On aura alors un vice de conformation pouvant avoir plusieurs degrés : Je ne vous citerai que ceux qui nous intéressent pour le moment.

L'utérus par suite de l'isolement des tubes de Muller, qui ne sont qu'incomplétement adossés, peut former deux organes indépendants l'un de l'autre, ayant chacun son ligament rond, sa trompe, son ovaire et son col, plus ou moins accolés au col de l'utérus (*uterus duplex*, de Förster).

Cette division de l'utérus en deux parties peut être moins prononcée que je viens de la décrire, et les deux portions rappelant la forme des utérus de certaines mammifères affectera l'aspect bicorne (*uterus bicornis*).

Une des moitiés de l'utérus peut s'être atrophiée, l'autre s'étant seule développée et la matrice se trouve ainsi réduite à l'une de ses parties, comprenant une cavité avec une trompe, un ovaire et un ligament rond (*uterus unicornis*).

Enfin, l'utérus peut avoir à l'extérieur la forme globuleuse que vous lui connaissez, paraissant ainsi tout à fait normal alors que la cloison d'adossement des tubes de Muller n'a pas disparu, et vous avez affaire à un organe dont la cavité est divisée en deux parties (*uterus bilocularis*).

Dans ces anomalies que je viens de vous rappeler, je me suis contenté d'abord de vous instruire de ce qui pouvait avoir quelque rapport avec le sujet que nous traitons, ensuite de vous indiquer les divisions principales, chacune d'elles pouvant à son tour subir d'autres subdivisions suivant que l'anomalie indiquée est plus ou moins prononcée.

Maintenant, quelle influence ces vices de conformation peuvent-ils avoir sur la grossesse et principalement sur la grossesse gémellaire ? Je dois vous dire qu'assez souvent les femmes présentant ces anomalies ont cependant pu devenir enceintes, et que la grossesse simple unifœtale est celle qui a été le plus observée. A ce propos, et quoique la chose sorte un peu de mon sujet, je tiens à vous rapporter une observation qui m'est propre et qui prouve que quelle que soit la division qu'on remarque entre les deux cornes d'un utérus bifide, il ne faut pas croire que pendant la grossesse l'une des cornes participe seule aux modifications physiologiques, ce qui vient en quelque sorte à l'appui de ce que je vous ai enseigné dans une précédente leçon, à savoir que si l'œuf n'est pas le seul agent du développement de l'utérus, cet organe ne saurait non plus être considéré comme se développant en dehors de toute pression fœtale. Voici le fait : En 1853, j'ai eu l'occasion de faire l'autopsie d'une femme qui est venue accoucher dans cet hôpital et qui a succombée aux suites d'une rupture utérine. Huit ans auparavant, j'avais constaté chez cette femme l'existence de deux vagins inégaux en largeur. A l'autopsie, l'enfant fut trouvé dans le péritoine, la paroi antérieure de l'utérus était largement déchirée à son union avec le vagin, qui présentait deux ouvertures latérales séparées par une cloison médiane, laquelle en arrière n'arrivait pas jusqu'au col utérin. Il y avait donc deux vagins ; le col de l'utérus correspondait au plus petit de ces canaux. Il y avait aussi deux utérus, l'un gros et développé ayant une trompe et un ovaire. La séparation des deux utérus était complète jusqu'au-dessous de l'orifice interne du col. La grossesse avait eu lieu dans la corne gauche de cet utérus bifide ; néanmoins la corne droite présentait en longueur 10 centimètres, en largeur 6 et en épaisseur 5. Ces chiffres suffisent pour vous faire comprendre la part que cette portion de l'utérus avait prise aux modifications générales imprimées par la grossesse, quoique la disposition anatomique eût pu faire croire qu'il y avait entre ces deux cornes une séparation complète.

Il y a dans la science quelques observations de grossesses gémellaires survenues chez des femmes ayant présenté le vice de conformation que je vous ai indiqué plus haut. Et dans ces cas, tantôt des hémorrhagies postérieures à l'accouchement, tantôt des opérations obstétricales ont permis, par l'introduction de la main dans chaque corne de l'utérus, de constater que les enfants provenaient, l'un d'une des moitiés, l'autre de la moitié correspondante d'un utérus bicorne ou biloculaire, dont chaque portion était indépendante. Mais l'accouchement se faisant dans la même période pour les deux fœtus, il était difficile de décider s'il y avait eu une véritable superfœtation.. Quelques auteurs, Mme Boivin entre autres, ont rapporté des exemples d'accouchements gémellaires dans lesquels l'expulsion de chaque fœtus avait été séparé par un intervalle assez long, et l'on a conclu, étant donné le vice de conformation utérin, à la superfœtation. Je tiens à reproduire une observation de

Mme Boivin pour vous faire voir combien il est difficile, avec des données aussi vagues, d'arriver à quelque chose de précis sur l'existence ou non d'une superfœtation.

Une femme de quarante ans, déjà mère d'un premier enfant, accouche le 15 mars 1810 d'une petite fille estimée du poids de quatre livres. L'abdomen conservant son volume, Mme Boivin introduisit la main dans l'utérus, dont elle explora la cavité sans y rien rencontrer ; pendant deux mois, la malade continua à sentir des mouvements dans l'abdomen ; enfin, le 12 mai elle mit au monde une fille du poids *présumé* de trois livres, faible, décolorée, respirant à peine. Cette personne, qui depuis fort longtemps ne cohabitait plus avec son mari, assura qu'elle n'avait eu de rapports que trois fois en deux mois avec l'auteur de ce qu'elle appelait son infamie, le 15 et le 20 juillet 1809 et le 16 septembre suivant. Je pourrais multiplier les observations qui toutes ne sont pas plus concluantes que celle-là ; je préfère renvoyer ceux d'entre vous qui désirent avoir quelques renseignements plus complets à la thèse de Cassan, 1826 ; à l'ouvrage de Kussman, Wurtsburg 1859, et à la thèse d'agrégation de M. Léon Le Fort, 1863.

En résumé, mon opinion est que, dans les cas d'utérus double, la grossesse gémellaire est produite le plus souvent par une seule fécondation lorsque le vagin est unique. Toutefois, je ne nie pas que dans ces cas et même lorsque la cloison médiane ne descend pas jusqu'au col, il ne puisse y avoir superfœtation. Les exemples tirés de l'anatomie comparée, me font pencher vers cette manière de voir. Je dois dire cependant que je crois la chose fort rare, mais encore une fois elle ne me paraît pas impossible, au moins dans les premiers temps de la grossesse. Il me semble que plus tard, lorsque le fœtus aura des dimensions assez grandes pour remplir la cavité utérine, si l'utérus n'est pas divisé en deux portions bien distinctes et séparées à partir du col, comme celles que j'ai constatées chez une femme dont j'ai communiqué l'observation à la Société anatomique en 1853, une seconde fécondation ne peut avoir lieu. A cet égard, la science a encore besoin d'être éclairée, et les exemples de grossesses gémellaires dans un utérus double sont tellement rares que bien du temps s'écoulera peut-être encore avant que nous puissions être fixés sur ce point.

D'après ce qui précède, il me semble démontré qu'en dehors des cas fort rares d'utérus double et des circonstances également exceptionnelles qui peuvent favoriser une superfécondation, les grossesses gémellaires dans les cas où chacun des fœtus est contenu dans un œuf complet, reconnaissent pour cause une même fécondation s'effectuant sur deux ovules. Les données qui nous sont fournies par les quelques autopsies que nous avons faites après un accouchement multiple, nous permettent d'ajouter en outre que les deux ovules proviennent le plus généralement du même ovaire, et que ces ovules ont été produits dans deux vésicules de de Graaf, bien distinctes, puisque l'on voit deux corps jaunes sur le même ovaire. Je ne nie pas qu'il ne puisse en être autrement, et que chacun des ovaires ne puisse fournir un ovule, mais je serais bien aise d'en avoir une preuve palpable comme l'existence simultanée d'un corps jaune sur chacune de ces glandes. Une même vésicule de de Graaf peut-elle contenir deux ovules qui seraient ainsi fécondés ensemble? Bischoff a observé cette anomalie chez la femme et Ch. Morel en a publié un exemple dans son atlas d'histologie.

Quoi qu'il en soit, lorsque les deux fœtus sont contenus chacun dans œuf complet, il faut admettre l'existence primitive de deux ovules, il serait impossible d'expliquer autrement la formation des chorions et des amnios. Quant à la caduque, elle peut être commune aux deux œufs ou bien envelopper chaque œuf séparément. Lorsque les deux ovules sont venus se greffer dans l'utérus en des points très-rapprochés, il est facile de comprendre qu'un même repli de la muqueuse les enveloppe tous les deux, et les placentas eux-mêmes peuvent être plus ou moins confondus. Si, au contraire, les ovules se sont greffés en des points assez éloignés, chaque œuf aura sa caduque propre et la cloison de séparation sera formée de six feuillets, les placentas sont alors ordinairement séparés. Mais dans ce dernier cas les deux feuillets de la caduque en contact dans cette cloison se fusionnent souvent pour n'en former qu'un seul, si bien que la cloison elle-même n'est constituée que par cinq membranes au lieu de six.

Origine blastodermique.—Examinons maintenant les cas où les deux fœtus sont contenus, soit chacun dans une cavité amniotique avec un chorion, soit tous deux seul dans une même cavité amniotique et entourés d'un seul chorion. Il est bien entendu que dans ces deux conditions la caduque est unique. Cette deuxième partie de notre sujet ne saurait comprendre de développements aussi étendus que ceux que je vous ai donnés pour le cas précédent. Il ne peut être question ici, en effet, ni de superfœtation, ni de superfécondation, ni d'utérus double. Les deux produits sont évidemment le résultat d'une même fécondation, ils proviennent forcément d'une seule vésicule de de Graaf, mieux encore du même ovule.

On avait supposé jusqu'à ce jour une fusion des éléments constitutifs des deux œufs opérés dans les premiers temps de la grossesse : On pensait que deux ovules pouvaient se souder d'abord dans la cavité utérine par leur rapprochement et perdre ensuite la cloison de séparation, si bien qu'il ne restait plus qu'une caduque, qu'un chorion et même qu'un amnios si la résorption des membranes intermédiaires était complète, ou deux amnios si cette résorption était incomplète. On allait encore plus loin en supposant les deux embryons en contact, au moment où ils sont encore gélatineux, on expliquait par leur soudure plus ou moins complète les différentes monstruosités dont j'aurai à vous parler en traitant de la dystocie dans les grossesses multiples.

Aujourd'hui les recherches histologiques ont jeté quelque jour sur ces questions fort obscures. Je ne puis dire qu'elles sont résolues complétement, mais les explications que je vais vous donner satisfont, je crois, mieux l'esprit que toutes les suppositions qu'il fallait admettre dans les anciennes théories.

Aujourd'hui on accepte que l'ovule peut contenir deux vésicules germinatives considérées comme noyau de la cellule. Leur existence dans l'espèce humaine indiquerait la présence de deux masses vitellines confondues ; il en résulterait, après la fécondation, deux taches embryonnaires sur un même blastoderme, et par conséquent deux embryons contenus dans un même chorion, mais pouvant avoir chacun leur amnios propre. Je n'insiste pas sur cette question et vous renvoie à l'ovologie pour ce qu'elle peut avoir de spécial.

M. Robin, pour expliquer les monstruosités, entre dans quelques considérations qui peuvent s'appliquer également aux cas où deux enfants sont contenus dans une même cavité amonitique. « Les monstruosités ne sont pas comme on l'a cru longtemps le résultat du dédoublement d'un organe d'abord simple, ou de la soudure de deux organes, les deux embryons provenant par exemple de deux ovules distincts, etc., autant de particularités qui auraient fait des anomalies le résultat d'un trouble du développement. Elles sont d'origine blastodermique, c'està-dire que c'est dès l'époque où naissent les organes aux dépens des cellules embryonnaires et des éléments qui leur succèdent que l'on voit celles-ci se grouper de manière à donner naissance à deux renflements céphaliques ou à une double ligne primitive du blastoderme ;

ce fait entraîne dès lors la production double (avec fusion plus ou moins complète) des organes de la tête, du tronc et de ses appendices qui naissent à l'aide et aux dépens des parties précédentes du blastoderme. » Supposez, en effet, Messieurs, que dans ce mode de production, il n'y ait pas fusion entre les deux embryons ou plutôt entre l'embryon déboublé et son congénère, et vous aurez une grossesse gémellaire, les deux enfants étant contenus dans un même œuf.

Que l'on adopte l'ancienne explication ou la nouvelle théorie dans ses différentes formes, il n'en est pas moins vrai qu'une grande obscurité règne sur cette question, et que de nouveaux travaux micrographiques sont bien nécessaires pour porter quelque lumière dans ce chaos.

En outre des causes que je viens de vous énumérer et que j'appellerai anatomiques et physiologiques, il y en a d'autres que nous considérerons comme prédisposantes.

Ainsi, la grossesse gémellaire s'observe plus souvent chez les femmes multipares : sur 240 cas rapportés par Collins, de Dublin, 168 femmes étaient multipares, 72 primipares. Sur 140 observations recueillies dans cette maison, 89 se rapportent à des multipares et 51 à des primipares.

L'hérédité doit être considérée comme une cause prédisposante aux grossesses multiples. Smellie parle d'une femme qui a eu quatre grossesses gémellaires successives ; Dugès en cite une qui a eu sept enfants en trois grossesses, de même successives. Vous trouverez dans les bulletins de la clinique l'observation d'une femme de vingt-quatre ans qui, jumelle elle-même, vint accoucher de deux enfants. Sa grand'mère avait eu trois grossesses doubles, et sa mère en avait eu deux.

Cette dernière observation contredit l'opinion autrefois accréditée qui attribuait à l'homme le rôle principal dans les grossesses multiples.

TREIZIÈME LEÇON

DE LA GROSSESSE GÉMELLAIRE

Diagnostic. — Pronostic.

Diagnostic. — Le diagnostic de la grossesse gémellaire n'est pas aussi facile à établir qu'on serait porté à le croire tout d'abord ; le plus souvent, ce n'est qu'après l'expulsion du premier enfant qu'on s'aperçoit de la présence d'un second dans la cavité utérine. Cependant, il existe quelques signes extérieurs qui appellent parfois l'attention de l'accoucheur, et les recherches auxquelles il se livre peuvent le conduire à reconnaître la grossesse multiple.

Le développement insolite du ventre, caractère qui frappe d'abord les yeux de l'observateur, est également celui que les auteurs anciens regardaient comme prépondérant. Ils ajoutaient à ce signe une dépression verticale sur le milieu de l'abdomen ; des mouvements fœtaux, plus forts et plus tumultueux, une plus grande quantité d'eau écoulée au moment de la rupture des membranes, des troubles plus considérables dans la respiration, etc. Mais ce ne fut qu'après la découverte de l'auscultation obstétricale que le diagnostic des grossesses gémellaires s'enrichit d'un signe infaillible. Il est fourni par la constatation de deux pulsations fœtales non isochrones.

En effet, dans ce genre de grossesse, le ventre peut se développer uniformément dans toutes ses parties, comme si la grossesse était simple ; il convient de dire, toutefois, que ce cas est rare ; ordinairement l'utérus se développe plus dans son diamètre transversal que dans le sens vertical. Mauriceau, qui fut certainement un des observateurs les plus attentifs en matière d'obstétrique, donne à cet égard un résumé des signes extérieurs qui laisse peu de chose à désirer : « Il y aura, dit-il, quelque apparence que la femme porte deux enfants, si elle est extraordinairement grosse, sans qu'il y ait en elle aucun soupçon d'hydropisie ; et bien plus, si l'on voit une éminence de chaque côté de son ventre, et qu'il y ait en sa longueur comme une ligne un peu déprimée ou moins relevée vers le milieu, et la chose sera presque certaine, si en même temps on sent plusieurs et différents mouvements des deux côtés.

» Outre cela, j'ai souvent observé que les femmes qui ont plusieurs enfants sont beaucoup plus incommodées pendant tout le cours de leur grossesse, qu'elles ont aussi le ventre plus tendu en rondeur et non pas si en pointe sur le devant que les autres qui n'en ont qu'un, et que vers les derniers mois elles ont toujours les jambes et les cuisses fort enflées et même quelquefois les lèvres de la vulve et tout le pubis. Si tout cela est ainsi, on peut être assuré que la femme est très-certainement grosse de plusieurs enfants. »

Les auteurs qui ont écrit sur la matière après Mauriceau n'ont rien ajouté à cet exposé, et M. Dubois, dans ses leçons orales, profitant des progrès de la science, n'a fait intervenir en plus que l'auscultation pour compléter le diagnostic des grossesses gémellaires.

Il ne nous a pas été possible de vérifier sur les deux femmes qui font le sujet de cette leçon les différents signes que je vous ai cités ; en effet, l'une d'elles est entrée dans cet hôpital en travail, et l'accouchement se fit rapidement pendant ma visite aux nouvelles accouchées. Je pense cependant que ceux d'entre vous qui assistaient cette malade dans la salle des accouchements auront pu constater quelques-uns des caractères que je viens de vous indiquer.

Quant à l'autre couchée au n° 12, l'époque peu avancée de sa grossesse était également une circonstance défavorable pour le diagnostic. Néanmoins, dès dimanche matin, les élèves présents à la visite purent remarquer que le développement du ventre chez cette femme était plus considérable que l'époque présumée de la grossesse ne le comporte généralement ; aussi, après avoir noté avec soin les indications que la malade donnait du reste avec clarté, et qui ne permettaient guère de doutes sur l'époque où elle devint enceinte, fûmes-nous conduits à examiner le ventre d'une manière plus rigoureuse. A la vérité, il ne présentait pas les caractères que l'on rencontre d'habitude, et que je vous ai donnés plus haut ; le développement était

presque uniforme, les parties latérales n'étaient pas augmentées outre
mesure. Il n'y avait pas non plus de dépression verticale bien marquée ; seulement, la projection en avant de l'utérus, était moins sensible que dans une grossesse simple ; mais ce qui surtout leva tous les
doutes à ce sujet, ce fut l'audition de deux battements de cœur bien
distincts, chacun en une place différente avec un maximum d'intensité bien tranché et un défaut d'isochronisme. Nous reviendrons, du
reste, plus tard, sur ce résultat.

« S'il est vrai, disait M. Dubois, que chez la femme enceinte de
plusieurs enfants l'abdomen est généralement plus développé, plus
tendu sur les côtés, et proportionnellement moins saillant en avant
que dans le cas de grossesse simple ; s'il est vrai aussi que, dans les
grossesses multiples, l'abdomen semble parfois partagé en deux moitiés latérales par un sillon longitudinal médian, peu profond, il faut
ajouter que cette double circonstance se remarque assez souvent dans
des cas tout à fait étrangers au sujet qui nous occupe, et particulièrement quand l'utérus contient une grande quantité de liquide amniotique, ou un fœtus très-volumineux, avec une grande quantité d'eau
proportionnelle. »

Cela est tellement vrai que je vous conseille, Messieurs, de palper
avec soin, car ces signes, qui peuvent être très-bons s'il s'y ajoute certaines conditions que je vais vous indiquer, n'auraient aucune valeur
dans le cas contraire. Le ventre doit être non-seulement plus volumineux que l'époque de la grossesse ne le comporte, mais contenir des
parties fœtales multiples. La main qui palpe doit trouver, des deux
côtés de l'utérus, transversalement développé, des parties dures, les
unes arrondies, les autres anguleuses, qui se rapportent aux membres
du fœtus. Que votre examen soit minutieux, car dans deux autres circonstances vous trouverez au ventre une forme presque identique ou un
développement également insolite ; je veux parler des présentations de
l'épaule et de l'hydropisie de l'amnios. Dans le premier cas, en effet,
l'abdomen s'est développé principalement suivant son diamètre horizontal comme dans la grossesse gémellaire. Mais outre que le développement n'a rien d'exagéré, sauf quelques cas particuliers ; vous
pourrez limiter par le palper les deux extrémités du fœtus, la tête et le
siége, l'une, dans l'un des côtés, la seconde, dans l'autre : tout autour
de ces deux parties, l'utérus souple se laissera déprimer par la main
qui ne rencontrera que l'eau de l'amnios.

Il est bien entendu que cet examen devra se faire doucement, et en dehors des contractions utérines, qui rendraient la matrice dure et ne permettant pas, par conséquent, d'apprécier le contenu.

Dans l'hydropisie de l'amnios, l'abdomen est plus développé qu'il ne doit l'être, mais sa forme n'est plus transversale, elle est plus généralement globuleuse, à moins de cas particuliers, entre autres celui qui s'est présenté dernièrement à mon observation.

Je fus appelé pour voir une malade, arrivée près du terme de sa grossesse, elle avait déjà eu un premier enfant, et les choses s'étaient passées naturellement. Devenue enceinte une seconde fois, son ventre n'avait pas tardé à augmenter d'une façon plus rapide qu'il n'aurait dû le faire ; les fonctions digestives avaient été profondément troublées, et au moment où je fus appelé la malade était en proie à une dyspnée intense, causée par le volume exagéré de son ventre. Cette cavité, considérablement distendue, présentait une forme généralement globuleuse, toutefois, par le palper, on remarquait que la matrice était comme divisée en deux parties, une gauche, une droite, cette dernière beaucoup plus développée que l'autre. Des parties fœtales se rencontraient à droite, sans qu'on pût toutefois les distinguer facilement ; l'utérus était tellement rempli que sa surface était tendue comme la peau d'un tambour. A gauche, au contraire, on ne trouvait que du liquide amniotique, et cette deuxième portion de la matrice affectait la forme d'un cône dont la pointe eût été dirigée obliquement en haut et à gauche. Quoique la malade affirmât sentir très-distinctement des mouvements actifs dans cette partie, il me fut tout à fait impossible de découvrir par le palper la présence de parties fœtales. Je doutais déjà fortement de l'existence d'une grossesse gémellaire, dont la possibilité s'était tout d'abord offerte à mon esprit, à cause de l'énorme dimension de l'abdomen et de la présence de cette dépression verticale que le palper m'avait révélée, lorsque je m'assurai par l'auscultation qu'on n'entendait qu'un seul battement fœtal. J'avais été appelé pour remédier à la gêne de la respiration qui, depuis quelques jours, tourmentait beaucoup la femme, et qui pouvait, si cet état se prolongeait longtemps, constituer pour elle un véritable danger. Heureusement le toucher m'apprit qu'un commencement de travail s'était déclaré et que les souffrances de cette malheureuse touchaient à leur terme. En effet, le lendemain, elle mettait au monde un gros enfant de 8 livres, et à la rupture des membranes une quantité d'eau considérable s'était écoulée. Ce cas est intéressant en ce qu'il vous démontre que le développement insolite du ventre et la présence même du sillon vertical sont des signes insuffisants pour diagnostiquer une grossesse gémellaire.

J'ajouterai, en outre, que dans le cas d'hydropisie de l'amnios le développement exagéré du ventre s'est opéré le plus souvent assez brusquement et à une époque plus ou moins avancé de la grossesse, tandis que dans la grossesse gémellaire, la matrice a pris, dès le début, un développement plus considérable que ne le comporte généralement la présence d'un seul enfant.

Je vous disais précédemment que l'observateur devait constater par le palper de l'abdomen la présence de parties fœtales plus nombreuses que d'habitude, et en effet, deux enfants contenus dans la matrice ne doivent pas laisser, en général, beaucoup de place à l'eau de l'amnios. Vous venez de voir, par l'observation que je viens de vous citer, comment l'absence de ce signe m'avait fait douter d'une grossesse gémellaire, que le développement considérable du ventre et le sillon vertical dirigé dans le sens de la ligne blanche m'avait fait supposer tout d'abord. Mais si, dans le diagnostic, il faut tenir compte du résultat ainsi obtenu par le palper, il ne saurait en être de même des mouvements tumultueux ressentis par la mère en divers points du ventre. Rien n'est plus trompeur, en général, que les sensations maternelles ; vous avez pu vous en rendre compte dans cet hôpital : certaines femmes n'ont jamais senti les mouvements actifs, et cependant l'enfant naît vivant et bien portant. D'autres affirment ressentir la commotion produite par les déplacements du fœtus dans l'utérus, lorsqu'à la naissance on constate que l'enfant est mort déjà depuis plusieurs jours. Enfin j'aurai, dans une prochaine leçon, l'occasion de vous parler de femmes qui reconnaissent les mouvements du fœtus et indiquent même les points où le choc se produit, alors qu'elles ne sont même pas enceintes. Ici, je crois qu'il y a lieu de tenir compte du développement exagéré du ventre, de la dépression longitudinale, et de la présence de parties fœtales nombreuses contenues dans l'utérus je pense également qu'il ne faut admettre qu'avec une très-grande circonspection les renseignements fournis par les femmes, et en particulier ceux qui sont relatifs aux mouvements tumultueux du fœtus.

Pour terminer ce que j'ai à vous dire sur les applications du palper au diagnostic des grossesses gémellaires, je dois, avec M. Dubois, vous mettre en garde contre les prétentions de quelques accoucheurs.

Certains praticiens enseignent, en effet, que l'on peut, à travers les parois abdominales, distinguer les deux fœtus, en indiquant la tête et le siége de chacun d'eux ; cette circonstance ne peut se présenter que très-exceptionnellement, car, dans ce genre de grossesse, les parois utérines et abdominales sont ordinairement tendues et ne peuvent être que douloureusement et difficilement déprimées par les mains de l'observateur. En outre, il est beaucoup moins facile qu'on ne le pense généralement de distinguer les diverses régions du fœtus à travers les parois abdominales et utérines, et quand vous appliquerez le palper au diagnostic des présentations de l'épaule et de l'extrémité pelvienne, vous reconnaîtrez combien les fesses, par leur rondeur, leur résistance, offrent, à travers les parois qui les séparent de la main, de ressemblance avec l'extrémité céphalique.

Comme je le disais plus haut, tout ce que la main appliquée sur le ventre peut habituellement sentir, ce sont des parties fœtales nombreuses, contenues dans la matrice ; mais quant à distinguer quelles sont ces parties, et si elles appartiennent à l'un ou à l'autre fœtus, ce résultat ne peut être que très-exceptionnellement atteint et ne saurait, en conséquence, entrer en ligne de compte, dans l'exposé d'un diagnostic sérieux, qu'avec beaucoup de réserve.

Dans son *Traité d'accouchements*, Baudelocque, après avoir passé en revue les signes que je viens de vous exposer, les trouvant insuffisants pour établir le diagnostic de la grossesse gémellaire, enseigne alors un autre moyen de reconnaître la présence de jumeaux dans la matrice. « Quand le ventre de la femme est assez volumineux pour faire soupçonner la présence de deux enfants s'il n'en existe qu'un seul, il est toujours très-mobile parce qu'il se trouve alors au milieu d'une assez grande quantité d'eau ; on l'agite au moyen du doigt introduit dans le vagin, et son ballottement n'est jamais plus manifeste que dans cette occasion. Lorsqu'il y a deux enfants, ce mouvement, au contraire, est à peine sensible ; on distingue aisément que celui des enfants que l'on veut agiter par le toucher n'est environné que d'un peu de fluide, et qu'il est embarrassé par un autre corps solide. » Cette difficulté du ballottement avait déjà été indiquée par Levret, mais s'il est vrai que les choses se passent souvent de la sorte, il est bon de faire remarquer, avec M. Dubois, que cette circonstance est loin d'être constante.

En effet, il arrive fréquemment que dans les derniers mois de la grossesse, la partie fœtale qui est en rapport avec le détroit supérieur est tellement élevée que le doigt ne peut l'atteindre ; aussi ne peut-on pas faire exécuter au fœtus le ballottement, et plus tard, si ce n'est pas la tête que présente le premier enfant, la face, le siége ou l'épaule ne sont pas plus accessibles, et le moyen indiqué par Baudelocque fait défaut. Quand la tête se présente et descend assez dans l'excavation pelvienne pour que le doigt ait la facilité de l'atteindre, ou d'imprimer au fœtus un mouvement complet de bas en haut, il arrive fréquemment que fixée et maintenue par la présence du second enfant, situé au-dessus du détroit abdominal, on ne peut faire mouvoir cette tête, aussi le ballottement devient nul et non pas restreint comme l'indique Baudelocque. Cette dernière circonstance se rencontre également dans les grossesses simples quand la tête fœtale, assez volumineuse, est engagée et maintenue en place par les parties molles qui environnent le détroit supérieur; aussi, Messieurs, la constatation du signe négatif que je viens de vous indiquer n'est pas très-probante dans le plus grand nombre des cas.

Le toucher peut donner un très-utile renseignement au point de vue des grossesses gémellaires. Ce fait, qui m'est personnel, car je ne l'ai trouvé dans aucun auteur avant moi, s'est présenté deux fois à mon observation. Il y a plus de trente ans que je l'ai fait constater la première fois, quand j'étais interne à la Maternité, en 1839, la seconde fois dans cet hôpital. En suivant le précepte sur lequel j'ai insisté dans une précédente leçon sur le toucher, j'avais eu soin de parcourir toute la circonférence de l'orifice utérin, puis j'examinai les membranes qui faisaient saillie à travers cet orifice; c'est alors que je rencontrai sur ces membranes une dépression, une sorte de sillon qui partageait le kyste amniotique en deux parties. Deux fois, comme je viens de vous le dire, il me fut possible de reconnaître ainsi les deux œufs adossés l'un à l'autre. Je vous signale ce fait non comme un moyen pratique de diagnostic des grossesses gémellaires, car je crois qu'il est très-rare de rencontrer une semblable disposition, mais comme un caractère qui peut se présenter et qui constitue alors le signe qui, de tous ceux que nous avons passés en revue jusqu'ici, vous permettrait le plus sûrement d'affirmer l'existence d'une grossesse multiple.

Enfin, Messieurs, tous les accoucheurs depuis Mauriceau, et même avant lui, signalent l'infiltration du tissu cellulaire sous-cutané comme l'un des signes qui permettent de soupçonner la présence de jumeaux dans la matrice. En effet, l'énorme développement de l'utérus produit une gêne manifeste dans la circulation veineuse, et il en résulte de l'œdème des membres inférieurs et de la paroi abdominale. Toutefois, il ne faut pas oublier que dans les grossesses simples, les femmes ont parfois les jambes infiltrées; certaines professions, comme celle de blanchisseuse, et, en général, toutes celles qui obligent les femmes à rester longtemps debout, prédisposent les femmes enceintes à cet inconvénient : vous avez dû, j'en suis persuadé, en rencontrer fréquemment dans cet établissement, il n'y a donc pas lieu d'y ajouter une trop grande importance au point de vue du diagnostic des grossesses multiples.

Quant à l'œdème sus-pubien, il se remarque moins souvent, et quoiqu'il ne constitue pas un signe caractéristique, je l'ai indiqué depuis longtemps comme ayant une valeur réelle, surtout quand il s'observe sans grande infiltration des membres inférieurs et quand il coïncide avec quelques-uns des signes précédemment énumérés ; je crois devoir appeler toute votre attention sur la forme qu'affecte cet œdème. L'infiltration n'occupe pas indistinctement tout le tissu cellulaire sous-cutané abdominal, elle a le plus souvent des limites précises et forme comme un bourrelet transversal au-dessus du pubis : sa forme est triangulaire, sa base dirigée en bas et le sommet en haut, vers l'ombilic. Il occupe toute la région sus-pubienne. Les parties génitales sont parfois aussi le siége d'une infiltration considérable qui empêche les malades de marcher, et même de se tenir assises. Elles sont obligées de garder la position horizontale, les jambes écartées. Vous m'avez vu plus d'une fois obligé de recourir à des mouchetures pour faire cesser cet inconvénient.

Tels sont, Messieurs, les signes que je nommerai extérieurs des grossesses gémellaires. Ce sont, pour la plupart, ceux qui ont été successivement prônés par les accoucheurs du siècle dernier et du commencement de celui-ci, jusqu'à la découverte de l'auscultation.

Pour être complet, j'ajouterai que les femmes grosses de plusieurs enfants ont souvent des varices, soit aux membres supérieurs, soit aux organes génitaux externes. Qu'elles peuvent avoir des syncopes, des lipothymies avec bourdonnement d'oreilles, que l'extension exagérée de l'utérus en gênant le jeu du diaphragme peut occasionner de la dyspnée, etc. Mais comme ces accidents se rencontrent également chez d'autres femmes enceintes d'un seul enfant, et qu'on ne peut pas dire qu'ils se voient plus fréquemment dans les grossesses gémellaires que dans les autres cas simples, je ne m'y arrête pas plus longtemps et j'arrive à l'auscultation qui va nous fournir le moyen de reconnaître, d'une façon certaine la présence de deux, et peut-être de trois enfants dans la matrice.

Dans son mémoire publié en 1821, M. de Kergaradec signala la possibilité de reconnaître la grossesse multiple par l'auscultation, mais il n'était question à son point de vue que des battements du cœur. Parmi les observateurs qui, depuis cette époque, se sont livrés à l'étude de l'auscultation obstétricale ; quelques-uns ont voulu trouver dans le bruit de souffle un autre moyen de diagnostic. Je ne crains pas de dire que ces derniers ont été trop loin. M. Dubois, qui a particulièrement étudié cette question, et moi-même qui, depuis le début de mes études médicales, me suis occupé d'une manière spéciale du même sujet, nous n'avons jamais rien observé qui pût confirmer cette manière de voir.

Je dois cependant vous dire quelle était l'opinion des auteurs auxquels je viens de faire allusion. Hohl, en particulier, a cru que l'extension du souffle sur une surface très-étendue des parois utérines et plus de sonorité et de rudesse pouvaient être regardés comme des signes d'une grossesse multiple. Cet auteur se base, pour étayer son opinion, sur seize observations de grossesses doubles dans lesquelles sept fois il avait entendu deux bruits de souffle distincts, et après l'accouchement on avait extrait deux placentas parfaitement séparés, et neuf fois le bruit de souffle ne s'était fait entendre que d'un seul côté, mais sur une très-large surface, et dans ces neuf cas le placenta était commun aux deux enfants. Hohl pense, dès lors, que l'on pourrait diagnostiquer la grossesse multiple, si l'on entendait deux bruits de souffle alors même qu'on n'aurait perçu qu'un seul bruit de cœur fœtal. Il est bon d'ajouter, pour que vous compreniez tout de suite sur quel principe se base cette théorie, que cet auteur admet la production du bruit de souffle par le passage du sang artériel dans les sinus veineux du placenta. Pour Hohl donc, chaque fois qu'il y aura deux placentas, il y aura deux bruits de souffle, et, par conséquent, dans les grossesses gémellaires ce bruit devra s'entendre en deux points différents si les délivres sont séparés. Je ne veux pas revenir ici sur ce que je vous ai déjà dit à propos de l'auscultation, je vous rappellerai seulement que je crois avoir réfuté toutes les opinions qui faisaient dériver le bruit de souffle de l'insertion placentaire, et avoir prouvé par les observations de M. Dubois et les miennes, qu'il fallait admettre que le bruit a son point de départ dans les vaisseaux de l'utérus; de plus, comme il est établi qu'il se modifie sous l'influence des pressions exercées de l'intérieur vers l'extérieur par les différentes parties fœtales, n'est-il pas étonnant que le souffle utérin soit plus sonore et plus étendu que dans les grossesses simples, car l'utérus est plus développé et plus exposé aux mouvements actifs; mais ces conditions sont les mêmes, toutes les fois que la matrice est distendue par un grande quantité de liquide et se rapproche ainsi de ce qui a lieu dans la grossesse gémellaire. Nous avons vu, en outre, que le bruit de souffle utérin s'entendait principalement sur les parties latérales de la matrice, aux points correspondants à l'immergence des artères utérines; aussi ces deux bruits de souffle distincts entendus par Hohl de chaque côté de la matrice confirment-ils la règle générale et ne sauraient servir au diagnostic de la grossesse multiple. Au surplus, je dois avouer que sur un grand nombre d'observations que j'ai faites, je n'ai rien rencontré qui diffère de ce que l'on observe dans le cas de grossesse simple, et, à mon avis, le souffle utérin ne saurait, en aucune façon, servir à reconnaître la présence de jumeaux dans la matrice.

Il n'en est pas de même des doubles battements du cœur fœtal, les prévisions exprimées par M. de Kergaradec, dans son mémoire de 1821, ont été complétement justifiées, et de nombreuses observations que vous pouvez renouveler vous-mêmes prouvent que les doubles battements entendus sur deux points différents de l'utérus, avec un maximum d'intensité et *sans isochronisme*, révèlent la présence de deux fœtus dans cet organe.

Dans son travail publié en 1838, M. Nægele fils a fait observer que dans le cas de grossesse gémellaire les battements du cœur de chaque fœtus s'entendaient en des régions bien limitées de l'abdomen. Ainsi, quelle que soit d'ailleurs la présentation de l'un et de l'autre enfant, s'ils se présentent tous deux par le sommet ou par le siége, ou bien encore l'un par la tête, l'autre par le siége, on entendra toujours l'un des battements de cœur en bas et d'un côté, l'autre maximum des bruits du cœur étant perçu de l'autre côté et en haut. L'expérience a prouvé que cette assertion était fondée dans le plus grand nombre des cas. Toutefois, il est bon de vous faire remarquer que les mots en bas et en haut n'expriment pas que l'un des bruits du cœur doit être entendu près du détroit abdominal, et l'autre à la partie supérieure de l'utérus. Ce n'est que la position respective des deux bruits que M. Nægele a voulu nous indiquer, l'un est plus bas que l'autre et s'entend du côté opposé. Il est facile de comprendre que les choses doivent se passer ainsi : en effet, l'un des enfants naît avant l'autre, et la partie fœtale que le premier présente, tête ou siége, est plus rapprochée du détroit supérieur que la tête ou le siége de l'autre enfant.

Il s'ensuit que le tronc du premier est placé plus bas que le tronc du second, et que, par conséquent, les battements du cœur ne peuvent se trouver sur une même ligne horizontale.

Je dois ajouter cependant qu'au moment de la rupture des membranes, certains changements peuvent s'opérer, occasionnés par la sortie rapide d'une grande quantité d'eau, et la déplétion d'un œuf alors que l'autre reste complet. Aussi, peut-on voir le fœtus dont les battements du cœur s'entendaient à la partie la plus élevée, descendre rapidement et s'engager le premier dans le détroit. Mais cette particularité ne change rien à la nature des observations de M. Nægele fils, qui sont vraies, quoique en sens inverse, après le changement que je viens de vous indiquer.

N'oubliez pas, quand vous chercherez avec le stéthoscope les battements du cœur, de vous assurer du point où on les entend avec leur maximum d'intensité, il faut qu'en vous éloignant de ce point les battements cardiaques s'affaiblissent de plus en plus. Et cela pour chacun des points qui correspondra au cœur de chaque enfant. Vous n'ignorez pas, en effet, que les doubles battements peuvent se propager dans une étendue assez considérable; aussi pour être bien sûr de l'existence dans la matrice de deux cœurs, c'est-à-dire de deux enfants, faut-il que vous rencontriez dans vos recherches deux points où ces doubles battements s'entendent avec une intensité plus grande que partout ailleurs. Enfin, dans certaines positions d'un fœtus, seul contenu dans la matrice, il peut se faire que vous rencontriez deux maximum d'intensité des bruits du cœur, l'un d'eux correspondant au plan antérieur, l'autre au plan postérieur de l'enfant; pour éviter cette cause d'erreur, Kennedy a ajouté que non-seulement les battements du cœur devaient être entendus distincts et bien séparés, mais qu'ils ne devaient pas être isochrones, c'est-à-dire qu'au battement de l'un des cœurs doit répondre le silence de l'autre. Pour s'assurer de cette dernière condition, il est bon d'être deux observateurs armés chacun d'un stéthoscope et de compter à haute voix les battements que chacun perçoit; on reconnaît alors très-facilement le défaut d'isochronisme. Si, toutefois, vous étiez seul auprès d'une femme, vous pourriez vous assurer du fait en comptant très-exactement avec une bonne montre à secondes ou un sablier, mais il faut faire une très-grande attention et recommencer plusieurs fois l'expérience, car les battements du cœur des enfants sont assez rapides pour qu'une différence de quelques pulsations soit assez difficile à saisir. Je vous recommande, quand vous auscultez, que ce soit pour reconnaître une grossesse gémellaire ou pour tout autre motif, de prendre toujours le pouls de la mère, les battements maternels pouvant se propager assez loin et être une cause d'erreur qui viendrait s'ajouter aux autres. Le nombre des pulsations du cœur fœtal peut varier d'un instant à l'autre, nous avons étudié cette question tout au long dans une de nos dernières leçons.

Ainsi on peut être conduit à croire à une grossesse gémellaire là où véritablement il n'y a qu'un seul enfant. Je vous conseille donc de répéter plusieurs fois vos expériences et de ne vous prononcer que si définitivement vous trouvez une différence *notable* entre deux expérimentations successives et assez rapprochées; en général, le nombre des pulsations varie entre un minimum de 6 à 8, et un maximum de 15 à 16, et même davantage.

Quoiqu'il soit exact de dire que le bruit des deux cœurs peut être entendu dans la plupart des cas, il n'en est pas moins vrai qu'il ne l'est pas toujours. Cela tient à la position respective des deux enfants, quand, par exemple, l'un des fœtus est placé en avant de l'autre ; on éprouve également de grandes difficultés lorsque les parois abdominales sont très-épaisses, ou qu'un bruit de souffle intense masque les battements d'un cœur assez profondément situé. Quelquefois les deux bruits que l'on n'avait pas entendus dans plusieurs recherches successives deviennent manifestes dans une autre expérience. Cela tient aux mouvements exécutés par le fœtus.

Je dois dire enfin que dans les grossesses gémellaires comme dans tous les autres cas où l'auscultation est employée pour constater la présence d'un fœtus, ce mode d'investigation ne peut avoir de succès qu'autant que le fœtus est vivant. Aussi ne pourra-t-on pas toujours reconnaître la présence de deux enfants dans la matrice; car nous verrons plus tard que la mort de l'un des fœtus n'est pas rare dans ce genre de grossesse. Il est même très-difficile de constater la mort de l'un des enfants survenue pendant le travail, après avoir entendu les doubles battements en deux points différents, à moins que l'on ait pris toutes les précautions que je vous ai indiquées précédemment. Dans ce cas seulement on pourra affirmer que l'un des fœtus a cessé de vivre, et l'on sera d'autant plus apte à constater ce résultat que l'on aura mieux suivi les différentes phases de l'agonie révélée par l'affaiblissement successif et l'intermittence des battements cardiaques. (Voyez la leçon sur l'auscultation.)

Quand il y a plus de deux enfants contenus dans l'utérus, l'auscultation, dit Holl, ne peut plus servir au diagnostic de la grossesse multiple. Velpeau était d'une autre opinion, et comparait les cœurs fœtaux battants dans la matrice à trois montres placées dans un linge et dont on entendrait le bruit. M. Dubois repoussait la comparaison de Velpeau sans dire cependant que la chose n'était pas possible; mais n'ayant aucune donnée expérimentale, il ne pouvait se prononcer. Kennedy a fait à ce sujet des expériences sur les animaux en état de gestation, et il est parvenu à entendre très-distinctement les battements de chaque cœur. Mais il est vrai d'ajouter que la position occupée par les fœtus dans les cornes utérines, c'est-à-dire, parfaitement séparés les uns des autres, rendait l'observation beaucoup plus facile. Aussi, ne peut-on pas s'appuyer sur ces expériences pour affirmer la valeur de l'auscultation dans le diagnostic des grossesses multiples de l'espèce humaine. Toutefois il est incontestable que l'on pourra reconnaître une grossesse triple quand on rencontrera trois doubles battements distincts, non isochrones et ayant chacun leur rhythme particulier, et je suis d'autant plus fondé à admettre la possibilité de ce résultat, que M. Nægele fils a pu reconnaître une grossesse trigémellaire à l'aide de l'auscultation. C'est le premier observateur qui ait eu cette bonne fortune et j'espère que dans la suite de nouvelles recherches confirmeront mon opinion.

Nous venons de voir tout ce qui se rapporte au diagnostic de la grossesse gémellaire, alors que la gestation suit sa marche, mais il faut encore nous occuper des moyens de reconnaître la grossesse multiple pendant le travail. Avant l'expulsion du premier enfant, l'observateur n'est éclairé que par les circonstances que nous avons relatées précédemment. Ce n'est donc qu'après la sortie d'un fœtus qu'il est nécessaire d'être fixé sur la présence ou l'absence d'un second enfant. « Quelque intérêt, disait M. Dubois, que puisse offrir le diagnostic de la grossesse multiple, il n'a cependant pas grande importance avant le travail, mais il n'en est plus de même pendant l'accouchement et surtout après l'expulsion du premier fœtus. Certains dangers dont je parlerai plus tard et auxquels sont exposées les femmes enceintes de plusieurs enfants, pendant cette période, donnent au diagnostic un intérêt pratique incontestable. Il est arrivé à plus d'un accoucheur de quitter la maison d'une accouchée croyant tous ses devoirs accomplis et sa présence inutile et d'être rappelé plus ou moins longtemps après pour recevoir un autre enfant dont il avait ignoré la présence, ou pour remédier à des accidents graves, que cette circonstance imprévue avait provoqués.

» Après la naissance d'un premier enfant, il suffit que la main soit appliqué sur l'utérus et explore avec quelque attention cet organe pour qu'on soit frappé d'abord du volume insolite qu'il présente, puis d'une certaine souplesse de ses parois qui contrastent avec la solidité et la consistance qu'elles offrent dans les cas ordinaires et enfin de la sensation de parties mobiles et d'un corps solide et inégal encore renfermé dans la matrice. Ces signes éclairent presque toujours et dans tous les cas avertissent ; l'introduction d'un doigt dans le vagin et porté jusqu'à l'orifice utérin fera positivement reconnaître la présence d'un autre enfant. Aussi me semble-t-il permis de croire que les erreurs que je viens de signaler et qui ont été assez souvent commises ne l'ont été que par inattention ou défaut d'expérience. S'il est possible de méconnaître la présence d'un second enfant dans l'utérus pendant le travail, quand elle est réelle, il n'est pas impossible d'un autre côté de la supposer quand elle n'existe pas. Il n'y a pas longtemps que dans notre clinique même, nous avons eu la pensée d'un accouchement multiple chez une femme qui n'était cependant enceinte que d'un seul enfant, mais chez laquelle après l'expulsion de celui-ci l'utérus avait conservé un volume très-remarquable et présentait en outre à sa surface des tumeurs fibreuses saillantes qui offrait à la main les caractères apparents des membres d'un fœtus. Un examen un peu plus attentif et l'introduction de plusieurs doigts dans le vagin suffirent pour dissiper toute incertitude. M. Ingleby a cité des cas de ce genre dans lesquels l'illusion des accoucheurs fut assez forte et assez prolongée pour qu'on attendît vainement pendant plusieurs heures la naissance d'un deuxième fœtus. Je n'ai pas besoin de dire que l'exploration de l'utérus par le palper abdominal et le toucher vaginal est si facile alors que les méprises citées par M. Ingleby ne peuvent s'expliquer que par l'extrême inattention ou l'extrême timidité des personnes qui les ont commises. »

A l'appui de ces dernières paroles de M. Dubois, permettez-moi de vous rapporter deux faits du même genre qui me sont personnels. — Il y a quelques années, je fus appelé par un médecin de cette ville près d'une jeune femme de sa clientèle, qui avait mis au monde un premier enfant et chez laquelle on soupçonnait l'existence d'une grossesse gémellaire. Il y avait déjà sept ou huit heures que l'accouchement s'était effectué et avait été suivi de l'expulsion d'un délivre complet. Néanmoins la malade avait été maintenue sur le lit de misère et l'on attendait la naissance du second enfant annoncée par le confrère. Comme les choses traînaient en longueur on me fit appeler pour hâter la solution. Le médecin me raconta comment l'accouchement s'était passé, comment l'utérus restant volumineux et la malade ayant des douleurs assez vives, il avait conclu à la présence d'un deuxième produit qui néanmoins ne se présentait pas, ce qui ne laissait pas de lui causer un certain embarras.

Je palpai d'abord le ventre et je reconnus que l'utérus bien rétracté ne s'élevait qu'à une hauteur normale, un travers de doigt au-dessus de l'ombilic, le toucher m'apprit que le col s'était reformé, aucune partie fœtale n'était accessible, aucune poche d'eau ne s'engageait dans ce canal.

A l'auscultation je ne saisis aucun battement de cœur, bref, les douleurs n'étaient autres que des tranchées communes aux femmes multipares, et c'était le cas de celle dont il s'agit ; enfin il n'y avait pas là de grossesse gémellaire. Je fis donc part du résultat de mon examen au médecin qui se trouva très-embarrassé de sa position, ayant annoncé positivement l'existence d'un second enfant, aussi me pria-t-il de dire à la famille sa méprise et de pallier son arrêt.

A quelque temps de là un fait semblable se présenta et m'appela à la campagne. — Un fort honorable praticien, déjà vieilli dans la pratique de notre art, donnait ses soins à une fermière multipare et l'avait même accouchée d'autres enfants.

La veille du jour où je fus appelé, il avait reçu un enfant bien constitué, l'accouchement s'était heureusement terminé par la sortie du placenta ; néanmoins, comme dans le cas précédent, le médecin avait jugé que l'utérus conservait un volume anormal, et que de nombreuses et violentes coliques éprouvées par la malade n'étaient autres que de nouvelles douleurs expulsives, en un mot qu'il y avait une grossesse gemellaire et qu'un deuxième enfant ne tarderait pas à naître. Il se tint donc sur ses gardes, prépara ce qui était nécessaire pour le deuxième accouchement et attendit. La journée se passa, la nuit parut et s'écoula sans amener aucun résultat. C'est alors que je fus appelé plus de vingt-quatre heures après l'accouchement pour aider à la sortie du second enfant.

Je fis en tous points comme dans le cas précédent ; l'utérus ne s'élevait pas à plus d'un ou un demi-travers de doigt au-dessus de l'ombilic, pas de mouvements actifs, rien par le toucher, rien non plus par l'auscultation. Il n'y avait pas de grossesse gémellaire. Heureusement le médecin était très-connu et très-aimé dans la famille ; l'annonce qu'il avait faite d'un second enfant n'avait pas réjoui ces braves gens qui étaient déjà à la tête d'une respectable famille, aussi tout le monde fut-il content quand je dévoilai l'erreur du confrère en annonçant que tout était terminé et qu'il n'y avait plus d'enfant à attendre. A ces deux faits j'en pourrais joindre plusieurs autres qu'il m'a été donné de voir.

Une erreur en sens inverse peut avoir lieu, et les cas ne sont pas rares dans la science où l'accoucheur, après la naissance d'un premier enfant, ne s'aperçut pas de l'existence d'un second jumeau. Dans les deux observations que je viens de vous citer, les contractions expulsives n'étaient autre que des tranchées peut-être un peu plus douloureuses qu'on n'a coutume de les voir ; mais il peut se faire que l'on prenne pour des tranchées de véritables douleurs et que, tranquille, on abandonne la malade sans précautions alors qu'un second accouchement est imminent.

Je pourrais vous citer plus d'un cas ou pareil événement est arrivé, soit à des sages-femmes, soit à des médecins, mais cela ne vous apprendrait rien de plus au sujet du diagnostic.

Pronostic. — La grossesse gémellaire peut être considérée comme une chose fâcheuse pour la mère et pour les enfants. Nous avons déjà dit que les varices, l'œdème, la dyspnée ; accompagnent très-souvent la grossesse multiple. Nous ajouterons que l'hémorrhagie suit assez fréquemment l'accouchement gémellaire comme dans tous les cas où l'utérus a été distendu outre mesure. Il semble enfin que l'éclampsie se rencontre plus souvent avec une grossesse multiple qu'avec une grossesse simple. Sur 140 grossesses gémellaires qui ont eu lieu dans cet hôpital, j'ai observé trois éclamptiques. Merriman a trouvé une grossesse double sur seize cas d'éclampsie. Les femmes ont en réalité à subir deux accouchements, ce qui doit nécessairement doubler les mauvaises conditions de cet acte physiologique. En effet, il peut très-bien se faire qu'un premier enfant se présente naturellement et soit expulsé alors que le deuxième aura une présentation vicieuse qui nécessitera l'intervention de l'art ; la longueur du travail, les manœuvres plus ou moins répétées, quelquefois infructueuses, sont autant de mau-

vaises conditions, et il est facile de comprendre que la malade qui aurait
pu se porter très-bien à la suite de l'accouchement de son premier enfant, soit au contraire très-exposée après l'extraction du second. Vous
ne sauriez être mieux placés que dans cet hôpital pour constater la
justesse de mon assertion ; il ne se passe pas d'année où l'on n'amène
de la ville une, deux, ou un plus grand nombre de malades ayant subi
chez elles des tentatives nombreuses et vaines de délivrance pour le
second jumeau.

Un cas de ce genre s'est présenté à nous en janvier 1868, et nous
fûmes obligés ici d'intervenir avec le céphalotribe, alors qu'une meilleure direction imprimée dès le début aurait sans doute permis en ville
un accouchement naturel et peut être facile. Aussi les statistiques
qui ont été tentées dans cet hôpital pour connaître le chiffre de
la mortalité des mères et des enfants sont-elles forcément entachées
d'erreurs. Les malades de la clinique, sauf celles que nous assistons
dès le début, constituent en quelque sorte une catégorie particulière,
nous sommes là pour réparer des erreurs trop souvent commises en
ville et malheureusement les pauvres femmes souffrent toujours un
peu de cette situation. Il faut ensuite tenir compte du milieu dans
lequel elles sont placées, qui suivant les cas peut influer d'une façon
plus pernicieuse encore que les difficultés de l'accouchement. Qu'une
malade nous soit amenée au milieu d'une épidémie de fièvre puerpérale, n'a-t-elle pas les plus grandes chances de laisser la vie là où dans
d'autres temps elle aurait facilement recouvré la santé.

Je pourrais répéter pour les enfants ce que je viens de vous dire
pour les mères. Pendant les premiers temps qui suivent la naissance,
les petits enfants réclament des soins incessants, minutieux et intelligents, ceux qui naissent d'une grossesse gémellaire en réclament plus
encore, car ils sont plus chétifs en général, or ce n'est pas dans les
hôpitaux qu'on est favorablement placé pour cela. Les mères s'y
prêtent peu malheureusement, et nos nourrices sont trop souvent surchargées. Pour les jumeaux, il faudrait deux nourrices, une pour chacun : dans cet hôpital chaque nourrice a quelquefois trois ou quatre
nourrissons sans compter son propre enfant. Vous comprenez que les
conditions dans lesquelles nous sommes placés sont peu favorables
pour établir une statistique rigoureuse.

Dans la grossesse gémellaire il est rare que l'accouchement se fasse
au terme normal de 270 jours. Le plus souvent la grande distension de l'utérus est cause d'un travail prématuré ; aussi les en-

fants sont-ils plus chétifs que ceux qui proviennent d'accouchements simples.

Je vais vous donner pour les mères et les enfants les chiffres qui ont été relevés dans mes bulletins.

Sur 140 observations de grossesses gémellaires, 12 femmes ont succombé, — ce qui fait 1 sur 12.

Sur ce nombre :

Quatre fois la malade mourut de métro-péritonite ; — deux fois de péritonite ; — deux fois de fièvre puerpérale ; — une fois de phlegmon de la fosse iliaque ; — une fois de rupture utérine ; — deux fois de phlébite accompagnée de gangrène utérine.

Sur ces douze cas, sept fois l'accouchement eut lieu spontanément ; une fois on employa le forceps ; trois fois la version fut pratiquée qui se compliqua une fois de rupture utérine ; une autre fois elle fut suivie d'une application de forceps et de céphalotribe, une fois enfin on eut recours à la crâniotomie et à la céphalotripsie. La malade qui fut atteinte de rupture de l'utérus avait été soumise en ville à de nombreuses tentatives de version, et la rupture était déjà produite quand on nous l'a amenée à l'hôpital.

Enfin parmi les femmes qu n'ont pas succombé, huit fois des accidents graves sont survenus pendant les suites de couches.

M. Dubois avait trouvé dans sa statistique un chiffre un peu moins élevé, 1 sur 20, et Clarke, 1 sur 44. Comme je le disais plus haut, ces différences tiennent surtout à la situation toute particulière de cet hôpital.

Pour les enfants, dans les conditions spéciales qui nous sont imposées, la mortalité est également considérable. Sur nos 140 observations, 2 fois les enfants étaient mort-nés et macérés, 7 fois l'un des deux enfants seulement était mort-né et 44 fois ils ont succombé après leur naissance par suite de faiblesse. Le résultat est donc près de 1 sur 3 enfants. Le chiffre généralement admis est beaucoup moins élevé, puisqu'il n'est que de 1 sur 13. Mais il faut également tenir compte du milieu dans lequel nous nous trouvons, de l'état dans lequel les femmes nous sont amenées, et enfin de la difficulté qui résulte pour nous de pourvoir aux soins et à l'alimentation spéciale que ces petits êtres réclament.

Je ne saurais passer sous silence une particularité digne de toute votre attention et dont vous devrez tenir compte dans le pronostic que vous aurez à porter sur le résultat des grossesses gémellaires, je veux parler de la mort assez fréquente de l'un des jumeaux dans le sein de sa mère. Voici quelques observations que vous trouverez du reste relatées dans presque tous les auteurs :

Peu, en 1678, rapporte qu'il fut mandé pour secourir Marguerite Quingi au terme de sa grossesse et enceinte de deux enfants : Que le premier qu'il tira pouvait avoir au plus trois à quatre mois, qu'il était mort, à demi corrompu, de couleur jaunâtre et couvert de limon nitreux et graveleux, comme s'il avait trempé pendant quelque temps dans la saumure; il était en partie desséché et aplati sur les côtés, comme s'il eût été enfermé sous une presse. L'autre enfant était une fille grande, forte et vigoureuse. Le délivre du premier enfant avait seulement quelques membranes à demi corrompues attachées à sa circonférence. Cette masse était ronde et fort plate, semblable à une cale de la largeur du fond d'une assiette, de couleur jaunâtre pareille à celle du fœtus....

Dans un cas de trijumeaux observé par Portal en 1685, cet accoucheur, après avoir extrait un premier enfant qui était, dit-il, de moyenne grosseur, alla chercher un deuxième fœtus dont le corps, d'un pied de long, n'avait pas un travers de doigt d'épaisseur, et dont la tête était tout aplatie et écrasée; puis en reportant la main dans la matrice il en découvrit un troisième, mais plus petit, de la grosseur d'un hareng saur aussi desséché, même plus que le premier, ayant la tête plate comme un louis d'un écu blanc; il pouvait avoir une longueur de 7 à 8 pouces, le délivre était tout racorni et fort dur....

Pinart rapporte qu'il fut appelé, le 18 février 1771, auprès d'une femme de trente-six ans qui éprouvait des douleurs pour accoucher et qu'il l'a délivra d'un enfant mort probablement à cause d'une perte qu'elle avait éprouvée trois mois auparavant. Tout se passa, dit-il, très-naturellement, l'enfant était corrompu, et comme le cordon était conséquemment pourri, il fut obligé d'introduire sa main dans l'utérus afin d'en extraire le délivre très-exactement, ce qui fut fait; mais une chose qui lui parut très-extraordinaire, ce fut de sentir un autre enfant très-chaud et qui lui parut se bien porter, ainsi qu'un amnios solide et bien conditionné ; enfin il délivra cette femme le mieux possible à plusieurs reprises. Le 1er mars, après cette opération, Pinart accoucha cette femme d'un gros garçon qui vécut sept mois.

De ces trois observations, deux vous montrent que le fœtus mort est resté dans la cavité utérine tandis que l'autre continuait à se développer, et que ce n'est qu'au terme de la grossesse, quand le travail s'est déclaré pour la naissance du fœtus vivant, que celui qui était mort a été chassé hors des organes génitaux ou extrait avec les placentas. Vous voyez également que lorsque les choses se passent ainsi, le fœtus mort subit dans le sein de sa mère les altérations qu'il aurait éprouvées s'il eût été seul dans la matrice, sans que ces altérations réagissent en rien sur l'enfant qui continue de vivre; mais il faut bien faire remarquer que dans ces cas, les fœtus avaient chacun leur œuf complet et des placentas entièrement séparés. La troisième observation se rapporte à un cas un peu différent. Le fœtus mort a été expulsé quelque temps avant le fœtus vivant seulement, quoique l'on ait pu faire remonter sa mort à trois mois avant son expulsion. Cet exemple est en quelque sorte intermédiaire entre les deux que nous venons de voir, celui où l'enfant, quoique mort, est resté dans l'utérus jusqu'au terme de la grossesse et celui de la dame de Versailles, ou de la dame de Mᵉ Boivin, chez lesquelles l'expulsion de l'œuf, qui avait cessé de vivre, s'était faite aussitôt que la mort avait frappé le fœtus, la grossesse continuant régulière pour l'autre enfant. Enfin, messieurs, vous serez appelés à constater une autre forme de délivrance quand l'un des enfants est mort : Il peut se faire en effet que la présence du fœtus mort dans le sein de sa mère sollicite des contractions utérines qui chassent et l'enfant qui a cessé de vivre, et celui qui aurait pu continuer à se développer dans la matrice, puisque le terme de la grossesse n'était pas arrivé. Les choses se passeront toujours ainsi lorsque les deux fœtus auront des relations vasculaires ou quand les œufs seront confondus. Quant aux altérations que présente le fœtus mort dans ces cas-là, j'aurai l'occasion de vous les décrire avec soin dans une autre leçon ; aussi je ne crois pas devoir y insister ici.

Les explications n'ont pas manqué pour se rendre compte de la mort de l'un des fœtus dans les grossesses gémellaires : M. le professeur Dubois les a relatées et discutées avec soin dans ses leçons orales : « M. Guillemot, dit-il, qui a réuni plusieurs cas de ce genre dans un mémoire publié dans les *Archives de médecine,* me semble porté à croire, ainsi que d'autres accoucheurs, que la mort de l'un des jumeaux résulte tantôt de ce que pressé et comprimé peu à peu par l'autre jumeau contre les parois de la matrice, et ne trouvant pas assez d'espace pour se développer, il languit et bientôt cesse de vivre, et tantôt de ce que l'ampliation de la matrice ne pouvant suffire au volume des jumeaux qui s'accroissent en même temps, l'un des fœtus succombe à la résistance qu'il éprouve de la part de cet organe. Cette opinion, ajoute M. Guillemot, dut naturellement se présenter à l'esprit lorsque le médecin observa la première fois la déformation que le fœtus subit, l'écrasement de la tête, l'aplatissement des corps et des membres. Cette explication me paraît être fondée sur l'observation d'altérations qui sont non pas la cause, mais une conséquence probablement même assez éloignée de la mort du fœtus. Son écrasement et son aplatissement, en effet, ne sauraient se produire que lorsque sa mort a donné lieu à l'absorption du liquide amniotique dont il était entouré, à l'affaissement consécutif de ses membranes et à la pression qui résulte alors de l'autre œuf et de la résistance des parois utérines; mais quand cette compression s'exerce, le fœtus a déjà succombé depuis un temps plus ou moins long.

» M. Cruveilhier a proposé une autre explication : il a supposé que l'atrophie du fœtus était la conséquence du décollement successif du placenta. Le cas sur lequel cette explication me semble fondée avait été remarquable par les circonstances suivantes : Une perte assez abondante avait précédé de sept semaines l'expulsion de deux fœtus : l'un de ceux-ci paraissait parvenu au sixième mois de la vie intra-utérine, et l'autre beaucoup plus petit et dans un état de dessiccation qui annonçait une mort ancienne, offrait le développement d'un fœtus de deux mois et demi à trois mois ; le placenta de ce dernier était d'un tissu jaunâtre, compacte et atrophié ; sa surface utérine comme cicatrisée semblait avoir été depuis longtemps séparée de la face interne de l'utérus; de petits foyers sanguins s'y voyaient çà et là.

» Vous remarquerez comme moi, sans doute, que cette explication est basée sur un cas exceptionnel, et il ne me paraît pas douteux que dans le cas observé par M. Cruveilhier, la mort de l'un des jumeaux avait été la conséquence de l'altération du placenta par ces épanchements sanguins intérieurs dont je vous ai déjà fait voir plusieurs exemples à la Clinique. Mais on peut assurer qu'il n'en est pas ordinairement ainsi, en sorte que l'opinion que je viens de vous rappeler ne s'applique justement sans doute qu'au cas même qui en a provoqué l'expression. Avant ces explications modernes, Mauriceau et Peu en avaient proposé une autre : ils pensaient que la mort devait être attribuée à ce que l'un des fœtus prenant toute la nourriture pour lui devenait fort et vigoureux, fraudait l'autre, le rendait faible et languissant et le faisait mourir de bonne heure. J'avouerai que cette explication généralement rejetée aujourd'hui, me paraît infiniment préférable aux précédentes : elle est fondée sur un fait que personne ne saurait contester, c'est que la puissance d'absorption et d'assimilation des deux organismes peut n'être pas égale, et que puisant tous les deux dans la circulation maternelle les matériaux qui doivent servir à leur accroissement, la prédominance de l'un peut nuire à l'exercice de l'autre. Il n'est pas d'accoucheur qui n'ait observé que dans les grossesses gémellaires, il y a souvent entre les deux fœtus une disproportion notable de volume, de vigueur, et qui n'ait pensé que l'infériorité de l'un n'est pas étrangère à la supériorité de l'autre et n'ait pressenti la possibilité d'une disproportion plus grande et finalement fatale à l'un des deux. Je ne crois pas forcer les analogies en comparant ces phénomènes à d'autres que vous avez dû observer quelquefois dans le règne végétal. Vous avez sans doute remarqué que des fruits dont les pédicules réunis adhèrent au même point d'une branche, présentent assez souvent une différence très-remarquable de développement; que les uns offrent toutes les conditions désirables de volume, de fraîcheur et de maturité, tandis que d'autres sont évidemment moins favorisés sous ce rapport, et que d'autres enfin, à peine développés, se sont flétris et atrophiés de bonne heure. Il est difficile de ne pas admettre que placés à la même source, puisant la même séve, ils ne l'ont pas fait tous avec la même vigueur, et que la puissance attractive de quelques-uns a prédominé aux dépens des autres; enfin, pour me servir des expressions naïves et justes des anciens accoucheurs, les uns ont pris toute la nourriture pour eux et, devenus forts et vigoureux, ils ont fraudé les autres et les ont fait périr de bonne heure. »

Il m'eût été impossible de ne pas vous citer ce passage si remarquable et si complet des leçons de mon illustre maître. Je crois que dans la plus grande majorité des cas de mort de l'un des fœtus ou simplement de faiblesse relative, au moins pour ceux que j'ai observés ou qui sont cités par M. Ganahl, l'explication que vous venez d'entendre est la seule qui puisse être appliquée. Mais je pense en outre que la description de M. Cruveilhier et les conséquences qu'il en a tirées sont justes dans un plus grand nombre de cas que ne semble l'admettre M. Dubois. Les hémorrhagies placentaires, soit qu'elles proviennent d'un décollement accidentel de l'un des bords de l'organe, soit qu'elles aient leur point de départ dans l'intérieur même du placenta où elles sont localisées, sont plus fréquentes qu'on ne le croit généralement et doivent être considérées comme cause de faiblesse d'un enfant chaque fois qu'on observe ces cas pathologiques concurrem-

ment avec l'atrophie fœtale. Je dirais de plus qu'en 1833, à l'époque
où M. Dubois professait la théorie que je vous ai fait connaître, les
altérations placentaires diverses étaient forts peu connues. Je suis con·
vaincu qu'elles jouent un rôle *important* et servent à expliquer les
différences de volume et de vigueur qu'on remarque souvent entre
deux jumeaux. Il ne se passe pas de semaine où dans cette maison je
n'ai l'occasion de vous montrer combien ces altérations sont fréquentes, et quelle influence évidente elles ont sur l'état général de
l'enfant, même dans des cas de grossesse simple.

QUATORZIÈME LEÇON

DE LA GROSSESSE GÉMELLAIRE

Accouchement dans les grossesses gémellaires. — Présentation des fœtus. — Dystocie. — Monstruosités. — Délivrance.

J'arrive maintenant, Messieurs, à l'accouchement dans les grossesses multiples.

L'accouchement de jumeaux ne diffère le plus souvent de l'accouchement simple qu'en ce que la série des phénomènes qui précèdent et accompagnent la naissance de l'enfant dans celui-ci se reproduit deux fois dans le premier. Toutefois la marche du travail est souvent modifiée et l'accoucheur, tout en donnant les mêmes soins pour ces deux accouchements successifs, doit être en quelque sorte plus attentif lorsqu'il s'agit d'une grossesse gémellaire que dans une grossesse simple. Nous avons vu précédemment que les femmes, dans les grossesses multiples sont exposées à des accidents nombreux et graves, il faut donc que le médecin sache les prévenir ou les combattre. La dyspnée résultant de la trop grande distension de l'utérus exigera pour la malade une position spéciale. Il peut se faire qu'elle ne puisse rester étendue horizontalement sur son lit pendant toute la période du travail qui, comme nous allons le voir, est plus long dans le genre de grossesse qui nous occupe.

L'existence des varices aux organes génitaux n'est pas non plus un fait insignifiant; il est bon que l'accoucheur s'assure de leur situation et de leur étendue, car les hémorrhagies sont assez fréquentes dans les grossesses gémellaires, soit après la naissance du premier enfant, soit pendant l'expulsion du deuxième, soit enfin après le double accouche-

ment. Il est nécessaire qu'on ne s'y trompe pas et qu'on puisse s'assurer s'il n'y a pas quelque rupture de veine variqueuse qui réclame des
soins spéciaux. Mais ce qu'il ne faut pas oublier surtout, c'est que les
femmes sont souvent atteintes d'une infiltration plus ou moins généralisée dont les rapports avec l'éclampsie ne sauraient être méconnus.

Aussi faudra-t-il que l'accoucheur apporte une surveillance rigoureuse, il fera bien d'examiner les urines, de s'informer des antécédents,
et cela non-seulement pendant le travail, mais encore à la fin de la
grossesse, s'il est appelé à cette époque.

Les contractions utérines dans la première période de l'accouchement gémellaire sont assez souvent faibles, séparées par de longs intervalles et insuffisantes. Cette circonstance a été signalée par un assez
grand nombre d'accoucheurs et M. Dubois s'y arrêtait tout particulièrement dans ses leçons orales.

Quoique on ait voulu voir dans cette marche particulière du travail
un indice de grossesse multiple, il ne me semble pas que l'on doive
s'y arrêter plus longtemps, et en effet, ce n'est pas à la présence de
deux enfants dans la matrice que l'on doit attribuer cette lenteur et
cette intermittence des contractions, mais bien à la grande réplétion
de l'organe.

Aussi les choses se passeront-elles habituellement de la même manière quand l'utérus sera considérablement distendu, soit par une quantité exagérée de liquide amniotique, soit par un enfant plus volumineux
que de coutume avec la quantité d'eau normale. Mais si cette marche
lente du travail n'a qu'une valeur peu grande pour le diagnostic,
elle doit au moins fixer notre attention, parfois même elle peut
réclamer quelques soins particuliers. Nous venons de voir que la
cause de cette anomalie provenait de la distension exagérée de l'utérus : ne paraît-il pas tout naturel dès lors de la faire cesser en rom-
pant les membranes ?

Toutefois il ne faut pas oublier, Messieurs, que la rupture des membranes n'est pas toujours un fait insignifiant, et que cette petite opération est soumise à certaines règles qu'on ne peut pas impunément
enfreindre ; quand le travail se sera longuement prolongé, lorsque les
douleurs ne reviendront qu'à des intervalles assez éloignés, après
s'être montrées plus vives et plus fréquentes au début, si l'orifice de
dilatation a une étendue de 5 à 6 centimètres de diamètre vous pourrez
rompre les membranes, même chez une primipare, mais à la condition
toutefois que l'enfant présentera l'une de ses extrémités, tête ou siége,

ce dont vous vous serez assurés préalablement. Si la femme était multipare et si des conditions spéciales de fatigue pour la mère, comme un état pathologique ou un travail d'une longueur exagérée de trente-six, quarante-huit heures, vous faisaient désirer une prompte délivrance et le rétablissement d'une marche régulière dans les contractions, vous pourriez encore rompre les membranes sans attendre que l'orifice eût acquis les dimensions que je viens d'indiquer, mais toujours sous la condition d'une présentation céphalique ou pelvienne.

Après cette petite opération, le plus souvent les contractions se raniment après un temps variable et de nouveaux efforts d'expulsion font progresser l'enfant dans la filière du bassin. Cependant il peut arriver, ou bien, que la quantité d'eau écoulée, relativement minime, ne diminue pas suffisamment la distension de la matrice, ou bien que les membranes rompues prématurément au début du travail, il ne vous reste plus ce moyen de remédier à la lenteur des contractions et à leur mollesse et que dans ces deux cas le travail se prolongeant outre mesure, la vie de la mère ou celle de l'enfant ne se trouve en danger ; c'est un fait acquis à la science, que dans les grossesses gémellaires les contractions utérines tant fortes qu'elles soient ne produisent pas un effet égal à celui qu'elles déterminent dans les grossesses simples. La plupart des accoucheurs, et je suis entièrement de leur avis, s'accordent à dire que les contractions ne s'exercent sur le premier enfant que par l'intermédiaire du second. Et en effet ce dernier est en contact avec le fond et une des parties latérales de la matrice; or en se contractant, les fibres transversales et arciformes de l'organe pressent d'abord sur celui-ci, et ce n'est que par transmission que le premier enfant reçoit leur impulsion.

Pour terminer l'accouchement dans les circonstances que je viens de vous rappeler, des secours plus effectifs pourront être nécessaires ; aussi une application de forceps quand la tête se présente, ou des tractions convenables quand l'extrémité pelvienne s'est engagée la première, sont les moyens auxquels vous devrez recourir.

Je dois maintenant vous mettre en garde contre un médicament que vous seriez peut-être tentés d'employer en pareille circonstance, le seigle ergoté. Je pose comme principe que dans les accouchements de jumeaux il ne faut jamais employer le seigle ergoté pour favoriser l'expulsion du premier enfant. Notez bien que je spécifie le premier enfant et en voici la raison. Il vous est impossible quand le premier jumeau se présente à l'orifice utérin et que le siége ou la tête est la partie que l'on rencontre sous le doigt, de pouvoir indiquer quelle sera la présentation du second jumeau; par conséquent ne vous créez pas des difficultés futures par l'ignorance où vous seriez de la situation occupée par ce second enfant. Je fus dernièrement appelé par un médecin de cette ville pour terminer un accouchement de jumeaux; le premier enfant avait été expulsé naturellement, mais le second. me dit-on, présentait l'épaule et le confrère désirait n'être pas seul pour faire la version. En arrivant, je trouvai la malade assez affaiblie, non pas par une perte de sang, mais par un travail qui durait déjà depuis longtemps (quarante-huit heures, je crois, depuis la rupture de la première poche). Il y avait douze heures que le premier enfant avait été expulsé, le pouls de la mère était petit et accéléré, les yeux fiévreux, le teint blême, la respiration haletante, le facies anxieux. Le médecin qui m'avait fait demander me raconta que la veille, vers sept à huit heures du matin, il avait été appelé auprès de cette dame, sa cliente, qu'il avait constaté un travail commençant, les membranes rompues, que les choses avaient marché lentement et que pour hâter la délivrance de ce premier enfant (car il avait reconnu pendant la fin de la grossesse l'existence de deux enfants dans l'utérus) il avait fait prendre 2 grammes de seigle ergoté, et qu'à la suite de cette administration les contractions devenant plus énergiques, un premier enfant avait été expulsé.

La deuxième poche d'eau s'était rompue pendant le travail du premier enfant, et lorsqu'après avoir donné au premier jumeau les soins essentiels que réclamait son état, il voulut reconnaître la présentation du second, il trouva une main engagée dans le vagin (la main gauche). Les douleurs avaient entièrement cessé, mais le ventre était très-sensible et la matrice dans un état de contraction permanente. L'orifice utérin rétracté comme le reste de l'organe ne permettait pas l'introduction de la main et la version que tenta le confrère ne réussit pas. C'est alors qu'il me fit appeler. Je trouvai les choses dans le même état, et ce ne fut qu'après plusieurs tentatives que je réussis à accrocher le jarret avec un seul doigt, et que peu à peu je parvins à amener le membre inférieur dans le vagin. Le reste de l'opération se fit sans difficultés, sauf pour le passage de la tête où des efforts assez énergiques furent nécessaires pour franchir le détroit supérieur et l'anneau utérin.

Je ne doute pas un seul instant que les difficultés que nous avons rencontrées ne doivent être reportées à l'influence du seigle ergoté, et vous devez comprendre pourquoi je proscris l'emploi de ce médicament avant l'expulsion du premier enfant.

Aussitôt après la naissance du premier, lorsque le diagnostic de la grossesse gémellaire a été établi pendant la grossesse ou pendant le travail, il convient de s'assurer de nouveau qu'on ne s'est pas trompé. La main sur l'abdomen trouvera un utérus encore volumineux, assez dur, et contenant un ou plusieurs fœtus dont on distinguera plus ou moins bien les parties. En introduisant le doigt dans le vagin, on constatera la présence d'une nouvelle poche des eaux qui appartient à l'œuf du second enfant et un corps mobile dans les membranes ; ou bien si cette poche a été rompue pendant l'accouchement du premier, on rencontrera une tête, un siége ou une autre partie fœtale. Je dois vous avertir qu'il n'est pas rare que l'enfant reste assez élevé et difficile à atteindre. Je tiens à vous mettre en garde contre l'insuffisance de votre examen; en effet, si le ventre n'est pas très-volumineux, et si par le toucher vous n'atteignez aucune partie fœtale, vous serez très-disposé à croire qu'il n'y a pas de grossesse gémellaire, et à agir en conséquence; cependant si vous répétez votre examen un quart d'heure après, quand les douleurs se sont réveillées, vous sentirez la partie fœtale et vous n'aurez plus aucun doute sur la présence d'un second enfant.

La petitesse du premier enfant et la faible quantité d'eau qui s'est écoulée lors du premier accouchement constituent aussi, d'après M. Nægelé, des signes qui doivent vous mettre sur la voie; enfin l'auscultation quand le fœtus est vivant doit lever tous vos doutes. Nous avons déjà examiné ce sujet, je n'y insiste pas.

Aussitôt après la naissance, l'enfant doit être séparé de sa mère par la section du cordon ombilical. Dans les accouchements gémellaires il convient d'appliquer une ligature sur chacun des bouts de la tige vasculaire ; c'est du reste une manière de faire que j'ai généralisé dans ma pratique pour tous les accouchements. Je place deux ligatures sur le cordon avant de le couper, ces deux ligatures sont à quelques centimètres l'une de l'autre et c'est entre elles que je fais la section : de cette façon on évite toute effusion de sang et, quoique la chose ne soit réellement utile que dans les grossesses gémellaires, je vous conseille de suivre cet exemple dans tous les accouchements que vous aurez à faire. Le sang qui se répand en général par le bout placentaire impressionne péniblement les assistants et la malade qui ne savent pas comme nous qu'il n'y a aucun danger dans cet écoulement; de plus la propreté gagne beaucoup à cette pratique, et le placenta, restant gorgé de sang se détache plus facilement de l'utérus quand arrive la rétraction de cet organe. Vous comprenez sans doute l'utilité de la double ligature dans les accouchements gémellaires en vous rappelant ce que nous avons dit au début de cette étude sur les communications possibles entre les deux circulations. Nous avons vu que des anastomoses peuvent exister entre les vaisseaux ombilicaux des deux enfants, et j'ai précisé les cas : je répète qu'ils sont rares, mais comme à la naissance du premier enfant il nous est impossible de connaître la disposition des placentas qui sont encore dans l'intérieur de la matrice, il est bon de prendre ses précautions pour le cas particulier, afin d'éviter par la double ligature une hémorrhagie mortelle pour l'enfant qui reste encore dans l'utérus. Cette pratique est aujourd'hui celle de tous les accoucheurs, et il ne se passe pas ici un seul accouchement de jumeaux où l'on ne prenne cette précaution.

Dans la plupart des cas, l'expulsion du second jumeau suit à peu de distance celle du premier. Le travail après s'être interrompu pendant quelques instants, un quart d'heure, vingt minutes, en général, reprend son cours, et le second enfant ne tarde pas à venir au monde.

Cependant il n'en est pas toujours ainsi, et l'intervalle que je viens de vous signaler et qu'en moyenne on estime être de trois quarts d'heure, peut être beaucoup plus restreint et dans d'autres cas beau- coup plus considérable. Les naissances des deux enfants peuvent se se suivre à quelques minutes près, et l'intervalle qui les sépare peut dans certains cas être de quelques heures, quelques jours et même de plu- sieurs mois. Vous vous souvenez sans doute des exemples que je vous ai cité plus haut quand il a été question de l'indépendance des placentas, et vous n'ignorez pas que ces cas si extraordinaires d'accouchements gémellaires accomplis à des distances assez considérables se rappor- taient tous à des faits d'indépendance complète des deux délivres. Dans les bulletins de cette maison vous verrez des exemples d'accouche- ments multiples dans lesquels l'intervalle entre la naissance du pre- mier et du deuxième enfant a été de cinq, six, huit et douze heures, dans ces cas il n'est pas absolument nécessaire que les deux placentas soient séparés ; mais lorsque cet intervalle est de trois ou quatre jours comme dans les exemples de Peu, de dix jours comme dans celui de Courtivron, de huit jours comme dans celui de Guérin d'Illiers, les délivres doivent être indépendants.

La chose est plus évidente encore dans le cas de M. Dubois que je vous ai déjà rapporté, dans lequel les deux œufs avaient été expulsés à sept mois d'intervalle, et dans celui que Mme Boivin raconte dans son Mémorial de l'art des accouchements : une dame de Saint-Germain-en-Laye, enceinte de quatre mois et demi, fit subitement une fausse couche, cependant elle fut fort surprise plus tard de ne pas voir reparaître ses règles ; son ventre augmentant de volume, elle pensa qu'un second enfant y était resté. Son accoucheur lui ayant assuré qu'elle n'était pas et ne pouvait pas être restée enceinte, la pauvre dame demeura persuadée qu'elle était affectée d'une maladie très-grave ; mais heureusement elle en fut guérie environ quatre mois et demi après son avortement en mettant au monde un garçon bien portant.

Je ne saurais passer sous silence le cas d'une infirmière de l'hôpital de Strasbourg, cas qui joue un grand rôle pour les adeptes de la super-fœtation, mais qui peut s'expliquer parfaitement sans qu'il soit nécessaire de faire intervenir cette théorie, de laquelle comme je vous l'ai dit précédemment je ne suis pas partisan.

Voici le fait : Marianne Bigaud, infirmière à l'hôpital militaire de Strasbourg, âgée de trente-sept ans, mariée, mit au monde le 30 avril 1748 un enfant vivant et viable.

L'accouchement fut si heureux et si prompt, qu'au bout d'une heure, elle sortit de chez la sage-femme emportant avec elle son enfant et regagna son domicile. Les lochies s'arrêtèrent peu de temps après l'accouchement, ce dont elle s'étonna d'autant plus qu'elles avaient été très-abondantes dans deux couches précédentes. Au bout de quarante heures elle fait part à la sage-femme de mouvements qu'elle ressentait dans l'utérus, celle-ci la tranquillisa et la rassura sur une nouvelle couche. Les mamelles, quoique naturellement développées, ne causaient aucune incommodité et ne donnaient pas de lait. Au bout de quinze jours cette femme fut obligée de confier son enfant à une nourrice.

Cependant le dégoût pour les aliments, les nausées, tous les signes d'une grossesse l'inquiétaient et la rendaient de plus en plus certaine qu'elle portait un autre enfant dans son sein. Leriche, à qui elle s'en ouvrit, chercha de tout son pouvoir à lui rendre la tranquillité d'esprit.

Sa santé se dérangea, puis finit par se rétablir. Son ventre augmentant de plus en plus de volume, un accoucheur distingué l'assura, après l'avoir touchée, qu'elle était enceinte de plusieurs mois.

Le 17 septembre, de la même année, elle mit au monde une fille vivante, jugée à terme par la conformation de ses membres et les proportions de son corps. La fille mourut au bout d'un an pendant le travail de dentition. Le garçon ne vécut que pendant deux mois et demi. Leriche qui les vit à leur naissance observa que le garçon n'était pas si grand ni si fort que la fille.

Vous trouverez encore, Messieurs, dans le recueil périodique de la Société de médecine de Paris, deux faits à peu près semblables et qui ne manquent pas d'un certain intérêt. Dans l'un, l'intervalle qui s'écoula entre les deux accouchements fut de cinq mois et demi; dans l'autre, cet espace fut de cinq mois. La science du reste possède aujourd'hui d'assez nombreux exemples semblables, et vous pourrez, si vous le désirez, en lire un certain nombre dans la thèse de M. le docteur Ganahl que je vous ai déjà citée.

Ces faits, qui paraissent si extraordinaires vous démontrent, suffisamment que le travail d'expulsion peut s'arrêter pendant un temps considérable après la naissance du premier enfant, et le second fœtus, maintenu dans la cavité utérine, continuer à vivre, à se développer et n'être expulsé qu'au terme de la grossesse. Cette tolérance de l'utérus qui est si visible dans le cas de l'infirmière de Strasbourg est peut-être encore plus grande dans les autres faits du recueil scientifique que je viens de vous citer; néanmoins je ne crois pas, comme je vous l'ai dit plus haut, à la superfœtation.

Ce ne sont à mon avis que des grossesses gémellaires dans lesquelles l'expulsion d'un premier fœtus a été prématurée, la naissance du second n'ayant lieu qu'au terme normal de la gestation; et ce qui me fait pencher vers cette manière de voir, c'est la date même de ces observations remontant au siècle dernier, époque où les notions anatomiques et physiologiques étaient bien incomplètes et où l'on était très enclin au merveilleux.

Dans la grande majorité des cas qui se présenteront dans votre pratique, vous aurez, Messieurs, à répéter pour le second enfant les soins que vous avez donnés au premier, et cela dans un espace de temps assez court, quarante-cinq minutes en moyenne, comme je vous l'ai dit plus haut. Cependant les observations que je viens de vous communiquer vous font voir qu'il n'en sera pas toujours ainsi, et que vous vous trouverez dans des circonstances plus difficiles. Quelle sera dès lors votre conduite? Cette question : à savoir si après un laps de temps raisonnable, une ou deux heures par exemple, on doit se mettre en devoir de délivrer la femme de son deuxième jumeau (les douleurs expulsives n'étant pas revenues après la sortie du premier enfant), est depuis longtemps controversée et a reçu des solutions bien différentes suivant les époques, les auteurs et les théories qui avaient cours. Ainsi Mauriceau déclare qu'après avoir lié et coupé le cordon du premier enfant sorti « on ne fera aucune difficulté de rompre les membranes de l'autre enfant pour faire écouler les eaux, parce que le premier ayant fait le passage on accélère par ce moyen la sortie du second... » De la Motte suit la même pratique, mais au lieu de confier le second accouchement à la nature si la présentation permet d'attendre une terminaison naturelle, il s'empresse, aussitôt la rupture des membranes, d'aller chercher les pieds de l'enfant et de faire la version; Stein, Deleurie, Saxtorph et plusieurs autres accoucheurs, enseignent la même pratique. Gardien donne un tout autre conseil : « Je crois, dit-il, que si l'on veut prévenir les pertes qui ont souvent lieu après les accouchements où la femme porte plusieurs enfants, on ne doit pas extraire le second à moins qu'il n'y ait des accidents, avant que la matrice, revenue sur elle-même, ne s'efforce de l'expulser, quel que soit le temps qui s'écoule jusqu'au renouvellement des douleurs. Je pense, en outre, que dans le cas même où l'enfant serait situé de manière à ne pouvoir venir par les seuls efforts de la nature, on ne doit pas chercher à le retourner, à moins qu'il ne survienne des accidents, avant que la matrice ait recommencé à se contracter... C'est surtout dans le cas où les deux placentas sont séparées l'un de l'autre que l'on peut laisser dans la matrice le second enfant, dont le placenta conserve encore des adhérences avec ce viscère, lorsque le premier et son délivre ont été entièrement expulsés. Je ne vois pas, tant qu'il n'existe aucun accident et que la matrice ne fait aucun effort, pourquoi on irait chercher le second enfant. On s'expose à l'extraire alors que dans l'ordre naturel il devait rester encore longtemps dans la matrice. Comment distinguer les cas ordinaires de grossesse composée de ceux où il y a superfœtation, si tant est que cette dernière puisse se rencontrer dans une matrice qui ne serait pas divisée en deux corps, comme des observateurs prétendent l'avoir vérifié à l'ouverture des cadavres? On a beaucoup d'exemples de fœtus qui n'ont pas laissé de séjourner dans la matrice et de s'y accroître jusqu'au terme ordinaire, quoique un autre eût été expulsé. Aucun de ces enfants, en les supposant contenus dans la même cavité, n'aurait joui du bénéfice de s'y développer ultérieurement, si l'on avait satisfait au précepte qui veut que l'on aille chercher le second sans attendre les contractions, qui peuvent tarder longtemps à se manifester. » A côté d'opinions si contraires viennent se ranger les préceptes d'auteurs qui ont voulu qu'après la naissance du premier enfant on n'attendît pas le retour des contractions pendant plus d'un certain laps de temps. Ainsi Burns veut qu'après un quart d'heure, si les douleurs efficaces ne se sont pas déclarées, on rompe les membranes et qu'on procède à la version du fœtus. Gooch conseille de ne pratiquer cette opération que deux heures après l'écoulement des eaux, et Denman, de n'intervenir que quatre heures après la naissance du premier enfant. Busch étend ce délai à deux jours et même plus; Velpeau veut qu'après avoir sollicité les contractions utérines par tous les moyens convenables on s'en rapporte au temps. M. Dubois indique un moyen terme en se fondant sur la raison et l'expérience : « Dans les sept huitièmes des accouchements gémellaires, il s'écoule à peine une heure sans que les douleurs suspendues après la naissance du premier enfant se renouvellent pour l'expulsion du second. Cet espace de temps me paraît en conséquence représenter les limites ordinaires de la temporisation : c'est donc après une heure au plus de calme que les membranes devront être rompues artificiellement; mais comme il est désirable que cette opération ne soit pratiquée que lorsque les contractions utérines se sont ranimées, je crois qu'il est nécessaire d'employer préalablement tous les moyens propres à obtenir ce résultat. Si l'on n'a pas réussi à réveiller les contractions utérines, il n'en faudra pas moins, après l'expiration du délai que j'ai indiqué, se décider à la rupture des membranes. Un plus long retard entretiendrait toujours une inquiétude assez vive et n'aurait pas d'objet. » De toutes ces opinions contradictoires, exprimées par des hommes dont on ne saurait nier la grande expérience, à laquelle devons-nous nous rattacher? Je crois, Messieurs, qu'il serait bien difficile de donner une règle précise. La ligne de conduite du médecin est subordonnée à une foule de circonstances dont il devra tenir compte avant de prendre une décision; et encore sera-t-il peut-être obligé de changer plusieurs fois de résolution, car l'imprévu joue ici un très-grand rôle. Il faut d'abord considérer deux cas : 1° Les délivres des deux enfants sont complètement séparés; 2° ces délivres sont au contraire confondus ou joints par une partie membraneuse.

Les observations que je vous ai communiquées, dans lesquelles l'intervalle entre l'expulsion du premier enfant et la naissance du second a été considérable, se rapportent toutes à des exemples d'œufs complets pour chaque enfant avec un délivre parfaitement indépendant des annexes de l'autre fœtus. Nous voyons, en outre, que chaque fois le placenta a suivi, à une distance assez rapprochée, la sortie de l'enfant auquel il appartenait. Si donc vous vous trouviez en présence d'un cas semblable, si, après la naissance d'un premier enfant suivi bientôt de son délivre, le travail se suspendait et que la nature ne semblât pas disposée à entreprendre l'accouchement du second enfant, je crois qu'il serait logique d'attendre. Il est bien entendu toutefois qu'il n'y a ni hémorrhagie, ni convulsions, ni accidents de quelque nature que ce soit qui puissent vous imposer une autre ligne de conduite. Il faut que pour agir de la sorte vous ayez sous les yeux une femme bien constituée qui n'aura pas été trop affaiblie par le premier accouchement, ou pendant la grossesse ; il faut, en outre, que vous entendiez parfaitement les battements du cœur du second enfant encore enfermé dans la matrice. Cette décision, vous la prendrez surtout si le premier enfant est relativement petit, si, d'après son volume et les renseignements que vous aurez recueillis, la grossesse n'est pas arrivée à son terme normal. Vous pourrez espérer alors, en vous fondant sur les observations de M. Dubois, de Mme Boivin et autres, que le fœtus resté dans la matrice continuera à se développer et pourra atteindre le terme régulier de la gestation.

Si, au contraire, le premier enfant est volumineux, si la grossesse est proche de la fin du neuvième mois, si la matrice, après ce premier accouchement, conserve un volume considérable et que par le palper et le toucher vous puissiez apprécier les dimensions du second enfant, dimensions à peu près semblables à celles du premier, il est indiqué de suivre la règle émise par M. Dubois, et après une attente raisonnable de une heure, par exemple, de ranimer les contractions utérines et de faire l'accouchement.

Quand les placentas sont confondus, dépendants l'un de l'autre, ou plutôt lorsque la sortie du premier fœtus n'est pas accompagnée ou suivie du délivre, et qu'après un certain laps de temps ce délivre n'est pas tombé dans le vagin et ne se présente pas à l'orifice utérin, vous serez autorisés à en conclure qu'il y a entre les deux œufs des connexions telles que l'expulsion du premier enfant doit entraîner la naissance du second. Alors les préceptes donnés par M. Dubois devront encore être suivis, il faut ranimer les contractions utérines et se préparer pour ce deuxième accouchement. Il devra en être de même dans tous les cas ou une hémorrhagie, des convulsions, mettent la vie de la mère en danger, ainsi qu'après constatation de la mort du second enfant. Pour ranimer les contractions utérines, trois moyens ont été mis en avant : Le premier, le plus ancien, est un bandage constricteur appliqué sur le ventre de la femme après le premier accouchement. Je crois comme M. Dubois que ce bandage ne saurait être bien utile, mais que par contre, il serait fort nuisible si la constriction était exagérée. Le seigle ergoté contre l'emploi duquel je vous ai mis en garde précédemment sera plus logiquement mis en usage dans le cas qui nous occupe qu'avant le premier accouchement. En effet, vous savez maintenant quelle est la partie que le second fœtus présente, et puisque vous êtes déterminé à hâter la délivrance, il manque simplement quelques contractions énergiques qui dilatent de nouveau l'orifice utérin. L'emploi du seigle perd dans ces circonstances tout ce qu'il peut avoir de pernicieux. Quelques contractions suffiront pour chasser le second fœtus à travers un orifice qui vient de se dilater assez pour laisser passer un premier enfant. Les contractions devant être peu nombreuses puisque l'obstacle à vaincre est très-faible, la circulation fœtale ne sera pas profondément troublée. Il est bien entendu que l'emploi de l'ergot de seigle ne sera fait que dans la présentation de la tête ou du siége ; si le fœtus présentait l'épaule, la version devrait être faite sans attendre les contractions utérines, qui se ranimeront du reste promptement au contact de la main et sous l'influence des manœuvres que l'on exerce dans l'intérieur de la matrice. Le seigle est donc rigoureusement proscrit dans ce cas-là. Enfin, Messieurs, la rupture des membranes, moyen préconisé par Mauriceau et les accoucheurs qui l'ont suivi, peut dans certains cas être d'une grande utilité. Dans les accouchements gémellaires, la rupture de la poche des eaux du second enfant, après la sortie du premier, est loin d'avoir les inconvénients que nous avons décrits dans l'accouchement simple. En effet, le plus souvent, ce n'est qu'après le réveil des contractions utérines que l'on pratique cette opération ; aussi l'enfant est-il bientôt expulsé, puisqu'un nombre fort restreint de douleurs suffisent pour lui faire franchir l'orifice. Si la rupture des membranes s'opère avant le retour des contractions utérines, la déplétion de la matrice que l'on obtient par ce moyen ranime le plus souvent les douleurs qui hâtent bientôt la terminaison. Enfin, si par malheur ces contractions ne reprenaient pas, il reste toujours à l'accoucheur la faculté d'intervenir, soit par le forceps, soit par la version, et cette intervention ne saurait présenter de grands dangers, puisque l'obstacle principal, l'orifice utérin, est complétement dilatable.

Je vous conseille donc, Messieurs, lorsque pour les raisons que nous avons énumérées plus haut vous vous serez décidés à favoriser l'accouchement du second enfant, à user des deux moyens dont je viens de vous parler, et à les employer concurremment. Ils ont en effet l'un et l'autre leur utilité : la rupture des membranes, en facilitant l'engagement de la partie fœtale et le réveil des contractions ; le seigle ergoté, en donnant de l'énergie aux contractions et en combattant l'inertie utérine et les hémorrhagies qui arrivent si souvent lorsque la matrice a été très-distendue.

Si le second enfant, au lieu de présenter une des extrémités de son grand diamètre, est au contraire placé transversalement, il faudra, comme dans une grossesse simple, faire la version. Si les membranes n'ont pas été rompues pendant le travail et l'accouchement du premier enfant, il ne faudra les rompre qu'en introduisant la main pour aller aussitôt à la recherche des pieds ; dans ce cas la chose se terminera assez facilement. Mais si les membranes ont été rompues quelque temps avant de faire la version, il n'en sera plus de même et vous pourrez trouver des difficultés dont vous ne sauriez vous faire une idée.

La main en général s'introduira facilement; la recherche des pieds ne présentera pas non plus grand embarras; mais les membranes flottantes du premier enfant, les deux cordons ombilicaux, seront constamment dans vos doigts ; et lorsque vous aurez saisi les pieds, il vous arrivera plus d'une fois de les voir glisser dans votre main parce qu'ils sont enveloppés des membranes du premier œuf, et que vous avez pris en même temps ces membranes et les pieds.

Ce ne sera donc qu'avec une grande attention et surtout avec beaucoup de patience, que vous pourrez vous débarrasser de ces lambeaux flottants et glissants qui se présentent sans cesse sous vos doigts. Quelques accoucheurs, et M. Dubois est du nombre, recommandent lorsqu'on pratique la version et l'extraction du fœtus de ne pas oublier que la déplétion de l'utérus doit être très-graduelle. On peut même dans certains cas, pour obtenir plus sûrement ce résultat, abandonner l'expulsion du tronc aux efforts naturels, quand les pieds ont été amenés jusqu'à la vulve. Je crois, pour mon compte, que ce conseil n'est que très-rarement applicable : Quand on pratique une version, quelque facile que soit cette opération, il n'en est pas moins vrai que l'on met l'enfant dans la situation d'une présentation du siége et qu'on lui en fait subir par conséquent tous les inconvénients. Il s'agit donc, pour éviter quelque malheur, de laisser le moins longtemps possible la tête au détroit supérieur, afin d'éviter la compression du cordon ou d'autres difficultés; aussi je ne m'arrête jamais quand je fais une version, pour laisser à la nature le soin de terminer l'expulsion, et tout en allant doucement pour permettre aux parties de se dilater peu à peu et à l'utérus de revenir sur lui-même, je fais l'extraction complète de l'enfant. Si l'on craignait quelque hémorrhagie consécutive à l'inertie utérine, une dose de seigle ergoté donné pendant la dernière période de l'opération, c'est-à-dire après qu'on a amené les pieds à la vulve, pourrait, tout en ranimant les contractions, obvier à cet accident.

Dans les grossesses multiples, chaque enfant peut se présenter au détroit supérieur d'une façon différente.

Voici à cet égard un tableau des différentes présentations qui ont été observées, dans mon service, sur 138 accouchements gémellaires :

Tous deux le sommet, cinquante-deux fois.
Le premier, le sommet; le deuxième, le siége, vingt-cinq fois.
Le premier, le siége; le deuxième, le sommet, dix-sept fois.
Tous deux le siége, dix fois.
Le premier, le sommet; le deuxième, l'épaule, sept fois.
Le premier, le sommet; le deuxième, le sommet avec une main ou un bras, huit fois.
Le premier, le sommet; le deuxième, le sommet avec un pied, deux fois.
Le premier, le sommet; le deuxième, le siége et un pied, deux fois.
Le premier, le siége; le deuxième, l'épaule et un pied, deux fois.
Tous deux les pieds, trois fois.
Le premier, le sommet; le deuxième, les pieds, deux fois.
Le premier, le sommet avec un bras ou une main; le deuxième, le sommet, deux fois.
Le premier, le sommet; le deuxième, la face, une fois.
Le premier, le sommet; le deuxième, la face avec pieds et main, une fois.
Le premier, le siége; le deuxième, le genou avec pieds et main, une fois.
Le premier, le siége avec pied; le deuxième, siége avec pied, une fois.
Le premier, la face et main; le deuxième, le sommet, une fois.

Ce tableau fait voir que l'on peut rencontrer dans les grossesses multiples tous les genres de présentations et qu'il est fréquent d'y rencontrer avec la partie qui se présente un membre en procidence.

Néanmoins, ce que l'on observe le plus fréquemment, c'est une double présentation du sommet, puisque dans ce relevé 52 fois cela a été remarqué. Après ce mode de présentation, celui qui se voit le plus souvent est le sommet pour l'un des enfants et le siége pour l'autre; nous en avons en effet noté 42 exemples.

Je tiens à vous faire remarquer, en outre, que le premier se présente généralement par le sommet, puisque dans ce tableau nous en trouvons 102 cas. Pour le second, vous remarquez au contraire que la présentation du sommet n'est constatée que 82 fois, et encore plusieurs d'entre elles ont été accompagnées d'un bras, d'un pied. On ne voit dans ce même tableau la présentation de l'épaule indiquée que pour le second enfant, et cela 9 fois. J'ai eu l'occasion de voir plusieurs fois dans ma pratique les deux enfants se présenter par l'épaule, mais je dois dire qu'en effet cette présentation s'observe plus fréquemment pour le deuxième enfant que pour le premier.

Il faut attribuer, Messieurs, aux changements qui s'opèrent dans la matrice à la suite de l'expulsion du premier enfant, les différences que je viens de vous signaler ; en effet, le deuxième enfant peut en réalité avoir la tête dirigée en bas, prête à s'engager dans l'orifice utérin, mais retenue élevée par la présence du premier enfant et maintenue, soit d'un côté, soit de l'autre ; il peut arriver qu'en descendant, à mesure que le premier fœtus s'engage, cette tête, au lieu d'être dirigée suivant l'axe de l'orifice utérin, soit dirigée latéralement dans une fosse iliaque ; une contraction un peu plus forte l'y fixera et forçant l'œuf à descendre appliquera une épaule contre l'orifice utérin alors que la tête qui s'avançait dès le début serait sortie la première si elle n'avait été obliquement dirigée dans son mouvement de descente. Nous avons vu d'un autre côté qu'après l'expulsion du premier enfant, les contractions utérines s'arrêtent pendant quelque temps ; elles ne peuvent donc appliquer exactement contre l'orifice utérin la partie du deuxième enfant qui se trouve en rapport avec cette ouverture ; c'est alors qu'imparfaitement occupée, l'aire du détroit supérieur permet à un membre, pied ou main ou cordon, de glisser et de s'avancer avant la partie qui se présente ; j'en dirai autant pour le siége qui peut ainsi se décompléter facilement.

Quoique le plus souvent l'accouchement gémellaire se passe simplement pour l'un et l'autre enfant, absolument comme s'ils étaient les produits de deux grossesses successives, il se rencontre cependant des cas où l'intervention est nécessaire et où l'accoucheur se trouve en face de difficultés considérables à surmonter. Il peut arriver en effet que les deux sacs membraneux se rompent presque en même temps, et que les deux fœtus, au lieu de s'engager successivement dans la filière du bassin, s'avancent simultanément. Les anciens accoucheurs étaient très-préoccupés du cas où les membres abdominaux des deux enfants descendaient en même temps dans le vagin, et Mauriceau avertit l'accoucheur « qu'il avise bien quelles parties sont de l'un et quelles sont de l'autre, afin de tirer les enfants l'un après l'autre et non pas tous deux à la fois, comme il pourrait faire en n'examinant pas bien la chose, si tenant le pied droit d'un enfant avec le gauche d'un autre, il tirait ainsi tous les deux, croyant qu'ils seraient d'un même corps, à cause qu'il y aurait un gauche et un droit ; ce quoi faisant il lui serait absolument impossible de les avoir ainsi. » Cette crainte, comme le disait M. Dubois, est assurément imaginaire, non pas qu'il ne puisse arriver de voir en même temps dans le vagin et même à la vulve les pieds des deux enfants, mais la possibilité d'introduire la main tout entière dans les voies génitales et d'atteindre le tronc ne permettra jamais à un praticien attentif de tomber dans les erreurs que redoutaient tant les anciens. Il serait en outre bien extraordinaire que l'un des enfants ne fût pas plus profondément engagé que l'autre et que ses membres par conséquent s'avançant plus bas n'annonçassent pas qu'ils appartiennent au même corps. Enfin, comme s'il n'y a pas péril pour la mère il est préférable de laisser agir la nature sans chercher par une manœuvre intempestive à dégager le fœtus, il arrivera un moment où l'un des troncs continuant à descendre tirera le médecin d'embarras. En outre, si une intervention rapide devenait nécessaire et qu'il y eût doute pour lui dans la distinction qu'il aurait à faire parmi ces quatre membres, je conseillerais de n'en saisir qu'un seul, le plus avancé, si bien qu'après quelques tractions il sera facile de distinguer le congénère. Mais, je le répète, ces cas sont excessivement rares, et je ne crois pas devoir m'y appesantir davantage.

Ce que je viens de dire pour le cas où les membres abdominaux des deux fœtus se trouveraient en même temps dans le vagin, je pourrais le répéter si l'on avait affaire à deux bras engagés dans l'orifice utérin, alors qu'il faudrait faire la version. Les anciens accoucheurs, quand ils faisaient la version, dans les cas ordinaires, croyaient qu'il était très-utile de saisir les deux pieds à la fois ; aussi dans les grossesses doubles avaient-ils la crainte, en appliquant ce précepte, soit que les membres fussent encore dans la cavité utérine, soit qu'ils fussent déjà sortis en dehors des parties génitales, de s'adresser à des membres appartenant à des enfants différents.

Mais je vous ai déjà montré plus d'une fois qu'il suffisait d'en saisir un seul pour arriver au résultat désiré. Aussi n'avons-nous pas les mêmes inquiétudes quand nous sommes obligés de faire une version dans un cas de grossesse gémellaire, et, alors que les membranes des deux œufs s'étant rompues, les deux enfants sont confondus dans la cavité utérine.

Une complication plus grave est celle dans laquelle les deux têtes se trouvent en même temps dans l'excavation du petit bassin. Cela peut se présenter de différentes manières ; mais quelques observations vous feront mieux comprendre l'anomalie dont il s'agit. Le docteur Clough rapporte qu'il fut appelé par une sage-femme pour un accouchement de jumeaux dans les circonstances suivantes : La tête de l'un des fœtus et les pieds de l'autre étaient descendus à la fois dans l'excavation du bassin ; le travail avait marché lentement, et quand le docteur Clough arriva, les pieds et le tronc de l'un des fœtus avaient franchi la vulve. Les bras, également dégagés, étaient placés sur les côtés du tronc. Il fit sortir les épaules, mais éprouvant alors quelques difficultés il reconnut après un examen attentif que la tête du deuxième enfant et celle du premier se trouvaient ensemble dans l'excavation ; cependant les contractions utérines parvinrent à expulser la tête du second enfant, et après avoir fait relever le tronc de l'autre vers les pubis il termina ainsi l'accouchement.

Une observation à peu près semblable a été publiée dans le *Journal de médecine d'Édimbourg* et reproduite par la *Gazette des Hôpitaux* Le docteur James Balfour fut appelé pour donner ses soins à une dame enceinte pour la deuxième fois. Quand il arriva, les contractions étaient très-énergiques et revenaient à de courts intervalles ; deux pieds d'un enfant étaient engagés en même temps et faisaient saillie en dehors du vagin. Bientôt la partie inférieure du corps se présenta également, mais tout à coup, sans qu'on pût d'abord se l'expliquer, la marche de l'accouchement fut arrêtée.

L'enfant avait l'abdomen tourné vers le sacrum de la mère. En recherchant la cause de ce temps d'arrêt, M. Balfour trouva la tête d'un second enfant engagée dans l'excavation pelvienne, l'occiput occupant la concavité du sacrum et la face reposant sur la partie supérieure de la poitrine du premier enfant, dont le cou se trouvait ainsi au niveau de l'entrée du bassin sans pouvoir s'y avancer davantage. A l'aide d'un petit forceps appliqué sur la tête du second enfant, le médecin anglais parvint, en faisant également quelques tractions sur le corps du premier enfant qui pendait en dehors des organes génitaux, à dégager la tête du second sans trop de difficultés. Mais alors la tête du premier enfant, qui était descendue dans l'excavation, faisait obstacle à la progression en avant du corps du deuxième, dont la tête avait été amenée à l'extérieur par le forceps. Il fallut alors maintenir cette tête très en arrière vers l'anus, et par des tractions assez énergiques dégager la tête du premier enfant sous la symphyse pubienne. Fort heureusement les deux enfants étaient assez petits. Cet accouchement, quelque laborieux qu'il puisse paraître, ne dura pas trop longtemps, puisque le docteur Balfour ajoute à son observation qu'il ne s'écoula pas plus d'une heure entre le moment où il arriva près de la malade et celui où il la quitta après s'être assuré de l'état de contraction de la matrice.

Enfin, Messieurs, quelques-uns d'entre vous ont pu assister à un fait semblable qui s'est passé dans cet hôpital. Le 21 juin dernier on amenait à la Clinique une femme enceinte de deux enfants. A son arrivée le tronc du premier enfant était sorti hors les organes génitaux externes. Des tentatives d'extraction avaient été faites en ville sans amener aucun résultat. Je trouvai une tête profondément engagée dans l'excavation pelvienne; mais cette tête n'appartenait pas au tronc expulsé, comme on l'avait cru tout d'abord : c'était la tête du deuxième enfant dont le corps était encore contenu dans la matrice. Je fis sur cette tête une application de forceps qui me permit d'extraire facilement ce deuxième enfant, et en même temps se dégagea la tête du premier. Les deux enfants naquirent morts; on remarquait sur la poitrine et principalement sur le côté gauche de l'enfant qui présentait le sommet une dépression produite par la tête du premier. Cette dépression nous parut avoir occasionné la mort du second enfant.

Vous trouverez encore dans les recueils scientifiques des exemples semblables. Je crois que la meilleure conduite à tenir en pareille circonstance est celle qui a si bien réussi au docteur James Balfour et à moi. Néanmoins vous avez pu voir par le cas du docteur Clough, que ces accouchements qui semblent au premier abord inextricables peuvent se terminer par les seuls efforts de la nature. J'ai à peine besoin d'insister pour vous faire comprendre ce qui doit arriver pour que de pareilles complications se produisent. Les membranes d'un premier œuf se rompent, ce sont celles justement qui correspondent à l'enfant qui présente l'extrémité pelvienne plus ou moins défléchie, mais généralement les pieds descendent les premiers. Ces extrémités qui sont petites s'engagent dans l'orifice alors que celui-ci est peu dilaté et occupent en entier son ouverture; le tronc suit bientôt; mais les membranes du second œuf viennent à se rompre à leur tour ou bien se sont déchirées en même temps que les autres, et la tête du second fœtus est poussée avec d'autant plus d'énergie vers la partie inférieure, que c'est sur lui que les contractions utérines agissent directement. Aussi cette tête vient-elle se placer dans le segment inférieur à côté du tronc du premier enfant engagé dans l'orifice. Tant que cet orifice est occupé par une partie volumineuse qui le remplit en entier, la tête du deuxième enfant reste dans la matrice, mais lorsque le tronc et les épaules du premier enfant ont passé et que le cou occupe seul l'ouverture, la tête du deuxième enfant se glisse à travers l'orifice incomplétement obstrué et descend dans l'excavation.

On a vu quelquefois les deux têtes descendre ensemble dans la cavité pelvienne, mais elles sont alors très-petites et peuvent se dégager toutes seules. Néanmoinssi la terminaison se faisait trop attendre, une application de forceps sur l'une ou sur l'autre pourrait devenir nécessaire.

Je dois vous parler de faits encore plus graves que les précédents, en ce que l'on ne peut pas toujours reconnaître la nature de l'obstacle qui empêche l'accouchement, et qu'il est difficile d'y porter remède, à moins de recourir à l'embryotomie. M. Jacquemier a été témoin, à la Maternité de Paris, du cas dont je veux parler : une femme mourante fut apportée à l'hôpital. Elle était enceinte de neuf mois. Des tentatives d'extraction avaient été faites sans succès. A l'autopsie on trouva une tête plongée dans l'excavation en position occipito-cotyloïdienne gauche, elle avait franchi le col. Le second enfant était en seconde position de l'épaule gauche ; la tête reposait sur la fosse iliaque droite, et le devant du cou situé au-dessous de l'épaule antérieure du premier fœtus embrassait exactement son cou dans un demi-anneau ; l'épaule gauche reposait sur le rebord gauche du bassin et le tronc se relevait parallèlement à celui du premier, dans le côté gauche de la matrice; le premier pesait 6 livres et demie; le deuxième, 7 livres et demie.

Quels conseils pourrai-je vous donner pour des cas semblables ? Le plus souvent il vous sera impossible de deviner quel sera l'obstacle qui s'oppose à l'accouchement. Dans cette observation c'est l'autopsie qui a révélé l'enlacement des fœtus. Si vous vous trouviez jamais vis-à-vis de pareilles difficultés, il faudrait avec soin chercher à reconnaître la cause de la difficulté, toucher avec la main entière et être en mesure de puiser dans votre expérience les motifs d'une intervention aussi utile que possible. Pour des cas aussi exceptionnels il est impossible de tracer à l'avance des règles précises.

Nous savons déjà que l'intervention de l'art est nécessaire dans le cas où l'un des enfants ou bien tous les deux se présentent par l'épaule. C'est la version qui doit être pratiquée. Je vous ai dit également que, sauf quelques difficultés résultant de la présence des annexes du premier fœtus restées dans la matrice au moment où vous faites la version du second, cette opération ne présente pas de difficultés inhérentes à la grossesse gémellaire. Mais ce n'est pas le seul cas où l'on soit obligé d'intervenir. Vous allez en juger par l'observation suivante d'une malade qui fut amenée dans mon service : Accouchée d'un premier enfant le 19 janvier 1868 à deux heures du matin; comme les douleurs ne reparaissaient pas pour l'expulsion du second, la sage-femme avait appelé un médecin qui rompit les membranes de la seconde poche et essaya d'extraire l'enfant. Après des tentatives infructueuses de version et d'application de forceps, la femme fut conduite à la clinique dans les conditions suivantes : la vulve et les parties génitales externes extrêmement contuses et tuméfiées; le bras gauche faisait procidence, la main retenue par un lac et pendant hors de la vulve.

A six heures du soir, le même jour, c'est-à-dire quatorze heures après le premier accouchement, M. Charpentier, mon chef de clinique, constate la procidence du bras avec un sommet à peine engagé au détroit supérieur. Une application de forceps fut inutilement tentée, la femme étant soumise au chloroforme. On perfora le crâne et l'on essaya d'une seconde application de forceps qui fut aussi impuissante que la première. Il fallut recourir au céphalotribe, et alors seulement sans grands efforts la tête fut extraite et l'accouchement facilement terminé. Cet enfant pesait 2,455 grammes sans cerveau.

Vous voyez, Messieurs, dans cette observation, que le fait même de la grossesse gémellaire n'a été pour rien dans les difficultés que l'on a rencontrées. Selon toute probabilité, si le médecin appelé s'était contenté de rompre les membranes et d'attendre, la femme se serait délivrée toute seule au bout de quelque temps; mais il voulut faire une version comme les anciens accoucheurs l'enseignaient en pareil cas, et au lieu d'un pied, c'est une main qu'il attira. Rencontrant alors la tête au détroit supérieur, il voulut faire une application de forceps qu'il répéta vainement plusieurs fois. Il ne réussit qu'à léser fortement les parties génitales, à engager un peu la tête au détroit supérieur, si bien qu'il n'était plus possible, quand la malade nous fut amenée, de tenter de nouveau la version. La matrice était contractée d'une façon

17

permanente et ne permettait pas l'introduction de la main. Inutile de dire que l'enfant était mort depuis longtemps, et que l'intervention du céphalotribe était parfaitement indiquée.

Monstruosités. — Pour terminer ce qui me reste à vous dire sur les difficultés que l'on peut rencontrer dans l'accouchement gémellaire, j'ai à vous parler des jumeaux qui, contenus dans une même poche amniotique, sont soudés par quelques points de leur corps. C'est ce qu'on appelle les jumeaux adhérents, dont les frères Siamois sont un exemple si remarquable. Il ne saurait être donné de règles précises pour terminer de semblables accouchements. Si nous nous reportons aux nombreuses observations qui ont été publiées sur ce sujet, nous voyons que le plus souvent la terminaison en est spontanée, et l'on ne s'aperçoit de l'adhérence qui existe entre les deux enfants qu'après l'expulsion de l'un deux. Quant à établir par avance le diagnostic de cette monstruosité, tous les moyens qui ont été donnés n'ont aucune valeur. La main seule portée dans la cavité de la matrice pourrait reconnaître l'existence d'une soudure entre les jumeaux, et cela n'aurait encore qu'un bien faible intérêt au point de vue du manuel opératoire, sauf le cas peut-être où les deux enfants étant adhérents par la tête, on pourrait amener le premier par les pieds, ce qui entraînerait forcément l'autre à la suite. Mais ce ne sont là que des suppositions parfaitement gratuites : les règles à suivre en pareil cas, disait Moreau, sont difficiles à tracer, et l'accoucheur s'y prendra le mieux qu'il pourra en se laissant guider par les circonstances.

Quant aux accoucheurs qui s'élèvent contre les opérations sanglantes faites sur la mère dans le but de la délivrer d'un monstre, on peut leur répondre que ce n'est qu'après l'opération qu'on reconnaît la monstruosité, puisque nous n'avons pas de moyen de la reconnaître antérieurement. En tous cas, il ne viendra jamais à l'idée de personne de faire subir à la mère une opération grave quelconque pour la délivrer d'un monstre reconnu. La mutilation du fœtus dans ce cas serait de règle.

Les difficultés qui proviennent de ces monstruosités peuvent se rapporter à quatre variétés différentes : les fœtus sont soudés, 1° par la tête ; 2° par le tronc ; 3° par la partie inférieure du corps, ce qui répond aux variétés céphalopages, xiphopages et ischiopages, etc. d'Isidore Geoffroy-Saint-Hilaire. Enfin, 4° on peut rencontrer un enfant à deux têtes, monstruosité plus rare encore. Une autre monstruosité du même genre dans laquelle un enfant n'ayant qu'une tête, mais quatre bras ou quatre jambes, ne présenterait pas de difficultés aussi considérables.

Voici, à ce sujet, quelques observations qui, sans vous donner de règles précises, pourront peut-être vous servir de guide en pareille circonstance. La première est rapportée par Capuron, dans son traité d'accouchement ; elle a trait à l'accouchement de fœtus adhérents du genre xiphopages. Il est question d'une femme souffrant pour la première fois les douleurs de l'enfantement, et assistée par une sage-femme qui après avoir reconnu la présence des pieds rompt les membranes, et s'efforce d'extraire le fœtus dont elle ne peut cependant dégager que les jambes. M. Bry est appelé et constate l'existence de deux enfants, à chacun desquels appartient l'une des extrémités attirées au dehors. En conséquence, il repousse autant que possible la jambe située en arrière, va chercher le second pied de l'autre fœtus, et, par des tractions fortes et soutenues, parvient à dégager celui-ci jusqu'aux reins. Alors nouvel obstacle. Il introduit derechef la main dans l'utérus, et découvre l'union insolite des deux enfants. Dès lors, dit l'auteur, je les considérai comme ne formant qu'un seul individu. J'allai donc successivement chercher les deux pieds du second enfant que j'appelai postérieur ; je l'amenai aisément au même point que le premier, qui était soutenu par la sage-femme. Agissant ensuite sur les quatre extrémités réunies, je vis bientôt se présenter les épaules ; les extrémités supérieures furent successivement dégagées en commençant par l'enfant postérieur. Enfin, les deux têtes sortirent à leur tour par le soin qu'eut M. Bry de tirer, en renversant les enfants sur le ventre de leur mère, afin de dégager d'abord la tête de l'enfant postérieur, sur lequel il faisait principalement porter les efforts.

Je mets sous vos yeux la photographie d'un monstre du genre ischiopage, qui a été reçu à Montrouge par une sage-femme, Mᵐᵉ Hadot. La femme, qui en était à son second accouchement, ne fit appeler du secours qu'au moment de la rupture des membranes et après avoir souffert quelques heures. A son arrivée, la sage-femme trouva un bras pendant hors des organes génitaux et une épaule profondément engagée. Il ne fallait pas songer à faire la version ; évidemment l'enfant allait se dégager par évolution spontanée. C'est en effet ce qui se produisit avec quelques modifications ; après que l'épaule se fut dégagée sous les pubis, ce fut la tête du fœtus qui sortit, les pieds restant à l'intérieur. Fort étonnée de ce résultat et surtout de la lenteur que mettaient les extrémités inférieures à sortir alors que selon elle rien ne devait plus faire obstacle à l'expulsion, la sage-femme introduisit la main d'abord à droite de l'utérus, d'où elle dégagea successivement les deux jambes en les fléchissant sur le tronc, puis trouvant encore un obstacle, elle passa la main du côté gauche et attira à l'extérieur un autre membre. Alors le tronc de l'autre enfant suivit sans difficultés et en quelques douleurs la tête fut chassée hors des voies génitales.

Je termine ici ce que je voulais vous dire de ces monstruosités, que je traiterai plus complétement avec vous dans une autre circonstance, et je me borne à vous citer une dernière observation se rapportant à un exemple de fœtus bicéphale qui appartient au docteur Kennard. Appelé en second auprès d'une dame en travail depuis trois jours, M. Kennard trouva le col complétement dilaté, les membranes intactes, et reconnut une présentation de la tête. Trouvant cette femme déjà épuisée, il se décida à terminer l'accouchement sans retard.

Après avoir rompu les membranes, il saisit un pied qu'il amena parfaitement au dehors, et après quelques efforts il parvint à faire descendre le siége et à dégager le tronc. La tête remplissait tellement le bassin qu'il ne put faire pénétrer ses doigts assez pour abaisser les bras relevés sur les côtés de la tête, et fut forcé d'avoir recours au crochet mousse pour les dégager. Portant ensuite son doigt à la recherche de la nuque, il découvrit avec surprise que le fœtus avait deux cous. Ne trouvant pas assez de force dans ses mains pour dégager les têtes, il fixa le crochet mousse entre les deux cous, puis porta l'indicateur de la main gauche dans la bouche de la tête la plus accessible, et parvint, à l'aide d'efforts énergiques, à dégager les deux têtes qui étaient grosses et bien développées. Le fœtus, qui vivait au début de l'opération, succomba pendant sa durée qui fut de deux heures environ.

Je regrette, Messieurs, de n'avoir pas d'observation du genre céphalopage à vous communiquer, mais les trois exemples qui précèdent suffisent, j'espère, pour vous faire voir deux choses : D'abord, que les opérations sanglantes sont rares pour l'expulsion des monstres, la nature en faisant le plus souvent tous les frais, et, dans les cas où l'on est obligé d'intervenir, les mains suffisant, dans la grande généralité des cas, pour dégager un à un les membres qui font obstacle à la descente. Cependant il n'en est pas toujours ainsi, et lorsqu'après un long travail la mère est fatiguée, quand il y a lieu de craindre qu'un séjour trop prolongé du fœtus dans les voies génitales ne soit une cause de désordres graves, ou bien si l'on pense que les efforts manuels d'extraction doivent être trop pénibles pour la patiente, il ne faut pas hésiter à diminuer le volume de la partie fœtale à l'aide des instruments que vous avons à notre disposition. Ces mêmes observations vous font voir, en outre, que si chaque espèce de monstre a en général un mode de dégagement spécial, il n'est pas rare de le voir se modifier pour le même genre de monstruosité. Aussi n'y a-t-il aucune règle précise pour ces cas, et quoique bien des années se soient écoulées, les paroles de Baudelocque sont encore vraies aujourd'hui, lorsqu'il dit à ce sujet : « Si l'accouchement a pu s'opérer quelquefois par les seuls efforts de la nature, malgré une conformation aussi singulière et aussi monstrueuse, ces exemples, loin de nous éclairer sur les règles qu'il faudrait suivre en pareil cas, ne font que jeter plus d'incertitude sur le parti que nous devons prendre. »

Délivrance. — La délivrance, dans les accouchements gémellaires, ne présente rien de particulier, de bien spécial. On ne doit s'en occuper qu'après l'expulsion du dernier enfant. Si cependant le délivre du premier, détaché de l'utérus, était tombé dans le vagin ou s'était simplement engagé dans l'orifice utérin, il faudrait l'extraire avant de rompre les secondes membranes, et s'occuper du deuxième enfant. Les placentas très-généralement adhérents ou reliés entre eux par une partie membraneuse, il s'ensuit que le décollement artificiel de l'un de ces organes pourrait entraîner le décollement de l'autre, et porter ainsi une atteinte fâcheuse à la vie du fœtus resté dans la cavité utérine. En outre, il ne faut pas oublier que la matrice reste très-développée, qu'il y a dans les parois de cet organe une circulation très-active tant qu'il reste à l'intérieur un ou plusieurs produits de conception, et que le décollement incomplet et prématuré du délivre pourrait entraîner une hémorrhagie grave.

Tous les accoucheurs connaissent cette histoire rapportée par de La Motte dans ses observations : une sage-femme assistant une femme de campagne, et ayant reçu l'enfant, voulut faire la délivrance ; elle ignorait la présence d'un second enfant dans la matrice, mais ne réussissant pas, elle fit appeler un médecin. « Je trouvai, dit l'auteur, cette pauvre femme, accouchée d'un enfant, après quoi cette sage-femme avait tiré le cordon pendant un temps infini, et avait fait des violences outrées, sans que le sang qui venait en abondance, par le détachement d'une partie de l'arrière-faix, ni les cris que la malade poussait sans cesse, la pussent arrêter. Le cordon soutint tous ces efforts sans se rompre. » Cette femme mourut d'hémorrhagie.

Il est de règle, pour faire la délivrance, d'attendre un peu plus long-temps que dans le cas de grossesse simple ; mais il n'est pas nécessaire cependant de laisser s'écouler une heure après le dernier accouchement, comme quelques auteurs l'ont conseillé.

La rétraction de la matrice s'opère, en général, beaucoup plus vite, et si dans les cas ordinaires on fait la délivrance vingt minutes après l'accouchement, on pourra dans l'accouchement gémellaire faire cette opération trente ou quarante minutes après l'expulsion du dernier enfant. Si la rétraction se faisait trop attendre, il serait bon de stimuler par des frictions extérieures, et ce moyen restant sans succès après le temps que je viens de vous indiquer, on devrait, suivant en cela l'exemple de M. Dubois, donner 2 grammes de seigle ergoté, et faire bientôt après la délivrance artificielle. Un fait digne de remarque, c'est que les tractions faites sur les cordons ombilicaux, pour entraîner les délivres, ne sont pas également efficaces suivant qu'on les exerce sur l'un ou sur l'autre cordon. M. Dubois a remarqué, et j'ai pu vérifier l'exactitude de son assertion, qu'il était préférable de tirer sur le cordon du second enfant plutôt que sur celui du premier, et que les efforts portant sur les deux cordons à la fois ne produisent pas un résultat aussi fructueux. Ce sont là, cependant, des règles sujettes à exceptions, et je vous conseille de prendre alternativement l'un et l'autre cordon, pour connaître auquel des deux il est préférable de s'adresser dans la délivrance d'une grossesse gémellaire.

QUINZIÈME LEÇON

DE LA MOLE VÉSICULAIRE

Définition. — Division. — Historique. — Nature. — Diagnostic. — Pronostic. — Traitement.

Messieurs,

Je dois à l'obligeance d'un médecin de cette ville, M. le docteur Clément, de pouvoir vous montrer une pièce assez rare et curieuse. C'est ce qu'on appelle une môle hydatiforme ou vésiculaire.

Vous pouvez voir une quantité considérable de petits kystes blanchâtres tous reliés par de petits filets; il y en a de toutes les dimensions, depuis la grosseur d'une tête d'épingle jusqu'à celle d'une noisette. Si l'on prend une de ces vésicules et si l'on veut suivre le filet auquel elle est attachée, on voit d'abord que cette vésicule terminale est piriforme, la grosse extrémité tournée vers l'extérieur; en remontant, on trouve d'autres vésicules sur le trajet même du filet suspenseur; celles-ci sont fusiformes, de chaque côté s'échappent de petits rameaux, sous-divisions de la branche principale, qui se comportent comme cette dernière, c'est-à-dire qui portent des vésicules fusiformes et se terminent par d'autres en forme de poire. Ces petits rameaux peuvent émettre aussi d'autres divisions qui présenteront la même disposition. Au point de bifurcation on trouve quelquefois des vésicules qui affectent alors une forme étoilée ou triangulaire. Cette manière d'être représente assez bien, comme cela a été dit, un bouquet de branches, car la quantité considérable de divisions et de sous-divisions des rameaux principaux dans un espace restreint donne lieu à cette masse inextricable. Lorsque l'on parvient à isoler un filet, et à pouvoir le suivre plus profondément, on arrive à une sorte de masse centrale d'un rouge tendre, très-aréolaire, friable, constituée par un tissu filamenteux qui rappelle beaucoup le tissu placentaire. Toutes les vésicules que vous voyez, sont suspendues à cette masse, qui elle-même peut être libre ou adhérente à une membrane et quelquefois à de simples lambeaux membraneux. Presque toujours imprégné d'une grande quantité de sang, il est nécessaire, lorsque l'on reçoit un tel produit, de rechercher à l'intérieur s'il n'est pas resté quelque débris important.

Telle que je viens de vous la décrire, et telle que vous pouvez la voir ici, cette môle vésiculaire est dite môle en masse. On a étudié encore la môle creuse et la môle embryonnée.

Cette division a été attribuée bien à tort à Mme Boivin.

Cette sage-femme distinguée admettait en effet quatre espèces de môles :

1° La môle rouge ou charnue, dont nous n'avons pas à nous occuper en ce moment.

2° La môle blanche hydatiforme ou vésiculaire, qui est celle dont je puis en ce moment vous montrer un spécimen.

3° La môle complexe charnue et vésiculaire, qui serait le produit de la maladie simultanée des deux systèmes vasculaires de l'œuf et le résultat de leur développement désordonné. C'est aujourd'hui ce que nous appelons môle embryonnée, c'est-à-dire celle dans laquelle, outre une partie dégénérée en vésicules, on rencontre encore un fœtus plus ou moins développé.

4° La môle embryonnée, « composée d'un embryon et d'une môle, serait le résultat de la destruction d'un ou de plusieurs *germes* dont l'un serait entièrement dégénéré et l'autre d'une manière incomplète. » Cette espèce fort rare s'applique évidemment, dans l'esprit de Mme Boivin, à une grossesse gémellaire. Le fait peut exister, mais les observations manquant dans la science, nous ne croyons pas devoir en faire une division spéciale, l'œuf en effet qui aura subi la dégénérescence hydatiforme devant rentrer forcément dans une des classes déjà établies.

Nous adopterons donc la classification des auteurs du Dictionnaire en trente volumes, classification qui admet : 1° une môle vésiculaire en masse, que vous connaissez maintenant ; 2° une môle vésiculaire creuse que je vais vous décrire, ainsi que, 3° la môle vésiculaire embryonnée.

La môle vésiculaire creuse se présente à peu près sous le même aspect que la môle en masse. Les vésicules sont très-nombreuses, de volumes différents, disposées de la même manière, très-intriquées les unes avec les autres, et toutes suspendues à une masse centrale rougeâtre comme celle dont je vous ai parlé. Mais cette masse centrale est adhérente à une membrane ; or, quand on ouvre cette membrane en forme de poche on en rencontre à l'intérieur une autre, qui, lorsqu'elle est intacte, constitue une petite vessie pleine d'un liquide généralement gélatineux, lactescent, en tous cas plus épais que n'est normalement le liquide amniotique. Malheureusement il est rare que l'on puisse examiner avec soin ces particularités, car le plus souvent la môle vésiculaire sort par fragments, et en cherchant à extraire ce qui reste on déchire complétement ces deux poches, dont on ne trouve plus que des lambeaux. C'est pour cette raison même que les auteurs avaient donné à ce genre de môle le nom de creuse, car ils ne trouvaient jamais que les membranes complétement vides.

La môle embryonnée est celle qui est accompagnée d'un fœtus à quelque degré de développement que ce puisse être. Figurez-vous, par exemple, une môle creuse telle que je viens de vous la décrire, et admettez que dans cette petite poche interne au milieu du liquide se trouve un petit embryon gros comme une lentille, une noix, un doigt ou plus encore, et vous aurez une môle embryonnée; mais le plus souvent la môle embryonnée ne se présente pas ainsi. Une seule partie de l'œuf, c'est-à-dire la moitié, le tiers, une partie seulement du placenta auront subi la dégénérescence vésiculaire; le reste de l'œuf sera parfaitement intact; les membranes se présenteront dans un état normal, et dans l'intérieur vous trouverez un fœtus qui, suivant le degré de la maladie, peut être plus ou moins gros. J'ai vu un cas de ce genre dans lequel la moitié environ du placenta présentait la transformation hydatiforme, néanmoins la grossesse alla jusqu'à terme et l'enfant naquit vivant, à la vérité malingre et très-faible. M. Leray, dans un mémoire sur ce sujet, parle d'un œuf, dont la moitié présentait cette affection, et à l'intérieur on découvrit un fœtus long de quelques lignes dans lequel on distinguait le cœur, le foie et l'aorte. M. Brachet, dans les *Archives de médecine*, cite le fait d'un enfant né parfaitement vivant, et dont le placenta présentait trois grappes d'hydatiformes; enfin tout le monde sait que le célèbre Béclard fut le résultat d'une grossesse hydatiforme.

Quelquefois les môles vésiculaires, surtout celles des deux premières sections, sont expulsées complétement enveloppées dans une membrane assez épaisse, quoique très-peu résistante, que nous verrons n'être autre chose que la caduque; mais cette membrane qui existe toujours est le plus souvent rompue et n'est expulsée qu'après la masse générale, soit entière, soit en lambeaux, ce qui fait qu'elle peut passer inaperçue.

Enfin le volume de ce produit est très-variable, ordinairement de une à deux livres; il peut être beaucoup plus considérable, et vous trouverez dans les auteurs des observations où des môles vésiculaires pesaient sept, huit, neuf et même quinze livres. Il est inutile d'ajouter que le nombre des vésicules est lui-même très-variable. Il nous serait impossible de les compter dans une môle en masse, où il peut s'élever à plusieurs milliers.

Connue dès la plus haute antiquité, il n'est pas sans intérêt de parcourir les anciens auteurs et de voir leur opinion sur la nature de cette maladie, ainsi que les descriptions qu'il nous en ont transmises. Hippocrate certainement voulait parler de la môle vésiculaire lorsque dans son chapitre sur les môles, il s'exprime ainsi : « Il peut y avoir plusieurs chairs, un sang abondant et plein de *caroncules* fait éruption par les parties génitales : si ce flux se modère la femme réchappe, sinon la métrorrhagie la fait périr. » A la vérité, on comprenait alors sous la dénomination générale de môle et de faux germes, ce qui n'est en réalité que le produit de la conception plus ou moins dégénéré et rejeté par la matrice hors de l'époque normale de l'accouchement ; cependant je ne vois pas à quel genre d'avortement je pourrais rapporter ces paroles du médecin de Cos, si ce n'est à la môle hydatique, surtout lorsque plus loin il ajoute : « On reconnaîtra cette maladie au développement du ventre, à l'absence de tout mouvement dans le ventre et à l'absence de lait dans les mamelles. » De ces trois données diagnostiques, nous verrons que les deux premières s'appliquent parfaitement à la môle vésiculaire, et quant à l'absence de lait, des auteurs modernes l'ont également citée parmi les signes de la maladie dont il s'agit. Quant à la nature ou à la cause de ce produit, Hippocrate n'est guère explicite : « Si une môle se forme en raison de l'épaisseur du sperme retenu..... » sont les seules paroles qui aient trait à ce sujet, et pendant bien des années, du reste, nous allons voir les choses rester dans cette obscurité. (Hipp., liv. I, *Mal des femmes*, p. 71, trad. Littré.)

Avicenne, comme le père de la médecine, indique presque dans les mêmes termes la connaissance qu'il possède de cette singulière affection : « et sont superfluitates aggregatæ quare egrediuntur cum sanguine plurimo ex eo, qui retinetur…. » dit-il, et suivant toujours la même voie qu'Hippocrate, il considère la qualité du sperme et celle des sécrétions maternelles comme le point de départ de la maladie. En effet, les causes « sunt duæ res, quarum una est multitudo materierum effusorum cum vehementia caliditatis, et secunda est coitus in quo matrix comprehendit aquam mulieris et extendit eam cum nutrimento et propter defectum virtutis vasculinitatis, non concipit. (Avicenna, p. 389, Ed. Venise, 1583.)

Les médecins arabes n'étaient donc pas plus instruits que les médecins grecs : ils connaissaient la maladie, mais ils étaient bien loin de songer à la nature réelle du produit qu'ils avaient sous les yeux.

Dans son chapitre sur la môle il semblerait qu'Ambroise Paré ne connaissait pas cette affection, s'il n'avait pris soin d'en faire représenter une figure ; il cite l'observation à l'appui, et la malade étant morte il put en faire l'autopsie ; les parois de la matrice étaient, dit-il, « d'une espesseur de trois doigts et plus » et l'ayant ouverte il trouva « une chair semblable à une tétine de vache, de grosseur de deux poings, n'estant adherante aux parois d'icelle, sinon qu'en certains endroits, estant fort dense et grumuleuse : en la substance de laquelle estoient infiltrez des corps estranges comme athéromes cartilages et os. — Le tout estoit de pesanteur de neuf livres demy quarteron. » Nous voyons encore exprimées par cet auteur les mêmes idées sur la provenance de la môle vésiculaire, « car telle môle ou masse de chair s'engendre en l'utérus, en outre des deux semences de l'homme et de la femme par le moyen de l'esprit génératif. » (Ambroise Paré, Lyon, 1641, p. 616.)

Sans nous arrêter plus longtemps, et sans vouloir passer en revue tous les auteurs qui ont écrit sur les accouchements, nous pouvons encore constater que Mauriceau n'en savait pas plus que ses devanciers sur ce sujet, et comme eux il considérait la môle comme le résultat du coït et des semences corrompues de l'homme et de la femme. Ainsi, pendant plus de vingt siècles, les médecins tournèrent tous dans le même cercle, pas un ne chercha une meilleure explication au phénomène qu'ils avaient sous les yeux, convaincus de la possibilité d'existence de monstruosités surnaturelles et profondément ignorants des recherches anatomo-pathologiques.

Enfin, Régnier de Graaf fit un pas pour sortir de l'ornière séculaire ; mais il ne fut pas aussi heureux dans cette recherche que dans sa détermination des fonctions ovariennes. Il pensait, et cela avec un autre anatomiste de son temps, Van Horne, que ces vésicules n'étaient autres que des œufs non fécondés « *hos hydatides, illas ova esse judicavimus.* » (De Graaf, *Opera omnia*, Lyon, 1678.)

A dater de cette époque, les anatomistes se mirent à l'œuvre, et en fort peu de temps ils arrivèrent à une juste appréciation des lésions de l'œuf humain. Un des premiers auteurs qui exprima son opinion à ce sujet fut Ruysch, Albinus suivit la même voie ; est-ce le résultat de ses propres recherches, ou celui des travaux de son maître Boerhaave, que nous voyons consigné dans ses annotations académiques ? Toujours est-il qu'il restait bien peu de chemin à parcourir pour arriver à une exacte vérité. Malheureusement, les observateurs furent détournés tout à coup de la bonne voie par un avis incroyable émis par un chirurgien distingué du commencement de ce siècle, le professeur Percy.

Mais entre Albinus et Percy, combien d'hommes illustres émirent des idées fort diverses : Sommœring et Valisneri, qui attribuaient ce produit au gonflement des ganglions du système lymphatique, système qu'ils retrouvaient dans le placenta, le chorion, l'amnios et même dans le cordon ombilical ; Litre, qui rapportait cette affection à l'hypertrophie extraordinaire de ces glandules du col de l'utérus connues sous le nom d'œufs de Naboth ; Bartholin et Muller, qui pensaient que l'origine de la môle vésiculaire résidait dans l'appareil circulatoire dont les rameaux placentaires se dilataient outre mesure ; et d'autres encore, qu'il serait un peu long d'énumérer. Mais au milieu de cette discordance d'opinions, la proposition émise par Ruysch était soutenue par des hommes fort compétents : Albinus, Haller, Wrisberg, en Allemagne ; Levret, De la Motte, Peu, Sue, de Bligny, en France. Quant à Smellie, en Angleterre, la description très-embrouillée qu'il donne de ce genre de grossesse, fait supposer qu'il prête comme origine à la môle vésiculaire l'hypertrophie des glandes de l'utérus, « qui augmentent, dit-il, si considérablement le volume de la matrice, qu'elle se trouve peser plusieurs livres. »

L'opinion qui avait généralement cours au commencement de ce siècle était donc que les môles en grappes, ou composées d'hydatides, ou du frai de grenouille (Levret, 1766), étaient le résultat d'une maladie de l'œuf humain, et que, par conséquent, il y avait forcément en grossesse réelle avant la formation de ce produit, et qu'il n'était pas possible d'admettre qu'une jeune fille vierge pût engendrer un semblable chaos. C'est alors que le professeur Percy, dans un mémoire remarquable (*Journal de médecine*, septembre 1811), bouleversa complétement les idées admises : il prétendit que chacune des vésicules que je vous présente ici contenait un petit ver. « Tout à coup, dit cet auteur, une colonne d'eau lança de ce viscère plusieurs bulles aqueuses de la grosseur des billes de marbre avec lesquelles jouent les enfants; c'étaient des hydatides, et des hydatides qui s'agitèrent un moment sous ma main. »

Cette observation, vous le voyez, laisse beaucoup à désirer, et il est malheureux d'ajouter que des hommes aussi graves que Laennec et H. Cloquet aient accepté sans conteste une semblable opinion, et aient cru devoir donner à ce nouvel animal une place spéciale parmi les êtres existants, sous les noms de *tænia hydatigena, hydatoïdea vesicularis, acephalocistis racemosa.*

Cette nouvelle manière de voir acceptée d'abord pendant quelques années, entre autres par Brachet, qui dans l'observation dont je vous ai déjà parlé termine par : « Je laisse aux helmintologistes le soin de nous éclairer sur ce mystère de génération, » fut bientôt combattue de toutes parts.

Les travaux du professeur Velpeau sur l'œuf humain, les recherches de Mme Boivin, qui publia un mémoire complet sur ce sujet, les articles de Desormeaux et Dubois, dans le Dictionnaire en trente volumes, établirent nettement qu'il ne pouvait pas être question là de vers vésiculaires. Toutefois, Mme Boivin attribue à l'amnios comme membrane séreuse la faculté « de revêtir la même forme de maladie, le même caractère extérieur que les membranes avec lesquelles nous lui trouvons de l'analogie. » Et quant aux auteurs du Dictionnaire, il semble qu'ils réservent au placenta ce genre d'affection. Ils commencent, en effet, en disant : « On doit compter parmi les altérations les plus curieuses du *placenta,* celle qu'on désigne sous le nom de môle hydatique ou vésiculaire... »

Nature. — Enfin, la lumière s'est faite de nos jours sur ce produit, grâce aux travaux de mon savant collègue et ami, M. le professeur Robin. Il est bien prouvé actuellement que cette réunion de vésicules n'est autre chose qu'une hydropisie des villosités choriales. Et pour que vous compreniez bien le mécanisme de cette altération, pour que vous puissiez vous faire une juste idée du siége qu'elle occupe, permettez-moi, en quelques mots, de vous rappeler la constitution de ces villosités qui recouvrent le chorion, et dont le placenta n'est, en réalité, qu'une hypertrophie.

Dans les premiers temps de la vie intra-utérine, la membrane la plus externe de l'œuf est celle qui porte le nom de vitelline, et que M. Coste considère comme le premier chorion; au-dessous s'applique le feuillet externe du blastoderme résultant de la segmentation du vitellus; c'est pour M. Robin le seul chorion. Sur le feuillet externe du blastoderme, ou mieux sur le chorion, puisque les idées de ce savant histologiste ont prévalu, on voit se développer une foule de petites élevures nommées villosités choriales. Elles recouvrent toute la surface externe de l'œuf, et sont en rapport immédiat avec la caduque.

Ces villosités sont creuses, en général, et le canal dont elles sont pourvues reste entièrement libre jusqu'au moment où les vaisseaux ombilicaux amenés par la vésicule allantoïde envoient une branche dans leur intérieur. Elles se terminent en cul-de-sac, en doigt de gant, et de plus elles se ramifient, c'est-à-dire qu'une villosité présente des appendices constitués comme elle, et qui se divisent comme les branches d'un arbre en se dirigeant dans toutes les directions. Ces divisions secondaires et tertiaires des villosités reçoivent de leur côté un rameau des vaisseaux ombilicaux. Ces vaisseaux, arrivés au fond du cul-de-sac de la villosité ou d'une de ses branches, se recourbent, et l'artère se continue sans démarcation avec la veine correspondante.

Parmi ces villosités, quelques-unes sont pleines; or, celles-là ne reçoivent pas de vaisseaux; mais toutes sans exception se terminent par une extrémité arrondie, en contact immédiat avec la caduque, qui semble par une disposition particulière de cette membrane pénétrer dans ses sillons intervilleux. La nature de ces villosités est la même que celle du chorion sur lequel elles sont implantées; M. Robin admet dans leur constitution un élément anatomique particulier, qu'il nomme substance choriale. « Cette substance, dit-il, est amorphe, résistante, grisâtre, rarement un peu striée, ou fibroïde par place et de loin en loin, insoluble dans l'acide acétique, qui cependant la rend transparente. Dans cette substance, on voit des noyaux qui font partie intégrante de l'élément anatomique, et qui sont séparés les uns des autres par une quantité considérable de granulations moléculaires grisâtres dont quelques-unes sont graisseuses (*Mémoire de la Société de biologie*. 1854, t. VI, p. 65).

A une certaine époque de la vie embryonnaire, ces villosités et leurs ramifications cessent de s'accroître dans la plus grande partie de la surface de l'œuf; en un point seulement, elles continuent à se développer, se ramifient davantage, se resserrent et s'enlacent plus intimement, et cette partie constitue ainsi le placenta, qui n'est, vous le voyez, qu'une hypertrophie en un point limité des villosités choriales. On désigne généralement sous le nom de villosités placentaires, les villosités choriales qui se sont hypertrophiées pour former cet organe, en réservant ce dernier nom à celles qui recouvrent toute la surface de l'œuf.

Voici quelques dimensions de ces villosités notées dans la thèse de M. Cayla sur le sujet qui nous occupe. Le pédicule peut avoir, suivant les âges, de 2 à 4 millimètres de longueur sur 1 à 3 millimètres d'épaisseur. Les subdivisions de 1er, 2e et 3° ordre varient depuis 1/5 de millimètre jusqu'à 0,01 de millimètre d'épaisseur.

Quand M. Robin se fut assuré que les parois des vésicules étaient d'un tissu analogue à celui des villosités placentaires, l'aspect même de la masse, l'intrication des vésicules, la nature de cette partie spongieuse à laquelle on arrive en suivant le filet suspenseur des vésicules, ne laissèrent plus de doute dans l'esprit. On avait affaire à une hydropisie des extrémités des villosités choriales.

Ce fut sous l'inspiration de son maître que M. Cayla publia, en 1849, une thèse sur l'hydropisie des villosités choriales, et dans ce travail furent consignées les recherches de M. Robin. « Le liquide contenu dans les vésicules est une sérosité rougeâtre et plus souvent tout à fait incolore, transparente, fluide comme de l'eau, tenant en dissolution de l'albumine qui se coagule au contact de l'acide nitrique ou de l'alcool. C'est pourquoi les pièces conservées dans l'alcool présentent toujours un liquide lactescent. La transparence, le volume, la forme de ces petites vésicules leur donnent une analogie grossière avec les kystes qui renferment les cysticerques; mais il n'existe en elles aucun animal, ni cysticerques, ni échinocoques, ni même les restes de ces animaux. Examiné au microscope, le liquide présente deux espèces de cellules distinctes l'une de l'autre, à peu près en nombre égal, mais fort peu abondantes et ne troublant pas la transparence de la sérosité. Les premières sont sphériques à bords nets, réguliers, mais pâles, et contiennent un ou deux noyaux également sphériques. Ces cellules ne peuvent se rapporter à aucun élément des autres tissus. Les autres cellules appartiennent à l'épithélium pavimenteux ; quelques-unes sont sphériques comme les cellules épithéliales à l'état naissant, ne s'étant pas encore aplaties par pression réciproque.»

M. Robin affirme, en outre, que ces vésicules ne communiquent pas les unes avec les autres, et de plus qu'il ne lui a jamais été donné de découvrir des vaisseaux dans leur intérieur.

Tels sont, Messieurs, les résultats des recherches microscopiques. Il nous reste maintenant à expliquer la nature et la provenance des divers éléments qui ont été rencontrés dans ces vésicules et la formation de l'hydropisie.

D'abord, en général, le liquide contenu dans les vésicules est transparent, et si parfois il s'est présenté sous un aspect rougeâtre, cette coloration s'explique très-bien par la présence du sang normalement en contact avec les vésicules, sang dont l'hématine s'est dissoute, a pénétré dans le liquide et l'a coloré. M. Robin, sur une pièce que je lui ai fait parvenir et qui présentait cette particularité, n'a trouvé aucun globule sanguin dans les vésicules. On ne peut donc pas admettre que la rupture des vaisseaux allantoïdiens soit la cause de cette coloration.

Ces vaisseaux, du reste, qui n'ont pas été rencontrés dans les vésicules hydatiformes, ne peuvent pas non plus être la source première des cellules épithéliales qui se trouvent dans le liquide. En effet, en admettant même leur existence antérieure à la maladie, nous savons que leurs dimensions sont trop restreintes pour comporter un épithélium à leur face interne.

D'où viennent donc ces cellules, proviennent-elles de la surface externe de l'amnios, et sont-elles entraînées? Cette question n'est pas encore résolue, non plus que la cause réelle de l'hydropisie des villosités.

De ces données microscopiques, déduisons les causes des différences que l'on observe dans les diverses môles hydatiformes.

D'abord, cette poche membraneuse qui contient quelquefois toute la môle vésiculaire, qui souvent se rompt et n'est expulsée qu'après la masse générale, ne peut être que la caduque; c'est avec la face interne de cette membrane que chaque vésicule a des rapports intimes comme les villosités choriales d'où elles dérivent; le microscope a, de plus, levé les doutes que l'on pourrait conserver à cet égard.

L'hydropisie des villosités choriales date toujours des premiers temps de la vie embryonnaire, et si l'on rencontre entre les môles quelques différences qui nous ont permis d'en distinguer trois groupes, nous allons voir que cela tient uniquement à l'étendue de la maladie. Cette opinion n'est pas seulement la nôtre, mais encore celle de M. Robin, qui dit à l'article MÔLE du dictionnaire de Nysten : « La môle vésiculaire est celle où les villosités de la totalité ou d'une partie du chorion, dépourvues de vaisseaux par suite de la destruction précoce de l'embryon, se sont dilatées en vésicules pleines de sérosités. »

Si l'on se reporte aux premiers âges de la vie intra-utérine, au moment où les éléments de l'œuf sont encore très-faiblement constitués, où l'embryon communique largement par sa partie ventrale avec la vésicule ombilicale, où tout l'organisme du nouvel être est à l'état le plus rudimentaire, il est facile de comprendre que si les villosités qui recouvrent toute la surface de l'œuf subissent la dégénérescence hydatiforme, il se produira une dissolution de l'embryon d'autant plus complète, que la môle vésiculaire séjournera plus longtemps dans la cavité utérine et prendra un plus grand développement. On aura donc sous les yeux, au moment de l'expulsion de ce produit, une masse en tout semblable à celle que je vous présente ici ; où toutes les vésicules sont appendues à une partie spongieuse formée par l'entrelacement des subdivisions des villosités choriales et par la substance du chorion dégénéré.

Outre que, dans ce cas, on ne trouve pas de vaisseaux dans les vésicules, on ne rencontre non plus ni l'amnios, ni le liquide, ni le fœtus. On est donc conduit à penser que l'embryon s'est dissous dans le liquide, qui a été résorbé à son tour ainsi que l'amnios qui le contenait et dont on ne trouve plus de trace.

Il n'en est pas toujours ainsi ; on peut observer, comme je vous l'ai dit, des membranes parfaitement constituées, et qui, lorsque la môle conserve son intégrité jusqu'à son expulsion totale, forment une cavité remplie d'un liquide plus ou moins visqueux, épais, gélatineux, le plus souvent blanchâtre et lactescent ; or, nous savons que lorsque l'embryon périt dans les premières semaines de son existence, tout en restant enfermé dans l'œuf intact et séjournant pendant un certain temps dans la cavité de la matrice, il subit une dissolution dans l'eau de l'amnios absolument, ainsi que le dit M. Martin (de Lyon), comme le cristallin se fond dans l'humeur aqueuse après l'opération de la cataracte par abaissement. Cependant, les membranes se retrouvent avec tous leurs caractères, et quoique l'œuf soit, comme dans le premier cas, entièrement recouvert de vésicules, on pourrait peut-être admettre que la dégénérescence hydatiforme ne s'est développée que plus tard.

Des recherches microscopiques plus nombreuses pourront peut-être assigner un terme plus exact au début de la maladie, si, par exemple, on retrouvait dans les vésicules les vestiges des vaisseaux allantoïdiens ; mais jusqu'ici tous les travaux dans ce sens n'ont pas abouti, sur quelque vésicule que l'on ait cherché, et nous sommes forcés d'admettre que l'hydropisie des villosités choriales a débuté avant l'arrivée dans leur intérieur des vaisseaux ombilicaux, c'est-à-dire pendant le premier mois de la vie intra-utérine. C'est ce que nous avons appelé la môle vésiculaire creuse (1).

Quant à la troisième sorte de môle vésiculaire, puisqu'elle est toujours accompagnée d'un fœtus plus ou moins développé, voyons si l'on peut également faire remonter la maladie au premier mois de la vie fœtale.

Si l'on a affaire à une hydropisie partielle des villosités placentaires, on peut se demander si la maladie date du début de la vie embryonnaire : dans ce cas, la partie saine aurait suffi à nourrir l'enfant plus ou moins longtemps; ou bien, si l'embryon a vécu dans un œuf parfaitement sain pendant un temps plus ou moins long, à la suite duquel une portion de cet œuf a subi la dégénérescence hydatiforme, ce qui a entraîné, soit la mort du fœtus, soit cet état malingre et souffreteux avec lequel il naît le plus souvent. S'il en était ainsi, il semble que l'on devrait retrouver les vaisseaux ou les vestiges des vaisseaux dans les villosités altérées.

Lorsque toute une partie de l'œuf est recouverte de vésicules, ainsi que cela peut se voir dans l'observation de Leray, et que l'autre partie ne présente que ces villosités arrêtées dans leur développement, comme cela se passe normalement; que de plus cet œuf renferme un fœtus plus ou moins développé, on doit encore admettre que la maladie date des premiers temps de la grossesse, et que si l'embryon ne s'est pas dissous, contrairement à ce qui se voit le plus souvent, c'est

---

(1) Pendant la rédaction de cette leçon, j'appris qu'une femme venait d'expulser une môle hydatique à l'hôpital Saint-Antoine, dans le service de M. le docteur Lorain. M. Lépine, interne du service, voulut bien me faire parvenir la note suivante, qui confirme toutes les recherches microscopiques tentées jusqu'alors : « 1° Les vésicules ne communiquent pas entre elles; ce fait est très-évident ; mais elles sont reliées les unes aux autres par une sorte de pédicule formé de tissu amorphe, dans lequel on distingue pourtant quelques fibrilles, mais sans trace de vaisseaux ; 2° la paroi propre de la vésicule est homogène, sans vaisseaux (De S.). »

que l'hydropisie ne s'est pas emparée de toutes les villosités choriales, qu'elle n'a atteint que celles qui se trouvaient le plus rapprochées de la caduque interutéro-placentaire, que les vaisseaux allantoïdiens introduits dans les autres villosités ont suffi à entretenir la
vie de l'embryon jusqu'au moment où ces villosités se sont arrêtées
dans leur développement, et qu'à dater de ce moment, le point par
lequel la vie de l'enfant devait être entretenue étant justement celui qui
était atteint par la maladie, la mort s'en était suivie.

Diagnostic. — Dans les maladies du placenta en général, la profondeur à laquelle se trouve placé l'organe malade, l'absence de signes
parfaitement certains, la réunion de signes généraux applicables à
plusieurs affections, rendent le diagnostic assez difficile.

Dans la môle vésiculaire, le diagnostic est encore plus obscur, par la
rareté même de la maladie ; en effet, depuis 1834, époque de la fondation
de la Clinique d'accouchements, jusqu'à ce jour, pas une femme n'y a
été délivrée d'une môle hydatique.

Cependant tous les auteurs qui ont traité ce sujet un peu complétement ont admis trois signes principaux qui se rencontrent généralement dans cette affection, mais qui peuvent manquer cependant, au
moins en partie. Ce sont : le développement rapide et exagéré du ventre,
peu en rapport avec le terme de la grossesse ; de petites hémorrhagies
pendant le cours de la parturition, hémorrhagies présentant quelques
caractères particuliers que nous allons examiner ; enfin l'expulsion des
vésicules hydatiformes en plus ou moins grand nombre.

Dans sa neuvième observation, Mme Boivin dit : « A trois mois
et demi, l'utérus est développé comme il l'est d'ordinaire à sept mois
de grossesse fœtale. La tumeur ainsi formée est large, molle, sans
fluctuation manifeste, et se laisse facilement déprimer. Rien n'indique
la présence d'un corps solide mobile dans la cavité de l'organe. »

J'ai été moi-même témoin d'un fait de ce genre auprès d'une dame
que je fus appelé à soigner en 1849. Cette observation, que j'ai communiquée à la Société de biologie, a été reproduite *in extenso* dans la thèse
de M. Cayla.

« En quelques jours, chez cette dame, l'utérus prit un développement
insolite, qui ne s'accordait nullement avec la marche d'une grossesse
ordinaire, et au quatrième mois la matrice paraissait énorme pour ce
terme ; son fond s'élevait à deux travers de doigt au-dessus de la cicatrice ombilicale. » Enfin, Messieurs, chez la malade qui a rendu la

môle que je vous montre en ce moment, le ventre était plus développé qu'il ne l'est d'ordinaire à cinq mois ; de plus, l'utérus se laissait facilement déprimer, et par le palper on sentait une sorte de fluctuation manifeste.

Voici donc des faits dont il n'est pas permis de douter et qui établissent sans conteste la fréquence du développement exagéré de l'abdomen accompagné quelquefois de fluctuation. Cependant, je dois ajouter qu'il n'en est pas toujours ainsi et que dans d'autres cas, au contraire, l'utérus après s'être développé reste stationnaire ou suit la marche ascendante normale. On voit un cas de ce genre dans la dixième observation du mémoire de Mme Boivin : « L'utérus, dit-elle, offrait à huit mois tout au plus le volume qu'il présente d'ordinaire au cinquième mois d'une grossesse fœtale. Pendant toute la durée de la maladie il est resté dur, incompressible, douloureux au toucher. Dans une autre observation publiée dans les *Archives de médecine* (t. VI, 1824) : A neuf mois de grossesse, dit l'auteur, le ventre n'offrit pas plus d'ampleur qu'à quatre mois, et lorsque la môle fut expulsée trois mois après, c'est-à-dire après douze mois de conception, l'utérus avait encore le même volume qu'il avait acquis dans les quatre premiers mois de la grossesse. Enfin dans l'observation de Brachet, déjà citée : la grossesse avait été normale en tous points et le développement de l'abdomen n'avait présenté rien d'insolite.

Les hémorrhagies qui ont lieu dans ces cas sont beaucoup plus fréquentes et tous les auteurs les ont mentionnées. On doit remarquer de plus, dit Levret, que la terminaison de cette fausse grossesse est toujours précédée, accompagnée et suivie d'une hémorrhagie, au lieu que dans les autres espèces il n'y a jamais de pertes de sang.

D'après Percy, il existe une alternative de petites pertes rouges et aqueuses qui commencent, chez la plupart des femmes, dès le deuxième mois et se continuent à de plus ou moins longs intervalles jusqu'à l'époque de la parturition.

Après avoir cité ce passage d'un auteur contemporain, Gardien ajoute que l'expulsion des hydatides mérite une considération particulière ; leur sortie est ordinairement accompagnée d'hémorrhagies et de syncopes. Moi-même j'ai pu constater cette particularité chez cette dame que je soignai en 1849. Après deux mois de conception, apparut par le vagin un écoulement séro-sanguinolent, assez considérable pour que la malade fût obligée de se garnir, mais qui ne contenait qu'une très-petite quantité de sang. Cet écoulement continua sans interruption jusqu'au moment où l'utérus se débarrassa du corps particulier qu'il renfermait. Quand les contractions utérines se déclarèrent, l'écoulement séro-sanguinolent devint encore plus abondant. Les observations de Mme Boivin constatent le même phénomène ; enfin, dans l'observation qui nous occupe aujourd'hui, la malade, un mois après la conception, eut une hémorrhagie légère qui fut suivie d'un écoulement séreux continuel jusqu'au milieu de juillet, c'est-à-dire pendant quatre mois. A ce moment deux pertes graves se déclarèrent à quelques heures d'intervalle et nécessitèrent un tamponnement.

Ces observations ne peuvent laisser de doute, et tous les auteurs se sont accordés pour signaler dans le part hydatique les pertes fréquentes légères ou graves, plus ou moins chargées de sang. On peut remonter loin dans l'histoire de cette singulière affection, et Hippocrate lui-même, dans le passage que j'ai déjà cité, indique le danger qui peut résulter dans ces cas d'une hémorrhagie grave qui survient souvent au moment de l'expulsion.

Quant au troisième signe, dont nous avons déjà parlé, l'issue de quelques vésicules, ce serait, ainsi que le disent très-bien les auteurs qui ont traité cette question dans le Dictionnaire en trente volumes, le signe pathognomonique de cette affection. Malheureusement, outre que ce symptôme est très-rare, et nous savons pourquoi, il ne se présente généralement que fort peu de temps avant l'expulsion de la masse entière ; et s'il vient éclairer le diagnostic, il n'est plus temps pour l'accoucheur de profiter de cette indication, si tant est qu'il doive en profiter. Ce fait s'est justement présenté chez la malade qui a été le point de départ de cette leçon.

Après le tamponnement, l'hémorrhagie ne s'arrêtant pas, le médecin qui fut appelé, M. Clément, pratiqua le toucher ; il sentit par l'orifice du col entr'ouvert une masse spongieuse, mollasse, granuleuse, et en retirant le doigt il ramena trois petites vésicules pleines de sérosités qui ne laissèrent aucun doute sur la nature véritable du produit qui allait être expulsé.

Tels sont, Messieurs, les signes principaux cités par les auteurs ; ils sont bien insuffisants pour diagnostiquer une maladie telle que la môle vésiculaire. Vous avez pu voir que le premier, le développement rapide du ventre, est loin d'être constant ; de plus, ce symptôme appartient à plusieurs maladies, et les plus fréquentes sont les fausses grossesses et les kystes de l'ovaire.

Le second signe donnerait plus souvent à penser, soit à un cancer du col de l'utérus, soit à une insertion vicieuse du placenta, état beaucoup plus fréquent que l'hydropisie des villosités choriales. Quant au dernier des signes que nous avons cités, il n'arrive guère qu'à une époque voisine de l'expulsion de la masse générale, et de plus il ne se présente pas toujours, puisque nous avons vu que la môle hydatique restait quelquefois entièrement enveloppée de la caduque. Pour que l'accoucheur puisse avec quelque certitude affirmer l'existence de cette affection, il faudrait que les deux premiers signes fussent réunis, et de plus, observés dans les premiers mois de la grossesse, époque où le développement du ventre est plus sensiblement apprécié et où l'insertion vicieuse du placenta ne donne pas encore lieu à ces pertes fréquentes qui accompagnent cet état dans les derniers mois.

D'autres signes ont encore été mis en avant par quelques auteurs, et j'avais d'abord l'intention de les passer sous silence, car ils peuvent se rencontrer dans des cas particuliers ; mais rien n'indique qu'ils soient généraux. Suivant Percy, en effet, le col resterait constamment béant et ne changerait qu'à peine de forme ou de place ; Mme Boivin a repoussé cette assertion et a montré, par les faits qu'elle a publiés, que rien n'était plus contestable.

Les anciens, qui ne considéraient pas toujours la môle comme un produit de conception, disaient que les mamelles ne se gonflaient pas dans la grossesse molaire ; cela n'est pas, comme vous pourrez le voir dans l'observation publiée dans les *Archives de médecine*, où l'auteur nous apprend que quatre jours après l'expulsion de la môle, une excrétion très-abondante de lait se fit, et ne cessa, dit M. Cartereau, qu'après l'usage de tisanes purgatives.

La femme ne sent pas remuer ; je n'ai pas besoin de combattre cette assertion, puisque vous savez qu'une grossesse fœtale peut être accompagnée d'hydatides, et néanmoins aller jusqu'à terme en donnant naissance à un enfant vivant et bien portant.

L'utérus ne présente pas d'inégalités. J'ai pu voir par moi-même la fausseté de cette opinion ; chez cette dame que j'ai soignée et dont je vous ai déjà parlé, l'utérus, au lieu d'être régulièrement arrondi, présentait des bosselures principalement sur les parties latérales, bosselures permanentes et n'ayant aucune analogie avec celles qui sont dues à des déplacements du fœtus.

Je n'insisterai pas plus longtemps sur ces signes, mal observés en général, je dirai seulement que dans le part hydatiforme on rencontre tous les troubles qui accompagnent une grossesse ordinaire : nausées,

vomissements, syncopes, pertes de l'appétit, ou désirs bizarres, etc.....
Mais le médecin n'est appelé, le plus souvent, que lorsque les pertes se
sont déclarées ; l'état de la malade, les renseignements incomplets
qu'il peut en obtenir, l'obscurité des signes propres à cette affection,
et surtout sa rareté, laisseront souvent le doute dans l'esprit de l'accoucheur.

Pronostic. — Le pronostic de la maladie qui nous occupe doit être
étudié à deux points de vue différents : par rapport à la mère, et
par rapport à l'enfant.

1° Par rapport à la mère. —La môle vésiculaire est, en général, une
maladie assez grave pour la mère; il y a, en effet, des exemples nombreux de femmes qui ont succombé. Je dois cependant me hâter de
dire que ce n'est pas pendant la formation de la môle que ces accidents
graves ont été vus, mais à la suite des pertes séro-sanguinolentes dont
nous avons parlé, et qui pouvaient prendre des proportions inquié-
tantes : la femme n'éprouve, en général, d'autres inconvénients que
ceux qui résultent d'une grossesse ordinaire ; je ne connais qu'une
seule observation où le gonflement du ventre, devenu très-considérable, ait entraîné d'autres accidents que ceux que nous voyons
journellement survenir chez les femmes normalement enceintes (Moth,
cité par Mme Boivin). Les pertes de sang qui sont l'apanage de cette
maladie commencent le plus souvent par de petites quantités, et ce n'est
qu'à une époque un peu avancée de la grossesse que l'hémorrhagie
s'accroît d'une façon réellement inquiétante. Mme Boivin a cité, dans
les notes qui accompagnent son mémoire, huit cas de môle hydatiforme accompagnée d'hémorrhagie grave, et sept cas qui furent suivis
de mort. Dans l'observation qui m'a été rapportée ici et de laquelle
je vous entretiens aujourd'hui, deux pertes abondantes, à 20 jours
d'intervalle, inquiétèrent vivement les personnes chargées des soins de
la malade ; la dernière, qui fut surtout considérable, précéda de
quelques heures l'expulsion complète de la môle. Les femmes sont exposées aux mêmes accidents que ceux qui résultent d'une hémorrhagie grave. La mort peut survenir pendant la grossesse hydatiforme,
aussi bien que dans un cas d'insertion vicieuse du placenta, à la suite
de pertes considérables. Home en cite un exemple.

La malade peut succomber, après l'expulsion de la môle, épuisée
par les pertes successives qui ont accompagné sa grossesse. De la
Mothe et Picard ont vu des cas semblables, De toutes façons, la

femme reste exposée aux suites fâcheuses qu'entraînent les hémorrhagies, à une faiblesse souvent considérable, de laquelle elle ne se
remet qu'à grande peine, comme dans la deuxième observation de
Mme Boivin. Dans d'autres cas, au contraire, les choses se passent
plus vite et plus favorablement.

Il y a dans la science des cas assez curieux, de femmes ayant produit
plusieurs fois de suite des môles vésiculaires. L'année dernière, un confrère de Seine-et-Marne m'a adressé une de ces môles provenant d'une
femme de vingt-quatre ans, qui en était à sa troisième grossesse, et qui
dans les trois cas avait expulsé des masses vésiculaires.

C'est là un cas singulier d'habitude pathologique, mais il ne s'ensuit pas qu'une femme, après avoir produit une môle vésiculaire, ne
puisse plus dans la suite mener une grossesse à bonne fin. Au contraire, presque tous les auteurs citent des femmes qui avaient déjà eu
des enfants bien portants avant une grossesse hydatiforme, et la malade
dont il est question aujourdhui en est un exemple : elle avait déjà eu, en
août 1867, un accouchement fort heureux; il en est d'autres également
qui, après une môle hydatiforme, peuvent conduire à bien une nouvelle
grossesse (1).

2° Par rapport à l'enfant. — Après ce que j'ai déjà dit sur les différentes manières d'être de la môle vésiculaire, il me reste peu de choses
à ajouter sur le pronostic, au point de vue de l'enfant. Ce pronostic est
toujours grave : je vous ai fait voir, en effet, que dans les trois formes
que revêt cette maladie, l'enfant, dans les deux premières, est ou liquéfié
ou mort, et dans la troisième il naît presque toujours chétif, malingre,
et par conséquent dans de très-mauvaises conditions d'existence.

Traitement. — Il me reste à parler du traitement. Mais en vérité, d'après
ce que je vous ai dit précédemment, je ne vois trop quels conseils vous
donner relativement à la maladie qui nous occupe. L'hydropisie des
villosités choriales est une affection longtemps cachée, et lorsqu'elle se
manifeste, ce n'est guère qu'au moment de l'expulsion des vésicules qui
la composent ; la conduite antérieure du médecin aura donc été nulle.
En un mot, la seule chose que l'on ait à faire, c'est de traiter l'hémorrhagie comme accident de la grossesse : que la perte provienne d'une
grossesse hydatiforme ou d'une insertion vicieuse du placenta, les moyens
de la combattre seront les mêmes. Moyens généraux et expectation

____

(1) J'appris, depuis la rédaction de cette leçon, que la malade qui en fut l'objet a
mis dernièrement au monde un garçon à terme et bien constitué (De S.).

lorsqu'elle est légère, tamponnement si elle devient grave. L'expulsion
même de quelques vésicules pendant la gestation ne doit pas changer la
conduite du médecin. Nous avons, en effet, rapporté des cas où, après
ce phénomène, la grossesse s'est continuée jusqu'à terme et a donné
naissance à un enfant parfaitement vivant. Lorsque l'on aura été appelé
près d'une femme prise d'hémorrhagie grave, et le travail commencé,
c'est au tamponnement qu'il faudra recourir si l'on ne croit pas pouvoir
extraire complétement le produit morbide. Si, au contraire, ce résultat peut être obtenu, ce sera soit à la main, soit à la pince à
faux germe qu'il faudra s'adresser. Levret en rapporte un exemple
frappant dans ses observations, et ses tentatives d'extraction furent
couronnées d'un plein succès.

SEIZIÈME LEÇON

DE L'ÉCLAMPSIE

Description de l'accès éclamptique. — Des accidents qui s'y rattachent.

MESSIEURS,

Vous avez tous pu voir couchée, au n° 7 de mes salles, une femme près de laquelle nous nous sommes arrêtés assez longtemps. Cette malade avait été prise hier, chez elle, d'attaques éclamptiques et elle fut apportée à la Clinique à huit heures du soir. Domestique, elle avait caché sa grossesse à tout le monde, et c'est sans défiance que ses maîtres lui conseillèrent de se reposer dans la journée, parce qu'elle se plaignait de malaise général et d'une grande fatigue. Ne voulant pas, toutefois, la laisser sans secours on monta savoir de ses nouvelles vers six heures du soir, et c'est alors qu'elle fut trouvée par terre, étendue sans connaissance, dans le cabinet qu'elle habite. Un médecin, appelé en toute hâte, reconnut la grossesse et la maladie, et conseilla de nous l'adresser. Combien d'accès s'étaient succédé avant son arrivée à l'hôpital? on l'ignore; mais depuis son entrée jusqu'à ce matin sept heures il a été possible d'en constater vingt. C'est de l'affection dont cette femme est atteinte que je désire vous entretenir aujourd'hui.

L'éclampsie est une maladie grave, complexe, dont la nature a été très-controversée et dont l'histoire serait trop longue pour une seule conférence ; j'aurai donc l'occasion de revenir une autre fois sur cette affection ; je me bornerai pour l'instant à vous parler de l'accès convulsif et du début de la maladie.

Les malades que nous voyons ici atteintes d'éclampsie nous sont pour la plupart, comme celle que nous venons d'examiner, amenées de la ville. Aussi, prévenus de l'affection, pouvons-nous suivre avec soin le début des accès nouveaux et les moindres détails qui les précèdent, les accompagnent ou qui les suivent.

Pour mieux décrire l'accès éclampique, je diviserai l'accès en trois périodes.

1° Une période d'invasion.
2° Une période de convulsions toniques.
3° Une période de convulsions cloniques.

Période d'invasion. — Quand on suit avec soin tous les mouvements d'une femme qui a déjà eu des accès d'éclampsie et qui est étendue sans connaissance, il semble à un certain moment qu'elle perçoive plus distinctement les excitations extérieures ; l'agitation augmente, elle remue, se retourne et paraît impatiente, puis elle reste un instant tranquille dans le décubitus dorsal. La tête seule continue cette agitation, qui tout à l'heure s'était emparée de tout le corps, et on la voit se balançant à droite, à gauche, par un mouvement très-irrégulier ; les yeux plus animés paraissent plus vifs, plus intelligents, si je puis m'exprimer ainsi : bientôt ils roulent de haut en bas et de gauche à droite, le plus généralement ; un frémissement général court sous la peau du visage et semble attaquer de préférence les ailes du nez, qui bientôt se lèvent et s'abaissent en dilatant et resserrant successivement les narines ; les membres reçoivent des secousses intermittentes comme celles qui seraient produites par un courant galvanique, puis les bras se retournent en pronation, l'avant-bras fléchi sur le bras, le pouce, en général, dans la région palmaire, emprisonné par les doigts. Vous voyez ce mouvement s'opérer progressivement et en même temps le début de la deuxième période est annoncé par la fixité de l'œil qui est, le plus souvent, je pourrais presque dire toujours, tourné en haut et à gauche. Pas un cri, pas un mot qui fasse prévoir l'accès ; la chose s'est passée insciemment pour la femme qui est, le plus habituellement lorsque nous la voyons pour la première fois, dans un coma profond.

Deuxième période. — Ici commence la période des convulsions toniques. Les mouvements de va-et-vient de la tête et des yeux s'arrêtent, ceux-ci dirigés tous du côté gauche, la tête inclinée sur

l'épaule droite; la face, entraînée du côté opposé, semble fixer d'une manière effrayante un objet placé au-dessus d'elle ; l'expression du regard
ne peut être définie; l'œil est fixe, sans expression, si ce n'est peut-
être celle de l'épouvante, la pupille dilatée, la bouche entr'ouverte;
la langue tremblotante s'avance lentement entre les mâchoires écartées. Le visage, d'abord pâle, devient livide, la respiration est pénible,
brève, courte, saccadée. Tous les muscles de la vie de relation sont en
proie à la convulsion tonique; les bras, les jambes se roidissent de
plus en plus. La tendance de tout le corps à se porter du côté gauche
est habituelle ; vous pourrez trouver dans les bulletins de la Clinique
les observations de deux femmes tombées de leur lit pendant cette
période de l'accès éclamptique, et la chute eut lieu dans les deux cas
du côté gauche.

Troisième période. — Une détente générale s'opère et les convulsions
cloniques apparaissent; tous les muscles de la vie de relation sont
soumis à des secousses convulsives; une agitation progressive, un va-
et-vient de tous les membres remplace la période précédente. La
face offre le spectacle le plus saisissant : ses muscles orbiculaires se
contractent et se relâchent alternativement, et l'on voit les paupières
supérieures s'abaisser et se relever avec une extrême rapidité. L'œil
est le plus souvent terne et roule dans l'orbite, mais de temps en
temps le regard s'allume pendant un intervalle extrêmement court,
pour s'éteindre aussitôt. C'est à cause de ces alternatives que le nom
d'éclampsie a été donné à cette maladie, d'un mot grec qui signifie
éclair. L'orbiculaire des lèvres agissant sans cesse, la malade semble
marmotter quelque chose, et la bouche rejette souvent une écume
sanguinolente produite par le passage de la salive entre les dents qui
ont serré la langue et l'ont déchirée.

En effet, pendant la contraction des mâchoires, la langue est souvent lésée ; mais généralement ce sont les parties latérales qui portent
les traces de morsures; aussi doit-on avoir soin, pour éviter une blessure
qui peut être grave, de faire rentrer cet organe dans la bouche lorsque, pendant la première période, il se porte en dehors. On a recommandé pour cela plusieurs procédés : une éponge, un bouchon de liége,
le manche d'une cuillère, etc.; le plus simple est encore celui que
vous voyez mettre en usage dans cet établissement; ici nous em-
ployons un linge tendu par les deux bouts et dont le bord est
placé horizontalement dans la bouche, ce qui a l'avantage de retenir

la langue dans la partie inférieure de la cavité buccale, en permettant à la respiration, déjà si troublée pendant les convulsions toniques, de s'opérer plus librement, sans ajouter un nouvel obstacle à l'introduction de l'air dans les voies aériennes; de plus, si l'on n'a pas sous la main un linge tout préparé, le drap du lit où repose la malade suffit parfaitement, et par un de ses bords bien tendus, comme je l'ai dit, on maintient la langue en place. On laisse le linge jusqu'à cessation des convulsions cloniques; puis les mâchoires, en se resserrant, opposent un nouvel obstacle à l'issue de la langue; il faut recommencer à chaque nouvelle attaque.

C'est pour avoir négligé ces précautions qu'une malade qui me fut amenée dans cet hôpital, le 21 mars de l'année dernière, avait une lésion grave de la langue. Cette femme, placée dans mon service, avait déjà eu plusieurs accès d'éclampsie, et un médecin appelé près d'elle avait pratiqué une saignée et placé entre les dents une cheville en bois confectionnée à la hâte, ayant la forme d'un mors. Pendant le trajet, cette cheville se déplaça et, à son arrivée à l'hôpital, la malade avait le visage couvert de sang, qui s'échappait en pluie à chaque expiration; le menton, le cou, les vêtements étaient inondés et la cheville déplacée s'était profondément enfoncée dans la bouche et le pharynx; elle ne se voyait plus à l'extérieur. La cavité buccale était pleine de caillots que nous enlevâmes ainsi que le morceau de bois. Peu de temps après son arrivée dans le service survint un accès d'éclampsie, pendant lequel le sang artériel jaillit par saccades; j'attirai alors à l'extérieur la langue à l'aide d'une pince à polype, et après avoir enlevé les caillots qui la recouvraient de nouveau, je constatai que, déchiré sur les bords et à la partie antérieure, cet organe présentait en outre une entaille profonde qui avait coupé l'artère linguale droite. Je parvins, avec un pinceau imbibé de perchlorure de fer étendu d'eau, à arrêter l'hémorrhagie.

Pendant cette période de l'accès, la respiration ne se fait plus, ou est très-profondément troublée; les muscles orbiculaires des lèvres et le buccinateur, par leurs alternatives de contraction et de détente, secondés par la langue convulsée cloniquement, agitent l'air contenu dans la cavité buccale, avec la salive; et celle-ci, sans cesse rejetée à l'extérieur, s'échappe en bave écumeuse des deux côtés de la bouche. La face se congestionne de plus en plus, elle devient enfin livide et cyanosée. D'abord très-rapides, les convulsions cloniques se ralentissent peu à peu en diminuant à peine d'intensité, et vers la fin de cette période on voit trois ou quatre convulsions bien nettes et bien séparées annoncer la terminaison de ce qu'on nomme l'accès éclamptique. Ce sont, en effet, les trois périodes que je viens de décrire qui le constituent; il y a abolition complète des facultés intellectuelles et sensoriales.

Une vaste inspiration annonce le début du coma; l'air est appelé avec force dans les voies aériennes, et c'est surtout par les fosses nasales qu'il parvient dans les poumons; aussi voit-on les narines se dilater outre mesure et battre contre la cloison du nez comme les ailes d'un oiseau pendant le vol. Pendant l'expiration, l'air est chassé par la bouche et sort sous forme d'écume sanguinolente qui était retenue dans la cavité buccale par les arcades dentaires rapprochées. A ce moment, le linge placé entre les dents pour éviter le prolapsus de la langue, retombe sur le lit, car le trismus a complétement cessé. Les membres sont en résolution complète, les bras placés sur les côtés du corps, les jambes étendues; la sensibilité générale est encore abolie, et c'est ce moment que l'on doit choisir pour opérer le cathétérisme, ou l'examen du col utérin; la malade ne fait aucune résistance : on peut la retourner entièrement sans qu'elle indique, par quoi que ce soit, qu'elle ait la conscience de ce qui se passe autour d'elle. Les yeux, à demi clos, roulent dans les orbites sans s'arrêter sur un objet déterminé. On peut relever les paupières et s'assurer que le regard est complétement voilé, et les pupilles légèrement dilatées. Une respiration stertoreuse se produit dans cette période, qui peut être de très-longue durée.

Après les premières attaques, le coma est rarement complet pendant longtemps, à moins que les accès n'aient été assez rapprochés. Ordinairement la femme, sans reprendre entièrement connaissance, indique cependant par des mouvements ou des plaintes confuses ses souffrances intérieures. Je n'ai pas laissé passer un seul de ces cas sans faire voir aux élèves présents que la malade témoigne, au moment des contractions de l'utérus, une douleur bien évidente; elle s'agite et se plaint en grognant; elle porte souvent les mains sur son ventre, comme pour indiquer que là est le siége du malaise. Lorsque l'on pratique une saignée pendant cette période, si l'on ne choisit pas exactement le moment qui succède à un accès, on a souvent quelque peine à obtenir un bon résultat; la malade résiste, se retourne, et parvient à retirer son bras; le sang se répand dans le lit, le parallélisme des bords de la plaie se trouve détruit, et l'on n'a plus qu'une saignée qui coule mal. En un mot, lorsque les accès n'ont pas encore été bien fréquents, la période de coma n'est pas de très-longue durée ; la connaissance ne revient toujours pas, il est vrai, mais on peut constater par plusieurs symptômes le retour de la sensibilité générale.

Telle est, Messieurs, la forme la plus fréquente de l'accès éclamptique ; mais il faut savoir que dans quelques cas on ne rencontre pas cette régularité ; dans une observation que vous pourrez lire tout au long dans les relevés de la Clinique, en 1851, une jeune fille éclamptique donnait le spectacle, après une période de coma très-courte, de mouvements désordonnés, d'une agitation extrême ; elle voulait se lever, et prononçait sans cesse des paroles incohérentes ; elle n'avait cependant pas repris sa connaissance, et toutes les questions qu'on lui adressait restaient sans réponse ; mais la sensibilité générale avait reparu, et à chaque contraction utérine elle faisait entendre des gémissements fortement accentués et quelquefois même des cris témoignant de sa douleur. Cet état avait été précédé par un mouvement continuel des mâchoires. La lèvre inférieure avait été assez gravement lésée par les canines de chaque côté ; la langue, quoique très-gonflée, n'avait pas été mordue, et l'écume sanguinolente qui s'écoulait de la bouche devait sa teinte au sang qui provenait des lésions de la lèvre. Chez cette malade, on constata que dans un accès les mouvements convulsifs furent limités au côté droit, ce qui est une exception excessivement rare. Vous trouverez également, dans le même recueil, la relation d'une femme apportée à la Clinique, après avoir éprouvé en ville plusieurs accès d'éclampsie, chez laquelle on remarqua, dès son arrivée, une petite ecchymose de la paupière supérieure gauche ; nous pensâmes d'abord que cette lésion provenait d'une chute ou d'un coup pendant le premier accès, mais nous fûmes détrompés en voyant l'agrandissement de cette tache pendant deux accès nouveaux, le treizième et le quatorzième, si bien que la paupière fut entièrement envahie. L'irrégularité dans l'accès fut surtout très-marquée chez une autre femme venue ici pour faire ses couches ; on fut pendant quelque temps sans voir au juste à quelle affection on avait affaire ; ainsi l'un des points de la face était d'abord atteint sans attaquer les autres d'une manière appréciable, puis ensuite les muscles de l'une ou de l'autre région du tronc étaient convulsés sans que les autres participassent à cet ébranlement : ce ne fut qu'au moment de la délivrance qu'on put constater un accès complet, quoique très-court.

Un fait qui n'est pas très-rare, c'est le retour à la connaissance après les premiers accès d'éclampsie; les bulletins de la Clinique en présentent des exemples nombreux. Je ne veux vous en citer qu'un seul. Une malade, prise de douleurs d'enfantement, fut conduite par ses parents chez une sage-femme qui devait l'assister dans ses couches. Deux heures après son arrivée, un premier accès d'éclampsie se manifesta, sans que les personnes présentes y fissent grande attention; cette première convulsion les surprit, mais elle fut très-légère et le retour à l'intelligence qui suivit fut assez complet pour que l'on se crût autorisé à penser que ce serait un phénomène isolé. Deux heures se passèrent encore, pendant lesquelles les contractions utérines se succédèrent, lorsqu'un deuxième accès vint comme le premier étonner l'assistance. Il fut encore suivi du retour de la parole et de la pensée; il en survint un troisième et un quatrième, chacun également suivi de calme et de la reprise de la connaissance. La sage-femme ne voulut pas conserver chez elle ce cas qui lui parut grave, et le transport à la Clinique fut décidé. A son arrivée, la malade criait beaucoup et parlait assez distinctement, mais l'intelligence était fort ébranlée. Après un accès qui survint quelques moments après, elle tomba dans l'état comateux que je vous ai décrit plus haut.

Je vous citerai également, comme phénomène plus extraordinaire, le fait d'une malade de cette maison qui, après cinq accès éclamptiques assez rapprochés et bien complets, reprit connaissance pendant une demi-heure et répondit parfaitement aux questions qui lui furent adressées; mais un sixième accès vint la soustraire au monde extérieur et la plonger dans l'état comateux habituel qui sépare les accès entre eux.

Le nombre des accès que chaque femme prise d'éclampsie peut avoir à supporter présente des différences plus grandes encore que celles que j'ai mentionnées à propos de la forme de la convulsion. Ainsi on a vu des malades n'avoir qu'un seul accès d'éclampsie, soit avant, soit pendant, soit après l'accouchement; mais à côté de ces cas rares il faut placer ceux où le nombre des accès s'élève à un chiffre considérable, 160 par exemple, comme je l'ai vu à la Clinique en 1865. Vous pouvez du reste vous assurer de cette grande variété en compulsant les relevés de la maison. Vous verrez que les cas où un seul accès d'éclampsie eut lieu sont très-rares, et de plus que cela n'a généralement lieu qu'après la sortie de l'enfant (pendant la délivrance ou les suites de couches, par exemple.) Il est également rare de voir les accès cesser complétement dès la déplétion de l'utérus; cela se voit et vous en trouverez des exemples, mais ce fait est exceptionnel. Quelques femmes ont des accès pendant leur grossesse sans en avoir pendant le travail de l'accouchement ou pendant les suites de couches; d'autres succombent pendant leur grossesse par le fait de l'éclampsie et sans être accouchées. D'une manière générale, je vous dirai que le nombre des accès est ordinairement de quinze à vingt, et que les convulsions peuvent survenir, soit pendant la grossesse, soit pendant le travail, soit pendant la délivrance, soit pendant les suites de couches, et qu'enfin elles peuvent se manifester pour la première fois à chacune de ces périodes.

Quant à la durée de l'accès elle est très-variable. Je vous ai déjà dit que ce nom devait être réservé à la période des convulsions toniques et cloniques; quelques auteurs ont voulu y ajouter l'état comateux; de sorte que, si l'on ne s'explique pas, on arrive à des chiffres extraordinaires, et vous trouverez des ouvrages où la durée de l'accès éclamptique a été porté à huit heures et quelquefois plus. Pour nous, en ne considérant que les deux périodes moyennes, nous dirons qu'en général l'accès varie de deux à sept minutes; il est facile de comprendre qu'il ne saurait être plus long, puisque la respiration est interrompue pendant les convulsions cloniques, et que si cette période se prolongeait trop longtemps la mort de la malade en serait bientôt la conséquence. Un autre sujet d'erreur dans l'appréciation de la durée de l'accès éclamptique, vient de la répétition à très-court intervalle des accès; car on peut voir quelquefois deux accès si rapprochés l'un de l'autre qu'ils semblent n'en constituer qu'un seul. Cette forme particulière s'observe chez les femmes qui ont déjà eu de nombreux accès d'éclampsie. C'est ce que j'ai noté chez la femme dont je vous ai parlé et qui avait eu 160 attaques; vous la trouverez mentionnée à l'occasion de plusieurs malades de cette maison, entre autres pour une qui mourut après avoir eu cent cinquante accès environ; ils étaient à la fin si rapprochés les uns des autres qu'il devenait presque impossible de les compter.

DIX-SEPTIÈME LEÇON

DE L'ÉCLAMPSIE.

Prodromes. — Causes prédisposantes et occasionnelles.

Messieurs,

Nous avons dans notre dernière réunion parcouru les phases diverses de l'accès éclamptique ainsi que les particularités exceptionnelles qu'il présente. Mais nous n'avons pas encore épuisé l'histoire de cette maladie et il nous faudra plusieurs séances pour la compléter. Aujourd'hui nous étudierons les prodromes, ou les signes précurseurs qui, dans certains cas, peuvent avec sûreté mettre le médecin dans la voie du diagnostic et lui permettre d'instituer un traitement de façon à éviter l'envahissement d'une si cruelle maladie. Pour nous en tenir aux prodromes dans le sens le plus large de ce mot, et pour ne pas préjuger de la nature de l'éclampsie en rangeant tel ou tel signe dans l'étiologie, nous dirons que les femmes éclamptiques présentent le plus souvent certains troubles généraux qui permettent, en les rapprochant, d'en former un faisceau significatif dont il faudra bien se garder de méconnaître la valeur. Les auteurs n'ont pas toujours été d'accord sur ce point. Les uns regardent les prodromes comme constants. Les autres les considèrent comme fort rares. Pour moi, sans être aussi affirmatif que le professeur Chaussier, qui, dans les cas où les prodromes n'étaient pas constatés, pensait qu'ils avaient été méconnus, à cause de leur courte durée ou de leur faible intensité, je suis d'avis que le plus souvent on rencontre ces signes précurseurs si importants, et qu'il est rare, très-rare même, de voir la maladie débuter brusquement sans être précédée de quelques-uns des symptômes que nous allons passer en revue.

Chez la malade dont je vous parlais dans notre dernière réunion et que vous avez vue couchée au numéro 7, il ne nous a pas été possible de constater les prodromes ordinaires, car elle nous a été amenée dans cette période comateuse et d'insensibilité générale qui suit les accès et en occupe l'intervalle. Chez une autre malade que vous avez pu voir ces jours derniers au numéro 15, nous n'avons pas été plus heureux ; mais il ne faudrait pas en conclure que ces prodromes n'existaient pas. Dans le recueil des bulletins de cette maison vous trouverez, entre autres, le fait d'une jeune fille amenée dans cet hôpital en 1858 après une première attaque d'éclampsie. Elle était arrivée en bonne santé jusqu'au huitième mois de sa deuxième grossesse, lorsqu'elle fut prise d'une violente céphalalgie qui obligea cette pauvre femme à quitter son travail ; cette céphalalgie était frontale, extrêmement douloureuse et accompagnée d'une somnolence irrésistible, sans que cet état particulièrement grave appelât l'attention de la famille et fît recourir aux soins d'un médecin. Aussi après quelques jours, un premier accès éclamptique se déclara et fut bientôt suivi de plusieurs autres.

Dans un autre cas, les choses se passèrent presque de la même manière ; il s'agit encore d'une jeune fille amenée dans cette maison en 1851. Elle demeurait avec ses parents lorsqu'elle devint enceinte et sa grossesse devint la cause de son éloignement de la famille : sa situation et l'avenir de son enfant étaient ses continuelles préoccupations. Pendant les derniers temps de sa grossesse, des étourdissements étaient apparus, pour lesquels on lui avait conseillé de se faire saigner. Cette opération l'effrayait et elle ne voulut pas en entendre parler ; une céphalalgie intense se manifesta la veille de son entrée à l'hôpital et, son malaise augmentant, elle se décida à retourner près de ses parents.

Cependant la céphalalgie avait fait des progrès ; des vomissements répétés survinrent et la vue s'obscurcit ; puis tout à coup elle fut prise d'une première attaque d'éclampsie, qui fut suivie d'autres accès qui nécessitèrent son transport à la Clinique.

Je me contente pour le moment de vous citer ces deux observations, et vous pouvez voir que les prodromes ne sauraient être niés. La céphalalgie, en effet, existe dans le plus grand nombre des cas, mais il est assez rare qu'on y attache toute l'importance qu'elle mérite ;

tantôt elle est occipitale, tantôt frontale, latérale, ou générale; elle est assez fréquemment accompagnée d'étourdissements, de syncopes, de troubles divers dans les facultés sensoriales. Ainsi dans la dernière observation que je viens de rappeler, la malade fut prise d'un affaiblissement notable de la vue. Les femmes peuvent perdre complétement ce sens pendant deux ou trois heures, comme cela a été vu chez une malade entrée dans cet hôpital le 25 janvier 1849; on peut encore observer des vertiges, quelque chose de hagard dans le regard, l'éclat vif des yeux, l'injection de la conjonctive, enfin le strabisme convergent ou divergent.

Les troubles ne se bornent pas seulement à la vue. L'ouïe peut être moins nette, les malades éprouvent des tintements, des bourdonnements d'oreille, mais il est rare qu'une surdité complète se manifeste; le toucher lui-même peut perdre de sa délicatesse, il est moins fin, moins précis; la parole s'embarrasse, les idées s'obscurcissent, des hallucinations se produisent et la femme ne répond plus aux questions qu'on lui adresse: les muscles du visage et des membres peuvent garder l'immobilité ou être le siége de contractions fibrillaires isolées qui passent inaperçues pour la malade. Malheureusement tous ces symptômes sont souvent méconnus, les femmes n'y attachent qu'une très-faible importance, considèrent ce malaise comme passager, et ne s'entourent pas des soins qui pourraient les préserver d'une maladie si funeste.

Mais là ne s'arrête point le cortége des symptômes que nous avons à décrire. Chaussier insistait particulièrement sur une douleur épigastrique très-violente, se rapprochant du clou hystérique, douleur qui selon lui persisterait même pendant l'attaque. Malgré la grande autorité de ce maître, je pense que ce signe n'est pas fréquent, car je ne l'ai rencontré qu'assez rarement; je dois dire cependant que j'ai vu dernièrement dans ma clientèle une pauvre femme qui dans les derniers temps de sa grossesse accusait une violente douleur siégeant dans toute la région sternale et qui fut prise d'éclampsie vers le huitième mois.

J'arrive maintenant à un autre ordre de faits que les auteurs se sont plu jusqu'alors à ranger parmi les causes de l'éclampsie. Comme je vous le disais en commençant, pour ne pas préjuger de la nature de la maladie, je préfère considérer tous ces signes comme de simples prodromes, me réservant de vous indiquer plus tard ceux qui pourront raisonnablement être considérés comme les véritables causes de l'éclampsie.

Presque toutes les femmes que nous voyons prises d'éclampsie présentent une infiltration des membres inférieurs. Cette proposition très-générale comprend néanmoins des exceptions et réclame quelques explications sur la durée et l'étendue de cet œdème. Ainsi, dans le tableau que je joins à cette leçon, vous pourrez remarquer quelques femmes qui n'avaient pas cette infiltration ; d'autres chez lesquelles l'anasarque ne s'est manifestée que quelques jours avant le début de la maladie ; d'autres enfin où l'œdème n'a été appréciable qu'après les premiers accès ; quant à l'étendue de l'infiltration, vous avez pu vous convaincre vous-mêmes qu'elle était assez variable ; en effet, chez la malade du numéro 15, l'infiltration existait sur les deux membres inférieurs et remontait sur la partie inférieure de l'abdomen, tandis que chez la malade du n° 7, l'œdème était très-modéré et pour ainsi dire fixé aux parties environnant les malléoles. Quelquefois, Messieurs, l'infiltration est générale, s'étend jusqu'à la face et particulièrement aux paupières ; quelquefois même elle est accompagnée d'épanchements dans les grandes cavités splanchniques. C'est en 1802 que Demanet, de Gand, signala le premier la coïncidence de l'infiltration avec l'éclampsie. Madame Lachapelle, dans le troisième volume de ses Mémoires, indique également la diastase séreuse comme un signe précurseur de la maladie, et depuis cette époque ce fait fut complétement acquis à la science.

Nous arrivons maintenant à un signe d'une importance capitale, auquel on a fait jouer un rôle considérable dans la pathogénie de l'éclampsie ; je veux parler de l'albuminurie. C'est le professeur Rayer qui le premier, en 1840, signala la présence de l'albumine dans l'urine des éclamptiques ; mais cette découverte avait à peu près passé inaperçue quand un médecin anglais, le docteur Lever, en 1843, renouvela les expériences et attira de nouveau l'attention sur ce fait important.

Ni l'infiltration, ni l'albuminurie ne sont des états constants chez les éclamptiques, et s'il est vrai que dans la majeure partie des cas ces deux états pathologiques marchent simultanément, il n'en est pas moins reconnu aujourd'hui que l'éclampsie peut se rencontrer chez des malades dont l'urine ne présente aucune trace d'albumine. Le docteur Léver citait lui-même une malade, sur quatorze qu'il eut l'occasion d'observer, qui n'était pas albuminurique. En 1854, je rapportais moi-même devant l'Académie de médecine trois autres observations appartenant, l'une à M. le professeur Paul Dubois, l'autre à M. le docteur Mascarel, dont j'avais été chargé d'examiner un mémoire. Dans la discussion qui suivit la lecture de ce rapport, je pus produire sept autres observations qui m'appartenaient en propre, et dans lesquelles l'urine bien examinée n'avait donné aucune trace d'albumine. Trois autres observateurs, Trousseau, Piedagniel et Méisinger avaient rencontré chacun un cas semblable, et depuis cette époque deux autres femmes, dans cette maison, ont été prises d'attaques d'éclampsie sans être albuminuriques. Nous verrons plus tard, en étudiant la nature de la maladie, ce qu'il faut penser de cette coïncidence quand elle existe.

Pour le moment, je me contente de vous signaler la présence de l'albumine dans l'urine des éclamptiques comme un phénomène prodromique précieux, dont il ne faut pas oublier la fréquente coïncidence.

Tels sont, Messieurs, les signes précurseurs de la maladie qui nous occupe ; chacun d'eux peut se présenter isolément et vous pourrez observer de violentes migraines, des bourdonnements d'oreilles et des troubles dans la vision chez des femmes enceintes, qui n'auront d'ailleurs ni œdème, ni albuminurie ; de même que l'albuminurie peut être observée sans coïncidence d'œdème et d'anasarque. Je vous l'ai dit en commençant, tous ces signes peuvent manquer à la fois, au moins avant le début de la maladie, et l'éclampsie vient surprendre la femme au milieu des apparences de la plus belle santé ; n'oubliez pas cependant que ce sont là des exceptions, mais que le plus habituellement, au contraire, on constate un ou plusieurs de ces phénomènes dont j'ai parlé ; aussi ayez bien soin, dans l'examen des femmes, de ne rien négliger qui puisse vous les faire méconnaître, car ils ont une valeur réelle et peuvent vous mettre sur la voie d'un traitement capable de conjurer une aussi cruelle maladie.

J'arrive maintenant à l'étude des autres causes que les auteurs qui ont écrit sur la matière se sont plu à énumérer, en les divisant en prédisposantes et occasionnelles. Vous avez vu que j'en avais déjà retranché que je ne considérais pas comme causes propres de la maladie, mais comme dépendant plutôt d'un même état général que nous aurons plus tard à définir, et plus nous avancerons, plus vous comprendrez combien il faut être sobre de ces explications, car dans l'état actuel de la science, il est encore bien difficile d'indiquer la véritable cause de l'éclampsie ; aussi en reproduisant les idées plus ou moins bizarres émises sur l'étiologie de l'éclampsie, je ne fais que suivre l'usage et je m'empresse d'ajouter que quant à moi, je n'y ajoute aucune importance.

La maladie qui nous occupe ne se rencontre que chez les femmes enceintes, en travail, ou récemment accouchées; c'est un accident rare, car d'après les statistiques qui ont été données par Churchill, Paul Dubois, Madame Lachapelle, Boivin, Velpeau et autres, on trouve des chiffres extrêmement différents. Cazeaux cite un cas sur deux cents accouchements; M. Paul Dubois, un sur deux cent cinquante, et dans le tableau qui est joint à cette leçon et qui comprend tous les faits observés depuis 1834, époque de l'ouverture de la Clinique d'accouchements, jusqu'à la fin de 1871, nous voyons qu'il n'y eut que 133 éclamptiques sur 30 283 accouchements.

Ce qui fait une éclamptique sur deux cent vingt-sept accouchements; encore faut-il observer que l'on amène ici beaucoup de femmes qui sont prises en ville d'accès convulsifs et qui viennent augmenter la proportion.

On admet généralement que presque toutes les éclamptiques sont primipares; cela est parfaitement exact, et nous voyons en effet dans notre tableau que sur 133 éclamptiques, 103 étaient primipares; cependant il y a des exceptions, et vous en pouvez voir un exemple aujourd'hui même chez la malade qui est couchée au n° 7. Cette femme avait déjà eu deux enfants. Notre relevé présente en outre 27 cas semblables.

Madame Lachapelle, suivant l'exemple de Smellie et Bouteilloux, invoque l'influence atmosphérique, le temps orageux par exemple. Il est inutile de s'arrêter à cette proposition qui n'a rien démontré. Il en est de même du rachitisme, au moins comme cause directe. Parmi les éclamptiques qui se sont présentées à la Clinique, nous n'en voyons que cinq chez lesquelles le bassin était vicié, et cela rentre à peu près dans la proportion générale.

N° d'ordre	DATES	NOMS	ÂGE	PROFESSIONS	PRIMIPARES		MULTIPARES		ACCÈS			PRÉSENTATION et position
					avant terme	à terme	avant terme	à terme	avant l'accouchement	après l'accouchement	total	
1	1834 8 déc.	Lessart	21				7 m. 1/2		?	?	?	sommet
2	1835 16 févr.	Raboutet (Jeannette)	31		8 m. 1/2				17	1	18	id.
3	1838 5 juin	Judaine	27		8 m. 1/2				2	1	3	siége
4	1839 21 mars	Nachon	18		8 mois				fréquents	nuls	?	sommet
5	— 9 sept.	Cossard	17		8 m. 1/2				nuls	18	18	id.
6	— 23 nov.	Herbeaux (Geoffroy)	21		8 mois				fréquents	fréquents	....	id.
7	1840 9 juin	Bourson			8 m. 1/2				id.	?	....	id.
8	— 9 mars	Béron, f.e Brunet	41					8e acc.t	id.	fréquents	....	id.
9	— 25 avril	Jacquin	20		8 mois				14	3	17	id.
10	1841 9 janv.	Morin	26				8 mois		3	nuls	3	id.
11	— 7 mai	Monin	21		6 mois				plus de 12	nuls	plus de 12	id.
12	— 26 mai	Blart	23			à terme			1	....	1	id.
13	1842 17 avril	Pommier	25				8 mois		plusieurs	»	»	id.
14	— 11 oct.	Hallier	23	couturière	7 mois				10	fréquents	?	id.
15	1843 10 janv.	Berg	17	id.		id.			nuls	11	11	id.
16	— 26 juin	Duprés	22	lingère		id.			»	1	1	id.
17	— 18 juill.	Malfroy	31	domestique	5 m. 1/2				25	nuls	25	siége
18	1845 22 déc.	Malfroy	33	id.			8 mois		plusieurs	plusieurs	?	sommet
19	1846 14 mars	Flahat	19	ouvrière	8 m. 1/2				11	26	37	id.
20	— 8 août	Molière, f.e Gudaval	38	blanchisseuse				4e acc.t	2	plusieurs	?	id.
21	— 1 oct.	Bleuzé, f.e Taquès	24	salineuse	7 mois				30	nuls	30	id.
22	— 7 oct.	Potel	22	cuisinière		id.			plusieurs	?	?	id.
23	— 22 oct.	Joséphine	33	lingère	7 mois				1	3	4	id.
24	— 26 oct.	Reine	23	brodeuse	7 m. 1/2				5	plusieurs	?	id.
25	— 17 nov.	Petit	17 1/2	fleuriste		id.			1	15	16	id.
26	1847 14 mai	Leroy	30	ouvrière	8 m. 1/2				5	»	5	id.
27	— 18 juin	Agremagne	16 1/4	domestique		id.			3	28	31	id.
28	— 13 nov.	Dumas (Gabrielle)	32	blanchisseuse				9e acc.t	plusieurs	plusieurs	?	id.
29	— 10 déc.	Frolicher	24	couturière	8 m. 1/2				15	10	25	id.
30	1848 8 mars	Clarice	25	ouvrière	8 m. 1/2				plusieurs	plusieurs	32	id.
31	— 13 avril	Meslin	20	fille de boutiq.		id.			nuls	20	20	id.
32	— 16 avril	Dubois	26	domestique		id.			1	1	2	id.
33	— 21 avril	Pearrot	23	id.	8 1/2 jum.				2	nuls	2	sommet
34	1849 5 janv.	Deslandes	21	id.		id.			plusieurs	»	?	id.
35	— 25 janv.	Dupierreux	29	modiste	6 mois				4	3	7	id.
36	— 14 févr.	Pignol	18	blanchisseuse		id.			plusieurs	»	?	id.
37	— 19 févr.	Richard, f.e Panard	25	domestique		id.			»	1	1	?
38	1850 5 déc.	Robert	22	couturière		id.			plusieurs	»	?	sommet
39	1851 15 déc.	Dufressine	19	brodeuse		id.			plus de 5	2	plus de 7	id.
40	1852 22 janv.	Lecroissy	20	passementière		id.			?	?	?	id.
41	1852 29 déc.	Martin	»		8 1/2 jum.				13	?	?	sommet
42	1853 12 mai	Ganier	24	journalière	8 mois				nuls	9	9	id.
43	— 30 mai	Langlois	23	lingère		id.			nuls	1	1	id.
44	— 7 sept.	Gay	19		8 m. 1/2				4	4	8	id.
45	1854 19 fév.	Fourtier	25	journalière			8 mois		95	?	95	id.
46	— 6 sept.	Simonin	20	domestique		id.			1	»	1	id.
47	1855 14 mars	Aubry	22	blanchisseuse	7 mois				»	»	?	id.
48	— 13 mai	Sauvagnat	19	couturière	5 mois				plus de 9	1	plus de 10	siége
49	— 11 nov.	Prénats	18	id.		id.			»	4	4	sommet
50	— 4 déc.	Jourdeuil	22	domestique	8 mois				3	8	11	id.
51	1857 2 avril	Rambout, f.e Dubreuil	43			id.			1	»	1	id.
52	— 4 juin	Jallat	32	lingère			av. terme jumeaux		2	2	4	siége tous deux
53	— 29 sept.	Gautier	27	couturière		id.			1	2	3	sommet
54	— 9 nov.	Marcel	22	id.	?	?		?	15	nuls	?	
55	— 26 déc.	Coispeau	20		8 mois				4	14	18	id.
56	1858 26 mai	Desvignes	28	blanchisseuse			8 m. jum.		9	nuls	9	?
57	— 25 août	Potier	21	couturière	8 m. 1/2				14	3	17	sommet
58	— 17 nov.	Hecklé	18	blanchisseuse	8 mois				20	....	20	id.
59	1859 7 janv.	Debey	24	coloriste		id.			4	2	6	id.
60	— 15 juin	D.	21		8 m. 1/2				5	nuls	5	id.
61	— 16 juin	R.	22	ouvrière	7 m. 1/2				9	nuls	9	id.
62	— 12 juill.	H.	16	fleuriste		id.			nuls	25	25	id.
63	1860 8 janv.	Chatelain-Toussaint	27		8 mois				26	»	26	....
64	— 20 janv.	Hugin	30	blanchisseuse			8 m. 1/2		nuls	46	46	....
65	— 6 avril	L. (Adèle)	23	couturière		id.			nuls	plusieurs	?	id.
66	— 5 juill.	Moissès	25	blanchisseuse	8 m. 1/2				fréquents	non-accouch.	?	id.
67	— 18 août	Dumas (Nathalie)	23	couturière		id.			20	1	2	id.
68	1861 8 févr.	Bourgeois, f.e Mullé	28	domestique	5 mois				»	14	14	id.

HOPITAL DES CLINIQUES DE LA FACULTÉ DE PARIS

1ᵉʳ JANVIER 1872

ACCOUCHEMENT spontané.	FORCEPS	TRAITEMENT				MÈRES.		ENFANTS		OBSERVATIONS.
		saignée.	sangsues.	chloroforme.	Calomel.	guéries.	mortes.	vivants.	morts.	
?	?	?	?	?	?	?	18 févr.	....	1	Observation incomplète que l'on ne peut pas retrouver [dans les registres de la maison.
....	1	500	20	»	»	20 juin	....	fille	....	Infiltrée.
1	»	»	»	»	»	....	24 mars	....	1625er	Infiltrée.
1	»	1	1	»	»	30 sept.	....	2560er	....	Id.
....	1	1	1	»	»	8 déc.	....	....	1560	
....	1	»	»	»	»	1	....	2250	....	Incisions sur le col de l'utérus.
1	1	1	1	»	»	19 avril	....	....	2500	Infiltrée.
....	1	»	»	»	»	22 mai	....	....	2155	Les 3 derniers accès se sont produits 12 h. après l'accouc.
1	»	500+250	»	»	»	18 janv.	....	2500	....	Infiltrée.
1	»	»	»	»	»	15 mai	....	....	680	
1	....	»	»	»	»	guérie	....	2500	....	
»	version	»	»	»	»	20 avril	....	petit	....	2 accouchements précédents spontanés sans éclampsie.
1	....	1	»	»	»	....	11 oct.	....	mort-né	Série d'accès d'heure en heure, 1 h. 1/2 après l'accouch.
1	....	»	»	»	»	....	18 janv.	faible	....	Éclampsie 1¼ d'heure après l'accouchement.
1	....	»	»	»	»	14 juill.	....	fort	....	Un accès 11 heures après l'accouchement.
1	....	»	»	»	»	....	2 sept.	....	mort-né	Éclampsie précédant et déterminant le travail.
1	....	»	16	»	»	....	26 déc.	2300	....	1 accouch. spontané à terme. Infiltration, vue obscurcie.
....	1	500+300	40	»	1	27 mars	....	2350	....	Infiltration des jambes.
....	1	500+300	30	»	1	....	7 sept.	3790	....	
....	1	500	40	»	»	11 oct.	....	?	?	Ventouses Junod. Incision sur le col.
....	1	»	»	»	»	29 oct.	....	....	3700	
....	1	»	»	»	»	....	23 oct.	....	2720	Rachitique bassin de 0,08. Affection organique du cœur.
1	....	1	»	»	»	....	11 nov.	2350	....	Infiltration des jambes et des cuisses. [Anasarque.
....	1	500	»	»	»	....	18 nov.	3200	....	
....	opération césarienne	»	»	»	»	....	19 mai	....	2590	Rachitique bassin de 0,035. Infiltrée.
....	1	400	14	»	»	....	21 juin	....	2550	Enfant mort pendant le 3e accès.
1	....	»	»	»	»	20 nov.	....	3000	....	8 accouchements spontanés à terme sans éclampsie.
....	1	2	»	»	»	3 févr.	....	....	1	Pas d'œdème.
....	1	»	»	»	»	....	9 mars	....	2750	Id.
1	....	500	»	»	»	20 avr.	....	2300	....	
1	....	1	»	»	»	19 avr.	....	2800	....	Infiltration des parties génitales depuis 8 jours.
....	forceps et versions	»	»	»	»	3 mai	....	1950	....	Incisions sur l'orifice.
....	....	....	....	....	....	....	....	2000	....	
....	1	500+250	1	1	»	....	19 janv.	....	3925	Œdème depuis 10 jours.
1	....	400	»	»	»	17 mars	....	....	600	Urines albumineuses. Infiltration.
1	....	»	»	»	»	....	20 févr.	3300	....	
1	....	»	»	»	»	25 févr.	....	3400	....	Un accès 2 jours après l'accouchement.
1	....	»	»	»	»	15 déc.	....	2620	....	
....	1	700+300	»	»	»	15 janv.	....	....	3020	
....	1	»	»	»	»	12 fév.	....	2520	....	
....	1	600+300	»	»	»	....	29 déc.	....	morts	Incisions sur l'orifice. Infiltration.
1	....	....	»	»	»	11 mai	....	....	2300	Œdème des membres inférieurs.
....	1	....	»	»	»	8 juin	....	2400	....	
1	....	....	»	»	»	....	8 sept.	fille	....	
....	1	»	»	»	»	26 févr.	....	....	....	
1	»	»	»	»	»	18 sept.	....	....	2300	
1	»	500	»	»	»	25 mars	....	....	mort	
1	....	120	1	»	»	....	14 mai	....	900	Albuminurie.
....	1	300	»	»	1	18 nov.	....	2850	....	Albuminurie. Pas d'œdème. Premier accès 6 h. après [l'accouchement.
....	1	300	»	»	1	20 déc.	....	2300	....	
....	....	....	»	»	»	16 avril	....	2900	....	3 jours en travail.
....	1	»	»	»	»	25 juin	....	....	970	Un premier accouchement accompagné d'éclampsie. Bassin vicié. Accouchement prématuré artificiel.
1	....	....	....	....	....	....	....	....	600	
....	....	»	»	»	»	11 oct.	....	3000	....	Reprise de la connaissance entre les accès. Urines légèrement albumineuses.
....	....	....	»	»	»	....	9 nov.	....	....	Morte enceinte.
....	1	1	»	»	»	17 janv.	....	2400	....	Manie puerpérale.
1	....	....	»	»	»	31 mai	....	....	2 filles	Pas d'infiltration.
....	1	....	»	»	»	21 sept.	....	....	....	Œdème des membres inférieurs.
....	1	500	»	1	»	....	18 nov.	....	mort-né	Chloroformisation pendant 14 heures.
1	....	300	»	»	»	....	morte	....	2600	Jambes infiltrées. Albuminurie.
1	....	500	24	»	1	23 juin	....	....	....	Albuminurie. Pas d'œdème.
1	....	500	32	»	»	30 juin	....	....	28 juin	Œdème des jambes, des mains, du visage et surtout des paupières. Albuminurie.
....	1	500	»	»	1	23 juill.	....	2850	....	Infiltrée. Albuminurie.
....	....	400	»	»	»	....	9 janv.	....	....	Morte enceinte.
1	....	500	1	»	»	....	21 janv.	vivant	....	Œdème, albuminurie, reins petits et congestionnés.
....	1	500	1	»	1	guérie	....	3500	....	Œdème. Céphalalgie.
....	....	1	»	»	»	....	5 juill.	....	2950	Saignée en ville. Morte, la tête au périné.
....	céphalotrip.	»	»	»	»	1er sept.	....	....	2950	Bassin de 7 cent. Jambes déformées. Albuminurie.
1	....	500	»	»	»	14 févr.	....	....	mort.	Premier accès 24 heures après l'accouchement. Œdème des jambes, face, mains, 3 ou 4 jours avant l'accouch.

N° d'ordre	Dates	Noms	Ages	Professions	PRIMIPARES avant terme	PRIMIPARES à terme	MULTIPARES avant terme	MULTIPARES à terme	ACCÈS avant l'accouchement	ACCÈS après l'accouchement	total	PRÉSENTATION et position
69	1861 6 sept.	Buteau, f° Guet.	»									
70	1862 4 juill.	Boucher.	»		8 m. 1/2				9	15	24	id.
71	— 1 sept.	Cavelier (Laurentine)	20	domestique.		à terme			plusieurs	plusieurs	16	id.
72	— 26 nov.	Burger (Victorine).	20	confectionn.	6 m. 1/2				»	2	2	id.
73	— 6 avril.	Lapalun (Célina).	21	couturière.	8 mois				7	1	8	sommet
74	— 19 déc.	Flammeng (Marie).	26	blanchisseuse			8 m. 1/2		incon	nus		id.
75	1863 1 janv.	Juillet f° Ouvrier.	30	tapissière.		id.				18	18	id.
76	— 30 avril.	Patermann (Joséph).	21	ouvrière	8 m. 1/2				9	1	10	id.
77	— 5 juin.	Carle (Héloïse).	18½	couturière.		id.			25	6	31	id.
78	— 23 juin.	F° Charles.	22	fleuriste.	6 mois				12	3	15	id.
79	— 24 août.	Pissinier (Irma).	22	modiste.	8 m. 1/2				incon	nus		id.
80	1864 24 sept.	Surgallé (Angéliq.).	35	polisseuse.	8 m. jum.				25	20	45	id.
81	— 31 oct.	Pages.	18	chapelière.	8 m. 3/4				8	»	8	2 somm.
82	— 23 nov.	Meillant.	30	concierge.						24	24	
83	— 30 nov.	Picquet.	28				7 m. 1/2	4e acc.	4	5	9	id.
84	1865 11 janv.	Parisset.	17	ouvrière.			7 mois	6e acc.	21		21	id.
85	— 1 févr.	Vaillant (Adèle).	25	id.		id.			15		15	id.
86	— 24 mai.	Colin (Marie).	21	corsetière.		id.			1	10	11	id.
87	— 8 juill.	Gailloin (Marie).	24	blanchisseuse.			7 mois		60	100?	160?	id.
88	— 3 août.	Maurice (Marie).	24	domestique.		id.		à terme	1		1	id.
89	1866 9 févr.	Waldenmayer.	28	journalière.		id.				1	1	id.
90	— 1 avril.	Rouget.	31	couturière.					8	4	12	id.
91	— 22 sept.	Berthaud.	30	id.	Inconnu		7 mois		plusieurs	nuls	»	id.
92	— 10 oct.	Grosbois.	31	domestique.					10	6	16	id.
93	— 27 déc.	Briant.	19	couturière.	8 mois		8 m. 1/2		8	13	21	id.
94	1867 23 janv.	Milet (Alexandrine)	23	lingère.	8 mois				22	6	28	id.
95	— 7 févr.	Boëdec.	»	cuisinière.					12	»	12	id.
96	— 14 févr.	Tissot (Henriette).	24	coloriste.		id.			8	»	8	id.
97	— 28 févr.	Fouquet (Marie).	23	passementière			8 mois		4	11	15	id.
98	— 4 mars.	Solteau.	42	concierge.		id.				2	2	id.
99	— 22 mars.	Pissard.	»	domestique.	inconnu			4e acc.	9	»	9	siège
100	— 7 avril.	Ferrand.	24	journalière.			id.		plus de 8	»	plus de 8	sommet
101	— 13 avril.	Buisson.	22	id.	8 mois				4	»	4	id.
102	— 28 mai.	Martin (Marie).	22	cuisinière.	8 mois					13	13	id.
103	— 10 nov.	Vargny.	20	lingère.		id.			32	10	42	siège
104	— 26 nov.	Humbert (Sophie).	30	couturière.			6 m. 1/2		39	5	44	sommet
105	1868 9 janv.	Bouillette.	34	id.			7 m. 1/2		20	1	21	siège
106	— 19 janv.	Tascher.	21	balayeuse.	6 mois				2	»	2	sommet
107	— 20 mars	Petit (Adèle).	34	»	6 m. 1/2				4	»	4	id.
108	— 31 mars	Thabouret (Mathilde)	26	ouvrière.	8 mois				plus de 1	1	plus de 2	id.
109	— 25 juill.	Cheret (Henriette).	21	passementière	7 m. 1/2				28	10	38	id.
110	1869 7 févr.	Delamme (Emma).	19	»	6 mois				15	24	39	id.
111	— 9 mars	Lacons f° Tison	18	blanchisseuse.	8 mois				24	»	24	id.
112	— 16 mai.	Delaporte.	38	»	7 mois				6	»	6	id.
113	— 28 juill.	Lurat (Léonie).	20	coloriste.	8 mois				15	»	15	id.
114	— 13 nov.	Voironque.	»		6 mois				17	7	24	id.
115	— 28 déc.	Thabouret (Mathilde)	27	journalière.			6 mois		49	»	49	id.
116	1870 8 janv.	Ledoux.	»	papetière.		id.			13	1	14	siège
116									15		15	sommet
117	— 15 fév.	Gouzy, née Fort.	20	marchande.	7 mois				29		29	id.
118	— 5 juin.	Lefèvre f° Rouchot	24	couturière.		id.			7		7	id.
119	— 21 juin.	Vacheux.	23	blanchisseuse.			7 mois		20		20	id.
120	— 9 mai.	Richard.	21	couturière.	8 m. 1/2				11		11	id.
121	— 13 juill.	Vergnolle f° Mignoton	18	id.		id.			10		10	id.
122	— 2 août.	Mougenet.	19	id.		id.			1	3	4	id.
123	— 29 oct.	Rouzan f° Gallay.	28	cuisinière.		id.			4	4	8	id.
124	— 23 nov.	Malveau.	»	domestique.	8 mois				14	5	19	id.
125	— 4 déc.	Schmitt f° Gouppier.	18	ouvrière.	8 m. 1/2				13	37	50	id.
126	1871 3 mars	Chanonier.	26	domestique.	8 mois						21	id.
127	— 23 mars	Croizier.	25			id.			?	2	2	id.
128	— 6 avril.	Dubois-Moreau.	22	couturière.	8 m. 1/2				19		19	id.
129	— 10 mai.	Evezard (Rose).	19	cuisinière.		id.			5	2	7	id.
130	— 23 août.	Rebain f° Caille.	26	domestique.		id.			3	4	7	id.
131	— 26 août.	Béruzier.	35	blanchisseuse.		id.			3	4	7	id.
132	— 4 nov.	Bouquerod.	27	couturière.			7 mois		»	5	»	id.
133	— 23 nov.	Boulet f° Crepin.	27	blanchisseuse.				à terme	»	5	5	id.
133						id.			6	«	6	face

[illegible]	FORCEPS	TRAITEMENT				MÈRES		ENFANTS		OBSERVATIONS.
		saignée.	sangsues.	chloroforme.	calomel.	guéries.	mortes.	vivants.	morts	
. .	1	. . . . .	»	»	»	. . . . .	10 sept.	3000	. . . .	
. .	1	. . . . .	»	»	»	. . . . .	4 juill.	. . . .	2800	Infiltrat. considér. idiote, épileptique, maladies des seins.
	»	500	»	»	»	10 nov.	. . . . .	garçon	. . . .	Pas d'infiltration.
	. . . .	»	»	»	»	20 déc.	. . . . .	. . . .	1220	Hydro amnios depuis le 24 nov., cystite, hématurie, œdème du bas-ventre et des jambes.
	. . . .	»	»	»	»	. . . . .	10 avril	1800	. . . .	Infiltration générale.
	. . . .	. . . . .	»	100	»	. . . . .	24 déc.	1	. . . .	Œdème. Eclampsie 10 h. après l'accouchement. Ecchymose de la paupière supérieure.
. .	1	400	»	»	»	11 janv.	. . . . .	2700	. . . .	Albuminurie. Pas d'œdème.
	. . . .	400+500	12	»	1	. . . . .	1 mai	. . . .	2270	Peu d'œdème aux malléoles. Urines rares. Albuminurie.
	. . . .	400+500	»	»	1	. . . . .	15 juin	1	. . . .	Infiltrée depuis 5 jours. Injection superficielle du cerveau.
	. . . .	»	»	»	»	6 juill.	. . . . .	. . . .	1100	[Gangrène utérine.
. .	1	500	»	»	1	. . . . .	24 août	. . . .	2150	Pas d'œdème. Albuminurie. Incisions sur l'orifice. Accès trop nombreux pour être comptés.
. .	. . . .	»	»	»	»	31 oct.	. . . . .	2350 2100	. . . .	Infiltration complète des membres inférieurs. Urines légèrement albumineuses.
	. . . .	500	20	»	1	10 nov.	. . . . .	600	. . . .	Urine essayée par la chaleur et l'acide nitrique ne ren-
	. . . .	»	»	»	»	2 déc.	. . . . .	. . . .	1500	[fermait pas d'albumine.
	. . . .	»	»	»	»	8 déc.	. . . . .	. . . .	1000	
. .	1	500	»	»	»	. . . . .	27 janv	4100	. . . .	Urines albumineuses.
. .	céphalotrip.	500	»	»	»	26 févr.	. . . . .	. . . .	2930	Bassin vicié. Pas d'albumine dans l'urine. Léger œdème des jambes.
. .	forceps	600	»	»	»	[.	25 mai	1650	. . . .	2 attaq. d'éclampsie au mois d'avant, ni œdème ni alb.
	. . . .	400	»	»	»	16 juill.	. . . . .	3000	. . . .	Œdème de la jambe droite.
	. . . .	»	»	»	»	14 août	. . . . .	2580	. . . .	
	. . . .	500	»	»	»	19 févr.	. . . . .	. . . .	3300	Infiltration des jambes.
	. . . .	. . . . .	»	»	»	11 avril	. . . . .	1410	. . . .	
. . .	1	500+500	16	»	»	22 oct.	. . . . .	. . . .	2550	Urines très-foncées, albumineuses, pas d'œdème.
. . .	1	500	»	»	»	. . . . .	11 oct.	2750	. . . .	Œdème des jambes. Albuminurie.
	. . . .	500+500	16	»	»	. . . . .	8 janv.	. . . .	2100	Albuminurie.
	. . . .	500	»	»	»	4 févr.	. . . . .	2000	. . . .	Œdème consid. remontant jusqu'à la paroi abdominale
1	. . . .	600	»	»	»	. . . . .	22 févr.	. . . .	3300	Œdème des jambes. Albuminurie. Pneumonie double. In-
1	. . . .	500	»	»	»	24 févr.	. . . . .	. . . .	2000	Albuminurie. Infiltration. [fection purulente.
1	. . . .	»	»	»	»	8 avril	. . . . .	2700	. . . .	2 accès un mois après l'accouchement, précédés de céphalalgie et de troubles dans la vue.
1	. . . .	350+500	»	»	»	. . . . .	21 mars	2200	. . . .	Albuminurie sans œdème. Tuberculeuse.
1	. . . .	. . . . .	»	»	»	8 avril	. . . . .	. . . .	1090	Hémorrhagie proven. de la section de l'artère linguale.
1	. . . .	500	»	»	»	. . . . .	9 avril	2800	. . . .	A l'autopsie, hémorrhagie cérébrale.
1	. . . .	»	»	»	»	29 avril	. . . . .	. . . .	1900	Accès après l'accouchement.
1	. . . .	3 fois 500	»	1	»	. . . . .	29 mai	. . . .	1910	Infiltration, emploi du chloroforme depuis 10 h. du mat. le 27. Il détermine des vomissements.
1	. . . .	3 fois 500	»	»	1	. . . . .	18 nov.	. . . .	3195	Œdème. Pas d'alb. si ce n'est après les attaq. et en petite quantité. Epileptique. Gangrène utérine. Reins sains pas même congestionnés.
1	. . . .	500	»	»	»	. . . . .	6 déc,	1875	. . . .	Œdème de la jambe droite. Albuminurie.
. . . .	1	. . . . .	»	»	»	27 janv.	. . . . .	1990	. . . .	Œdème. Albuminurie.
1	. . . .	600	12	»	»	3 févr.	. . . . .	. . . .	. . . .	Peu d'œdème. Albuminurie. Part sans être accouchée, mais l'enfant mort.
1	. . . .	500	»	»	»	. . . . .	21 mars	1510	. . . .	Urines très-foncées. Albuminurie. Œdème généralisé. Hémorrhagie cérébrale. Reins altérés. Poumons congest.
1	. . . .	500+500	12	»	1	13 avril	. . . . .	. . . .	2670	Albuminurie.
1	. . . .	500+500	10	»	»	. . . . .	26 juill.	. . . .	2685	Infiltration.
1	. . . .	500+500	»	»	»	18 févr.	. . . . .	. . . .	1000	Infiltration. Albuminurie.
1	. . . .	200+500	»	»	»	20 mars	. . . . .	2360	. . . .	
1	. . . .	600+500	16	»	»	23 mai	. . . . .	. . . .	1620	
1	. . . .	500	»	»	»	. . . . .	31 juill.	. . . .	2300	
. . . .	. . . .	700	»	»	»	. . . . .	13 nov.	. . . .	. . . .	
1	. . . .	500	»	»	»	9 janv.	. . . . .	. . . .	900	Albuminurie.
. . . .	1	500+400	»	»	1	29 janv.	. . . . .	4200	. . . .	Albuminurie. Douleur épigastrique, troubles dans la vue, céphalalgie, hémorrhagie par l'oreille.
1	. . . .	200 300 500	»	»	»	1 mars	. . . . .	. . . .	1950	Albuminurie.
. . . .	1	200	»	»	»	19 juin	. . . . .	. . . .	3380	Rachitique. Albuminurie.
1	. . . .	600	»	»	»	7 juill.	. . . . .	. . . .	1750	Albuminurie.
. . . .	1	500	»	»	»	22 mai	. . . . .	. . . .	2480	Enfant né vivant, a vécu 4 jours.
. . . .	1	600	»	»	»	25 juill.	. . . . .	. . . .	2480	Céphalalgie. Infiltration. Albuminurie.
. . . .	1	500	»	»	»	13 avr.	. . . . .	3420	. . . .	Pas d'infiltration, ni d'albumine dans l'urine.
. . . .	1	500	»	»	»	. . . . .	29 oct.	. . . .	2320	Hydrocéphale. Crâniotomie. Albumine dans l'urine.
1	. . . .	500+500	»	»	1	. . . . .	30 nov.	. . . .	1970	Albuminurie. Œdème généralisé.
1	. . . .	500+500	4	1	»	. . . . .	6 déc.	. . . .	2750	Pas d'albumine.
1	. . . .	500+500	»	»	»	. . . . .	8 avril	. . . .	2370	Décédée 1 mois et 6 jours après l'éclampsie.
. . . .	cephalotrip.	. . . . .	»	»	»	. . . . .	26 mars	. . . .	2820	Céphalotripsie. Pas d'infiltration.
1	. . . .	500	»	»	»	16 avril	. . . . .	2040	. . . .	Infiltration.
. . . .	1	. . . . .	»	»	»	1 juin	. . . . .	1750	. . . .	
. . . .	1	600	»	»	»	7 sept.	. . . . .	3150	. . . .	Albuminurie.
1	. . . .	600	»	»	»	. . . . .	30 août	. . . .	1740	Infiltration, albuminurie (accès convulsifs incomplets
1	. . . .	500	»	»	»	12 nov.	. . . . .	2720	. . . .	[très rapprochés et qu'on ne peut compter).
1	. . . .	500	»	»	»	4 déc.	. . . . .	2950	. . . .	Infiltration. Enfant mort 15 j. après sa naissance.

Les auteurs anciens, considérant l'éclampsie comme un symptôme de la congestion cérébrale, admettaient que les femmes de tempérament sanguin, pléthorique, étaient plus sujettes à la maladie. M. le professeur Dubois, au contraire, croyait que les femmes anémiques y étaient plus exposées. C'est également mon opinion, et je la base sur le grand nombre de faits qu'il m'a été donné d'observer : peut-être pourrons-nous même rapprocher cette manière de voir des idées que nous aurons à exprimer en parlant de la nature de la maladie. Suivant M. le professeur Dubois, la violence des douleurs serait une cause occasionnelle ; cela est si vrai, dit-il, que chez les sujets qui ont déjà eu des convulsions éclamptiques, celles-ci sont souvent réveillées par l'application du forceps et même par la simple introduction du doigt. Tout en reconnaissant qu'il y a du vrai dans cette opinion de mon savant maître, je crois qu'il l'a un peuexagérée, et je pense qu'il faut distinguer l'influence que la douleur exerce sur l'apparition de la première attaque ou sur les attaques subséquentes. Mais ce qui n'est pas contestable, c'est le rôle que jouent les excitations et les irritations intempestives portées sur le col utérin, soit avec les instruments, soit avec le doigt, soit par l'intermédiaire de la tête fœtale fortement appliquée sur l'orifice, une fois que la maladie est déclarée ; du reste, nous aurons l'occasion de revenir sur cette proposition quand nous examinerons certains modes de traitement qui ont été préconisés et qui comptent encore quelques partisans.

Les émotions morales, vives et subites ont également pris rang parmi les causes de l'éclampsie. Vous trouverez, en effet, un certain nombre d'observations dans lesquelles le début de la maladie semble avoir coïncidé avec une violente contrariété, un grand chagrin. Quelle importance faut-il attacher à cette cause ? Le plus souvent, les malades atteintes d'éclampsie à la suite d'une émotion morale, présentaient préalablement tous les signes précurseurs que nous avons déjà énumérés ; aussi est-il permis de supposer que la maladie aurait sans doute éclaté, même en l'absence de ces émotions. Toutefois, on peut très-bien admettre que des femmes qui sont déjà sous l'imminence de l'affection convulsive, doivent ressentir beaucoup plus vivement les effets des émotions morales, qui en toute autre circonstance passeraient inaperçus. Je citerai encore, pour ne rien oublier, l'excessive distension de l'utérus, soit par le fait d'une grossesse gémellaire, soit par celui d'une hydropisie de l'amnios ; vous verrez, dans le tableau dont je vous ai déjà parlé, combien l'éclampsie est rare dans ces cas-là, et vous comprendrez alors pourquoi je n'ajoute pas plus d'importance à l'influence de cette cause.

Telles sont, Messieurs, les causes citées par les auteurs qui ont écrit sur ce sujet ; comme je vous le disais au commencement, elles n'ont qu'une très-faible valeur : qu'une femme primipare, lymphatique, soit plus exposée à ces attaques éclamptiques que sa voisine, qui au contraire est multipare et de constitution pléthorique, je l'accorde ; mais ce n'est là qu'une prédisposition qui ne s'adresse encore qu'à un très-petit nombre de femmes, et qui ne peut être considérée comme la cause réelle de l'éclampsie. A mesure que nous avancerons dans l'étude de la maladie, vous verrez du reste, Messieurs, de quelle obscurité elle est encore entourée au point de vue étiologique.

DIX-HUITIÈME LEÇON

DE L'ÉCLAMPSIE.

Anatomie pathologique. — Nature de la maladie.

Messieurs,

Je vous disais, dans une de nos dernières réunions, que les faits ne nous manqueraient pas pour compléter l'histoire de l'éclampsie. En effet, j'ai reçu une autre malade venue de la ville et que vous avez pu voir couchée au numéro 11. La malheureuse n'a pas séjourné longtemps dans notre établissement; vingt-quatre heures après son entrée elle succombait; j'ai pu vous dire quelques mots à son sujet dans ma dernière clinique, mais aujourd'hui l'autopsie a été faite; des lésions graves ont été rencontrées, et c'est à propos de ce cas intéressant que je désire vous entretenir de l'anatomie pathologique de l'éclampsie, ce qui doit logiquement nous conduire à la détermination de la nature de la maladie. Prenons d'abord pour point de départ les altérations offertes par cette malade de mon service.

Le cerveau que je vous présente est fortement congestionné sur toute la surface des hémisphères. En les incisant, vous pouvez remarquer deux énormes caillots placés au centre de chacun d'eux. Les reins sont profondément altérés et l'un d'eux est même légèrement diminué de volume, enfin les poumons présentent les signes d'une congestion très-intense.

Telles sont les lésions principales qui ont été rencontrées à l'ouverture du cadavre de cette malade; j'ajouterai que à part les hémorrhagies centrales, ce sont là les désordres que l'on observe généralement chez les femmes qui succombent, soit pendant un accès, soit pendant la période comateuse qui lui succède.

Quelque soin que l'on ait pris pour découvrir dans l'organisme une lésion constante qui puisse expliquer les désordres nerveux observés dans l'éclampsie, on n'est pas arrivé jusqu'ici à un résultat satisfaisant: ainsi tantôt on trouve de la sérosité dans la cavité arachnoïdienne et dans les ventricules, tantôt une congestion de la substance cérébrale qui peut être saine ou altérée, un léger piqueté de la surface des hémisphères ou seulement de l'un d'eux, quelquefois même d'une portion assez restreinte soit à gauche, soit à droite. Les vastes foyers apoplectiques qu'on a rencontrés chez notre malade sont un fait assez rare, quoique ce ne soit pas la première fois qu'un cas semblable se présente à mon observation. Targioni et Madame Lachapelle citent des exemples semblables chez des femmes qui avaient accouché pendant les convulsions. On voit également de temps en temps le sang répandu en nappe à la surface du cerveau au lieu de s'être réuni en foyer comme dans le cas qui nous occupe.

Le bulbe, la protubérance, la moelle épinière, ne présentent non plus aucune lésion importante ; parfois ces parties semblent hypérémiées comme le reste de l'axe cérébro-spinal, mais là s'arrêtent les changements apportés par la maladie. Ils sont plutôt le résultat d'un raptus sanguin vers le cerveau à la suite des accès épileptiformes, que la cause même de ces accès, les poumons sont très-souvent congestionnés et œdématiés. Il ne me paraît pas douteux que cet état ne soit sous la dépendance des accès.

La stase du sang dans ces organes pendant les convulsions explique cet œdème dont on a placé le point de départ dans la diathèse séreuse que quelques auteurs font toujours intervenir. Delman a également signalé l'existence de sérosité dans la plèvre, et Boër, d'emphysème pulmonaire qu'il regarde comme fréquent. Mais depuis la découverte de l'albumine dans l'urine des éclamptiques, ce fut principalement vers les reins que les recherches des anatomo-pathologistes furent dirigées.

Les doctrines allemandes et anglaises, accueillies avec faveur par quelques médecins en France, firent que l'on voulut, quand même, trouver des lésions dans les glandes rénales ; et la passion se mêlant au débat, on en vint à repousser les observations d'hommes consciencieux qui avaient déclaré n'avoir remarqué, du côté de l'organe uropoétique, aucune altération importante.

En effet, Messieurs, rien n'est plus variable que les lésions des reins chez les éclamptiques, et s'il est vrai que dans la majorité des cas on constate de l'hypérémie, une desquamation de l'épithélium des tubelli et des exsudats albumino-fibrineux entraînés dans l'urine, il est rare de rencontrer, comme dans le cas que je vous présente aujourd'hui, une des glandes rénales atrophiée, d'une coloration jaunâtre avec une altération graisseuse de ses éléments.

J'ai fait par moi-même de nombreuses autopsies de femmes ayant succombé à la suite de l'éclampsie et je puis affirmer que, dans la plupart des cas, les lésions rénales étaient très-superficielles ; quelquefois même elles n'existaient pas, et je ne suis pas le seul de cet avis.

M. P. Dubois, qui s'est toujours beaucoup préoccupé de la nature de l'éclampsie, n'a jamais compris la liaison intime que certains auteurs cherchaient à établir entre l'albuminurie et l'éclampsie, parce que les lésions de l'organe uropoétique ne lui ont presque jamais paru celles de la maladie de Bright ; MM. Régnault et Devilliers, M. Blot partagent la même manière de voir.

Il est facile de dire à un observateur qu'il a mal cherché, qu'il ne s'est pas entouré des précautions et des instruments convenables pour découvrir une lésion, lorsqu'on n'a plus sous la main les pièces anatomiques qui prouvent que les recherches avaient été bien faites et qu'il est impossible de découvrir une lésion là où elle n'existe pas. Nous aurons du reste l'occasion de faire encore des autopsies d'éclamptiques et vous verrez, Messieurs, combien est exagérée l'opinion de ceux qui veulent à tout prix mettre l'éclampsie sous la dépendance de la maladie de Bright.

Vous voyez qu'en résumé, l'anatomie pathologique de l'éclampsie se réduit à peu de chose. Congestion cérébrale, pulmonaire, rénale, etc. ; voici les faits les plus saillants, et si l'on en rapproche les symptômes offerts soit avant le début des accidents nerveux, soit après, tels que céphalalgie, albuminurie, anasarque, etc., on trouve l'ensemble des arguments sur lesquels ont été étayées presque toutes les opinions émises sur la nature de la maladie qui nous occupe et que nous allons maintenant discuter.

Elles peuvent se rapporter aux quatre divisions suivantes :

1° L'éclampsie est causée par la congestion cérébrale.

2° L'éclampsie est une névrose.

3° L'éclampsie est le résultat de la lésion rénale.

4° L'éclampsie est le résultat d'une altération du sang.

L'éclampsie est causée par la congestion cérébrale. Cette manière d'interpréter les accidents convulsifs est la plus ancienne de toutes ; ainsi Mauriceau admettait qu'il se portait au cerveau une grande quantité de sang trop échauffé, et Levret, que les convulsions peuvent être occasionnées par la pléthore. Cependant ces deux auteurs admettent également qu'on a vu l'éclampsie à la suite d'une grande perte de sang ou d'un état général d'inanition.

Les connaissances de l'époque ne leur permettaient guère de résoudre une question si difficile qui n'est pas encore jugée, malgré les progrès de la science et de l'anatomie pathologique en particulier. Plus affirmatif, Broussais n'hésite pas à déclarer que l'éclampsie est le résultat de l'hypérémie cérébrale, mais depuis cette époque les auteurs n'ont pas suivi la voie tracée par l'auteur de la médecine physiologique. Ce n'est pas à dire que cette opinion ait été complétement abandonnée, car M. Blot, dans sa thèse inaugurable sur l'albuminurie gravidique, déclare que ces deux états, l'éclampsie et l'albuminurie, qui peuvent être quelquefois concomitants, marchent parallèlement sous l'influence d'une même cause, une congestion sanguine portant à la fois sur l'axe cérébrospinal et sur les reins.

Nous avons vu précédemment que l'on trouvait souvent dans les autopsies les traces d'une violente congestion cérébrale, quelquefois des foyers apoplectiques dans la substance du cerveau et même du ramollissement. Mais cela est loin d'être constant, et de plus tout porte à croire que les phénomènes congestifs suivent plutôt qu'ils ne précèdent les accès éclamptiques. Si l'on tient compte des désordres qui succèdent aux accès, face turgescente, respiration stertoreuse, plus tard résolution complète, ne reconnaît-on pas les symptômes de l'hypérémie cérébrale ? En suivant les phases de l'accès, on comprend qu'il doit en être ainsi, puisque les muscles cervicaux fortement contracturés suspendent la respiration, et le retour du sang de la tête vers le cœur. D'un autre côté, y a-t-il analogie entre les phénomènes de l'éclampsie et ceux de la congestion du cerveau ou même de de l'hypérémie rachidienne ? Nous allons voir qu'il n'en est rien.

Dans la congestion cérébrale, les malades ont l'intelligence plus ou moins obtuse, ils sont somnolents, engourdis, ont une démarche incertaine par suite des vertiges qu'ils éprouvent, la parole est embarrassée ; cela se voit chez ceux qui ont des prodromes, qui sont menacés de congestion ; mais chez ceux qui, tout à coup, envahis par cet état pathologique, tombent privés de sentiment et de mouvement, les membres inertes, la respiration stertoreuse, on ne rencontre pas ces mouvements désordonnés de l'accès éclamptique, on n'y reconnaît pas les phases que nous avons décrites, et s'il y a analogie entre la période de coma et l'état des malades frappés de congestion cérébrale, rien n'est plus naturel, puisqu'il y a alors, comme nous le disions plus haut, un raptus considérable du sang vers le cerveau, une véritable hypérémie cérébrale succédant à l'accès. Souvent même au lieu de cette résolution de tous les muscles, on observe une paralysie partielle de tout un côté du corps, d'un seul membre, la perte d'une seule faculté sensoriale ; voit-on des faits semblables se produire dans l'éclampsie ? Jamais ; l'hémorrhagie cérébrale ne saurait être mieux invoquée que la congestion, et de plus on ne trouve que très-rarement à l'autopsie des foyers apoplectiques comme ceux que je vous présente aujourd'hui, et même on ne rencontre pas toujours les traces de congestion chez des femmes qui ont cependant succombé pendant les accès éclamptiques.

En résumé, la congestion cérébrale est caractérisée, d'une façon générale, par une paralysie du sentiment et du mouvement coïncidant presque toujours avec la diminution ou l'abolition des facultés intel·lectuelles. Dans l'éclampsie, on remarque au contraire trois périodes bien distinctes dans la forme la plus pure. D'abord une série de pro-dromes qui ont à la vérité une certaine analogie avec ceux de l'hypéré-mie cérébrale, puis la période d'accès qui appartient en propre à l'éclampsie, enfin la période comateuse qui doit ressembler et qui ressemble en effet à ce que l'on voit dans la congestion du cerveau.

Cette théorie de l'hypérémie cérébrale s'appuie donc sur ces deux faits : 1° les prodromes de l'éclampsie peuvent se comparer à ceux de la congestion ; 2° l'état des malades après l'accès ressemble parfaitement à celui des individus frappés de congestion. Nous avons démontré que cette deuxième proposition était très-juste, puisque l'accès éclamptique détermine le raptus sanguin vers le cerveau, mais cette théorie n'explique en aucune façon les phénomènes de l'accès éclamptique, et, quant aux prodromes, nous verrons plus loin si on ne peut pas les considérer comme le résultat d'un autre état pathologique que la congestion cérébrale.

Pour terminer l'examen de l'opinion qui nous occupe, je n'ai que quelques mots à dire sur la congestion rachidienne. D'abord l'anatomie pathologique ne nous apprend que peu de chose à cet égard. Les lésions déjà rares que l'on rencontre dans la boîte crânienne ne se voient pas dans le canal rachidien. Quelquefois on trouve un peu de sérosité, mais pas de lésion directe de la tige nerveuse ; les vaisseaux ne m'ont jamais paru injectés au point de caractériser une véritable congestion.

A la vérité, il est bon de dire que l'on connaît encore assez mal les désordres qui pourraient résulter d'une congestion rachidienne, et si quelques auteurs, comme Olivier d'Angers, ont pu rattacher à cet état certaines paralysies, certains mouvements épileptiques et tétaniques, il est juste d'ajouter que leur manière de voir ne s'appuie pas sur le résultat d'examens microscopiques. Ce n'est que par analogie avec la congestion cérébrale que l'on a fait de l'hypérémie rachidienne le point de départ de semblables accidents ; mais la science a besoin d'être éclairée à ce sujet, et la variété même des symptômes attribués à la congestion de la moelle indique suffisamment le vague qui règne sous ce rapport dans nos connaissances actuelles.

En résumé, pour émettre une opinion à peu près satisfaisante, il faudrait supposer d'abord une congestion de l'axe cérébro-spinal ; nous avons vu en effet que l'hypérémie cérébrale pouvait expliquer les prodromes de l'attaque et ses suites ; la congestion rachidienne viendrait donner à son tour l'explication des désordres et des phénomènes de l'accès proprement dit. Malheureusement, d'une part les lésions sont loin d'être constantes, celles de la moelle sont inconnues, et si l'on connaît assez bien les symptômes de la congestion cérébrale bénigne et grave, tout est à voir dans l'histoire de l'hypérémie rachidienne : c'est pour ces motifs que je crois devoir rejeter une opinion qui n'est basée que sur des hypothèses.

2° *L'éclampsie est une névrose.*

Vous savez, Messieurs, tout ce qu'offre de vague à l'esprit ce mot *névrose*, et l'existence d'une maladie caractérisée par des désordres de l'intelligence, de la sensibilité et de la motilité, sans aucune lésion matérielle appréciable. Cependant c'était l'opinion de mon maître M. P. Dubois, et il faut bien le dire, c'est peut-être encore aujourd'hui la théorie la plus acceptable à propos de la nature de l'affection qui nous occupe.

M. Dubois, d'ailleurs, n'a pas été le premier à considérer l'éclampsie comme une névrose. Plusieurs auteurs du siècle dernier la rangeaient dans cette classe générale peu connue, mal décrite, qu'ils nommaient *maladie hystérique* ou *vaporeuse.*

Baudelocque neveu, dans sa thèse de 1822, disait que l'éclampsie était de nature hystérique et épileptique; Mme Lachapelle est du même avis et confond même l'épilepsie avec l'éclampsie dans certaines observations de femmes qui, suivant elle, n'auraient été épileptiques que pendant la grossesse.

M. Jacquemier, en 1846, suit le même ordre d'idées lorsqu'il donne cette définition de la maladie: L'éclampsie paraît être à l'épilepsie ce que l'état aigu est à l'état subaigu dans la même maladie. A cette époque, les travaux de Rayer sur les maladies des reins modifièrent l'opinion des auteurs qui écrivirent depuis sur ce sujet, et nous voyons la néphrite albumineuse dominer la pathogénie de l'éclampsie; M. Dubois seul, après de nombreuses recherches, conserva l'ancienne manière de voir et sans confondre ces trois états morbides, l'hystérie, l'épilepsie et l'éclampsie, il professa jusqu'en 1861, dans cet amphithéâtre, que les convulsions des femmes grosses devaient être rangées parmi les névroses.

Certaines raisons que je vais vous faire connaître ne me permettent pas de partager sur ce sujet les idées de mon savant maître. Les points de ressemblance évidents qui rapprochent l'accès éclamptique de l'accès épileptique semblent dominer la théorie de la névrose et lui donner quelque apparence de raison. A la vérité, nul ne songe à rejeter l'épilepsie hors de la classe où elle est rangée. Mais peut-on expliquer aussi bien les symptômes de l'éclampsie par cet état nerveux comme on le fait pour l'épilepsie?

Il m'a toujours paru établi qu'une névrose excluait l'idée d'un état aigu; il semble que le caractère propre de ces sortes de maladies soit d'abord la chronicité; cependant, il y a entre l'éclampsie et l'épilepsie des caractères communs qui nous portent, presque malgré nous à les rapprocher; il y a des prodromes dans l'un et l'autre cas, à la vérité, beaucoup plus rares dans l'épilepsie; néanmoins, ces vertiges et ces éblouissements, ces troubles de la vue et de l'ouïe, ces douleurs à l'épigastre, etc., ne peuvent-ils pas, à la rigueur, être comparés à l'*aura epileptica*? l'accès lui-même, à très-peu de chose près, est identique; le coma diffère peu; enfin, dans l'une comme dans l'autre de ces maladies, il n'y a pas, à l'autopsie, de lésions constantes, auxquelles on puisse rapporter le point de départ, le début des accidents; mais autant l'épilepsie est incurable, autant il est commun de voir l'état convulsif cesser, disparaître et guérir définitivement. Les femmes qui meurent succombent, presque toujours, non pas pendant la période convulsive, mais aux suites des lésions qui en sont la conséquence : congestion cérébrale, congestion pulmonaire, ruptures, hémorrhagies, etc., ou à des maladies puerpérales subséquentes.

Si l'on admettait cet état aigu pour l'épilepsie, pourquoi ne le rencontrerait-on que chez les femmes et point chez l'homme qui, lui aussi, présente cette maladie à l'état chronique et, de plus, pourquoi même chez la femme cet état aigu serait-il réservé à la période puerpérale? N'est-on pas conduit naturellement à se demander ce qu'il peut y avoir chez la femme à un pareil moment qui la prédispose à un tel accident? En un mot, quel changement se passe dans son organisme, pendant la gestation et les suites des couches, que l'on puisse invoquer comme cause de l'éclampsie?

Il faut bien le dire, cette classe générale des névroses dites essentielles est le grand désidératum de la science ; ce n'est qu'à regret que nous nous résignons à considérer ces maladies comme pouvant exister sans lésions matérielles ; aussi les pathologistes qui se sont occupés spécialement des névroses, ont-ils cherché à localiser dans un nerf, dans un groupe de nerfs appartenant à la même région ou au même organe, le point de départ de l'éclampsie. M. Axenfeld invoque l'irritation des nerfs de l'utérus ou de la cavité pelvienne par l'accroissement exagéré de la matrice ou l'action de la parturition. De là, l'explication de l'éclampsie chez les primipares, chez les femmes dont le bassin est rétréci, chez celles qui ont un vice de conformation des organes génitaux, une rigidité excessive des parties molles, une hydropisie de l'amnios, etc., etc., c'est-à-dire toutes les causes de dystocie. Mais alors, pourquoi toutes les primipares ne sont-elles pas éclamptiques, puisque, chez toutes, l'utérus prend pour la première fois un volume considérable? Pourquoi toutes les rachitiques n'ont-elles pas des attaques d'éclampsie? Nous avons déjà vu que cette dernière cause est plus rare que l'on ne le croit généralement. Que tous ces états soient considérés comme prédisposant à l'éclampsie, je le veux bien, mais il faut encore qu'autre chose vienne s'y ajouter pour provoquer les convulsions. Or, c'est cette autre chose que je cherche dans cette théorie et que je ne rencontre pas ; et puis, comment expliquer l'éclampsie qui se déclare pendant les suites de couches, alors qu'on ne saurait invoquer l'irritation des nerfs de l'utérus? Si l'opinion de Marshall-Hall est justement établie, sa théorie, basée sur la congestion cérébrale, tombe immédiatement, puisque cet auteur prétend qu'aucune lésion du cerveau ou du cervelet ne peut donner naissance à des convulsions si la moelle épinière reste indemne d'excitation ; aussi Tyler Smith considère-t-il les convulsions comme produites par une irritation réflexe de la moelle au moyen des nerfs propres de l'utérus; je dirai de.cette manière de voir ce que j'exprimais tout à l'heure à propos de la théorie de M. Axenfeld.

Je ne vois pas quelle peut être la cause de l'irritation des nerfs de l'utérus, quand je me souviens que l'éclampsie peut se développer avant le début du travail de l'accouchement, et même pendant les suites de couche. On [a fait, dans ces temps derniers, des expériences très-intéressantes sur le pouvoir réflexe; mais chaque fois que l'on a produit des mouvements convulsifs, ils étaient partiels et non pas généraux; en outre, dans les cas où l'on est arrivé à un pareil résultat, on connaît le point de départ, on peut localiser l'irritation sur tel ou tel point de l'organisme; en est-il de même de l'éclampsie? Quelle est cette prétendue irritation des nerfs de la matrice? toutes les femmes ne sont-elles pas dans une situation à peu près pareille? Le travail de l'accouchement produit, chez le plus grand nombre, des douleurs très-vives; on excite directement le col chez celles qui sont soumises à l'accouchement prématuré artificiel, et, cependant, est-il commun de donner naissance à des accès éclampuques? Ce n'est donc pas dans l'utérus qu'il faut chercher la cause première de cet accident, car, si parfois on remarque des convulsions succédant à une douleur très-vive, combien de fois, dans d'autres circonstances, voit-on la maladie se développer avant le début du travail, ou même après la délivrance?

On a bien encore parlé de l'accumulation des matières dans le rectum, de corps étrangers dans l'intestin, d'helminthes, d'émotions morales vives, etc. Mais je ne m'étendrai pas sur ce point. Je ne pense pas que de simples phénomènes sympathiques puissent être invoqués dans la pathogénie de l'éclampsie, et je rejette aussi bien la névrose par action réflexe sur l'axe cérébro-spinal que la névrose essentielle à l'état aigu.

3° *L'éclampsie est le résultat de la lésion rénale.* — Ce n'est pas sans raison que j'inscris en tête de ce chapitre, la lésion rénale. En effet, elle constitue la base d'une théorie qui, depuis les travaux de Rayer, de Lever, Simpson, Christison, Frerichs et tant d'autres, a réuni de nombreux adhérents. Je veux parler de la maladie de Bright. Associés aux modifications que l'anatomie pathologique a démontrées dans les reins, les deux symptômes albuminurie et anasarque, se compliquant parfois de convulsions épileptiformes, constituent dans sa manifestation la plus complète une entité morbide, généralement connue sous le nom de *maladie de Bright*. Maintenant cette théorie de la néphrite albumineuse, considérée comme cause de l'éclampsie, est-elle fondée, est-elle admissible? C'est ce que nous allons examiner.

Il ne sera pas déplacé, avant d'aller plus loin, de spécifier ce que l'on entend aujourd'hui par maladie de Bright, car les auteurs ont pendant longtemps diversement interprété la découverte du médecin anglais. Lui-même considère deux sortes d'hydropisie avec urine albumineuse, l'anasarque aiguë et l'anasarque sujette à retours, dans laquelle les malades prennent un aspect cachectique avec pâleur, émaciation et que, à proprement parler, on peut nommer chronique. Ce sont les deux formes admises par Bright, dans lesquelles il a toujours trouvé une lésion des reins. Ainsi, pour que la maladie soit constituée comme l'a si bien décrite celui qui l'a découverte, il faut la réunion de l'anasarque, de l'albuminurie et des lésions rénales.

Les auteurs qui ont ensuite écrit sur le même sujet, ont considéré les choses de la même façon; au moins, c'est ainsi que l'entendaient Christison, Grégory et Rayer. Ce dernier est très-explicite et son opinion, à cet égard, avait déjà été exprimée dans les thèses de plusieurs de ses élèves avant la publication de son grand traité sur les maladies des reins. La néphrite albumineuse (c'est ainsi qu'il désignait la maladie de Bright) est, dit-il, principalement caractérisée pendant la vie par la présence d'une quantité notable d'albumine dans l'urine, par une moindre proportion de sels et de l'urée de ce liquide, dont la pesanteur spécifique est toujours plus faible que dans l'état sain; enfin, par la coïncidence ou le développement ultérieur d'une hydropisie particulière du tissu cellulaire ou des membranes séreuses. Cependant, Graves, en 1858, dit que la maladie de Bright pouvait exister sans albuminurie, et M. Imbert Gourbeyre, dans un mémoire présenté en 1856 à l'Académie de médecine, soutenait la même opinion. Quant à moi, je ne suis pas satisfait de cette manière de comprendre la question, et suivant la voie tracée par les premiers observateurs dont je vous ai parlé, acceptant en outre les idées qui règnent aujourd'hui, je pense qu'il faut, pour caractériser la maladie de Bright, la réunion des états pathologiques suivants, albumine dans les urines, anasarque et lésions diverses des reins.

Voilà ce qui constitue la néphrite albumineuse de Rayer ou l'albuminurie de Martin Solon, en ajoutant comme symptômes possibles, mais non pas nécessaires, les troubles cérébraux signalés par Bright, Christison, Grégory, et dont Addison a déterminé le véritable caractère; ajoutons encore l'amaurose albuminurique signalée par le professeur Simpson, et étudiée d'une manière toute spéciale par Landouzy. Étant ainsi fixé sur la valeur des dénominations adoptées, nous allons rechercher si l'éclampsie puerpérale est en réalité sous la dépendance de la maladie de Bright.

Il est vrai que, dans le plus grand nombre des cas, l'albumine est constatée dans l'urine des éclamptiques. J'ai soin, pour ma part, chaque fois qu'une femme, prise de convulsions, entre dans mon service, d'expérimenter soit par l'acide nitrique, soit par la chaleur, et presque toujours nous trouvons de l'albumine; les urines peuvent avoir leur aspect ordinaire, ou bien elles sont sanguinolentes, puriformes, elles peuvent avoir une densité plus grande et offrir en excès l'acide urique et l'urate d'ammoniaque. Ainsi, le docteur Lever, en 1843, dans un mémoire remarquable, cite quatorze cas de convulsions chez des femmes enceintes, parmi lesquelles treize avaient offert l'albuminurie. M. Blot, dans sa thèse inaugurale, parle de quarante et une femmes albuminuriques dont sept d'entre elles furent prises de convulsions. M. Imbert Gourbeyre, dans son relevé qui comprend cent soixante-quatre observations, a trouvé quatre-vingt-quinze cas d'albuminurie sans éclampsie, soixante-quatre cas d'éclampsie avec albuminurie, et cinq cas d'éclampsie sans albuminurie. D'autres observateurs ont signalé la même coïncidence. Vous pouvez en outre voir, dans le relevé des cas d'éclampsie qui ont été observés dans cette maison, que bon nombre d'entre ces femmes avaient des urines plus ou moins chargées d'albumine.

Mais si ce fait est vrai dans la grande majorité des cas, il n'en est pas moins avéré aujourd'hui qu'il y a des exceptions qui deviennent de jour en jour plus nombreuses, grâce aux recherches attentives faites par des médecins qui se sont intéressés à cette question. Ainsi, déjà en 1854, dans le rapport que j'ai lu à l'Académie de médecine sur le mémoire de M. Mascarel, je pouvais citer plusieurs exemples d'éclampsie sans albuminurie, observés par MM. Lever, P. Dubois, Mascarel et par moi; d'autres sont venus s'y joindre depuis, et, pour mon compte, j'ai réuni actuellement dix ou douze faits de ce genre qui se sont passés soit dans ma clientèle privée, soit dans cet hôpital. L'éclampsie peut donc exister sans albuminurie, et ainsi disparaît déjà l'un des membres de cette trinité morbide qui a reçu le nom de *maladie de Bright.*

Ce n'est pas tout, puisque nous parlons de l'albuminurie, voyons comment les auteurs qui mettent l'éclampsie sous la dépendance de la néphrite albumineuse, ont cherché à expliquer la présence de ce produit contenu parfois dans l'urine des femmes enceintes. Se basant sur les expériences de Rayer, Frerichs, et surtout de Robinson, ils admettent que l'utérus gravide comprime les veines rénales, pression qui augmente la tension du sang dans les vaisseaux du rein, produit des altérations plus ou moins profondes du tissu de cet organe et favorise ainsi le passage de l'albumine du sang dans l'urine. Certes, les expériences des auteurs que je viens de citer sont concluantes ; on peut, en les répétant, arriver aux mêmes résultats ; mais est-il juste d'admettre que l'utérus puisse exercer sur les vaisseaux du rein une compression aussi marquée ? Pour moi, je ne le crois pas. On fait observer que la plupart des éclamptiques sont primipares, que les parois abdominales chez elles résistent, se distendent difficilement et que, par conséquent, elles forment, en quelque sorte, une bande peu élastique qui applique la matrice contre la colonne vertébrale, plaçant ainsi les veines émulgentes entre l'utérus gravide et le rachis. L'inclinaison droite de l'utérus favoriserait même ce mécanisme, puisque la veine cave inférieure est justement placée de ce côté.

Pour ma part, il me semble que les anses intestinales rejetées sur les côtés et en arrière de la matrice doivent singulièrement amoindrir la compression des veines rénales, et si, à la rigueur, cette explication pouvait être adoptée pour quelques femmes primipares dont les parois abdominales seraient très-résistantes, comment pourrait-on comprendre par cette même théorie le passage de l'albumine dans l'urine et le développement de l'éclampsie, chez une femme arrivée à son huitième ou neuvième accouchement, comme vous en trouvez deux exemples dans le relevé que je joins à ces leçons ? Dans une thèse du commencement de ce siècle, on trouve l'observation d'un cas d'éclampsie observé chez une femme qui en était à sa dix-huitième grossesse. Peut-on encore invoquer la compression exercée par l'utérus, lorsque l'éclampsie débute à la sixième semaine de la gestation ou au deuxième mois, comme Chailly en a cité un exemple, au troisième mois, ainsi qu'il m'a été donné de le constater une fois ? Si dans ces dernières observations l'albumine se trouve dans l'urine, évidemment la pression par la matrice sur les veines rénales n'en saurait être la cause; et si dans d'autres circonstances l'éclampsie n'est pas accompagnée d'albuminurie, n'est-on pas conduit à admettre que les accès convulsifs ne sont pas sous la dépendance nécessaire de l'albuminurie ou de la maladie de Bright, puisque nous avons vu qu'il n'y avait pas de maladie de Bright sans albuminurie? C'est avec intention que je ne vous parle pas des accès éclamptiques survenus pendant les suites de couches à une époque plus ou moins éloignée de la délivrance; on pourrait en effet objecter que la maladie a commencé pendant la grossesse, qu'une modification pathologique s'est produite dans le parenchyme rénal à la suite de la compression de l'utérus gravide sur les veines émulgentes, et qu'après l'accouchement la maladie de Bright, au lieu de marcher vers la convalescence, a suivi son cours pour aboutir à l'éclampsie.

Vous voyez donc, Messieurs, que la compression des veines rénales par la matrice ne paraît pas être la cause de l'albuminurie, puisqu'il est raisonnable de penser que, d'une part, le paquet intestinal peut protéger les reins, les vaisseaux qui s'y rendent ou qui en sortent et, que d'autre part, il est des cas où l'utérus trouve assez de place dans l'abdomen pour s'y loger facilement, comme cela doit être à la suite de grossesses nombreuses, ou bien encore lorsque l'organe est trop peu développé pour arriver au niveau des veines rénales et gêner le cours du sang dans ces vaisseaux.

D'autres théories ont été émises pour expliquer le passage de l'albumine dans l'urine. Je ne vous parle pas de la thrombose des veines émulgentes, qui rentre dans ce que nous venons de dire, et qui de plus n'a pas été démontré par l'autopsie.

Je ne vous dirai non plus que quelques mots sur l'action du froid, qui, supprimant les fonctions de la peau, augmente la tension du sang et réagit sur les reins par action réflexe. Cette opinion était évidemment celle du célèbre professeur Chaussier, ainsi qu'il résulte du discours prononcé par lui à la Maternité en 1807. Il pensait qu'il y avait dans l'état de grossesse une exagération de toutes les sécrétions, une circulation plus active, des sueurs plus abondantes, et il comprenait que de petits refroidissements souvent répétés et pouvant passer inaperçus, conduisissent au passage de l'albumine dans l'urine, en arrêtant l'issue de la sueur à la surface cutanée. Aussi faut-il, d'après lui, veiller avec un soin extrême à l'intégrité des fonctions de la peau. Quand on voit un pouls petit, serré, fréquent, nerveux, et une peau

qui n'exhale pas de sueur, il faut s'empresser de donner des fumiga-
tions, des bains de vapeur ; par ces moyens on pourrait éviter un grand
nombre de maladies qui seraient devenues extrêmement graves sans
cela ; et pour qu'il ne reste aucun doute sur ce qu'a de fondé sa manière
de voir, il cite l'observation d'une jeune femme enceinte de huit mois,
qui prit ainsi un refroidissement, un soir d'automne, en quittant sa
maison pour aller à un repas de famille, et qui, le lendemain, mourut
dans les convulsions, sans qu'on ait eu le temps de recourir aux moyens
qu'il conseille.

Depuis cette époque, les expériences de Foucault en 1844, et de
Balbiani en 1854, ont mis hors de doute le mécanisme de la production
de l'albumine, en supprimant les fonctions de la peau par des enduits
imperméables.

Néanmoins, il me paraît difficile d'admettre que le froid soit habituellement cause de la production de l'albumine chez les femmes
enceintes, et je préfère l'opinion de ceux qui invoquent les altérations
du sang pendant la gestation. Nous aurons, du reste, occasion de discuter cette manière de voir dans le quatrième chapitre que je vous
ai annoncé au début de cette leçon.

Il demeure néanmoins bien établi, que si la plupart des femmes
éclamptiques sont en même temps albuminuriques, on peut également rencontrer des accès d'éclampsie sans albuminurie. La science
possède au moins vingt exemples de ce genre, ce qui peut servir à
prouver, ainsi que je vous l'ai dit, que l'éclampsie n'est pas sous la
dépendance absolue de l'albuminurie.

J'ajoute même que, d'après deux observations qui me sont personnelles, on serait conduit à admettre un résultat tout à fait opposé.

En effet, j'ai pu deux fois constater, chez des femmes éclamptiques,
la production de l'albuminurie après les accès convulsifs. Chez l'une,
les urines devinrent albumineuses après le deuxième accès ; chez l'autre,
après le quatrième. Si l'on rapproche de ces faits les expériences de
M. Claude Bernard, qui a, depuis plusieurs années, noté la présence
de l'albumine à la suite des convulsions chez les animaux ; quelques
exemples de Bright lui-même, qui tendent à faire considérer l'albuminurie comme une conséquence possible des attaques épileptiques,
assertion que nous avons pu vérifier sur deux femmes de notre service
qui, épileptiques depuis longtemps, eurent plusieurs attaques pendant
leur séjour dans cet hôpital et chez lesquelles, après chaque attaque,
l'urine se troublait par la chaleur, l'acide nitrique, et contenait bien

évidemment de l'albumine, ainsi que le démontra l'analyse que je fis faire par le pharmacien de cette maison ; en tenant compte de tous ces faits, on voit que l'opinion qui place l'albumine sous la dépendance des convulsions n'a rien de trop hasardé.

Toutefois, je m'empresse de vous dire que si l'albuminurie ne conduit pas forcément à l'éclampsie, je ne crois pas davantage à la production nécessaire de l'albuminurie par l'éclampsie, mais je considère ces deux symptômes comme liés aux modifications que la grossesse apporte dans la composition normale du sang. Nous aurons du reste tout à l'heure à revenir sur cette proposition.

Le second phénomène, invoqué par les partisans de la théorie que nous discutons en ce moment, est l'anasarque.

Je ne vous apprendrai rien de nouveau, en vous disant combien est fréquente l'hydropisie du tissu cellulaire sous-cutané chez les femmes grosses. Vos livres classiques vous renseignent surabondamment à cet égard, et vous n'avez qu'à feuilleter les bulletins de cette maison pour y trouver bon nombre d'observations de ce genre.

Pour expliquer cette diffusion séreuse, les auteurs invoquent l'altération du sang, l'hydroémie, à laquelle viennent se joindre les pressions exercées par le globe utérin sur les vaisseaux voisins et la gêne occasionnée sur les organes centraux de la circulation et de la respiration par la matrice considérablement distendue.

Dans les cas simples, lorsqu'il n'y a ni céphalalgie, ni trouble dans la vision, ni albuminurie, ni convulsions on ne songe pas à faire intervenir la lésion rénale, et ce n'est qu'après le début des troubles que nous venons d'indiquer, que l'on met sur le compte de la maladie de Bright l'hydropisie partielle ou généralisée. Ne croyez pas, cependant, que ce phénomène soit constant, soit dans la néphrite albumineuse, soit dans l'éclampsie. Déjà Bright lui-même s'était élevé contre l'extension que l'on donnait à ses découvertes et contre les rapports nécessaires que l'on affirmait exister entre les symptômes qu'il avait signalés. Graves et d'autres cliniciens distingués l'avaient suivi dans cette voie ; mais leurs efforts furent superflus et l'on continua à considérer cette trinité (anasarque, albuminurie, lésion rénale) comme une individualité inattaquable et comme l'expression rigoureuse de la maladie de Bright.

Nous avons déjà vu que, dans certains cas d'éclampsie, l'albuminurie peut faire défaut, et il en est de même de l'anasarque dans une proportion plus considérable encore. M. de Castelnau, en 1844, et Blot, en 1849, ont prouvé, l'un, l'existence possible de l'anasarque chez les femmes grosses sans coïncidence d'albuminurie, l'autre, l'albuminurie pendant la gestation non accompagnée d'hydropisie ; et s'il est vrai que ces deux symptômes se montrent fréquemment ensemble, vous n'avez qu'à parcourir le tableau que j'ai mis sous vos yeux pour y voir des exceptions nombreuses. Tantôt la femme éclamptique est en même temps albuminurique, sans que le corps présente un seul point d'infil·tration; tantôt on remarque l'anasarque sans albuminurie; tantôt, enfin, l'éclampsie se déclare et la malade n'est pas infiltrée et ses urines ne sont pas albumineuses. Vous trouverez un exemple frappant d'un cas semblable dans mes relevés, à l'occasion d'une femme qui succomba après plus de cent soixante accès convulsifs.

Quelques auteurs ont avancé qu'un tiers des éclamptiques n'étaient pas infiltrées ; je crois ce rapport un peu exagéré, tout en reconnaissant que l'anasarque accompagne moins souvent l'éclampsie que l'albuminurie ; mais, un fait digne de remarque, c'est que ce ne sont pas celles qui présentent l'anasarque au plus haut degré qui ont le plus grand nombre d'accès ; de même que, parmi les femmes albuminuriques, ce ne sont pas celles qui offrent la plus grande quantité d'albumine dans les urines qui deviennent éclamptiques, ainsi que cela ressort des recherches de M. Blot à ce sujet. Quant au mécanisme de ce phénomène, j'admets volontiers l'influence de la pression exercée par l'utérus sur les vaisseaux voisins ; le cas de la malade qui fait l'objet de l'observation n° 80 de notre relevé, s'expliquerait difficilement d'une autre manière ; en effet, chez cette femme, la jambe droite seulement était infiltrée, ce qui résultait probablement de l'inclinaison latérale de l'utérus de ce côté, comme cela existe habituellement ; cependant, il faut à cette cause toute mécanique, ajouter surtout l'altération du sang, autrement, on comprendrait mal comment une femme, grosse de cinq mois, pourrait présenter une anasarque généralisée aux jambes, au tronc, aux mains, au visage, alors que telle autre primipare éclamptique, n'est pas infiltrée, quoique arrivée au terme de la gestation.

Les auteurs s'entendent-ils mieux sur l'existence ou l'absence de la lésion rénale? Malheureusement, je dois vous dire que non : là où les partisans de la théorie de la maladie de Bright voient une modification anatomique constante plus ou moins accentuée, les autres ne rencontrent qu'un changement à peine sensible, quelquefois même inappréciable. Pour ma part, j'ai fait de nombreuses autopsies et je n'ai, que très-exceptionnellement, rencontré les lésions que l'on considère généralement comme caractéristiques de la néphrite albumineuse; ou bien les reins étaient sains, ou bien simplement congestionnés à des degrés divers. On m'a reproché, il est vrai, de n'avoir pas employé le microscope : j'avoue que cette accusation est fondée, mais d'une part, les premières recherches faites sur les reins, le furent à une époque où l'usage du microscope n'était pas aussi répandu qu'aujourd'hui; d'autre part, si je m'en rapporte aux auteurs les plus compétents sur la matière, il me semble démontré que toute modification importante du tissu rénal que l'instrument permet de constater est appréciable à l'œil nu.

En effet, M. Cornil, qui a publié un excellent mémoire sur les lésions anatomiques du rein dans l'albuminurie, déclare que, dans tous les cas, quelque faible que fût la quantité d'albumine qui passe dans les urines, il a toujours trouvé une lésion du parenchyme rénal, constante, appréciable au microscope et à l'œil nu; et, plus loin, il décrit ces modifications que l'œil peut reconnaître. Les reins examinés à l'œil nu ont habituellement leur volume normal; quelquefois cependant, ils ont augmenté; généralement ils sont flasques, à moins qu'ils ne soient en même temps hypérémiés, ce qui est rare. Après les avoir dépouillés de leur membrane d'enveloppe, leur surface paraît gris blanchâtre; les veines de la surface sont habituellement congestionnées; sur une surface de section, la substance corticale, quelquefois plus large qu'à l'état normal, est gris blanchâtre et opaque. Sur cette coupe de la substance corticale, on voit de petites bandes parallèles entre elles, perpendiculaires à la surface du rein, qui possède la coloration gris blanchâtre opaque dont nous venons de parler, et qui sont séparées, les unes par les artérioles droites et les glomérules de Malpighi, le plus souvent injectés. Ces petites bandes étroites se dirigent de la base de la pyramide de Malpighi à la surface du rein.

Les pyramides de Malpighi sont de couleur rouge acajou bruni et fortement congestionnées; en raclant la surface de section de la substance corticale et en pressant sur le sommet des pyramides de Malpighi, on obtient un liquide blanchâtre opaque qui ressemble, au premier abord, à du pus. Ce sont là des modifications passagères de la néphrite albumineuse. Mais, si l'on observe les reins provenant d'une néphrite albumineuse persistante, les lésions sont encore plus marquées. Les reins sont augmentés de volume aux dépens de la substance corticale; la capsule, qui se détache facilement, laisse voir, après décortication préalable, la surface rénale d'un rouge brun, congestionnée uniformément ou par plaques. Les glomérules de Malpighi sont rouges; lorsque la congestion n'est pas uniforme, on voit en même temps des plaques rouges, des plaques jaunâtres opaques, qui donnent à la surface du rein un aspect marbré sur une coupe; la substance corticale, qui est la plus altérée, présente la même coloration gris jaunâtre, les mêmes points rouges et la même arborisation vasculaire; après avoir lavé la surface de section, on voit des bandes jaunâtres étendues de la base des pyramides à la surface du rein, etc.

Au second degré de la maladie, la surface du rein sous la capsule fibreuse qui se détache facilement, est lisse et de couleur jaunâtre. La consistance du rein, qui était diminuée, devient plus ferme et pâteuse. La substance corticale, sur la surface ou sur une coupe, est de couleur jaune et tout à fait opaque. Elle peut être quelquefois jaune brun, sa substance tubuleuse est rouge sombre avec des lignes jaunâtres suivant la direction des tubes droits, etc.

Je m'arrête ici, ne voulant pas vous faire l'anatomie pathologique de la maladie de Bright. Je vous en ai assez dit pour que vous soyez convaincus que, dans cette forme d'albuminurie, la substance rénale présente des modifications qu'un œil attentif ne peut méconnaître, et quel que soit le reproche que l'on m'ait fait, ainsi qu'à ceux qui partagent mon opinion, de n'avoir pas eu recours au microscope, vous voudrez bien m'accorder que là où j'affirme n'avoir rien vu, c'est qu'il n'y avait rien à voir : vous n'admettrez pas que des lésions comme celles décrites par M. Cornil aient passé inaperçues.

M. Blot, qui a fait avec le plus grand soin l'autopsie de six femmes éclamptiques et albuminuriques, est arrivé aux mêmes résultats que moi. Dans trois cas, il constata les lésions du troisième degré de la maladie de Bright; dans les autres cas, il ne trouva aucune altération de la substance rénale. Sur les vingt-deux autopsies de M. Imbert Gourbeyre, treize fois seulement il nota une altération appréciable des reins.

Et maintenant, Messieurs, quand bien même le microscope viendrait démontrer l'existence de ces altérations morbides dans le tissu de l'organe sécréteur de l'urine, chez les femmes éclamptiques et albuminuriques, je n'en resterai pas moins convaincu que la maladie de Bright ne saurait être mise en cause, au moins dans l'immense majorité des cas. Rien ne prouve, à mon avis, que le passage de l'albumine dans le rein ne produise les modifications que l'on rencontre dans le parenchyme de cet organe; au contraire, les autopsies de femmes très-albuminuriques chez lesquelles la lésion rénale n'existait pas, démontrent clairement que le rein n'est pas la cause première de cette séparation. C'est là qu'elle s'opère, je le veux bien, mais ce phénomène n'a lieu que parce que l'équilibre est rompu entre les éléments qui composent le sang. En résumé, la théorie de la maladie de Bright, telle que les auteurs la comprennent, c'est-à-dire fondée sur une lésion des reins avec albuminurie et anasarque, n'est pas soutenable pour expliquer l'éclampsie; l'albumine qui se rencontre dans bien d'autres maladies peut manquer dans l'éclampsie puerpérale, ainsi que nous l'avons vu, l'œdème est encore moins constant, la lésion rénale peut faire défaut, et quand elle existerait on ne pourrait fonder sur ce seul caractère la démonstration du mal de Bright. Si, au lieu d'insister sur ces trois phénomènes morbides, on revenait aux idées de Bright lui-même, ou aux opinions de Graves sur la matière, on me trouverait moins opposé à cette doctrine. Le second, fort de ses propres observations, professait, en effet, en 1838, que le rein de Bright se rencontre sans urine albumineuse, et que l'urine peut contenir de l'albumine, quoique les lésions de la maladie de Bright fassent défaut. S'appuyant ensuite sur des travaux de Valentin, il avance que la cause de l'albuminurie est une altération du sang.

Au point de vue qui nous occupe, je crois pouvoir soutenir la même opinion. La cause véritable de l'éclampsie est dans l'altération du sang. Nous allons examiner, dans le chapitre suivant, quelle peut être la nature de cette altération; l'albuminurie, l'œdème, la céphalalgie, les troubles dans la vision, les accès épileptiformes eux-mêmes ne sont que des symptômes. Ils peuvent se montrer tous à la fois, ils peuvent également se manifester isolément. Vous pouvez voir dans le relevé des cas d'éclampsie observés à la clinique, tantôt des convulsions accompagnées d'albuminurie et d'œdème, tantôt des convulsions exister sans œdème, mais avec albuminurie, tantôt la maladie être précédée d'anasarque, mais sans albuminurie.

Enfin, laissez-moi vous communiquer une dernière observation, où tous les symptômes existaient au plus haut degré, les accès convulsifs seuls faisant défaut.

La femme Castre entrait à la clinique le 19 novembre 1865. A son arrivée, elle ne se plaignait que de douleurs assez vives dans la région abdominale; quelques jours après, les membres inférieurs s'infiltrèrent et l'œdème ne tarda pas à envahir tout le tissu cellulaire sous-cutané.

Les mains s'œdématièrent, les paupières s'infiltrèrent; l'urine examinée présenta des flocons épais d'albumine, et cela jusqu'au jour de son accouchement; la malade se plaignait, en outre, de violents maux de tête, et son agitation me faisait craindre des accès éclamptiques. Le 6 novembre, à neuf heures du matin, le travail se déclara très-lentement d'abord, et ce ne fut qu'à dix heures du soir que la dilatation fut complète. La rupture des membranes laissa s'écouler un liquide fortement chargé de méconium, et l'accouchement se termina à sept heures et demie du matin le lendemain, par l'expulsion d'un enfant mort, un peu macéré, sans que les craintes que l'on avait conçues pour la femme eussent été justifiées.

4° L'éclampsie est causée par une altération du sang. — Cette opinion que j'ai adoptée depuis longtemps est celle qui, avec la théorie de Bright, réunit le plus d'adhérents. — Toutefois, les termes en sont assez vagues pour que les auteurs aient cru devoir chercher à spécifier plus nettement à quelle altération du sang l'éclampsie pouvait être rattachée. De là, plusieurs théories qui ont été émises en France et surtout en Allemagne. Nous allons les passer en revue.

A. *Superalbuminose.* — Cette manière d'envisager l'albuminurie des femmes enceintes et l'éclampsie qui en serait la conséquence, appartient à M. Gubler. Il a, du reste, exposé sa doctrine très-longuement dans l'article ALBUMINURIE du *Dictionnaire encyclopédique*, auquel je renvoie ceux d'entre vous qui voudraient avoir des connaissances plus détaillées sur la manière de voir de mon savant collègue.

M. Gubler s'appuie sur des expériences physiologiques dont je crois utile de vous rapporter les principales; ainsi, M. Claude Bernard ayant injecté une solution de blanc d'œuf ou de sérum sanguin dans les veines d'un animal, a vu aussitôt apparaître l'albumine dans l'urine. Toute substance albuminoïde injectée de la même manière donne lieu aux mêmes résultats. C'est ainsi que Pavy produisit une albuminurie passagère chez un chien en injectant dans ses veines 80 grammes de lait.

De ces expériences, répétées du reste par d'autres physiologistes éminents, M. Gubler conclut « qu'on peut ériger en règle générale le fait du passage de l'albumine dans les urines, à la suite de l'introduction artificielle d'une quantité absolument ou relativement considérable de matière protéique et surtout d'albumine proprement dite ». Cherchons maintenant le lien de causalité entre ces deux phénomènes et discutons les diverses explications données à ce sujet. M. Gubler repousse la diffusibilité, la nature hétérogène du produit injecté et la pression sanguine qui pourrait résulter de l'introduction d'une certaine quantité de liquide dans le torrent circulatoire. Des expériences faites par lui-même dans son service d'hôpital lui ont montré l'influence de l'alimentation albumineuse sur la production de l'albuminurie. Déjà, M. Claude Bernard avait remarqué qu'en mangeant plusieurs œufs durs à la suite d'une diète prolongée, les urines devenaient albumineuses. D'autres expérimentateurs arrivèrent au même résultat plus ou moins rapidement; enfin, le professeur de thérapeutique constata chez des albuminuriques la différence de proportion du principe albumineux dans l'urine de la digestion, comparée à l'urine du sang (l'albumine étant en plus grande quantité pendant le jour que pendant la nuit).

Ce que donnent les substances protéiques venues de l'extérieur, on le voit également se produire à la suite de la résorption de certains épanchements pleurétiques, et dans les cas de destruction rapide des globules sanguins où se montrent l'albuminurie et une couleur rougeâtre des urines avec une teinte subictérique, enfin, chaque fois que dans la circulation sont ramenés les exsudats albumino-fibrineux et les produits de la destruction des tissus. La conclusion à tirer de ces expériences et des observations recueillies par les physiologistes éminents que nous avons cités, est naturellement celle-ci : l'albumine passe dans l'urine lorsqu'elle se trouve en quantité plus grande qu'à l'état normal.

Toutefois les analyses chimiques du sang des albuminuriques en général, et des femmes éclamptiques en particulier, semble repousser la théorie de la superalbuminose; en effet, dans les analyses faites par Becquerel et Vernois, Andral et Gavarret, Scanzoni, Regnault, on a toujours constaté une diminution sensible de l'albumine. M. Gubler ne conteste pas les résultats obtenus, mais il croit devoir les interpréter différemment. Il compare la quantité d'albumine trouvée dans le sang des sujets affectés d'albuminurie à la quantité des globules qu'il contient, et quand le chiffre de l'albumine est au-dessous de la normale, celui des globules est encore plus bas, et il en tire la conclusion que non-seulement l'albumine n'a pas diminué, mais encore qu'elle se trouve en quantité plus considérable qu'elle ne devrait être eu égard aux globules sanguins; il y a donc appauvrissement du sang ou spanémie. Chez les femmes enceintes reconnues hydroémiques par tous les accoucheurs, il est facile de comprendre comment l'analyse du sang peut faire croire à une diminution dans le chiffre des matières protéiques ; on n'a pas réfléchi à la quantité plus grande des principes aqueux ; en effet, si l'on extrait 500 grammes de sang par la saignée, la prépondérance de l'eau rend compte de l'infériorité relative des principes solides sous un même volume, alors que l'albumine peut se trouver augmentée relativement à l'état normal.

Examinant ensuite les usages de l'albumine et son mode d'évolution dans l'économie, M. Gubler arrive à cette conclusion : « l'albuminurie reconnaît pour cause déterminante, habituelle, l'excès de l'albumine du sang relativement aux globules et relativement aux dépenses de l'économie en matières protéiques. »

Cependant, ajoute-t-il, cet excès d'albumine ne suffit pas pour produire l'albuminurie, il faut encore que le rein s'en mêle ; pour se laisser traverser par la substance protéique, il doit devenir le siége d'une congestion active et de certaines altérations parenchymateuses qui sont la condition instrumentale du phénomène.

Des faits qui précèdent et des conclusions qui en ont été la conséquence, M. Gubler formule ainsi l'explication de l'albuminurie chez la femme enceinte. « Pendant la grossesse, dit-il, le sang de la mère doit fournir au fœtus les matériaux de sa nutrition, mais seulement sous une forme soluble et diffusible, parce qu'il n'y a pas d'inosculation entre les vaisseaux des cotylédons fœtaux et maternels. Ce sont, en conséquence, les diverses modifications de l'albumine qui sont appelées à nourrir le nouvel être, et pendant ce temps-là l'organisme maternel doit pourvoir à une double dépense par une ingestion plus copieuse, par une économie plus stricte des éléments protéiques, ou bien par ces deux causes réunies, il faut qu'une plus grande quantité de ces matériaux se trouve à chaque instant disponible.

» Il suffit, par exemple, qu'en vertu d'un simple changement dans le mode de combustion respiratoire, les substances tertiaires venues du dehors soient seules brûlées, et que les matières albuminoïdes, échappant à l'action cataleptique du foie, comme à la combustion directe dans les capillaires artériels, soient entièrement réservées pour le rôle d'aliments plastiques. Or, dans ce nouveau mode de fonctionnement, une économie mal réglée ou novice et s'essayant pour la première fois, peut aller au delà du but et l'albumine devenir excessive relativement aux besoins des deux organismes greffés l'un sur l'autre.

» La chose est même d'autant plus facile que l'albumine qui a traversé le corps du fœtus sans être employée à son développement revient incomburée, puisque la respiration n'est pas encore établie chez ce dernier, dont l'urine contient normalement de l'albumine comme celle des batraciens et ne renferme jamais d'urée.

» De plus, cette albumine intacte rentre en presque totalité dans la circulation de la mère, attendu que la sécrétion rénale, sans issue du dehors, est presque nulle durant la vie intra-utérine.

» L'albuminurie, chez la femme enceinte, implique, d'après cette manière de voir, une production excessive de substances albuminoïdes eu égard aux besoins des deux organismes, mais c'est tantôt la mère qui en fabrique, tantôt c'est le fœtus qui n'en consomme pas assez. Quelquefois les deux circonstances concourent au même résultat. Si les produits naissent avec les dimensions et les poids ordinaires, on doit en conclure que l'albuminurie provenait de l'organisme maternel. Si une mère albuminurique donne le jour à un enfant maigre et malingre, il y a lieu d'accuser l'insuffisance de ce dernier d'avoir occasionné la superalbuminose sanguine et la filtration albumineuse par les reins. »

La doctrine de la superalbuminose que je viens de vous exposer peut-être un peu longuement, demande encore de nombreuses observations; quelque ingénieuse qu'elle soit pour expliquer le passage de l'albumine dans l'urine, elle ne saurait nous rendre compte de l'éclampsie. M. Gubler, du reste, n'a pas cru devoir la proposer à cet effet. Il constate que chez les sujets atteints d'éclampsie, les reins n'ont subi aucune altération, et c'est à peine si le microscope peut y découvrir une lésion notable. J'ajouterai avec ce savant que tous les cas d'éclampsie ne s'accompagnent pas d'albuminurie, ainsi que nous l'avons déjà vu; que certains d'entre eux sont suivis et non précédés de l'excrétion albumineuse, et qu'enfin il me semble juste de les soustraire du domaine de l'albuminurie, à moins qu'on n'arrive à démontrer, comme a cherché à le faire M. Jaccoud, la diffusion de l'albumine. Si l'on parvient à prouver l'existence de ce produit dans le liquide céphalo-rachidien, on arrivera à une explication rationnelle de l'éclampsie, mais il faudra encore dire pourquoi, dans certains cas, le passage de l'albumine peut se faire dans le canal rachidien, alors qu'il n'y en a nulle trace dans les urines. M. Gubler serait partisan des altérations des centres nerveux, de l'œdème cérébral. Tout cela, on en conviendra, est encore un peu vague, et demande de nouvelles expériences.

B. *Anémie générale.* — Quelques auteurs, partant de l'expérience de Haller, qui enlevait à une jument seize livres de sang et voyait se produire de violentes convulsions, ont pensé que l'anémie générale pouvait être cause de l'éclampsie. D'abord il n'y a aucune ressemblance entre les mouvements convulsifs qui s'observent à la suite d'hémorrhagies graves et quelques instants avant la mort, avec les accès épileptiformes de l'éclampsie. Dans le premier cas, ce sont plutôt des mouvements désordonnés, une sorte de tremblement convulsif, sans ordre, sans périodes marquées et bien distinctes, comme celles que nous avons notées dans l'accès éclamptique. Le corps est convulsé sur place dans la maladie qui nous occupe, et nous avons considéré comme une très-rare exception ce cas d'une femme tombée en bas de son lit pendant un accès. Quoique l'anémie des femmes enceintes soit aujourd'hui un fait incontestable, depuis les recherches de MM. Andral et Gavarret, faut-il admettre une véritable pléthore séreuse, comme le voulaient Beau et Cazeaux? A mon avis, c'est un résultat exceptionnel, qui peut, à la rigueur, expliquer le passage de l'albumine dans l'urine, par suite de la tension artérielle, mais qui ne saurait donner une bonne explication de l'éclampsie.

Nous avons vu que les femmes à tempérament lymphatique, chloro-anémiques, étaient plus sujettes à l'éclampsie que les femmes fortes, pléthoriques; cela ne veut pas dire que les premières soient les seules chez lesquelles des accès convulsifs se produisent; on peut en rencontrer chez les autres, et l'explication ne saurait s'appliquer à ces cas. Faut-il conclure de l'anémie générale à l'anémie partielle, à la destruction des tissus nerveux, comme le propose M. Gubler, je ne le pense pas davantage. Les résultats des nécropsies ne nous montrent rien de semblable, au contraire ; ou bien les centres nerveux n'ont subi aucune altération, ou bien on y rencontre plutôt les traces de la congestion que celles de l'hydroémie.

Je sais bien que l'on a trouvé des épanchements séreux à la surface ou dans les cavités de l'encéphale, que le professeur Braun a vu des suffusions séreuses abondantes dans le canal rachidien; mais à quelle époque de la maladie ces faits ont-ils été observés? Est-ce aussitôt après les attaques d'éclampsie, est-ce plusieurs jours après la rémission convulsive? Je vois trop de femmes dans ce service qui présentent tous les caractères de l'hydroémie et qui ne sont pas éclamptiques, d'autres qui sont prises de convulsions, sans qu'on puisse constater chez elles les signes d'une pléthore séreuse, pour accepter cette explication.

C. *Urémie.* — Une théorie, je ne dirai pas beaucoup mieux établie, mais plus généralement adoptée, est celle qui a été émise d'abord par Arthur Wilson et Rayer, puis par Rose Cormak, à la suite de la découverte de l'urée dans le sang des éclamptiques. Ces auteurs pensèrent que l'action délétère de l'urée sur le système nerveux était de nature à provoquer les convulsions épileptiformes; malheureusement cette manière de voir, qui avait été d'abord accueillie très-favorable·ment en France, ne put résister au contrôle de l'expérience.

Les travaux de MM. Ségalas, Brown-Séquard et Gallois, démontrent jusqu'à l'évidence que l'urée n'a pas les propriétés qu'on lui prête. Le savant professeur du collége de France voulut, de son côté, s'assurer de la vérité des doctrines anglaises; il injecta dans le sang veineux d'un animal une solution concentrée d'urée, et ne donna lieu à aucun phénomène encéphalopathique comparable à ceux que l'on trouve dans l'éclampsie; cependant il ne faut pas oublier que si l'urée, injectée à dose modérée, n'est pas vénéneuse, il n'en serait pas de même si ce principe se trouvait dans le sang à dose trop massive, auquel cas toute autre substance, même inoffensive, peut devenir délétère; mais il n'en est pas ainsi dans l'éclampsie : les proportions d'urée constatées dans le sang sont très-petites, surtout si on les compare aux quantités du même principe reconnues dans d'autres maladies; ainsi le sang tiré au milieu des attaques épileptiformes ou pendant le coma éclamptique a été analysé par deux hommes dont les noms font autorité dans la science; MM. Wurtz et Berthelot n'ont trouvé qu'un à deux dix-millièmes d'urée, proportion moyenne dans toute phlegmasie comme l'a fait remarquer M. Gubler. Dans le choléra et la fièvre jaune, au contraire, les proportions d'urée sont considérables (de 1,66 à 4 pour 100), et cependant, dans ces deux maladies on ne voit pas survenir les accidents nerveux que Wilson attribue à l'urémie. Ainsi, d'une part, l'urée ne peut être considérée comme un poison; c'est, au contraire, comme le dit M. Chalvet dans un mémoire sur les altérations des humeurs, un diurétique naturel favorisant l'élimination par les émonctoires, d'autres déchets moins inoffensifs qui peuvent être capables de produire des troubles fonctionnels variés; d'autre part, quand bien même l'urée, portée à dose considérable dans le sang, pourrait avoir l'influence que lui prêtent les partisans de la doctrine urémique, il ne saurait en être ainsi pour l'éclampsie, puisque l'on ne rencontre dans ce cas que des doses à peine plus élevées que celles qui existent normalement dans tout mouvement fébrile; enfin, la présence en excès de l'urée dans le sang est certainement liée à la présence de l'albumine dans l'urine : le sang subit, d'une part, une perte d'albumine et, de l'autre, un excès dans la proportion d'urée qu'il contient.

D. *Altération du sang par le carbonate d'ammoniaque.* —Le professeur Frerichs, de Breslau, modifia quelque peu la théorie de l'urémie qui s'était établie dans la science.

Il prouva d'abord que l'urée n'était pas un poison, que c'était à tort que l'on mettait sur son compte ou sur celui de tout autre principe normal du sang ou de l'urine, les phénomènes encéphalopathiques, mais que ces accidents étaient déterminés par la transformation en carbonate d'ammoniaque de l'urée passée dans le sang; or, pour que cette transformation ait lieu, suivant le médecin de Breslau, un ferment est nécessaire. Quel est ce ferment? Du reste, les raisons invoquées à l'appui de cette opinion ne sont pas fondées. M. Gubler les combat victorieusement dans son article ALBUMINURIE, et je ne saurais mieux faire que de vous renvoyer à ce travail. «La teinte violacée du sang, inconstante d'ailleurs, s'explique mieux par l'anoxémie que par la présence du sel ammoniacal; le dégagement d'ammoniaque par l'addition d'un alcali caustique fixe se produit également avec un sang normal sans que l'ammoniaque préexiste; les vapeurs s'épaississant autour d'une baguette trempée dans l'acide chlorhydrique, le bleuissement d'un papier rouge de tournesol placé à l'entrée des voies respiratoires, en admettant qu'il ait lieu toujours, ce qui n'est pas, ne prouvent pas que l'haleine soit chargée d'ammoniaque, car la condensation des vapeurs d'acide chlorhydrique se voit au contact d'un air humide, et le changement de couleur se manifeste loin des malades, dans une salle d'hôpital. En outre, l'urée sécrétée par l'estomac, par la peau ou les glandes salivaires, pourrait être la source de cet alcali volatil; de plus, la bouche est souvent fétide et ammoniacale chez des sujets malades. Enfin, l'ammoniaque ne se retrouve pas dans l'urine. Falok, Zimmermann et Reuling, en Allemagne, Bence Jones, en Angleterre, ont combattu l'idée de Frerichs, qui est généralement abandonnée. »

Ajoutons que de nouvelles expériences de M. Claude Bernard ont prouvé que le carbonate d'ammoniaque ne saurait produire les accidents nerveux de l'éclampsie, et, de plus, pour admettre cette décomposition extraordinaire, il faut supposer que l'urée se trouve en abondance dans le sang; nous avons vu qu'il n'en est rien; nous avons également cité des cas où l'urine essayée n'a pas décelé la présence de l'albumine; enfin, il faut, en admettant la présence de l'urée dans le sang, un ferment pour expliquer la transformation de cette substance en carbonate d'ammoniaque; mais ce ferment, on ne le connaît pas!

E. *L'urinémie.*—Une troisième et dernière théorie a encore été émise pour expliquer l'éclampsie, par le docteur Schottin, de Stuttgart; après avoir fait remarquer que l'urée n'est pas le seul élément de l'urine que puisse renfermer le sang des albuminuriques, et qu'il en est d'autres qui peuvent être aussi bien invoqués que le premier pour l'explication des phénomènes nerveux de l'albuminurie, il croit que c'est aux matières extractives du sang, en général, qu'il faut rapporter les accidents jusqu'alors désignés sous le nom d'urémiques. S'il est vrai que les nombreux principes de l'urine participent à cette intoxication, il est juste, comme le demande M. Gubler, de désigner cette nouvelle théorie sous le nom d'urinémie, quoique ce ne soit pas l'urine en nature qui puisse se trouver dans le sang, mais les principes destinés à la constituer. Le contrôle expérimental n'est pas encore venu confirmer ou infirmer cette théorie, mais je pense qu'elle n'aura pas plus de succès que les autres si elle repose sur la lésion rénale et sur l'albuminurie, deux états que nous avons vu pouvoir manquer ensemble ou isolément chez les éclamptiques.

J'arrive, messieurs, à la fin de cette leçon avec le regret de ne pouvoir vous donner une théorie meilleure, qui remplacerait toutes celles que je viens de combattre pendant cet long entretien; vous avez pu, néanmoins, vous faire une idée de mon opinion d'après les réflexions qui ont suivi nécessairement l'exposé des doctrines que je vous ai rapportées.

Je repousse la congestion cérébrale, la névrose, le mal de Bright, comme causes essentielles de l'éclampsie; il peut se faire qu'une congestion cérébrale succède aux attaques, je dirai plus, c'est presque la règle; une femme épileptique peut être éclamptique comme vous en verrez des exemples dans le tableau des cas qui se sont succédé dans cette maison ; je ne repousse pas formellement l'existence d'une maladie de Bright antérieure, mais ce sont, à mon avis, des circonstances exceptionnelles qu'on ne peut pas toujours invoquer. Si je n'accepte pas davantage les théories de l'urémie, de l'urinémie, ou de la décomposition de l'urée en carbonate d'ammoniaque, je n'en crois pas moins que c'est à une altération du sang qu'il faut attribuer les désordres nerveux dont vous avez été témoins : reste à savoir quelle est cette altération !

DIX-NEUVIÈME LEÇON

DE L'ÉCLAMPSIE.

Diagnostic différentiel.
Période prodromique. — Maladie de Bright.
Période d'accès. — Intoxication saturnine.
Période comateuse. — Congestion pulmonaire.

MESSIEURS,

Plusieurs cas intéressants qui viennent de se succéder dans mon service et qui ont trait à l'éclampsie me font un devoir de vous entretenir encore une fois de cette maladie.

Il s'agit d'abord d'une jeune femme qui occupait le n° 17 de mes salles et dont voici l'observation. Célestine C..., âgée de dix-huit ans, devint enceinte pour la première fois dans le courant du mois de mars de cette année ; cette grossesse fut pénible et accompagnée, dans les premiers mois, de vomissements fréquents, d'anorexie et de dyspnée très-douloureuse. Quinze jours avant son entrée dans la maison, elle remarqua que ses jambes enflaient et que cet état, ne restant pas localisé dans les membres inférieurs, gagnait la paroi abdominale et envahissait même le visage, où l'infiltration était surtout remarquable aux paupières. En même temps, la malade fut prise d'une céphalalgie intense qui lui arrachait des cris aigus et déterminait une excitation nerveuse, sans perte des facultés intellectuelles ni sensoriales. Ce fut cette situation, et principalement un œdème considérable des organes génitaux externes, qui engagèrent cette femme à entrer à l'hôpital, le 15 novembre dernier.

Dès le début j'appelai votre attention sur cette série de phénomènes, et je n'hésitai pas à considérer comme grave l'état de cette malade, surtout quand, dès le premier examen que nous fîmes de ses urines, nous pûmes y constater une grande quantité d'albumine. Cependant, d'après les récits de cette jeune femme, il semblait que l'infiltration avait un peu diminué dans les quelques jours qui précédèrent son entrée à l'hôpital; la céphalalgie n'existait plus; aussi pensais-je devoir temporiser, dans l'espoir que le repos conduirait à une diminution dans l'acuité des symptômes que je viens de vous énumérer. Je résolus d'attendre et de surveiller avec soin la malade, me réservant d'intervenir s'il survenait quelque indication spéciale. Les sept jours qui s'écoulèrent entre le 15 novembre et le 22, jour de son accouchement, furent marqués par une série d'améliorations et de rechutes, sans que, cependant, aucune de ces dernières eût présenté une aggravation dans les symptômes antérieurs. Les deux derniers jours seulement, la malade, obligée de garder le lit par suite de l'infiltration des grandes et des petites lèvres, fut prise de douleurs abdominales continuelles qui s'exagéraient à la pression, en même temps qu'il était facile de constater une certaine accélération du pouls, le tout précédé de deux ou trois frissons.

L'accouchement se fit dans la nuit du 21 au 22 novembre et ne présenta rien de particulier, si ce n'est qu'il ressembla aux accouchements qu'on voit se produire souvent dans la période ultime des maladies graves; c'est-à-dire que l'utérus se débarrassa en un temps assez court (sept heures), sans être, pour ainsi dire, aidé par les efforts volontaires de la femme.

Depuis le premier examen des urines qui se fit le 16 novembre, et qui décela, comme je vous l'ai dit, une grande quantité d'albumine, cette opération se répéta tous les jours, et l'on put constater la présence de cette substance en quantité à peu près égale chaque fois jusqu'au jour de son accouchement et même dans ceux qui suivirent.

Les symptômes graves qui avaient apparu deux jours avant la délivrance et qui firent craindre dès ce moment une complication abdominale, loin de disparaître, devinrent de plus en plus accentués; une péritonite puerpérale se manifesta dès le lendemain de l'accouchement, et, malgré tout nos soins, la malade succomba le 29 novembre.

L'autopsie permit de constater les lésions qui se rencontrent en général à la suite de cette affection; mais ce qui attira particulièrement notre attention ce fut l'état des reins. Je dois à M. le docteur Blachez, qui suivait mon service à cette époque, de pouvoir vous communiquer l'examen microscopique qu'il a fait de l'un de ces organes. Voici la note qu'il m'a communiquée : Le volume de la glande n'est pas sensiblement augmenté ; la capsule est saine, se détache facilement et découvre une surface lisse d'un rouge jaunâtre, parsemée de petites taches ecchymotiques. A la coupe, on est frappé de la pâleur du parenchyme rénal. La substance médullaire a diminué de volume aux dépens de la substance corticale qui est très-hypertrophiée et présente une décoloration remarquable. Un des cônes de la substance médullaire a presque complétement disparu. Au microscope et à un grossissement de 170 diamètres, on trouve les canalicules distendus et remplis par des cellules épithéliales infiltrées de granulations. Le calibre du canalicule est tout à fait effacé. Quelques cellules sont encore reconnaissables et conservent leur noyau, d'autres sont plus altérées et, dans quelques points, on trouve un commencement de dégénérescence graisseuse. Les vaisseaux contiennent peu de sang.

En résumé, la lésion est celle de la période exsudative. L'anémie de la substance corticale dépend de la compression exercée sur les vaisseaux par les canalicules distendus. La période exsudative est à son déclin. Le volume des reins a dû être plus considérable, il y a une quinzaine de jours. En outre, la dégénérescence graisseuse qui caractérise la seconde période a déjà commencé en certains points, mais elle est encore très-limitée. Nul doute que l'examen du dépôt urinaire n'eût démontré la présence de quelques cylindres granuleux ayant la forme des canalicules.

Avant de chercher à tirer quelques conclusions de l'observation que je viens de vous rapporter, permettez-moi d'attirer votre attention sur un cas à peu près analogue que vous pouvez observer aujourd'hui, puisque la femme dont il s'agit est encore couchée dans mes salles au n° 3.

La nommée V..., multipare, est entrée à la clinique le 13 décembre ; elle se croit enceinte de six mois environ, ses dernières règles ayant eu lieu vers la fin du mois de juin. Comme la précédente, cette femme fut très-souffrante dans la première partie de sa grossesse, elle eut des nausées, des vomissements fréquents dont le chiffre, à son dire, s'élevait à quinze environ dans les vingt-quatre heures, en outre, de l'inappétence, des insomnies et une grande surexcitation. Cet état a duré jusqu'à son entrée à l'hôpital. Au commencement de décembre, la femme V... a remarqué que ses jambes enflaient beaucoup, cet œdème s'est étendu à la paroi abdominale, aux membres supérieurs et principalement aux mains, ainsi qu'à la face qui est évidemment trèstuméfiée. En outre, elle accuse des maux de tête, de la faiblesse dans la vue, surtout le matin. Quoique naturellement très-grasse, l'examen que j'ai fait, le lendemain de son arrivée à la clinique, m'a permis de constater une infiltration généralisée à tout le tissu cellulaire sous-cutané et la présence d'une certaine quantité de liquide dans la cavité abdominale ; le fond de la matrice sur lequel on arrive difficilement, à cause de l'épaisseur des parois du ventre, remonte jusqu'à l'ombilic ; la malade dit ne plus sentir les mouvements actifs du fœtus depuis une douzaine de jours, c'est-à-dire depuis le moment où elle commença à s'infiltrer ; on n'entend pas les battements du cœur fœtal. Enfin, l'examen de l'urine a fait voir, dès le premier jour, une très-notable quantité d'albumine. Je dois ajouter que, depuis son entrée à l'hôpital, l'œdème a beaucoup diminué, la face et les mains ne sont plus infiltrées, les jambes seules contiennent encore une certaine quantité de liquide, quoique à un degré moindre que dans les premiers jours. La paroi abdominale elle-même n'est presque plus œdématiée et le liquide contenu dans la cavité du péritoine s'est résorbé ; enfin, la quantité d'albumine que l'on rencontre tous les jours dans l'urine a été progressivement en diminuant et, aujourd'hui, vous avez pu voir que l'acide nitrique n'en décèle plus qu'une quantité assez minime. Les symptômes généraux tels que, vomissements, inappétence, insomnie et même la céphalalgie, ont tout à fait disparu.

Si vous vous souvenez de ce que je vous ai dit dans une de nos précédentes réunions sur les prodromes de l'éclampsie, il est évident que ces deux femmes présentaient les signes précurseurs de cette maladie, et cependant nous n'avons vu ni chez l'une ni chez l'autre apparaître les accès convulsifs.

Est-il permis de considérer ces deux observations comme des exemples d'albuminurie se liant à une affection rénale ? C'est ma conviction profonde, et, à ce propos, je ne puis résister au désir de vous montrer combien l'un de ces deux cas vient à l'appui de la théorie soutenue par mon savant collègue M. Gubler, et qu'il désigne sous le nom de superalbuminose sanguine. Vous vous rappelez, en effet, que, d'après lui, l'albuminurie gravidique aurait pour cause une exagération de la quantité d'albumine contenue dans le sang de la femme enceinte, exagération produite « tantôt parce que la mère fabrique trop, tantôt parce que le fœtus ne consomme pas assez, enfin ces deux circonstances réunies pouvant concourir au même résultat ».

Après avoir fait remarquer, suivant l'opinion de Danyau, de M. Blot et d'autres accoucheurs, qu'en général les enfants nés dans de pareilles conditions sont chétifs et d'un volume moindre que le terme de la grossesse ne le comporte, circonstances qui ne doivent pas se produire quand la superalbuminose provient de la mère seule, puisque alors le fœtus trouve en abondance les matériaux nécessaires à sa nutrition, M. Gubler s'arrête à cette seconde considération qu'il regarde comme beaucoup plus vraisemblable, à savoir ; la non-consommation par un fœtus malade de toute la quantité d'albumine qui lui est destinée ; de là, superalbuminose par insuffisance d'absorption fœtale. C'est en effet ce qui semble s'être produit chez notre première malade ; devenue enceinte dans les premiers jours de mars, elle accouche le 22 novembre, c'est-à-dire une quinzaine de jours avant son terme normal et donne naissance à un enfant de 2200 grammes, par conséquent au-dessous du poids ordinaire à cette époque de la grossesse. La même explication est-elle applicable à la femme V... ? Il est impossible de se prononcer d'une manière définitive, puisque l'avortement n'a pas eu lieu. D'après les récits de cette malade, il semble plus naturel d'admettre que pour une cause jusqu'alors inconnue, son état général s'est modifié tout d'un coup profondément, et que, sous l'influence de cette perturbation, le fœtus cessa de vivre quelques jours après. Elle nous a dit, en effet, que les mouvements actifs de l'enfant n'avaient plus été perçus sept jours après l'apparition de l'œdème qui s'étaient si rapidement généralisé.

Laissant de côté ces théories quelque peu abstraites et qui ne reposent que sur un nombre de faits cliniques insuffisants, un point capital doit attirer notre attention dans ces deux observations. L'autopsie a démontré, pour la première de ces malades, que les reins présentaient des altérations qu'on est dans l'habitude de rencontrer dans les premiers temps d'une maladie de Bright. Ce n'est pas à cette affection qu'a succombé notre pauvre femme ; en effet, les urines, examinées les jours qui suivirent son accouchement, présentèrent une diminution notable dans la quantité de l'albumine qui avait été constatée. Ce fut une péritonite suraiguë qui l'enleva. Peut-être se fût-elle rétablie complètement, ou, ce qui est plus probable, après une décroissance marquée dans l'albuminurie, aurait-on vu la maladie prendre un caractère chronique, comme cela semble se produire pour notre deuxième femme couchée au n° 3. Pour cette dernière, en effet, vous voyez qu'après avoir considérablement diminué, la quantité d'albumine reste à peu près stationnaire ; il est vrai d'ajouter que l'utérus est encore gravide; mais, si nos prévisions sont exactes et si le fœtus a cessé de vivre depuis un mois environ, l'influence de la grossesse, comme cause essentielle, n'existe plus et il y a lieu de penser que chez celle-là également persiste une lésion rénale qui entretient l'albuminurie.

Je ne veux pas rentrer dans les théories qui ont été émises sur les causes de l'albuminurie pendant la grossesse; je me suis expliqué à cet égard plus longuement dans une de nos précédentes conférences; je tenais aujourd'hui à vous faire voir que les symptômes de la maladie de Bright ont de l'analogie avec les prodromes de l'éclampsie, dans la grande majorité des cas, mais il ne faut pas oublier que des accès éclamptiques sont survenus quelquefois chez des femmes qui n'étaient pas albuminuriques et qui ne le sont devenues ni pendant, ni après les attaques.

Au point de vue du diagnostic, il faudra donc rester dans le doute; mais comme le traitement est le même, ainsi que nous le verrons quand nous nous occuperons des indications thérapeutiques, si le médecin observe une aggravation dans les symptômes il ne faudra pas hésiter à recourir aux émissions sanguines.

En même temps que la jeune femme albuminurique du n° 17, je vous ai fait remarquer, couchée au n° 7, une autre femme dont l'observation est extrêmement intéressante à plusieurs points de vue.

Albertine A... fut apportée sur un brancard le 8 novembre dans la journée; elle était sans connaissance, mais non pas insensible. Son visage était pâle, décoloré, les paupières abaissées, les lèvres closes, laissant échapper un peu d'écume blanchâtre, les membres fléchis sans roideur. La personne qui l'accompagnait nous raconta que cette femme, enceinte de cinq mois et demi à six mois, était sujette à des vomissements fréquents qui avaient augmenté progressivement et pris un caractère alarmant à la fin du mois d'octobre dernier. Elle continua, néanmoins, son travail jusqu'au 1er novembre, jour où elle fut prise subitement d'un accès convulsif; nous ne pûmes avoir que des renseignements insuffisants sur les caractères de ce premier accès. Elle était tombée, nous a-t-on dit, les membres s'agitaient, le visage grimaçant et une écume sanguinolente s'échappant de la bouche.

La malade reprit connaissance peu de temps après cette attaque, les vomissements continuèrent et elle se plaignit constamment de violents maux de tête. Comme elle était enceinte, on fit venir une sage-femme qui recommanda la surveillance et des compresses froides sur la tête. Le 8 novembre, elle fut prise de deux nouvelles attaques semblables à la première, et c'est alors que l'on décida son transport à la Clinique, où elle arriva dans un coma partiel, ainsi que je vous l'ai dit précédemment. On me fit prévenir aussitôt qu'une femme éclamptique avait été amenée de la ville et, selon mes prescriptions, on se prépara à la saigner sitôt qu'un nouvel accès bien caractérisé eut permis de se rendre un compte exact de la maladie. Cet accès n'étant pas survenu, on se borna à des soins généraux et une potion calmante avec de l'éther fut administrée.

Le lendemain matin, 9 novembre, à la visite, je trouvai cette femme dans un état semblable à celui de la veille, elle ne répondait pas aux questions qu'on lui adressait, mais elle s'agitait, poussait des grognements et proférait une longue série de jurons, quand on voulait la placer sur le dos pour l'examiner. En palpant le ventre, on constate que le fond de l'utérus s'élève au niveau de l'ombilic, les battements du cœur de l'enfant se perçoivent facilement et, par le toucher, je trouve le col ayant encore toute sa longueur. Les paupières, qui se soulèvent de temps en temps, permettent de remarquer un strabisme interne, surtout de l'œil gauche. Les urines, examinées, ne contiennent pas d'albumine, il n'y a pas non plus d'infiltration des membres inférieurs.

Comme vous le voyez, plusieurs des signes ordinaires de l'éclampsie faisaient défaut; il ne restait, parmi les symptômes habituels de cette maladie, que la céphalalgie et des accès convulsifs ; mais la nature de ceux-ci était encore problématique puisqu'il n'avait encore été permis à aucun de nous d'en observer les caractères ; le coma lui-même différait sous bien des rapports de celui qui succède aux attaques éclamptiques ; enfin, vous savez que cette maladie est rare à l'époque de la grossesse à laquelle cette femme était arrivée. Toutes ces considérations me firent penser que cette femme était atteinte d'une autre affection que l'éclampsie, et je fus confirmé dans cette croyance par l'apparition d'un accès convulsif qui eut lieu devant moi et qui me parut très-différent de ceux que l'on observe dans les convulsions puerpérales. En effet, je vis la face, qui était pâle, se colorer tout à coup, principalement aux pommettes, les paupières agitées d'un mouvement de va-et-vient, les lèvres frémissantes, comme si la malade marmottait des paroles inintelligibles et de la salive s'écouler sous forme d'écume par la bouche. La tête restait fixe, les autres muscles du visage n'étaient pas convulsés, les membres supérieurs et inférieurs ne se roidissaient pas et conservaient leur position primitive; en un mot, pas de convulsions toniques, pas de convulsions cloniques, pas de respiration stertoreuse, aucun des principaux caractères de l'accès éclamptique.

Bien certain qu'il ne s'agissait pas là d'éclampsie et voulant me rendre compte du véritable état de la malade, je priai la sage-femme en chef de prendre au domicile de cette femme des renseignements plus complets que ceux qui nous avaient été donnés, afin de diriger mon traitement en conséquence. Sur ces entrefaites arriva M. le docteur Blachez, auquel je fis part de mes doutes et je priai ce médecin distingué d'examiner la malade pendant que je continuais ma visite, et de me dire son avis. M. Blachez découvrit sur les gencives un liseré bleuâtre qui attira son attention, et quand il m'eut fait part de cette particularité, je m'informai de la profession de la malade. J'appris alors qu'elle était polisseuse en caractères, c'est-à-dire qu'elle était, parmi toutes les ouvrières qui travaillent dans le plomb, une de celles dont les occupations exposent le plus aux accidents saturnins. Il devint évident pour moi, à partir de ce moment, que nous avions affaire à une intoxication saturnine caractérisée par des accidents épileptiformes. La patronne de l'établissement dans lequel cette femme travaillait, et qui vint dans la journée pour voir son ouvrière, nous apprit que cette fille, âgée de vingt ans, était occupée chez elle depuis l'âge de huit ans, qu'elle n'avait jamais eu les accidents habituels à sa profession, quoique beaucoup d'autres eussent présenté de temps en temps des coliques de plomb. Cette patronne ajouta que des accidents épileptiformes étaient très-rares dans son atelier, que c'était un des premiers exemples qu'elle voyait, mais que, cependant, le jour même où son ouvrière était portée à la Clinique, on avait conduit à l'hôpital de Lariboisière un ouvrier atteint d'accidents identiques. Quant à la jeune femme, elle était très-sale, ne prenant aucune des précautions recommandées pour se mettre à l'abri de l'intoxication.

Une heure après ma visite, la malade succomba ayant eu encore deux accès semblables à celui que je vous ai décrit tout à l'heure. L'autopsie, qui fut faite dans les délais réglementaires, ne nous montra aucune lésion apparente ni du côté du cœur, ni du côté des reins ou de la rate. Le cerveau ne présentait, lui-même, aucune des modifications généralement indiquées par les auteurs. La coloration en était normale, les circonvolutions régulières et les anfractuosités bien marquées, la consistance paraissait peut-être un peu plus ferme; pas de sérosité dans les ventricules, ni dans l'arachnoïde. Comme dans des cas analogues une certaine quantité de plomb avait été rencontrée dans la substance cérébrale, je priai un de mes anciens internes, M. Prunier, actuellement pharmacien à Lourcine, d'en faire l'analyse chimique.

Pour compléter cette observation, je vais vous communiquer la note qu'il m'a envoyée à ce sujet et dans laquelle sont consignés, outre les procédés d'analyse employés, les résultats qui ont été obtenus.

« La masse encéphalique à examiner pesait environ 1220 grammes.

» Tout d'abord, on s'est occupé de faire disparaître la matière organique par un système approprié de dessiccations et de calcinations alternativement répétées. Cette première partie de l'opération a été entièrement effectuée dans des vases de porcelaine, et en se gardant d'atteindre la température rouge, afin d'éviter la moindre perte de plomb.

» La matière charbonneuse, chauffée au rouge sombre et arrosée d'acide nitrique pur, a laissé en dernier lieu un résidu entièrement minéral d'un blanc légèrement grisâtre.

» C'est dans ce résidu que la totalité du plomb devait se trouver, et se trouvait en effet réunie.

» Cette portion, purement minérale, a été analysée : premièrement, au point de vue qualitatif. On y a décelé, d'une manière certaine, la présence des corps suivants :

» Parmi les acides : acides phosphorique, sulfurique, carbonique (en quantités notables); chlorhydrique, sulfhydrique (traces).

» Parmi les bases : potasse, soude, chaux (en quantités notables); ammoniaque, fer (traces).

» Et indubitablement aussi le *plomb*.

» Ce dernier, but principal de l'analyse, a été constaté à l'état de sulfure, sulfate, chlorure, chromate et iodure. C'est-à-dire qu'il ne pouvait subsister aucune espèce de doute.

» Restait à effectuer le dosage de cet élément. Toutes les liqueurs plombiques ont été traitées de façon à faire passer le plomb à l'état de sulfate, et toutes les portions de ce sel, réunies au moyen de l'acétate d'ammoniaque, ont été pesées après dessiccation convenable. On a obtenu ainsi 1^{gr},487 de sulfate de plomb, correspondant à 0^{gr},978 de plomb, soit environ 1 gramme de plomb métallique.

» Cette proportion, bien que suffisante et au delà, pour démontrer la présence du plomb dans l'organe soumis à l'analyse, paraîtra peut-être un peu faible. Mais il n'est pas sans doute inutile de rappeler qu'avant d'être mis en traitement, le cerveau avait été plongé pendant plusieurs jours dans de l'eau faiblememt alcoolisée. En sorte qu'il pourrait se faire qu'une certaine quantité de plomb ait disparu, entraînée par ce liquide, qui n'a pu être examiné. »

Les détails dans lesquels je suis entré, en vous rapportant cette longue observation, suffisent pour vous faire voir les différences tranchées qui existent entre les accès éclamptiques et les convulsions dues à l'encéphalopathie saturnine. Dès qu'il m'a été possible d'assister à un accès, je me suis aperçu aussitôt qu'il ne s'agissait pas d'éclampsie puerpérale. Un examen un peu plus approfondi, des renseignements plus complets, ne nous laissèrent aucun doute sur la véritable nature de ces accidents convulsifs. Toutefois, si on n'avait vu la malade que pendant le coma, il eût été moins facile de s'éclairer, et, cependant, la marche de la maladie n'était pas celle que l'on observe ordinairement dans l'éclampsie ; d'autre part, je vous l'ai dit, les convulsions sont très-rares à cette époque de la grossesse ; en outre, il n'y avait ni infiltration des membres inférieurs, ni albumine dans les urines, quoique ce dernier symptôme se rencontre souvent dans l'intoxication saturnine. Toutes ces particularités étaient faites pour éveiller des doutes, et vous avez vu comment j'ai pu me mettre sur la voie de la véritable nature de la maladie.

Le diagnostic différentiel entre l'éclampsie, dans la période convulsive, et les différentes maladies qui s'en rapprochent, n'est pas toujours aussi facile à établir que dans le cas précédent. Ainsi, on trouve dans les recueils scientifiques plus d'un exemple où l'épilepsie, l'hystérie, la catalepsie, observées chez des femmes enceintes, ont été prises pour de l'éclampsie.

De toutes ces affections, l'épilepsie est, sans contredit, celle qui se rapproche le plus de l'éclampsie, au moins pour ce qui est de l'accès lui-même. Si l'épilepsie survient chez une femme enceinte, la première pensée du médecin sera de croire à l'invasion des convulsions puerpérales. Mais, dans l'épilepsie, les accès sont presque toujours séparés par un ou plusieurs jours, quelquefois même des mois ; au contraire, les convulsions puerpérales se répètent à intervalles assez courts, un quart d'heure, vingt minutes, une demi-heure, une heure, rarement plus. Les accès sont en général multiples, un accès isolé est la très-rare exception, à moins qu'une issue fatale ne termine brusquement la scène, comme cela m'est arrivé à l'occasion du premier accouchement que j'ai fait dans ma clientèle. Sans parler du cri initial qui manque rarement chez les épileptiques, le coma qui succède à l'accès convulsif est de plus courte durée que dans l'éclampsie, et quelques heures après l'attaque, l'épileptique reprend connaissance et rentre dans la vie réelle, ne conservant de son accident qu'un peu de faiblesse et de lourdeur de tête. L'éclamptique, au contraire, en proie à une série plus ou moins longue d'accès convulsifs, reste dans le coma pendant un temps beaucoup plus long, douze heures, vingt-quatre heures, quarante-huit heures et même plusieurs jours, et ne sort de cet état que graduellement, ayant les idées encore très-confuses, et une très-grande difficulté, dans la plupart des cas, d'associer les idées, et de se souvenir des choses les plus naturelles, comme de son nom, de son adresse, de son âge, etc. Une réaction fébrile accompagne les accès éclamptiques et ne se remarque pas chez l'épileptique; enfin, les commémoratifs viendront, dans une certaine mesure, en aide aux investigations du médecin. On ne trouve non plus ni infiltration des membres inférieurs, ni albumine dans les urines. Toutefois, ces deux derniers caractères pourraient exister chez une femme enceinte épileptique, et contribueraient certainement à entretenir le médecin dans l'erreur en lui faisant supposer qu'il a véritablement affaire à l'éclampsie; aussi je vous recommande de ne négliger aucun des signes différentiels que je vous ai énumérés précédemment.

Il sera moins facile de confondre les accès d'hystérie avec les attaques éclamptiques; outre les commémoratifs qui manquent rarement, les phénomènes hystériques présentent des différences essentielles avec la maladie qui nous occupe. Ainsi, les mouvements convulsifs de l'hystérique sont cloniques, ce sont des mouvements désordonnés du tronc et des membres, accompagnés de soubresauts de tout l'individu qui roule, se déplace totalement, et tomberait infailliblement de son lit si l'on n'y prenait garde. L'éclampsie, au contraire, est caracérisée par une alternative de convulsions toniques auxquelles succèdent des convulsions cloniques, sans déplacement appréciable de la malade. Jamais, chez l'hystérique, on ne remarque cet aspect hideux, grimaçant, du visage de l'éclamptique; pas d'écume sanguinolente, etc. La perte de connaissance et de sensibilité n'est pas complète chez l'hystérique qui, le plus souvent, jette, en se roulant, des cris étouffés, pleure, gémit, sanglote, ou bien est prise d'un rire convulsif. Les malades reprennent promptement connaissance et ne tombent pas dans le coma qui succède aux attaques éclamptiques; au contraire, les femmes hystériques sont plutôt excitées qu'accablées après un accès. Enfin, chez celles que l'on peut interroger après une attaque, lorsque l'on n'a pas assisté à la période convulsive, on est bien vite édifié par l'existence de sensations spéciales dont elles se plaignent, comme celle de la boule ou du clou hystérique, de météorisme du ventre, etc. Chez la plupart de ces femmes, on ne rencontre ni œdème, ni albumine dans les urines; mais il faut, à l'égard de ces deux caractères, établir les mêmes réserves que pour l'épilepsie, puisque nous ne par lons que de femmes enceintes essentiellement prédisposées par la gestation à l'infiltration et à l'albuminurie.

Je ne crois guère possible de confondre l'éclampsie avec la catalepsie; dans cette dernière affection, l'attaque est surtout caractérisée par cette singulière particularité que les membres conservent pendant toute la durée de l'accès la position qu'ils avaient au début, ou celle qu'on leur fait prendre. Il n'y a donc pas de convulsions cloniques si caractéristiques de l'éclampsie. Le pouls bat avec lenteur, et la respiration conserve sa régularité. L'accès lui-même peut être fort court ou durer un temps qui dépasse de beaucoup celui que nous avons fixé à l'accès éclamptique. Enfin, pas d'albuminurie, comme dans les autres névroses dont je viens de vous parler.

Certains auteurs, et en particulier le professeur Braun, de Vienne, ont encore établi le diagnostic de l'éclampsie, dans sa période convulsive, avec d'autres maladies telles que l'apoplexie cérébrale, la méningite, l'anémie, la chorée et plus spécialement avec les mouvements convulsifs qui s'observent à la suite de l'introduction dans l'économie de poisons minéraux, végétaux ou animaux. Je ne crois pas devoir insister sur le diagnostic différentiel dans cette période avec l'apoplexie, ce serait plutôt pendant le coma qui succède aux hémorrhagies cérébrales que l'erreur se produirait. Pour la méningite, l'anémie et la chorée, les mouvements convulsifs sont précédés, accompagnés, ou suivis de symptômes tels qu'un médecin, quelque peu attentif, ne s'y trompera pas. Enfin, dans la longue liste des empoisonnements cités par le professeur Braun qui donnent lieu à des convulsions, qu'on pourrait confondre avec les accès éclamptiques, je ne vois guère que l'intoxication saturnine qui mérite une mention particulière. Je ne vous répéterai pas ce que je vous ai dit précédemment, après vous avoir rapporté en détail l'observation de notre malade du n° 7; mais il faut savoir que les accès convulsifs ne sont pas toujours en pareil cas aussi incomplets que ceux que je vous ai décrits : ils peuvent affecter, à s'y méprendre, la forme des attaques d'épilepsie et se rapprocher, par conséquent, beaucoup des convulsions puerpérales. Ces accidents cérébraux peuvent être précédés de phénomènes prodromiques, tels que céphalalgie frontale, somnolence, affaiblissement de la vue, caractères semblables à ceux qui s'observent si fréquemment chez les femmes menacées d'éclampsie. Les attaques peuvent se déclarer subitement, ainsi que cela fut observé pour notre malade. Les convulsions saturnines peuvent revêtir toutes les formes, depuis l'épilepsie jusqu'à la catalepsie, et ne consister, même quelquefois, qu'en une sorte de vertige. Le coma lui-même peut s'accompagner d'une respiration difficile, stertoreuse, semblable à celle qui suit les attaques éclamptiques.

Comme vous le voyez, dans un grand nombre de cas il devient très-difficile, pour le médecin, de se prononcer ; son diagnostic ne pourra s'établir qu'en se fondant sur l'époque de la grossesse, l'absence d'albumine dans les urines, signes qui nous ont aidés puissamment dans l'observation que je vous ai rapportée, mais ce seront surtout les commémoratifs et les renseignements obtenus soit de la malade, soit des personnes qui l'entourent, qui permettront de reconnaître le genre d'affection auquel on a affaire.

Les empoisonnements par les préparations d'argent, par le mercure, le cuivre, l'antimoine, l'arsenic, etc., ont des caractères propres que vous devez connaître, et qui vous permettront de spécifier l'origine des accidents convulsifs que vous observez. J'en dirai autant des convulsions de forme particulière qu'on remarque dans les empoisonnements par la strychnine, la brucine, la conicine, la nicotine, l'atropine, la morphine, etc., etc., et qui ne peuvent se confondre avec les attaques éclamptiques.

Pendant la période de coma, le diagnostic de l'éclampsie est encore beaucoup plus difficile à établir que pendant les convulsions; en effet, dans un grand nombre de maladies, le coma se ressemble,' et, sans revenir sur ce que je vous ai dit précédemment, je vous rappelle qu'à la suite de l'épilepsie, de la catalepsie, de l'encéphalopathie saturnine, on peut observer une période de coma qu'il sera difficile de différencier de celui qui succède à l'attaque éclamptique. Mais, c'est principalement le coma de l'apoplexie cérébrale ou pulmonaire et celui de l'ivresse qui donnent lieu aux plus fréquentes erreurs. Cependant, d'une part, il est rare que l'hémorrhagie cérébrale se produise avant l'âge de trente à quarante ans et nous savons que, au contraire, l'éclampsie s'observe de préférence chez des primipares, c'est-à-dire chez des femmes âgées de dix-huit à trente ans ; d'autre part, l'hémorrhagie cérébrale se reproduit en général plusieurs fois à des intervalles plus ou moins longs, mais laissant après elle des traces de son passage, telles que : paralysie partielle, cécité, etc. ; enfin, l'infiltration des membres inférieurs et l'albuminurie font complétement défaut. Il est arrivé plus d'une fois qu'on a apporté dans cette maison des femmes enceintes rencontrées dans la rue, couchées ivres mortes au coin d'une borne ; le diagnostic de leur véritable état a toujours été facile, grâce à l'odeur caractéristique qu'exhalait leur respiration. Dans tous les cas, en attendant quelques heures, ces femmes reprennent connaissance et leurs premières paroles permettent de ne conserver aucun doute sur la cause de leur prostration physique.

Enfin, Messieurs, pour terminer ce que je voulais vous dire sur le diagnostic de l'éclampsie, permettez-moi de vous rapporter l'observation d'une malade qu'on amena dans cette maison en 1868.

Le 8 janvier, à deux heures de l'après-midi, on apportait à l'hôpital une femme, présentant tous les caractères que l'on retrouve chez celles qui ont eu des attaques d'éclampsie. Perte de connaissance, respiration stertoreuse, gémissements précipités, visage cyanosé, lèvres livides laissant échapper une écume sanguinolente, pouls petit, fréquent, etc. Je constatai une grossesse d'environ sept mois et un commencement de travail ; le col, sans être complétement effacé, permettait l'accès facile du doigt, les deux orifices interne et externe étant dilatés dans l'étendue d'une pièce de 2 francs. Les urines, examinées par l'acide nitrique et par la chaleur, ne présentaient aucune trace d'albumine. Les seuls renseignements que nous pûmes avoir près des personnes qui l'accompagnaient étaient fort incomplets. Cette femme était domestique et couchait dans un cabinet situé à la partie supérieure de la maison habitée par ses maîtres. La veille au soir, elle était montée se coucher sans indiquer qu'elle fût malade ; lorsque le lendemain matin, ne la voyant pas descendre à l'heure habituelle, on fut frapper à sa porte, la croyant encore endormie, on n'obtint pas de réponse, malgré des appels réitérés, et à neuf heurs du matin on se décida à faire enfoncer la porte. On trouva alors cette malheureuse étendue à terre sans connaissance. Un médecin, qui fut appelé, ayant reconnu qu'elle était enceinte, conseilla de la transporter à la Clinique.

Était-ce de l'éclampsie? Était-ce de l'asphyxie? Les personnes qui l'ont amenée n'ont vu se produire aucune attaque, ici même nous avons attendu vainement l'invasion des convulsions ; tout ce qu'il fut permis de constater, c'était une énorme congestion pulmonaire caractérisée par un râle crépitant très-abondant siégeant dans les deux poumons.

Malgré une saignée abondante que je fis faire, un vésicatoire volant, des sinapismes plusieurs fois répétés sur les membres inférieurs, une potion avec du tartre stibié, cette femme succomba le soir même, huit heures après son entrée à l'hôpital.

M. Charpentier, alors mon chef de clinique, fit l'autopsie qui ne révéla que la congestion pulmonaire que nous avions reconnue de son vivant, sans aucune autre lésion soit au cerveau, soit aux reins, soit dans tout autre organe. Peu d'instants avant sa mort, elle avait expulsé spontanément un enfant mort du terme de sept mois environ.

Cette observation vous montre quel peut être l'embarras du médecin, au point de vue du diagnostic. Quoique personne n'ait assisté à une attaque d'éclampsie, je ne voudrais pas affirmer que cette femme n'ait pas eu de convulsions; mais, cependant, il n'y avait chez cette malade ni œdème, ni albuminurie, et l'énorme congestion pulmonaire dont elle était atteinte peut bien à elle seule expliquer la mort. Du reste, le traitement, auquel elle a été soumise, pouvait aussi bien s'appliquer à l'une ou à l'autre de ces deux affections.

VINGTIÈME LEÇON

DE L'ÉCLAMPSIE

Pronostic.
Traitement curatif (médical, chirurgical). — Traitement préventif.

MESSIEURS,

J'ai pu dans notre dernière conférence, en vous parlant de deux femmes de mon service, vous indiquer sur quelle base reposait le diagnostic de l'éclampsie, et vous faire connaître en même temps les diverses maladies qui s'en rapprochent par quelques-uns de leurs symptômes. Aujourd'hui, nous avons rencontré dans mes salles une autre femme qui nous a été amenée après avoir été prise chez elle de convulsions puerpérales. Elle est couchée au n° 3.

Je me suis également arrêté longtemps au n° 35, où vous avez vu une pauvre femme dans un état des plus graves et qui, dans quelques heures, aura cessé de vivre. Comme la première, elle est venue chez nous en proie à des attaques d'éclampsie. Je désire prendre texte de ces deux observations pour vous parler du pronostic et du traitement de cette maladie, ce qui complétera notre étude sur les convulsions puerpérales. La malade du n° 35 nous fut apportée hier dans la journée; elle était complétement sans connaissance, et les renseignements qui ont pu nous être donnés par son mari ont été très-incomplets. Contrairement à ce qui a lieu d'habitude, elle est multipare, et cette grossesse est la quatrième. Trois fois elle est accouchée spontanément sans accident, ni avant, ni pendant, ni après le travail. Enceinte de huit mois environ, elle est infiltrée d'une manière générale, et cet état remonte à trois semaines. Ces jours derniers, elle se plaignit d'une violente douleur de tête et de quelques troubles dans la vue ; la première attaque eut lieu hier à cinq heures du matin, et les accès se succédèrent assez rapidement pour qu'à deux heures du soir on en eût déjà compté dix. C'est à ce moment qu'elle entra à la Clinique. Un médecin qui avait été appelé dans la matinée pratiqua une saignée dont nous ne savons pas l'importance. Un autre accès étant survenu à cinq heures un quart du soir en présence des personnes de la maison, une seconde saignée de 400 grammes fut faite par la sage-femme en chef. Une douzième attaque eut lieu à cinq heures quarante-cinq minutes, et ce fut la dernière. Pendant ce temps, le travail, qui était déclaré depuis une époque inconnue, avait marché, et à huit heures du soir naquit une petite fille vivante du poids de 2420 grammes. La pauvre femme, qui depuis son entrée à la Clinique n'a pas repris connaissance, est restée plongée dans le coma avec une respiration stertoreuse, un pouls petit, presque filiforme ; les extrémités sont froides, recouvertes d'une sueur visqueuse, le visage pâle, décoloré, en un mot elle présente tous les signes d'une fin prochaine. Les urines sont traitées par l'acide nitrique ; elles contiennent une grande quantité d'albumine.

L'issue de la maladie n'est pas toujours aussi grave, vous le savez déjà par les faits que vous avez pu voir ici, et en particulier par celui que vous avez encore sous les yeux au n° 3. Cette femme à laquelle je fais allusion et dont je vous parlerai bientôt est aujourd'hui en pleine convalescence. Cependant, il n'en est pas moins vrai que, de tous les accidents qui peuvent atteindre les femmes pendant la grossesse ou après l'accouchement, il n'en est pas de beaucoup plus sérieux que les convulsions. A cet égard, les auteurs, tout en étant d'accord sur la gravité de la maladie, ne le sont plus sur la proportion de la mortalité. Voici les opinions émises à ce sujet, et des statistiques dont vous trouverez l'indication dans le dernier ouvrage de Nægele et Grenser. D'après madame Lachapelle et Romberg, la moitié des femmes atteintes d'éclampsie succomberaient. Pour Devilliers et Regnault, sur 20 éclampsies, 11 se terminent par la mort. Sur les 135 cas rassemblés par Brummerstädt, il y a 84 guérisons et 81 morts. Parmi les femmes mortes, 36 succombèrent directement aux attaques, 13 à des accidents puerpéraux compliquant la maladie, 1 à une hémorrhagie et 1 à une perforation intestinale. D'après Kiwisch, près du tiers des femmes atteintes d'éclampsie succombent pendant la période convulsive, et un tiers de celles qui survivent est enlevé par des

accidents puerpéraux consécutifs. Merriman a vu mourir 8 femmes
seulement sur 36. D'après Churchill, 42 auraient succombé sur 152 ;
d'après Lever, 14 sur 166 ; suivant Collins, 5 sur 30 ; d'après Ramsbotham, 7 sur 43. Enfin, d'après les observations recueillies dans cet hôpital et dont je vous ai communiqué le relevé dans une de nos précédentes conférences, nous trouvons 50 morts sur 132. (Je laisse de côté
la première observation, la terminaison n'ayant pas été indiquée.)
Parmi ces 50 femmes, 12 au moins succombèrent à des accidents con-
consécutifs, tels que : péritonite, fièvre puerpérale, infection purulente, etc.

Il est très-rare que la mort survienne pendant les accès ; cependant
il y en a quelques exemples dans la science, et je ne puis oublier que,
parmi ceux que j'ai vus, je dois faire entrer, ainsi que je vous l'ai déjà
dit, le premier accouchement que j'ai fait dans ma clientèle particulière. Le plus souvent, comme chez la malade que nous avons en ce
moment au n° 35, l'état comateux persiste après les attaques, et la
mort survient, produite, ou par un [trouble profond de la respiration
dû à la congestion pulmonaire, ou, suivant quelques auteurs, par une
paralysie du cerveau produite par la turgescence des vaisseaux,
résultant du trouble de la circulation et de la respiration. On trouve
l'explication de la mort pour quelques cas, dans une hémorrhagie
cérébrale, ainsi que je vous en ai rapporté un exemple en parlant de la
pathogénie de l'éclampsie ; mais cette terminaison paraît rare. En
outre, ainsi que nous le montrent les tableaux statistiques de cette
maison, un quart environ des femmes qui succombent après avoir été
atteintes d'éclampsie, sont enlevées par une affection puerpérale consécutive ; car, il faut bien le reconnaître, les convulsions et l'état
général qui les fait naître prédisposent singulièrement les femmes aux
accidents ordinaires des suites de couches.

Est-il permis de prévoir la terminaison par l'intensité plus ou moins
grande des phénomènes convulsifs ? En général on peut dire que, plus
les accès sont nombreux et plus le coma est profond, plus le pronostic
est grave, surtout si à la fréquence se joint la violence de l'attaque,
et sa durée relativement longue. Quand les accès se continuent avec
les mêmes caractères après les saignées et après l'accouchement, quand
l'albuminurie reste aussi abondante après la déplétion de la matrice et
si surtout les accès continuent, il est rare que la malade survive. Si au
contraire les accès sont peu intenses et de courte durée, s'ils sont
assez espacés, si l'albumine est peu abondante, si la saignée ap-

porte quelque rémission ou une cessation complète des accidents convulsifs, si l'accouchement produit un semblable résultat, on pourra porter un pronostic moins fâcheux en restant toutefois dans une prudente réserve au sujet de ce qui peut survenir ultérieurement.

Enfin, contrairement à l'opinion exprimée par Cazeaux et par Ramsbotham, qui considèrent l'éclampsie comme plus funeste quand elle survient pendant les suites de couches, je crois, avec madame Lachapelle, que les convulsions puerpérales ont une gravité beaucoup plus grande quand elles débutent pendant la grossesse ou pendant le travail. Nous avons vu précédemment que les femmes primipares étaient plus exposées aux attaques éclamptiques que les multipares; ceci peut se vérifier dans les tableaux de la Clinique, où sur 132 femmes on trouve 106 primipares et 26, seulement, multipares; mais je veux principalement appeler votre attention sur le terme de la grossesse, où cet accident s'observe le plus fréquemment. Ainsi, dans ces mêmes tableaux, les deux tiers environ des femmes n'étaient pas à terme. On pourrait, à cet égard, discuter pour savoir si l'éclampsie survenant vers le septième ou huitième mois, par exemple, provoque le travail et détermine l'accouchement, ou bien si l'état général de la femme, et en particulier l'œdème généralisé et l'albuminurie, ne sont pas la cause qui fait entrer l'utérus en contractions avant le terme normal, les accès convulsifs ne se montrant pour la première fois qu'après le début du travail. Pour ma part, je crois que ces deux manières d'envisager la question peuvent être également vraies, mais que cependant il est plus fréquent de voir les accès éclamptiques survenir alors qu'aucun signe de travail ne s'est encore produit, et dans ce cas les contractions utérines se développent sous l'influence de la perturbation imprimée à l'économie par les convulsions répétées. Les choses ne se passent pas toujours de la sorte, et vous verrez en feuilletant les bulletins de cet hôpital, d'abord l'observation d'une malade qui eut deux accès éclamptiques sans que le travail se déclarât et qui, prise de nouveau de convulsions un mois après, accoucha très-rapidement à la suite d'accès plusieurs fois répétés. Vous verrez ensuite le cas plus curieux d'une jeune femme de vingt et un ans, enceinte de six mois, qui, après quatre attaques d'éclampsie, se rétablit complétement et sortit de cette maison quinze jours après sans être accouchée, mais l'enfant étant mort. Les recherches qui furent faites à son domicile nous apprirent qu'elle avait fait définitivement une fausse couche quinze jours après sa sortie de l'hôpital, c'est-à-dire un mois après les attaques d'éclampsie, sans que cet accident se fût renouvelé au moment de la délivrance.

D'une façon générale, on peut dire que l'éclampsie a une influence funeste sur la marche de la grossesse et que, dans la très-grande majorité des cas, les femmes atteintes pendant leur gestation, de convulsions épileptiformes, accouchent prématurément. Quant à la cause de ce travail prématuré, les physiologistes admettent, ou bien, comme je vous le disais tout à l'heure, la perturbation produite par les convulsions dans les centres nerveux, ou bien l'excitation résultant du contact d'un sang insuffisamment oxygéné sur la fibre musculaire utérine. Les expériences de M. Brown-Séquard tendent à faire prévaloir cette dernière opinion, car il n'est pas douteux que, pendant les accès éclamptiques, l'hématose se fait très-incomplétement. Est-ce cette même influence du sang veineux sur la fibre musculaire qu'il faut invoquer pour expliquer la promptitude du travail et sa terminaison rapide dans l'éclampsie? Vous savez en effet, Messieurs, que ce savant physiologiste repousse l'influence de l'action réflexe comme cause de l'expulsion du fœtus après la mort de la mère; il admet, et les expériences qu'il a entreprises sur des animaux semblent prouver qu'il a raison, que c'est au contact du sang veineux qu'il faut attribuer cette excitation nécessaire à la fibre musculaire pour entrer en contraction. Que cette explication soit valable ou qu'il faille faire intervenir une surexcitation nerveuse générale qui réagirait sur l'utérus, ou bien enfin que l'on admette des contractions en quelque sorte convulsives de la matrice, cet organe participant au désordre général de l'économie, il n'en est pas moins vrai que chez les éclamptiques le travail marche souvent avec une rapidité insolite et qu'on a pu, dans certains cas, trouver l'enfant entre les cuisses de la femme, alors qu'une heure ou deux auparavant on n'avait constaté aucun commencement de dilatation. Outre les causes que je viens de vous énoncer et qui sont destinées à expliquer cette rapidité dans l'expulsion du fœtus, il ne faut pas oublier la diminution des résistances musculaires du périnée, ainsi que la petitesse des enfants, l'éclampsie se montrant le plus souvent avant le terme normal de la gestation, et l'enfant ayant pu souffrir d'ailleurs dans une certaine mesure de l'état albuminurique de la mère.

L'accouchement a-t-il une influence sur la marche de l'éclampsie? La solution de cette question a une importance capitale, et vous verrez, quand nous parlerons du traitement, qu'un certain nombre d'auteurs qui admettent cette influence favorable, ont proposé et mis en pratique certaines méthodes destinées à débarrasser la matrice le plus vite possible. M. Braun a publié que les accès éclamptiques cessent complètement dans 37 cas sur 100 après l'accouchement, deviennent plus faibles dans 31 cas sur 100, et ne persistent avec la même gravité que dans 32 cas sur 100. En étudiant sous ce rapport le tableau des observations de la Clinique, je trouve que sur 123 éclamptiques (les résultats étant inconnus ou douteux pour 10 sur les 133 faits rapportés) les accès ont cessé chez 35 femmes après l'accouchement, chez 13 seulement les attaques ont diminué d'intensité, et chez 75 au contraire l'éclampsie a continué et quelquefois même s'est aggravée.

Quand l'éclampsie débute après l'accouchement, on est généralement d'accord pour déclarer que cette maladie n'a pas la même gravité que pendant la grossesse ou pendant le travail. Cette opinion est confirmée par les tableaux dont je viens de vous parler : en effet, sur 16 femmes qui furent prises d'éclampsie après l'accouchement, 2 seulement succombèrent, l'une après onze accès, l'autre après quarante-six.

Mais ce qu'il ne faut pas perdre de vue quand on parle du pronostic de cette maladie, c'est la prédisposition des éclamptiques aux affections graves qui se développent si fréquemment pendant les suites de couches (les péritonites, métro-péritonites, phlegmons iliaques, phlébites, enfin les hémorrhagies utérines signalées particulièrement par M. Blot et qui seraient sous la dépendance de l'albuminurie). Un certain nombre de femmes guéries de l'éclampsie ont succombé à une affection utérine, comme vous en verrez des exemples dans notre tableau des faits de la Clinique. Il serait injuste d'accuser le traitement particulier de l'éclampsie d'être resté insuffisant en pareil cas ; j'aurai l'occasion d'appeler votre attention sur cette complication quand nous parlerons du traitement en général.

Le pronostic de l'éclampsie est habituellement très-grave pour l'enfant ; nous trouvons, sur 132 éclamptiques, 64 enfants morts, soit avant l'accouchement, soit aussitôt après la naissance, soit enfin après quelques jours d'existence. Ce triste résultat est causé surtout par l'influence directe des accès éclamptiques. Si nous nous reportons, en effet, à ce que je vous ai dit précédemment, à savoir, que l'hématose est incomplète et que le sang veineux arrive presque seul au placenta, vous comprendrez que l'asphyxie du fœtus soit la conséquence de cette perturbation. D'une autre part, ainsi que nous l'avons établi dans une de nos précédentes réunions, l'état albuminurique de la mère réagit très-défavorablement sur le fœtus ; aussi arrive-t-il fréquemment que des enfants succombent plusieurs jours avant leur expulsion. Enfin, un certain nombre d'enfants qui naissent vivants, meurent presque aussi-tôt, les uns parce qu'ils voient le jour à une époque encore éloignée du terme normal de la grossesse, les autres parce que l'asphyxie était déjà trop avancée pour qu'on pût les rappeler à la vie. Quant à ceux qui s'éteignent au bout de quelques jours, il faut attribuer leur mort soit à leur faiblesse congénitale, soit à des convulsions qui présentent une certaine analogie avec l'éclampsie maternelle, sans qu'on puisse dire toutefois que ces deux états sont identiques.

TRAITEMENT. — Le traitement de l'éclampsie peut se diviser en trai-tement curatif et traitement préventif. Les moyens curatifs peuvent être eux-mêmes de deux ordres, selon qu'on s'adressera à la théra-peutique médicale ou selon qu'on emploiera les procédés usités quand on veut provoquer ou brusquer l'accouchement ; de là une subdivision dans le traitement curatif qui comprendra un traitement médical et un traitement chirurgical.

1° *Traitement médical.* — De tous les procédés qui ont été mis en usage pour combattre l'éclampsie, nul n'est plus ancien et plus répandu que la méthode antiphlogistique. Pour ma part, je n'hésite pas à dé-clarer que, depuis plus de trente ans que j'exerce la médecine, les suc-cès que j'ai obtenus, je les dois surtout aux émissions sanguines. Je suis un de ceux qui défendent avec le plus d'ardeur ce mode de traitement, et je suis convaincu qu'en cela j'ai fait quelque chose d'utile. Peu de médecins, certainement, ont vu un aussi grand nombre d'éclamptiques que moi ; depuis mon professorat jusqu'au 1ᵉʳ janvier 1872, 65 cas se sont présentés dans cette maison, et j'en ai vu un nombre presque égal en ville. On a reproché à ce mode d'intervention de ne pas reposer sur des bases sérieuses, en un mot d'être un traitement empirique ; mais, je le demande, quel est celui des procédés mis en avant par mes con-tradicteurs qui s'appuie sur la pathogénie de cette maladie ? Je vous ai fait voir dans une autre réunion quelle était la divergence d'opinion des auteurs au point de vue de la nature de l'éclampsie. Pour M. Braun, c'est de l'urémie ; pour Frerichs, c'est de l'ammoniémie ; pour Schot-tin, c'est de l'urinémie ; pour Tyler Smith, c'est une névrose, etc. Or, je ne pense pas que le chloroforme, par exemple, devienne un moyen plus rationnel que les saignées, si l'on adopte la manière de voir de l'un des auteurs que je viens de vous citer. Nos connaissances sont encore beaucoup trop incomplètes sur la pathogénie des convulsions puerpérales pour que l'on puisse combattre par un traitement approprié l'essence même de cette maladie qui nous est inconnue. Est-ce à l'albuminurie, à l'œdème, à la céphalalgie, qu'il faut porter remède ? Faut-il traiter un à un les divers symptômes que je vous ai énumérés ? Les moyens qui sont en notre pouvoir pour combattre l'albuminurie sont bien faibles, pour ne pas dire inefficaces, et aucun des médicaments connus n'est capable de faire disparaître l'albumine de l'urine aussi rapidement que la suppression des accès et la déplétion de l'utérus. S'il y a donc quelque rapport entre l'albuminurie et l'éclampsie, c'est contre les accès et contre la grossesse que doivent être dirigés tous nos efforts. Je vous ai fait voir, en parlant du pronostic, que dans un très-grand nombre de cas (75 sur 123) les accès ont continué après l'accouchement ou se sont montrés pour la première fois après l'expulsion du fœtus. La solution de ce premier terme du problème est donc insuffisante, puisque l'éclampsie peut continuer sa marche après la délivrance; aussi je crois que ce sont les accès qu'il s'agit de faire cesser, et, comme je vous le disais précédemment, les émissions sanguines générales, abondantes et plus ou moins répétées, m'ont paru jusqu'à ce jour le meilleur remède à opposer aux attaques éclamptiques. Vous avez pu, dans un cas tout récent, Messieurs, vous rendre compte de leur efficacité chez une femme de notre service. La nommée Ouvrat, enceinte de sept mois et demi environ, dont la grossesse n'avait rien présenté d'extraordinaire jusqu'alors, fut prise dans la nuit du 13 au 14 novembre d'attaques éclamptiques. Depuis dix heures et demie du soir, le 13 novembre, heure à laquelle eut lieu la première attaque, jusqu'au lendemain midi, les convulsions se répétèrent toutes les vingt minutes environ. Elle fut transportée à la Clinique à midi le 14 ; elle arriva plongée dans le coma avec cette respiration stertoreuse que vous connaissez, les lèvres laissant échapper un peu d'écume sanguinolente; elle s'était fait plusieurs morsures à la langue pendant les premiers accès. Une nouvelle attaque fut observée à la Clinique aussitôt après son arrivée à midi; une seconde se produisit à midi sept minutes, une troisième à midi vingt, une quatrième à midi cinquante-cinq. Vous voyez avec quelle rapidité les accès se succédaient. A une heure, on fait une saignée de 500 grammes; les attaques se suspendent immédiatement et ne reprennent que le soir; la cinquième eut lieu à neuf heures cinq minutes, la sixième à neuf heures trente. A partir de ce moment, les attaques se suspendent complétement et sont remplacées par une très-grande agitation. Le 15 au matin, je trouvai le col effacé, l'orifice un peu plus grand qu'une pièce de 2 francs, des membranes entières ; l'auscultation ne faisait pas entendre les battements du cœur fœtal. L'utérus se contractant de temps à autre avec une certaine énergie, je rompis les membranes, et l'accouchement se fit le 15 novembre à six heures quarante-cinq minutes du soir ; l'enfant était mort et macéré ; la délivrance ne présenta rien d'extraordinaire. Le lendemain 16, la malade avait repris un peu connaissance, elle nous regardait tous d'un air profondément étonné sans pouvoir répondre cependant à aucune des questions qu'on lui adressait. L'albumine, qui avait été très-abondante jusqu'alors dans les urines, avait un peu diminué. A partir de ce jour, la convalescence marcha régulièrement ; elle reprit ses facultés intellectuelles avec lenteur, mais complétement, et elle sortit de la maison quinze jours après son entrée, entièrement guérie ; l'albuminurie avait complétement disparu cinq jours après son accouchement. Cette observation est intéressante à plusieurs points de vue ; d'abord le nombre des attaques était déjà considérable quand on fit la saignée, elles peuvent être évaluées en faisant la part de l'exagération, à vingt-cinq ou trente avant notre intervention ; ceci, il faut bien le dire, est une circonstance défavorable dans le traitement de l'éclampsie, car je crois que l'efficacité des émissions sanguines est d'autant plus grande qu'on agit de bonne heure, dès les premiers accidents. Mais ce qui surtout mérite d'attirer votre attention, c'est la cessation complète des accès pendant huit heures de suite après la saignée, alors que les attaques venaient de se succéder avec une rapidité réellement effrayante (quatre en une heure !). On n'a pas répété la saignée après les deux attaques du soir, parce qu'elles avaient été beaucoup moins accentuées que celles du matin et que, de plus, elles avaient un peu surpris les assistants ; cependant la sage-femme en chef, qui connaît mes habitudes en pareil cas, se tenait prête à faire une seconde saignée de 500 grammes si une troisième attaque était survenue. Une particularité également intéressante chez cette malade, c'est la cessation des accidents convulsifs vingt heures environ avant l'accouchement. C'est un exemple frappant à opposer aux auteurs qui considèrent que la déplétion de l'utérus est le premier moyen à opposer à l'éclampsie.

Si vous voulez consulter les bulletins de la Clinique, vous verrez beaucoup de faits semblables à celui que je viens de vous communiquer et j'espère qu'après ces résultats vous serez convaincus, comme moi, de l'efficacité de cette méthode.

Ce n'est pas d'aujourd'hui que j'appelle l'attention de mes confrères sur l'utilité des émissions sanguines dans le traitement de l'éclampsie. Il y a déjà longtemps que j'ai pu me convaincre de leur efficacité, en écoutant les leçons et en suivant la pratique de mon regretté maître, le professeur Paul Dubois. Je me souviendrai toujours de l'un des premiers cas où j'eus occasion d'y recourir avec succès. Un jour que M. Dubois avait été obligé de s'absenter de Paris, une jeune dame du grand monde, qu'il devait accoucher, fut prise tout à coup d'accès éclamptiques ; on courut chez moi, alors jeune agrégé de la Faculté. Je n'avais pas, vous le comprenez, à cette époque l'autorité et l'expérience qui ne s'acquièrent qu'avec l'âge et la pratique ; il y avait là une responsabilité considérable que je ne voulus pas assumer tout entière ; M. le professeur Andral était le médecin de cette famille, aussi je m'empressai de le faire demander ; je lui exposai mes convictions à propos du traitement de l'éclampsie et ma confiance dans les émissions sanguines répétées. Il m'écouta avec bienveillance et, quand j'eus fini : Mon cher ami, me dit-il, je ne suis pas à même de juger cette question spéciale, mais j'ai confiance en vous et vous pouvez vous reposer sur moi ; faites donc comme vous l'entendrez, je vous couvre de ma responsabilité. Je fis aussitôt une première saignée ; puis, les accès ne cessant pas, j'en fis une seconde ; enfin, après quelques heures, j'en fis une troisième, et je fus assez heureux pour voir les attaques s'arrêter et ne plus reparaître ; l'accouchement se fit quelque temps après heureusement.

Le récit serait long si je voulais vous rapporter toutes les observations dans lesquelles les émissions sanguines m'ont donné de pareils succès. Il y a peu de temps, j'étais appelé près d'une jeune dame de la rue d'Aboukir que devait accoucher un de ses amis médecin militaire. Prise d'éclampsie vers le huitième mois de sa grossesse, ce confrère, peu habitué à de pareils accidents, m'envoya chercher ; je fis une copieuse saignée de 500 grammes au moins, les accès s'éloignèrent, puis disparurent complétement ; cette jeune dame se rétablit sans accoucher, quoique l'auscultation m'eût appris que l'enfant avait succombé pendant les attaques. Mon confrère, très-préoccupé de cet état, ne voulut plus se charger de l'accouchement, et je fis d'inutiles efforts pour l'empêcher de se retirer, l'assurant que, selon toute probabilité, tout se passerait très-simplement sans de nouveaux accidents éclamptiques, et c'est ce qui eut lieu en effet.

Je m'arrête à cette dernière citation ; je vous ai fait part de mes convictions à l'égard des émissions sanguines; l'observation de faits très-nombreux n'a fait que confirmer ma confiance dans cette manière de faire, résultat de mes premières études. Je ne prétends pas que l'on réussisse à coup sûr avec les saignées; il y a plusieurs circonstances défavorables qu'il faut faire entrer en ligne de compte dans l'appréciation de cette méthode. Ceux d'entre vous qui suivent déjà depuis quelque temps le service de cet hôpital comprendront dans quelle situation pénible nous nous trouvons quelquefois, alors qu'on nous amène des femmes dans l'état le plus grave, souvent même mourantes; y a-t-il une médication efficace dans de pareilles circonstances? Enfin, il faut savoir que dans l'éclampsie, comme dans toute autre maladie, les soins les mieux dirigés, les précautions les mieux prises n'empêchent pas les malades de succomber. Mais, je le répète, quand chez une femme enceinte atteinte d'éclampsie, le médecin appelé dès les premières attaques pratiquera une large saignée, quand au bout de deux heures, par exemple, les attaques continuant, il en pratiquera une seconde et une troisième même, si besoin est, quelque temps après, à condition, toutefois, que la force du sujet le permette, il réussira, dans le plus grand nombre des cas, à enrayer les accidents éclamptiques. Dire que la malade sera sauvée n'est pas ma conviction, puisque, comme vous le savez, elle est plus exposée qu'aucune autre aux accidents de suites de couches; mais, au point de vue de l'éclampsie proprement dite, les émissions sanguines sont encore le moyen qui me paraît avoir le plus d'efficacité.

Quand après les paroxysmes, la face reste congestionnée, pour éviter et diminuer les congestions du cerveau, j'ai l'habitude de prescrire un certain nombre de sangsues appliquées sur les apophyses mastoïdes; ce procédé m'a surtout donné de bons résultats pendant la période comateuse, alors que les accès ont complétement cessé. Il m'a semblé que, sous l'influence de cette émission locale, les malades reprenaient plus rapidement connaissance. Suivant en cela la pratique de M. Dubois, je fais administrer pendant cette même période ou bien un grand lavement purgatif, ou le calomel et le jalap à doses fractionnées qui agissent comme dérivatif, toujours dans le but de dégager l'encéphale.

Les auteurs qui se sont élevés contre la saignée dans l'éclampsie sont tous partis de l'idée qu'ils s'étaient faite de cette maladie; c'est ainsi que M. Braun, qui considère l'éclampsie puerpérale comme un accident produit par l'intoxication urémique, a écrit « que la cyanose de la face, que l'on observe chez les femmes éclamptiques, n'est que la conséquence du spasme, et la saignée, qui augmente encore l'hydrémie, n'améliore pas les crises nerveuses, favorise les thrombus puerpéraux, et la pyémie, pendant les couches, augmente souvent les paroxysmes et est une cause d'épuisement et de faiblesse, ce qui rend la convalescence très-longue.

» J'ai conclu, d'une longue série d'observations, que les meilleurs résultats obtenus confirment l'opinion que je viens d'émettre, qu'une déplétion générale du sang, dans l'éclampsie urémique, produit très-rarement un effet favorable sur les symptômes, et cause, presque toujours, des dommages irréparables. » Sans préjuger de la nature de la maladie, dont la pathogénie est encore fort obscure, je ne puis accepter la manière de voir du professeur de Vienne. En effet, loin d'observer une recrudescence des convulsions, on remarque dans la grande généralité des cas, aussitôt après la saignée, un certain temps d'arrêt dans les attaques. Ce phénomène n'est pas toujours aussi net que dans l'observation de la femme O..., que je vous ai citée plus haut; mais on le constate dans une moyenne de huit fois sur dix; si les accès se répétaient, par exemple, trois fois dans l'espace d'une heure, on remarque, aussitôt après la saignée, un intervalle de trois quarts d'heure, une heure, une heure et demie, et quelquefois plus, avant qu'une nouvelle attaque surgisse. De plus, le pouls qui était petit, dur, serré, fréquent, devient plus ample, plus large, plus rebondissant et moins accéléré.

Ce sont là des résultats qu'il est impossible de considérer comme défavorables. Du reste, le professeur Braun revient lui-même, dans son mémoire sur l'éclampsie, sur l'arrêt qu'il avait porté d'abord contre les émissions sanguines : « L'expérience, dit-il, a établi néanmoins que dans certains cas particuliers une saignée générale modérée n'est pas malfaisante lorsqu'on la pratique sur une femme vigoureuse et pléthorique, s'il y a de violentes pulsations dans la carotide, si la face reste d'un rouge noir longtemps encore après l'accès, si l'œdème des poumons commence à se manifester, et si, enfin, il n'y a aucune trace d'anémie, de chlorose et de faiblesse; il peut même arriver alors dans quelques-uns de ces cas particuliers que l'on observe après une saignée, la cessation des accès ou une durée plus longue des intervalles qui les séparent.» Cette diversité d'interprétation d'un même auteur dans un même ouvrage, sur la même maladie, vous prouve suffisamment de quel vague est entouré le point de départ du traitement, c'est-à-dire la cause des accidents qu'il s'agit de combattre. Quoi qu'il en soit, je vous livre en toute confiance non-seulement mes propres convictions, mais encore les résultats de ma pratique journalière dans cet hôpital qui m'a fourni, depuis que je le dirige, soixante-cinq cas d'éclampsie, sur lesquels trente-huit femmes guéries et vingt-sept mortes. En outre, je vous prie de remarquer que sur ces vingt-sept femmes, cinq au moins ont succombé à tout autre maladie et il ne faut pas oublier que nous sommes ici dans un hôpital de femmes en couches, c'est-à-dire dans un milieu extrêmement défavorable, où surviennent de temps à autre des épidémies de fièvre puerpérale, ce qui dans une certaine mesure augmente la mortalité; ajoutez que les femmes nous sont souvent apportées dans l'état le plus grave.

Après les émissions sanguines, le traitement qui compte le plus d'adhérents est l'emploi du chloroforme. Le premier essai des anesthésiques dans le traitement de l'éclampsie fut fait par Simpson, d'Édimbourg. Cette méthode prit rapidement une large place dans la science et plusieurs médecins autorisés déclarèrent que le chloroforme était le remède par excellence des convulsions puerpérales. Scanzoni, Wieger, Braun, Spœth, en Allemagne; Simpson, Richardson, en Angleterre; Chailly, Blot, en France, préconisèrent ce mode de traitement, mais ce fut surtout M. Braun qui éleva son admiration jusqu'à l'enthousiasme. « Les résultats, tels que nous les avons constatés du narcotisme obtenu par le chloroforme employé dans ce but, ont surpassé toute attente. On ne pourrait donc, dans l'éclampsie, trop recommander le narcotisme par le chloroforme, lorsque les indices d'un paroxysme, inquiétude, rigidité des muscles des bras, diminution de la durée des intervalles, rapprochement des paroxysmes, fixité de l'expression, soubresauts, etc., deviennent imminents. Le narcotisme doit être continué jusqu'à ce que les symptômes précurseurs des paroxysmes aient disparu et qu'un sommeil paisible soit survenu; résultat auquel on parvient en général dans l'espace d'une minute..... Dans seize cas successifs d'éclampsie que je traitai par le chloroforme, j'ai constamment obtenu une guérison complète. »

Je déclarais, en 1854, dans une discussion ouverte sur ce sujet à l'Académie de médecine, que ni le raisonnement ni les faits ne peuvent conduire à l'emploi de ce moyen. Quoique dix-huit ans se soient écoulés depuis cette expression de ma manière de voir, je n'ai pas changé d'opinion à cet égard. J'ai fait dans cet hôpital quelques expériences sur l'emploi du chloroforme, que des hommes aussi instruits que ceux dont je viens de vous parler affirmaient avoir une grande efficacité; je n'ai pas été aussi heureux ; j'ai vu, il est vrai, les inhalations anesthésiques modifier la forme des accès, mais non pas les enrayer ; bien plus, lorsque les attaques se renouvelaient à de courts intervalles le chloroforme n'agissait plus et on les voyait se succéder avec la même fréquence et la même intensité qu'auparavant. Je ne puis considérer que comme des faits exceptionnels, très-extraordinaires, les seize cas de succès indiqués par M. Braun ; j'en dirai autant des dix-sept cas sur dix-neuf rapportés par Chailly ; ce sont là sans doute des séries heureuses, comme quelques praticiens très-occupés peuvent en rencontrer dans leur clientèle, et je suis d'autant plus autorisé à émettre cette opinion que, dans un tableau rapporté par M. le docteur Charpentier dans sa thèse d'agrégation, tableau qui comprend quatorze cas dans lesquels le chloroforme a été employé à la Maternité de Paris, nous trouvons sept femmes ayant succombé, c'est-à-dire une proportion de 50 pour 100. Il en est des succès obtenus avec le chloroforme comme des résultats heureux de grandes opérations, section césarienne, ovariotomie, etc. ; on se plaît à publier les cas dans lesquels les femmes ont été sauvées, et on laisse trop facilement dans l'ombre ceux qui ont été suivis de mort. En outre, quand on lit avec soin la plus grande partie des observations rapportées dans les recueils scientifiques, on s'aperçoit que le chloroforme a été rarement employé seul et que, presque toujours, on a usé en même temps des émissions sanguines, générales ou locales, des évacuants, des révulsifs, des narcotiques, des anti-spasmodiques, etc., en un mot, de tous les rémèdes employés de tout temps et dans tous les pays contre une maladie dont la cause est si obscure.

Or, je vous le demande, quelle conclusion peut-on tirer d'une médication aussi variée? Auquel de tous ces remèdes faut-il attribuer les succès obtenus? Pourquoi les mettre plutôt sur le compte du chloroforme que de la saignée ou des révulsifs ?

Les partisans des anesthésiques ne sont d'accord ni sur le mode d'emploi, ni sur le mode d'action. M. Braun professe que le chloroforme doit être donné par inhalations, dès le début des premiers phénomènes d'invasion, et qu'il faut le continuer jusqu'au commencement des attaques. « Mais, s'il n'est pas possible de couper court au paroxysme, il faut suspendre l'inhalation du chloroforme pendant les attaques convulsives et pendant l'état comateux, afin de laisser l'air atmosphérique pénétrer librement dans les poumons. L'inhalation du chloroforme modère les crampes si redoutables des muscles du cou, de l'épiglotte et de la langue ; on peut la continuer pendant un trismus persistant, s'il n'est pas possible d'introduire d'autre médicament dans l'estomac, et aussi quand de forts râles muqueux indiquent le développement de l'œdème des poumons.» D'autres pensent qu'on doit l'employer non-seulement au début, mais encore pendant l'attaque et même pendant le coma. Quelques-uns limitent à une certaine dose la quantité de chloroforme que l'on peut employer, quelques autres estiment que le succès dépend surtout de la saturation anesthésique.

Quant à l'action du chloroforme, le plus grand nombre de ses partisans considèrent que les inhalations, en suspendant les contractions musculaires de l'accès, permettent une circulation plus régulière, empêchent les congestions et les hémorrhagies cérébrales en supprimant l'obstacle au retour du sang. Simpson croit, au contraire, que le chloroforme produit d'une façon passagère le diabète sucré et que cette légère addition de sucre empêche la transformation ordinaire de l'urée en carbonate d'ammoniaque.

Toutes ces données hypothétiques ne suffisent pas pour me convaincre ; comme je vous l'ai dit précédemment, il ne m'a jamais paru que le chloroforme eût une action salutaire bien évidente sur les accès éclamptiques ; ils étaient modifiés, cela est vrai, mais ils n'en existaient pas moins, dans une certaine mesure, et avec eux tous les accidents qui s'y rattachent, congestion ou hémorrhagie cérébrale, congestion pulmonaire, hématose nulle ou incomplète, etc. Tant qu'on n'aura pas publié une série de faits aussi nombreux que ceux que contient le tableau des observations recueillies dans cet hôpital, tant que le chloroforme n'aura pas été employé dès le début et à l'exclusion de tout autre moyen pour que l'on puisse juger sa véritable influence, je conserverai ma foi dans les émissions sanguines telle que je vous l'ai exposée précédemment.

En vous parlant de la saignée, je vous ai dit que, suivant en cela la pratique de M. Paul Dubois, j'avais l'habitude de prescrire le calomel et le jalap à la dose de 60 centigrammes pour chaque, divisés en six ou dix paquets. On provoque ainsi une diarrhée bilieuse, abondante, qui peut ne pas être sans influence sur la marche de la maladie Les autres purgatifs salins qui pourraient être donnés dans le même but auraient une action plus passagère et, par conséquent, moins efficace.

Il arrive fréquemment que, chez les malades plongées dans le coma, les mâchoires sont fortement rapprochées l'une de l'autre, il est impossible d'introduire par la bouche le moindre médicament même liquide. On remplace alors le calomel par un lavement purgatif avec 60 ou 100 grammes de miel de mercuriale ou bien avec une poignée de gros sel gris ordinaire.

Ces sortes d'évacuants n'ont jamais constitué une méthode particulière de traitement, on en a toujours combiné l'emploi avec la saignée et souvent même avec le chloroforme. Au contraire, quelques auteurs ont préconisé l'émétique employé seul pour combattre l'éclampsie. Le docteur Legroux s'est fait le défenseur de cette méthode dans un mémoire publié en 1853, dans lequel il cite deux observations d'éclampsies suivies de guérison après l'administration du tartre stibié à dose rasorienne. Enfin, le docteur Collins, de Dublin, a proposé d'associer l'émétique à l'opium, à la saignée et au calomel. Cet auteur aurait obtenu par ce traitement des succès remarquables.

Pour être complet, je vous citerai encore, parmi les moyens mis en usage dans le traitement de l'éclampsie, les bains de vapeur et les grands bains d'eau tiède ; les compresses froides et les vessies pleines de glace ou les douches froides sur la tête ; les sinapismes, les vésicatoires, les ventouses sèches, les grandes ventouses de Junod ; l'opium et ses dérivés, soit en potion, soit en injections hypodermiques ; enfin, presque tous les antispasmodiques, l'éther, le camphre, la valériane, l'asa fœtida, le musc, etc., etc.

2° *Traitement chirurgical.* —A une époque où l'on considérait la gravidité de l'utérus comme cause essentielle des attaques éclamptiques, on pensait qu'une des premières indications à remplir pour faire cesser ces accidents était la déplétion de la matrice. Cette opinion s'appuyait en outre sur un certain nombre de cas d'éclampsie observés pendant la grossesse ou pendant le travail et qui avaient cessé complétement, ou dans lesquels les accès, après s'être considérablement ralentis, avaient fini par disparaitre dans un temps relativement assez court après l'accouchement. Ainsi, dans nos tableaux, nous trouvons, sur cent treize femmes prises d'éclampsie avant l'accouchement, cinquante-sept chez lesquelles les accès ont complétement cessé après la déplétion de la matrice ou chez lesquelles les accès ont notablement diminué. Mais outre que je suis un peu large dans cette appréciation de la rémission des accès, il reste cinquante-six femmes chez lesquelles, au contraire, les attaques ont continué avec toute leur intensité et seize qui ne furent prises d'éclampsie qu'après l'expulsion du fœtus. Ce qui revient à dire qu'en moyenne sur un tiers seulement des femmes éclamptiques on remarque la cessation complète de la maladie ou une diminution notable dans son intensité. Je répéterai donc ici ce que j'exprimais dans le rapport que j'ai lu à l'Académie de médecine : « En présence de faits nombreux prouvant que les convulsions peuvent persister, s'aggraver même et quelquefois se développer seulement après la déplétion de l'utérus, je suis convaincu que là n'est pas l'indication première et fondamentale du traitement. » Cependant, je pense qu'il y a lieu de tenir compte, dans une certaine mesure, des observations dans lesquelles les accès se sont supprimés après l'accouchement, et lorsqu'on peut mettre la malade dans cette situation sans danger pour elle, je suis d'avis qu'on doit intervenir ; mais n'oubliez pas que tout ce qui est de nature à irriter, toutes les excitations portées sur le col de la matrice ou ailleurs, ont une influence fâcheuse sur le retour et la marche des accès convulsifs ; rappelez-vous également la prédisposition des femmes éclamptiques pour les maladies après l'accouchement et gardez-vous des interventions qui peuvent favoriser des métrites et des métro-péritonites.

D'un autre côté, l'intérêt de l'enfant doit préoccuper le médecin : vous voyez tous les jours, Messieurs, dans la pratique de cet hôpital, avec quelle sollicitude je m'inquiète de la persistance de sa vie ; vous assistez souvent à des opérations faites dans des bassins rétrécis, et je n'oublie jamais de vous faire remarquer toutes les précautions et toutes les tentatives mises en usage dans l'intérêt de l'enfant ; ce n'est qu'après des efforts réitérés restés sans succès, et lorsqu'il m'est bien démontré qu'il est à peu près impossible de le conserver vivant que je me décide à le mutiler comme seule ressource qui me permette encore de sauver la mère. Or, dans l'éclampsie, lorsque l'auscultation vous fera entendre les battements du cœur, lorsque l'orifice utérin sera déjà suffisamment dilaté pour permettre le passage de la tête sans grande violence, ne pourrez-vous pas, par une application de forceps aidée même par quelques débridements sur le pourtour de l'orifice, essayer de faire naître l'enfant vivant ? Je le pense ainsi, et je n'y manque jamais dans ma clientèle de la ville aussi bien que dans cet hôpital ; mais je m'empresse d'ajouter que les cas sont rares où une pareille intervention devient nécessaire. En effet, nous avons vu, en parlant du pronostic, que, dans un très-grand nombre de cas, l'enfant, après quelques attaques, succombait asphyxié par défaut d'hématose; en outre, l'éclampsie peut se déclarer à une période de la grossesse où le fœtus n'est pas viable, et j'avoue qu'alors je ne me croirais pas autorisé à intervenir de la sorte pour extraire un enfant de sept mois, sept mois et demi, dont les chances de vie sont très-problématiques. Enfin, il faut tenir compte, avant d'agir, des troubles progressifs de la circulation fœtale indiqués par l'auscultation répétée après chaque attaque; il faut se souvenir aussi de la rapidité de la marche du travail pendant l'éclampsie, ce qui, dans un grand nombre de cas, vous dispensera complétement d'une intervention active.

En un mot, pour résumer mon opinion sur l'intervention chirurgicale dans l'éclampsie, je dirai : Toutes les fois que le col sera dilaté ou suffisamment dilatable pour permettre l'extraction du fœtus, celui-ci étant vivant, il faut intervenir par le forceps ou la version; toutes les fois que la tête sera descendue dans l'excavation, le col étant dilaté, que l'enfant soit mort ou vivant, il faudra en faire l'extraction par le forceps, soit dans l'intérêt de la mère, soit dans l'intérêt de l'enfant; enfin, si l'orifice déjà dilaté, quoique d'une manière insuffisante et l'enfant étant vivant, il y a lieu de craindre qu'à la suite de nouvelles attaques celui-ci ne vienne à succomber, ce que l'auscultation nous permettra de prévoir par les troubles dans la circulation fœtale, si, en même temps, le travail marche lentement, si les bords de l'orifice sont rigides, l'espoir de conserver la vie fœtale légitimerait une intervention plus active, et fournirait l'indication de quelques incisions sur les bords de l'orifice.

Plusieurs auteurs ont proposé de provoquer l'accouchement dans les cas d'éclampsie; Kiwisch, Litzmann, Grenser, Credé et surtout Braun ont très-chaleureusement recommandé cette méthode. « J'ai, dit M. Braun, d'après de nombreuses expériences, pratiqué dans ce but le tamponnement du vagin avec un sac en caoutchouc, et cette proposition a été appuyée par l'assentiment de Kiwisch, Holst, Wieger, Grenser, Simon Thomas, Schillinger, Litzmann et bien d'autres. Aussi, il ne serait guère permis maintenant, dans un cas d'éclampsie, lorsque, pendant la période de dilatation, les douleurs sont faibles, de procéder à l'accouchement forcé quand l'orifice utérin est clos, au lieu de faire usage de la colpeurysie. On doit attribuer très-souvent à la colpeurysie la dilatation rapide des parties molles du passage, puisqu'on se sert parfois, dans le coma éclamptique ou anesthésique, de sacs de caoutchouc plus distendus qu'on ne le fait habituellement, et qu'après qu'ils ont excité des douleurs violentes, le travail marche très-rapidement, même lorsque le colpeurynter a été enlevé.

» L'introduction et le maintien d'un cathéter élastique entre le chorion et les parois du corps et du fond de l'utérus est un mode très-simple, sûr et prompt, d'amener des douleurs énergiques; je recommanderais donc aussi son emploi dans l'éclampsie, pendant la période de dilatation.

» L'influence de ce moyen est plus rapide que celle qu'exerce la déchirure des membranes et l'écoulement des eaux, et il n'offre aucun inconvénient. S'il y avait danger imminent pour la vie de la mère et pour celle du fœtus, je recommanderais l'emploi simultané de la colpeurysie et du cathétérisme utérin. Kiwisch, Holst, Grenser, Wieger, Simon Thomas et Legroux ont préconisé la douche d'eau tiède comme moyen d'accélérer le travail pendant la période de dilatation. Il est certain qu'une douche d'eau à jet puissant peut amener des résultats plus rapides dans l'éclampsie que dans les rétrécissements du bassin, où on l'a vue cependant exciter et même mettre en pleine activité un travail resté jusque-là stationnaire. Les autres moyens proposés dans le but d'accélérer le travail, tels que l'usage du seigle ergoté, l'irritation des mamelons, les douches d'acide carbonique, etc., ont une action trop douteuse pour qu'on en puisse admettre l'emploi dans des cas de délivrance dangereuse. »

Pour ma part je rejette complétement toute idée de provocation du travail dans l'éclampsie confirmée, et je m'appuie pour cela sur quelques-unes des considérations que je vous ai fait connaître précédemment, c'est-à-dire : 1° sur l'influence fâcheuse qu'exerce toute excitation portée sur la matrice ou dans le voisinage; 2° sur la rapidité du travail par le fait même de l'éclampsie, phénomène qui ne peut laisser aucun doute dans l'esprit des accoucheurs qui ont observé un certain nombre de malades dans ces conditions; 3° sur le temps relativement assez long que demande, pour agir, l'un ou l'autre des moyens énumérés par le professeur Braun. En effet, vous avez souvent l'occasion de me voir employer ici, pour provoquer l'accouchement dans des cas de bassins rétrécis, soit l'éponge préparée, soit les douches vaginales, soit enfin le dilatateur ou mieux l'excitateur utérin de M. Tarnier; or, vous savez que le travail ne se déclare franchement à la suite de nos manœuvres que douze, vingt-quatre, trente-six, quarante-huit heures et même plus, après nos premiers essais.

Dans cet ordre d'idées, je ne me permets guère, m'appuyant en cela sur la pratique de M. Dubois, que de rompre les membranes lorsque le travail est commencé, ainsi que vous me l'avez vu faire chez la femme Ouvrat, dont l'observation fait le sujet de cette leçon.

Les accoucheurs des siècles précédents, Paré, Mesnard, Coutouly, Lauverjat, ont conseillé de débarrasser rapidement l'utérus sans attendre même que le travail fût déclaré; pour cela ils introduisaient de force les doigts et la main dans la matrice quand les résistances n'étaient pas trop grandes, ou bien, si les orifices trop rigides offraient un obstacle trop grand, ils pratiquaient des incisions multiples et plus ou moins profondes sur ces orifices; cette méthode a été adoptée par Velpeau, Jacquemier et Hubert, de Louvain. M. Dubois lui-même l'a expérimentée plusieurs fois, et vous en verrez quelques exemples dans le tableau des observations de la clinique qui se rapportent particulièrement aux premières années de sa pratique dans cette maison. Je me rappellerai toujours avoir assisté au dernier cas où cet illustre maître crut devoir appliquer cette méthode : c'était à Montrouge, chez la femme d'un négociant qui était en proie à de violentes attaques d'éclampsie. J'entends encore l'accent profondément attristé avec lequel M. Dubois s'écria en quittant cette maison : « C'est la dernière fois que je tente une pareille opération », et, en effet, il ne s'adressa plus, depuis cette époque, qu'au traitement médical, attendant que l'orifice utérin fût suffisamment dilaté pour permettre une extraction facile et alors indiquée.

J'espère que votre conduite sera la même, et que vous vous souviendrez que si quelques femmes meurent avant d'être accouchées, chez le plus grand nombre l'expulsion du fœtus se fait spontanément, dans un temps relativement assez court, et qu'enfin il en est d'autres qui guérissent, la grossesse n'étant nullement enrayée et sans que les accidents convulsifs se reproduisent au moment plus ou moins éloigné où a lieu la déplétion de l'utérus.

Traitement préventif. — Dans une précédente leçon je vous ai dit que certains symptômes pouvaient faire craindre l'apparition des attaques éclamptiques; or, en présence de pareils phénomènes, peut-on, par un traitement approprié, éviter l'explosion de ce grave accident? C'est là ce qu'on appelle le traitement préventif.

Presque tous les accoucheurs modernes reconnaissent l'utilité d'une intervention en semblable circonstance. Seulement ils ne sont pas

tous d'accord sur les moyens propres à conjurer l'éclampsie : les uns
se contentent d'un traitement purement médical, d'autres donnent
encore la préférence au traitement chirurgical.

Quand une femme, dans le cours de sa grossesse, voit ses jambes
enfler tout d'un coup et l'œdème s'étendre rapidement à la paroi
abdominale, aux membres supérieurs et même à la face ; quand elle
se plaint de maux de tête, d'éblouissements, d'affaiblissement et autres
troubles dans la vue, de bourdonnements d'oreilles ; quand les
urines examinées, soit par l'acide nitrique, soit par la chaleur, contiennent en suspension une certaine quantité d'albumine, quand,
en un mot, vous voyez réunis chez une même femme tous les prodromes de l'éclampsie, le médecin ne doit pas rester simple spectateur,
mais, au contraire, user de tous les moyens que la science met
à sa disposition pour parer à l'imminence des convulsions puerpérales. Jusqu'à ce jour, c'est à la saignée que je me suis adressé
comme traitement préventif, et dans presque tous les cas où j'ai cru
devoir y recourir, c'est-à-dire dans tous ceux où, pour les raisons
précédemment indiquées, je craignais des attaques éclamptiques,
j'ai vu les symptômes qui éveillaient ma sollicitude diminuer d'intensité dans un espace relativement assez court sous l'influence, tantôt
d'une seule saignée, quelquefois de deux et très-rarement de trois. Ici
encore je déclare, en m'appuyant sur mon expérience, que ce mode
de traitement a été couronné d'un plein succès lorsque la maladie
était prise à temps, c'est-à-dire lorsque j'avais vu naître en quelque
sorte sous mes yeux les différents signes que vous connaissez, et quand
je pouvais, par conséquent, choisir le moment opportun pour que
mon intervention pût être utile. J'ai l'habitude avec la saignée d'employer, dans ces cas, des diurétiques et quelques purgatifs de temps
à autre ; c'est même par l'usage de ces derniers médicaments que je
crois bon de commencer le traitement préventif, et je ne fais intervenir la saignée qu'en second lieu, lorsque les symptômes continuent
à se développer, et, comme je vous le disais tout à l'heure, le succès
couronne presque toujours mes efforts. Les auteurs qui se sont fait
une idée particulière de la nature des convulsions puerpérales, ont
établi des traitements préventifs divers en rapport avec leur manière
de voir sur la maladie qui nous occupe. Ainsi, pour les partisans de
la théorie de l'hydrémie, c'est par un régime substantiel, des toniques
et des préparations ferrugineuses, qu'ils cherchent à combattre l'invasion des convulsions. Frerichs, auteur de la théorie de l'ammo-

niémie, conseille d'employer les acides végétaux, tels que le jus de citron, l'acide tartrique et l'acide benzoïque, dans le but de neutra-liser le carbonate d'ammoniaque qui, suivant ses idées, constituerait par la décomposition de l'urée le principe délétère qui provoque les convulsions; en même temps, Frerichs emploie des pilules de tannin et l'extrait d'aloès. M. Braun, dans le but de débarrasser les tubes de Bellini et les tubes de Ferrein, des débris cylindriques qui les remplissent, conseille d'entretenir par les diurétiques, les eaux de Seltz et de Vichy, un courant liquide capable d'entraîner les débris cylindriques et d'empêcher qu'il ne s'en forme d'autres.

Les Anglais, poursuivant dans le traitement préventif la même méthode qu'ils emploient lorsque l'éclampsie est confirmée, font usage de l'émétique comme hyposthénisant. Quelques auteurs ont même proposé la provocation de l'accouchement comme traitement préventif.

M. Tarnier, dans l'édition du traité d'accouchement de Cazeaux, qu'il a revue, s'est déclaré l'un des partisans de cette méthode. Voici, à cet égard, comment s'exprime mon savant collègue : « Nous croyons que l'accouchement prématuré artificiel pourrait rendre service dans des cas exceptionnels. Supposons d'abord une femme enceinte de huit mois, albuminurique, menacée d'éclampsie, chez laquelle le travail commencerait prématurément et spontanément. Il est bien certain que cette dernière circonstance paraîtrait favorable à la majorité des accoucheurs et que rien ne serait tenté pour arrêter l'accouchement. Ceci admis, on sera bien près d'accepter l'accouchement provoqué. Il ne faut pas croire, d'autre part, que l'éclampsie attende le travail pour éclater, et que les accidents surgiront presque à coup sûr avec l'ac-couchement. Souvent, au contraire, l'éclampsie débute avant la fin de la grossesse, le travail ne survient qu'après, et encore le pronostic de-vient d'autant moins grave que l'accouchement est plus avancé. Pour toutes ces raisons, nous croyons qu'il ne faut pas repousser d'une manière absolue l'accouchement prématuré. »

J'avoue que je ne saurais partager cette manière de voir, et si nous voulions suivre M. Tarnier dans les considérants qui accompagnent l'énoncé de sa proposition, je dirais : Il est heureux, en effet, pour une femme enceinte de huit mois, albuminurique et avec des pro-dromes d'éclampsie, que le travail se déclare prématurément et spon-tanément; mais il y a une grande différence entre ce genre de travail et celui qu'on provoquerait artificiellement. Nous voyons très-souvent dans cette clinique des femmes à bassin rétréci, chez lesquelles la nature agit prématurément pour désemplir l'utérus, et cela à une époque où nous serions obligés, par suite du degré de rétrécissement, d'intervenir si le travail ne débutait pas spontanément; or, chez presque toutes ces femmes, le travail marche régulièrement et se termine dans un temps assez court. Il n'en est pas de même le plus souvent quand nous intervenons par la provocation de l'accouchement; ce n'est qu'après un temps ordinairement beaucoup plus long que nous parvenons à obtenir des contractions utérines régulières, et personne ne peut nier que les moyens mis en usage, douches vaginales, l'éponge préparée, les dilatateurs ou excitateurs utérins quels qu'ils soient, n'entraînent avec eux certains inconvénients dont la femme peut avoir à souffrir dans quelques cas. N'y a-t-il pas lieu de se demander si une femme que nous croyons prédisposée aux attaques éclamptiques pour les raisons précédemment indiquées, ne sera pas plus exposée si on la soumet à des excitations, à des irritations qui sont inséparables de toutes les méthodes à l'aide desquelles on provoque l'accouchement. D'autre part, n'oublions pas qu'un assez grand nombre de femmes infiltrées, albuminuriques, chez lesquelles on peut craindre l'apparition de l'éclampsie, accouchent, au contraire, sans convulsions, alors même qu'aucun traitement médical n'a été tenté pour éviter cet accident; enfin, outre la possibilité, comme je vous l'ai dit précédemment, d'enrayer par un traitement préventif purement médical, la marche progressive des prodromes et, par conséquent, d'éviter l'éclampsie, je vous ai cité encore quelques observations de femmes qui, prises au huitième mois de convulsions puerpérales, ont pu conduire leur grossesse jusqu'à terme et accoucher d'enfants vivants, sans que cet accident se renouvelât.

Pour terminer la série des objections que je crois devoir faire à l'accouchement prématuré artificiel employé dans ces conditions, je rappellerai un fait connu de tous les accoucheurs, c'est que les enfants nés de mères albuminuriques sont relativement délicats quand ils viennent au terme régulier de la gestation et que, par conséquent, un ou deux mois avant, ils sont dans des conditions très-défavorables pour avoir quelque chance de vivre. Le professeur Braun, qui rejette l'idée de l'accouchement prématuré artificiel quand la vie de la mère n'est pas en danger imminent, dit qu'il est, tout au contraire, tout à fait rationnel de recourir à l'avortement provoqué lorsque la durée de la maladie, la gravité de l'albuminurie, la quantité des débris cylindriques, le degré de l'hydrémie et l'étendue des gonflements hydropiques accompagnés de troubles dans les fonctions du cœur, des poumons, du cerveau, etc., qui mettent la vie en danger, peuvent faire craindre que la dégénérescence des reins soit profonde et qu'elle fasse de rapides progrès. On est surtout autorisé, d'après ce chirurgien distingué, à faire intervenir les moyens opératoires, si on est parvenu à constater la mort du fœtus, car le fœtus mort peut quelquefois être retenu pendant des semaines dans l'utérus, et augmenter beaucoup le danger que court la vie de la mère.

Ma réponse à cette proposition est tout entière dans les deux observations que je vous ai rapportées au commencement de notre dernière leçon. Chez la femme Villeminot, les accidents, qui avaient pris un certain degré de gravité, ont diminué progressivement après la mort du fœtus et sous l'influence du traitement médical. Je n'ai pas cru, en pareille circonstance, devoir provoquer l'expulsion d'un enfant mort, expulsion qui devait se faire tôt ou tard spontanément, car nous n'avions plus à craindre les convulsions puerpérales, la céphalalgie ayant disparu, l'infiltration s'atténuant tous les jours et l'albumine devenant de moins en moins abondante dans les urines. D'autre part, chez la malade du n° 17, l'accouchement se fit spontanément, occasionné par la perturbation générale de l'économie, et vous avez vu par l'autopsie que quand bien même j'aurais voulu devancer la nature, quelques jours auparavant, les lésions rénales étaient arrivées à un degré qui ne permettait pas d'espérer la guérison.

Je n'ai que quelques mots à dire sur le traitement préventif pendant le travail, la saignée, de grands bains d'eau tiède, peut-être quelques inhalations de chloroforme quand les douleurs sont très-vives, ou l'administration du chloral pourraient être mis en usage quand on a quelque raison de craindre l'invasion de l'éclampsie. En outre, une application de forceps faite aussitôt que le travail le permettra sera le complément de ce traitement.

Après l'accouchement, les moyens préventifs sont identiques aux moyens curatifs, et ici encore le traitement médical rendra de véritables services. La statistique de cet hôpital qui ne donne que deux morts sur seize cas d'éclampsie après l'accouchement justifie pleinement cette manière de faire.

VINGT ET UNIÈME LEÇON

DE LA RÉTROVERSION UTÉRINE PENDANT LA GROSSESSE.

Description. — Symptômes. — Diagnostic. — Pronostic. — Traitement.

MESSIEURS,

Vous avez vu ces jours derniers, au n° 6 de mes salles, une femme présentant un accident rare et grave qui peut se rencontrer pendant le cours de la grossesse, et, quoique j'aie déjà appelé votre attention sur ce cas intéressant pendant une de mes dernières visites, il me semble utile d'y revenir et d'en profiter pour vous parler d'une manière plus complète de l'affection à laquelle il se rattache.

Je vais vous donner d'abord le résumé de l'observation. La femme Thomas, âgée de trente-deux ans et déjà mère de cinq enfants, devint enceinte pour la sixième fois peu de temps après le 15 juin de cette année, dernière époque de ses règles. La première partie de sa grossesse se passa assez régulièrement ; cependant la malade accuse avoir éprouvé une certaine difficulté dans l'émission de l'urine et une constipation opiniâtre. Assez mal réglée d'habitude, et un espace de six ans s'étant écoulé depuis sa dernière grossesse, elle ne pensait pas être enceinte à nouveau; aussi ne faut-il pas s'étonner de l'emploi d'un purgatif ordonné par un médecin pour combattre la constipation qu'elle considérait comme cause de son mauvais état général. Ce fut à dater de ce moment (premiers jours d'octobre) que la miction devint très-difficile, pour ne pas dire impossible; le ventre prit rapidement un développement assez considérable, le malaise augmenta au point d'obliger cette femme à garder le lit; elle maigrit d'une manière inquiétante; une soif ardente lui faisait absorber plusieurs litres de tisane par jour, et à cette époque déjà elle se sentait constamment mouillée par un liquide qui s'écoulait des parties génitales. Rapprochant alors la suppression des règles du volume notablement augmenté de son ventre, elle pensa à une grossesse et fit appeler une sage-femme; celle-ci consulta successivement deux médecins, et après un examen approfondi, au dire de la malade, on diagnostiqua une grossesse extra-utérine et l'on conseilla le transport à la Clinique.

Je la trouvai le lundi matin couchée au n° 6, et, après avoir recueilli les renseignements que je viens de vous communiquer, j'examinai son ventre : je reconnus sur la ligne médiane une tumeur volumineuse s'élevant à trois travers de doigt au-dessus de l'ombilic; cette tumeur était manifestement fluctuante, surtout à la partie supérieure, et l'on distinguait facilement que ses parois étaient très-minces; la partie inférieure et moyenne était moins facilement appréciable à cause d'un œdème assez considérable siégeant dans toute la région sus-pubienne. En auscultant cette tumeur, on n'entendait aucun battement de cœur fœtal, mais toute cette région était le siége d'un bruit analogue au souffle utérin. En comprimant cette poche, on déterminait l'évacuation plus abondante du liquide qui depuis un mois baignait constamment les organes génitaux. Par le toucher, on n'atteignait pas le col de la matrice, mais on rencontrait dans la concavité du sacrum une tumeur arrondie, mollasse, profondément engagée dans l'excavation. L'introduction du doigt pour pratiquer cette exploration et les recherches faites en avant, derrière la symphyse pubienne, déterminaient, par la compression de la tumeur, l'écoulement d'une plus grande quantité de liquide, et il me fut facile de reconnaître que c'était de l'urine. Dès ma première inspection, j'avais été conduit à soupçonner que cette poche pouvait bien ne pas être autre chose que la vessie considérablement distendue, et pour être bien sûr de la justesse de mon appréciation, je pratiquai le cathétérisme. Je retirai par ce moyen environ trois litres d'urine, et en même temps je vis la tumeur diminuer progressivement et disparaître.

Quelle pouvait être la cause de cette rétention? En me reportant aux renseignements que j'avais recueillis, à la présence de cette tumeur que je vous ai signalée dans la concavité du sacrum et au déplacement du col en avant, je ne doutai pas que nous n'eussions affaire à une rétroversion de l'utérus très-probablement développé par une grossesse de quatre mois et demi à cinq mois. Malheureusement la rétention d'urine ne cessa pas, et les jours suivants soir et matin nous fûmes obligés de sonder la malade pour donner issue au liquide accumulé pendant la journée et pendant la nuit. Malgré les efforts auxquels elle se livrait, elle ne parvint jamais à uriner librement, et ceci s'explique d'autant mieux que l'obstacle à la miction ne variait pas, le fond de l'utérus restant fortement renversé en arrière dans la courbure du sacrum, le col continuant à presser en avant le canal de l'urèthre contre la symphyse des pubis, et cela dans un point assez élevé pour qu'on ne pût pas atteindre cette partie de la matrice par le simple toucher avec le doigt. D'autre part, la vessie, longtemps distendue d'une façon exagérée, avait perdu de sa force contractile et ne pouvait lutter efficacement contre l'obstacle mécanique dont je viens de vous parler. Permettez-moi en passant de vous signaler le tiraillement en haut exercé sur la paroi antérieure du vagin par ce déplacement de la matrice, si bien que le méat urinaire était profondément situé derrière la symphyse pubienne, et que cette ouverture se trouvait par cette disposition assez difficile à atteindre.

Les introductions répétées de la sonde avaient peu à peu fait disparaître le malaise que cette pauvre femme éprouvait; l'état général s'était considérablement amélioré, l'appétit revenait, les craintes dont elle avait été jusqu'alors assiégée faisaient place à une grande tranquillité d'esprit, et elle se confiait plus volontiers à moi ; aussi je résolus samedi dernier, six jours après son entrée dans la maison, d'examiner plus complétement la situation de la matrice, et, si faire se pouvait, d'opérer la réduction de ce déplacement, ce qui permettait d'espérer la cessation de la rétention d'urine et la continuation régulière de la grossesse.

Je fis conduire la malade à la salle des accouchements, et après l'avoir fait disposer sur le bord d'un lit comme pour les opérations obstétricales, je lui fis respirer du chloroforme, afin d'avoir une plus grande liberté d'action, craignant d'ailleurs que l'introduction de la main et les manœuvres auxquelles je voulais me livrer ne provoquassent de trop grandes douleurs. Je commençai par pratiquer le cathétérisme, et les difficultés que je rencontrai pour introduire la sonde me forcèrent à multiplier mes tentatives. Puis je glissai quatre doigts de la main droite dans le vagin pour repousser le fond de la matrice au-dessus du détroit supérieur, mais je reconnus alors, à ma grande surprise, que ce redressement s'était exécuté spontanément.

et cependant, contrairement à ce qu'on aurait dû espérer, le col utérin n'avait pas repris sa place normale au centre du bassin, il était resté appliqué et fixé contre la symphyse des pubis et à sa partie supérieure, si bien que je ne pus l'atteindre que du bout des doigts et que je ne parvins pas à changer sa situation. Je ne voulus pas fatiguer plus long-temps la malade, mais pour éviter une nouvelle accumulation d'urine dans la vessie, ce qui aurait pu repousser une fois encore la matrice dans l'excavation, en même temps que pour obvier aux difficultés du sondage, je plaçai à demeure une sonde en gomme élastique.

La journée du samedi se passa sans autre tentative; cependant la pauvre femme accusa quelques maux de tête et quelques douleurs dans le ventre que nous attribuâmes à la fatigue de l'opération. L'urine coulait librement par la sonde, et en déprimant la paroi abdominale on sentait profondément le fond de l'utérus qui s'élevait au-dessus du détroit supérieur. Il y avait tout lieu de penser que les accidents dis-paraîtraient peu à peu et que la femme pourrait bientôt rentrer chez elle et se livrer à ses occupations habituelles. Malheureusement nos prévisions ne furent pas réalisées, un premier frisson se manifesta dans la nuit qui suivit l'opération, la fièvre se déclara, le ventre devint de plus en plus douloureux, et la sonde dut être retirée dès le lende-main matin. Il fallut recommencer les sondages, qui produisirent une urine très-colorée mélangée d'un peu de sang; des vomissements sur-vinrent, l'abdomen se ballonna, quelques contractions utérines appa-rurent, et le lundi matin, quarante-huit heures après mon intervention, je trouvai par le toucher le col revenu à sa place normale, mais très-modifié; il était entr'ouvert, presque effacé, se laissant traverser par le doigt qui touchait une partie fœtale à travers les membranes.

Le lendemain, les symptômes s'aggravèrent encore : pouls petit et fréquent, une diarrhée abondante, des vomissements verdâtres, une tension du ventre extrêmement douloureuse. L'avortement se fit dans la journée, et l'œuf fut expulsé tout entier. La maladie continua sa marche ascendante, et malgré tous mes soins la femme succomba jeudi vers une heure de l'après-midi.

A l'autopsie on trouve dans la cavité péritonéale environ un litre de liquide purulent. Le péritoine est épaissi et très-vascularisé. L'utérus, qui avant l'accouchement avait quitté l'excavation pelvienne, y était de nouveau revenu et la remplissait en partie. Le fond de la matrice était placé sous l'angle sacro-vertébral, qui présente une crête assez pro-noncée; la courbure du sacrum paraît exagérée.

Les parois de la vessie sont très-épaisses, sa cavité a une grande dimension; elle est au moins quatre fois plus grande qu'à l'état normal. La muqueuse présente des plaques rouges, et, de plus, elle est vascularisée. Le col de la vessie est très-rouge, légèrement œdématié. L'urèthre n'a pas de rétrécissement. Le parenchyme de l'utérus est normal.

Ce fait clinique, si plein d'intérêt, m'engage à entrer dans quelques détails à l'occasion de l'accident éprouvé par notre malade, et c'est à cela que je désire consacrer notre entretien d'aujourd'hui.

La rétroversion utérine, pendant la grossesse, n'a pas été connue des anciens; ce n'est guère qu'à partir du siècle dernier qu'il en est fait mention dans les ouvrages classiques. Si William Hunter ne fut pas le premier qui observa cette déviation pendant la gestation, il est juste de dire que ce fut par une publication de cet auteur relatant deux faits de ce genre, ainsi que par les dessins qu'il donna des pièces anatomiques de l'une de ces observations, que l'attention des observateurs fut atti_ rée vers ce sujet. Après lui, Deleurye, Desgranges (de Lyon) et Martin (jeune), méritent les premières places dans l'historique de cette maladie. Sans qu'on puisse dire que la rétroversion soit un accident excessivement rare, les cas de ce genre bien observés sont cependant en nombre assez restreints pour qu'il soit difficile d'en réunir plus de quarante à cinquante exemples dispersés dans les auteurs ; pour ma part, dans une pratique de trente années qui m'a permis d'observer à peu près tout ce qui peut se présenter d'insolite dans les accouchements, je n'ai vu que huit à dix cas de rétroversion pendant la grossesse ; M. Paul Dubois n'en avait guère observé davantage, et son père avait été encore moins heureux, puisque pendant sa longue pratique cet accident ne s'était jamais présenté à lui.

Depuis Baudelocque, qui racontait à ses élèves trois observations de rétroversion utérine pour lesquelles il avait été demandé, on est dans l'habitude d'admettre deux espèces de rétroversion utérine pendant la grossesse, la première à forme lente et progressive, la seconde à forme brusque ou accidentelle. Les auteurs ne sont pas tous d'accord sur les causes de la rétroversion utérine à forme lente. Prenant comme point de départ les modifications anatomiques et physiologiques qui surviennent dans l'utérus pendant les premiers mois de la grossesse et qui semblent favoriser cette déviation de la matrice, ils ajoutent certaines autres causes occasionnelles que nous allons passer en revue.

Tout le monde s'accorde à reconnaître que l'abaissement de la matrice dans les premiers mois, que l'augmentation de volume qui se fait à cette époque surtout aux dépens du fond, sont des causes prédisposantes ; mais tandis que Denman, Mériman, Desormeaux, Paul Dubois et Danyau regardent la rétention d'urine comme ia cause occasionnelle de la rétroversion, surtout dans les cas où l'utérus était déjà incliné en arrière avant la conception, William Hunter, Burns, Moreau et Cazeaux pensent que la rétention d'urine est, au contraire, causée par la rétroversion, et que ce déplacement s'opère par un autre mécanisme. Pour moi, j'ai eu l'occasion d'exposer à l'Académie de médecine, en 1853, ma manière de voir à ce sujet. Je partage entièrement l'avis de ceux qui considèrent la rétention d'urine comme cause occasionnelle de l'accident qui nous occupe, et je suis d'autant plus fondé à défendre cette opinion que j'ai vu, dans des cas de rétroversion utérine, hors l'état de grossesse, la vessie être distendue par une énorme quantité de liquide. Si l'on admet cette manière de voir, voici comment il faut expliquer la production de ce déplacement : la vessie, se remplissant peu à peu d'urine, forme une poche saillante à l'intérieur du bassin, qui repousse le fond de l'utérus en arrière ; d'un autre côté, cette vessie, en s'élevant plus tard dans la cavité abdominale, attire en haut le col de la matrice et exagère par conséquent le mouvement de bascule déjà commencé. Cette dernière explication est celle que professaient madame Boivin et Dugès, ainsi que Desormeaux et Paul Dubois.

Une autre cause déterminante de la rétroversion serait l'accumulation des fèces dans l'intestin au-dessus de la fosse iliaque ; cette opinion est généralement admise par tous les auteurs, mais à la condition, ainsi que le font justement observer Desormeaux et Paul Dubois, que le fond de l'utérus soit déjà porté en arrière. Avant d'aller plus loin, permettez-moi de vous rappeler que ces deux causes (rétention d'urine et accumulation des fèces) ont été observées dans le cas que je vous ai rapporté au commencement de cette leçon, et il ne me paraît pas improbable que ce soit à ces deux circonstances réunies qu'il faille attribuer la rétroversion utérine. En outre, cette pauvre femme présentait une concavité très-prononcée du sacrum, comme cela a été reconnu à l'autopsie. Cet excès de courbure du sacrum a été également mis par certains auteurs au nombre des causes prédisposantes.

On a de plus signalé les vices de conformation du bassin comme favorisant la rétroversion ; on conçoit facilement que le rétrécissement du détroit supérieur, s'il est accompagné d'une concavité exagérée du sacrum, puisse retenir l'utérus dans l'excavation et qu'une rétention d'urine qui survient fasse basculer l'organe ainsi retenu. Cependant, les observations de rétroversions utérines pendant la grossesse dans des bassins viciés sont extrêmement rares.

On a encore signalé comme cause déterminante l'insertion du placenta sur le fond de la cavité de la matrice; cette explication est tout au moins problématique. Enfin, pour être complet, je dois indiquer le prolapsus utérin, les tumeurs fibreuses de l'utérus, les kystes de l'ovaire, les adhérences provenant d'une péritonite ancienne, la faiblesse de constitution, un grand nombre de couches antérieures, etc., etc., qui ont été mentionnés dans quelques observations et considérés par les auteurs comme ayant pu causer ou favoriser la rétroversion.

Les causes que l'on assigne d'habitude à la seconde forme de rétroversion utérine pendant la grossesse, dite à forme subite ou accidentelle, sont, outre une prédisposition résultant des conditions que j'ai énumérées tout à l'heure, des efforts, des exercices violents, des coups, des chutes, un faux pas, etc. De toutes les explications fournies par les auteurs qui ont observé des cas de rétroversion utérine pendant la grossesse, les plus fréquentes se rapportent aux efforts produits en soulevant un lourd fardeau et à ceux auxquels les malades se livrent quelquefois dans des vomissements répétés ou pour vaincre une constipation rebelle. On a également cité quelques faits dans lesquels la rétroversion aurait été produite par une forte pression exercée sur le ventre, par la réduction brusque d'un prolapsus utérin, enfin par une grande fatigue et même par une émotion morale vive. Ces diverses explications ne paraissent pas toutes bien fondées.

La rétroversion utérine ne se voit habituellement que dans la première moitié de la grossesse, et toutes les observations qui en ont été publiées se rapportent à des gestations qui n'avaient pas dépassé cinq mois ou cinq mois et demi, mais c'est principalement vers le troisième et le quatrième mois que cet accident se rencontre : je l'ai observé déjà pour ma part deux fois à trois mois et demi, et sur vingt-sept exemples rapportés dans la thèse d'agrégation de M. le docteur Salmon, on trouve dix-neuf fois la rétroversion entre le troisième et le quatrième mois. Le même auteur a noté cinq observations où cet accident avait été vu avant le troisième mois, cinq autres observées après le quatrième, et trois enfin où la rétroversion s'était produite après le cinquième mois de la gestation. Si vous vous souvenez de ce que je vous ai dit précédemment sur le mode de production de l'accident qui nous occupe et que je vous ai dit pouvoir survenir d'une manière lente et continue ou se produire tout d'un coup, il devient évident que des symptômes divers doivent avertir l'observateur du degré plus ou moins avancé de la rétroversion. Aussi les auteurs ont-ils admis en général deux degrés : l'un se rapporte à l'inclinaison postérieure de l'utérus, le fond de cet organe s'appuyant sur le sacrum à sa partie supérieure et le col utérin se plaçant derrière la symphyse des pubis dont il est plus ou moins rapproché, mais restant encore accessible au doigt; dans le second degré, au contraire, le col de la matrice est tellement remonté derrière les pubis qu'on ne peut plus l'atteindre par le simple toucher avec un doigt, et alors le fond de l'utérus est profondément descendu dans la courbure du sacrum au point d'être facilement senti par le doigt, et quelquefois même entrevu à travers la paroi postérieure du vagin en écartant l'orifice vulvaire. Il peut arriver, et c'est évidemment le cas le plus fréquent, qu'au premier degré succède peu à peu le second; la femme qui était dans mon service et qui fait l'objet de cette leçon est un exemple frappant de cette succession de déplacements; chez elle, la rétroversion s'est opérée d'une manière lente, son interrogatoire nous a appris qu'il n'y avait eu ni coup, ni chute, ni effort violent, capables de faire basculer tout d'un coup la matrice; au contraire, la série des symptômes qu'elle a accusés nous fait voir que les deux degrés se sont succédés insensiblement; aussi, comme il importe d'être renseigné sur les signes qui appartiennent à l'un et à l'autre de ces états, nous allons les passer successivement en revue.

J'appellerai, si vous le voulez bien, le premier degré rétroversion partielle, en réservant le nom de rétroversion complète à la situation de la matrice dans le deuxième degré.

Il est bien entendu qu'il ne faut pas considérer comme rétroversion partielle l'inclinaison physiologique qui s'observe dans les deux premiers mois de la grossesse : vous savez en effet qu'à cette époque l'organe gestateur ne reste pas dans l'axe du détroit supérieur, mais qu'il est un peu incliné, de telle sorte que son diamètre longitudinal forme, avec cet axe, un angle très-aigu, le col se portant un peu en avant et le fond en arrière de cette ligne fictive. Mais entre cette situation et celle qui se rapporte à la rétroversion partielle, il y a de très-grandes différences; le col, toujours accessible au toucher, reste libre dans l'excavation, et quoique un peu plus rapproché de la symphyse des pubis, il est encore loin de venir butter contre cette articulation; le fond, de son côté, légèrement porté en arrière, n'appuie pas sur le sacrum.

Au troisième mois et bien plus encore au quatrième, l'utérus, dont le fond est déjà au niveau du détroit supérieur, est obligé, pour franchir ce détroit, de se redresser et de se rapprocher de plus en plus de l'axe de cette ouverture ; mais si un angle sacro-vertébral trop saillant, une concavité sacrée exagérée, une accumulation de matières stercorales dans l'S iliaque, empêchent le fond de l'utérus de s'élever à travers le détroit supérieur et le repoussent en arrière, le col, de son côté, à cause de l'augmentation du diamètre vertical de la matrice, viendra s'appuyer contre la partie postérieure de la symphyse des pubis. Les femmes se plaignent alors de tiraillements dans les aines et dans les lombes, elles éprouvent une pesanteur sur le rectum, l'excrétion des urines et celle des matières fécales se font difficilement, la vessie est quelquefois distendue par l'urine, mais à cette période ce symptôme n'est pas constant, l'attitude verticale fatigue les malades ; elles recherchent le décubitus horizontal, qui les soulage d'une manière sensible sans cependant faire disparaître la sensation d'un poids lourd et incommode sur le fondement. Le ventre est sensible, les fonctions digestives se troublent, l'appétit disparaît, un sentiment de gêne à l'épigastre et de fortes coliques accompagnent parfois une constipation opiniâtre (tous ces symptômes ont été notés chez notre malade). Par le toucher vaginal, on reconnaît que le col est porté en avant du côté du pubis, et par le toucher rectal on peut sentir le fond de la matrice reposant sur la partie supérieure de cet intestin.

Quand la rétroversion devient complète sans qu'un effort violent ou que toute autre cause brusque précipite le fond de la matrice en arrière, c'est-à-dire lorsque l'accident a une marche lente, mais progressive, on voit tous les symptômes que je viens de vous énumérer s'aggraver petit à petit. Le sentiment de pesanteur sur le fondement s'exagère ; de difficile qu'elle était, l'émission des urines devient impossible, il y a véritable rétention, et la vessie considérablement distendue forme sous la paroi abdominale une tumeur qui peut prendre quelquefois des proportions extraordinaires. La constipation est encore plus rebelle que précédemment et l'on peut voir survenir des accidents analogues à ceux de l'étranglement interne. Cependant ces symptômes si graves se rencontrent peut-être plus fréquemment quand la rétroversion s'est produite d'une manière subite.

Symptômes. — Le signe le plus important de la rétroversion complète est sans contredit la rétention d'urine, non-seulement parce que cette perturbation inquiète les malades et les force à diriger l'attention du médecin sur ce point, mais encore parce que ce symptôme né manque presque jamais à ce degré de la rétroversion. A la vérité, quelques femmes peuvent encore, après de grands efforts et en prenant différentes postures, chasser goutte à goutte une certaine quantité de liquide, mais il est bien rare qu'elles parviennent à vider complétement leur vessie ; en général, ce réservoir forme derrière la paroi abdominale une vaste poche remontant plus ou moins haut. Nous avons pu chez notre malade retirer trois litres de liquide, mais cette quantité est quelquefois beaucoup plus considérable ; on a vu dans des cas semblables la vessie en contenir cinq, six, sept et même davantage. L'urine le plus souvent est fétide, très-colorée ; on la voit quelquefois louche et même teintée par un peu de sang. Les femmes se sentent presque toujours mouillées, parce que l'urine s'échappe par regorgement ; si l'on presse sur la tumeur, on détermine aussitôt un écoulement un peu plus abondant ; c'est ce que vous avez pu observer chez notre malade ; ce même phénomène s'observe encore pendant le toucher, parce qu'on comprime alors le bas-fond de la vessie.

La rétention des matières fécales qui, après la rétention d'urine, est le symptôme observé le plus communément dans la rétroversion utérine, n'attire pas autant l'attention du médecin. On sait en effet que la constipation est un phénomène fréquent pendant la grossesse, et, quoique en général elle ne présente pas autant d'opiniâtreté que dans la rétroversion, on se borne bien souvent à l'emploi réitéré de lavements et de légers laxatifs, alors qu'on est loin de soupçonner la véritable complication. Cependant, lorsque ces moyens ne produisent aucun résultat, quand les malades éprouvent un continuel besoin d'aller à la selle sans pouvoir le satisfaire, quand les lavements ne peuvent être introduits dans le rectum, ce qui arrive quelquefois, on doit songer à un examen plus complet qui fera reconnaître la véritable situation. Quelques auteurs ont signalé la présence de tumeurs stercorales senties par le palper à travers la paroi abdominale ; je crois pouvoir considérer leur opinion comme fondée ; j'ai en effet, après avoir vidé la vessie chez la femme qui nous occupe, distinctement perçu, en déprimant fortement l'abdomen, des parties dures, arrondies, inégales, qui n'étaient, je crois, autres que des matières situées dans l'S iliaque au-dessus du fond de l'utérus.

Les douleurs lombaires, les tiraillements dans les aines, les coliques violentes, la pression sur le périnée, font le plus souvent croire à un avortement prochain; c'est ce qui est arrivé chez notre malade dont le premier soin fut de demander une sage-femme; mais ces signes sont beaucoup trop vagues par eux-mêmes pour mettre sur la voie de la rétroversion et n'acquièrent quelque importance qu'autant qu'ils sont accompagnés des deux symptômes principaux que je viens de vous signaler. J'en dirai autant des phénomènes généraux, tels que mouvement fébrile, surexcitation nerveuse, soif ardente, perte de l'appétit, maigreur progressive, pâleur de la face, etc., qui se rencontrent dans presque toutes les maladies graves.

Les signes les plus importants sont sans contredit ceux que l'on peut obtenir par le palper, le toucher et même l'auscultation.

Par le palper on rencontre une tumeur volumineuse, arrondie, s'élevant plus ou moins haut sous la paroi abdominale et habituellement placée sur la ligne médiane. Cette tumeur est résistante sans être dure, elle est manifestement fluctuante, et en la déprimant on sent que les parois n'en sont pas épaisses comme le seraient celles d'un utérus ayant un égal développement; il est impossible de percevoir le ballottement abdominal. On ne rencontre pas sous les doigts de parties qui puissent faire croire à la présence d'un fœtus au milieu du liquide contenu dans cette poche. Si l'on ajoute à cela la notion de la rétention d'urine mentionnée par la malade, les besoins d'uriner provoqués par les pressions exercées sur cette tumeur et même, comme dans l'observation de la femme dont je vous ai parlé, l'expulsion d'une certaine quantité de liquide, on n'aura pas de peine à reconnaître une vessie considérablement distendue. J'ajouterai aux renseignements fournis par la palpation l'impossibilité où l'on se trouve après avoir vidé la vessie de sentir le fond de l'utérus au-dessus du détroit supérieur et quelquefois la constatation de tumeurs stercorales dans l'intestin.

Par le toucher, on rencontre dans le vagin une tumeur arrondie, ayant une certaine résistance, placée dans la concavité du sacrum. En avant de cette tumeur, la paroi postérieure du vagin présente encore des plis, alors qu'au contraire la paroi antérieure fortement attirée en haut entraîne avec elle le méat urinaire, si bien que pour pratiquer le cathétérisme il faut largement ouvrir la vulve et chercher le méat derrière la symphyse. Enfin, le doigt le plus exercé ne peut souvent atteindre le col de l'utérus remonté très-haut derrière cette articulation, ou si l'on peut le toucher ce n'est que très-incomplétement, tant il est élevé. Quelquefois, outre la tumeur formée par le fond de la matrice basculée en arrière, on sent en avant, derrière les pubis, une autre tumeur plus molle, formée par le segment inférieur de la vessie. Dans quelques cas, l'axe du corps de l'utérus ne se continue pas avec l'axe du col de cet organe, autrement dit il peut y avoir flexion. Quand avec la rétroversion il y a rétroflexion, on sent à la fois le fond de la matrice dans la courbure du sacrum, et le col replié en avant longeant la symphyse des pubis, le museau de tanche étant dirigé vers le doigt explorateur; s'il y a au contraire simple antéversion, on trouve toujours le fond de la matrice dans le lieu précédemment indiqué, mais le col devient tout à fait inaccessible, étant remonté en arrière au-dessus des pubis. Cette dernière disposition était très-probablement celle de la malade de mon service, et ceci m'expliquerait comment la réduction s'étant opérée spontanément, en partie du moins, le col n'avait pas encore repris sa place normale au milieu du bassin, mais restait appuyé en haut au-dessus de l'articulation pubienne.

L'auscultation n'a qu'une valeur restreinte au point de vue du diagnostic de la rétroversion; les battements du cœur fœtal ne sont pas perçus, parce que la grossesse n'est pas ordinairement assez avancée et parce que la matrice restée dans l'excavation pelvienne est inaccessible à ce mode d'investigation; ajoutez encore la présence de la tumeur formée par la vessie distendue qui éloigne le stéthoscope de la face antérieure de l'utérus. On constate généralement le bruit de souffle utérin, et nous l'avons nous-même perçu chez notre malade. Quoiqu'il ne faille pas attribuer au souffle utérin la valeur d'un signe certain de la grossesse, il n'en est pas moins vrai qu'il faut en tenir un très-grand compte pour la constatation de l'état réel, et dans les recherches que j'appellerai externes, ce signe pourra quelquefois mettre l'observateur sur la voie du diagnostic.

Diagnostic. — Le diagnostic de la rétroversion utérine n'est pas toujours facile, et plus d'une fois on a confondu cette affection avec des tumeurs fibreuses de la matrice, avec des tumeurs de l'excavation pelvienne ou de la cavité abdominale, avec une grossesse extra-utérine, avec une hématocèle rétro-utérine, etc.; enfin dans quelques cas, la rétroversion ayant été reconnue, la grossesse est restée ignorée. Permettez-moi de faire entre la rétroversion utérine pendant la grossesse et ces différents états quelques rapprochements qui vous permettront d'éviter une semblable erreur.

Les tumeurs fibreuses de l'utérus s'accompagnent souvent d'hémorrhagies plus ou moins abondantes ou d'écoulements menstruels exagérés, signe qui manque complétement dans la rétroversion avec grossesse. En outre, dans la première de ces affections, il est très-rare de rencontrer la rétention d'urine, accident presque toujours noté au contraire dans les observations de rétroversion. En général aussi les fibromes ne sont pas assez volumineux pour remplir l'excavation pelvienne, ou quand ce volume se rencontre il a mis plus de temps à se produire, et les accidents qui s'y rattachent, tels que constipation opiniâtre, coliques violentes, ténesme rectal, remontent à une date plus ancienne pour exclure l'idée d'une rétroversion, surtout si en même temps la malade éprouve les hémorrhagies abondantes dont je vous ai parlé. Les tumeurs fibreuses de l'utérus s'accompagnent quelquefois d'un bruit de souffle qui pourrait faire croire à une grossesse, mais soit au toucher vaginal, soit au passer abdominal, ces tumeurs présentent une dureté qui ne peut pas être comparée à la souplesse du tissu de l'utérus en gestation. Enfin, quand on peut atteindre le col, quoique un peu modifié par les pertes abondantes et le travail congestif qui accompagnent les tumeurs fibreuses de la matrice, il présente toujours plus de résistance que dans un cas de grossesse au troisième et au quatrième mois, et ce caractère offre une valeur réelle pour un observateur expérimenté. Les malades elles-mêmes, soit parce qu'elles connaîtront leur état véritable, soit parce qu'elles feront un récit détaillé d'accidents déjà anciens, éviteront au médecin cette cause d'erreur; la suppression des règles ne doit pas être passée sous silence.

Le diagnostic différentiel entre la rétroversion utérine pendant la grossesse et une tumeur de l'excavation ou de la cavité abdominale, mérite de nous arrêter un instant. Dans leur traité des maladies de l'utérus, madame Boivin et Dugès signalent deux observations dans lesquelles une semblable méprise fut partagée du reste par d'illustres praticiens. Quelque désir que j'aie de limiter autant que possible le cadre de cette conférence, je ne puis résister au désir de vous faire connaître l'un de ces cas curieux. « Une fille de vingt-deux ans fut apportée à la maison de santé du faubourg Saint-Denis. Depuis cinq jours elle était affectée d'une constipation opiniâtre, d'une strangurie complète, et plus récemment de vomissements répétés de matières verdâtres. La fosse iliaque gauche était douloureuse et tuméfiée; on commença par la couvrir de sangsues et de cataplasmes émollients; on y joignit des bains de siége. Vainement on voulut administrer des lavements émollients, ils ne purent pénétrer dans l'intestin. Le cathétérisme fut aussi essayé sans succès, tant l'urèthre était comprimé. Le toucher nous fit aisément reconnaître le matériel de la cause à laquelle étaient dues ces particularités, sans nous éclairer sur sa nature. Une tumeur énorme remplissait toute la cavité du petit bassin : le vagin en était si fortement repoussé d'arrière en avant, qu'il devenait impossible de glisser le doigt derrière le pubis. La malade ne repoussant pas la possibilité d'une grossesse, la première idée qui nous vint fut celle d'une rétroversion ; mais nos tentatives de réduction furent inefficaces. Quelques jours plus tard, mon diagnostic s'étant affermi de l'approbation des professeurs Dubois et Béclard et les accidents étant les mêmes, je renouvelai mes efforts, après avoir fait administrer un bain tiède et vidé la vessie par l'introduction de la sonde. J'essayai même de faire basculer l'utérus à l'aide d'un levier porté dans le vagin, sous les pubis, et qui devait déprimer le col utérin, tandis qu'un élève en médecine repoussait en haut le fond de l'organe avec les doigts insinués dans le rectum. La réduction ne fut pas obtenue, mais il y eut une amélioration telle que la malade put uriner abondamment sans le secours de l'art, et qu'une douche ascendante put, le lendemain, pénétrer dans le rectum, et procurer une copieuse déjection. Depuis lors, les évacuations d'urine et de matières fécales furent spontanées ; mais le ventre était tendu, douloureux, surtout à la région iliaque gauche ; on revint donc encore aux sangsues et aux demi-bains.

» Nous avions réitéré nos tentatives de réduction, et les explorations qui en étaient nécessairement compagnes avaient commencé à nous inspirer des doutes sur notre première détermination ; de son côté, le professeur Dubois avait, en y réfléchissant, conçu les mêmes incertitudes. Quoique indolente et lisse comme l'utérus gravide, la tumeur était dure, rémittente, sans apparence de fluctuation et de ballottement soit du côté du vagin, soit du côté du rectum. N'était-ce point un engagement de l'ovaire précipité dans le bassin ou une tuméfaction de la cloison recto-vaginale ? C'est en partie sur cette idée que nous employâmes le spéculum pour mettre à découvert la paroi postérieure du vagin et y appliquer douze sangsues. Il en résulta une diminution considérable dans le volume de la tumeur ; l'utérus put redescendre dans le vagin et se laisser toucher et apprécier dans ses dimensions normales, quoique repoussé encore en avant et dans une direction verticale. L'erreur d'un premier diagnostic était ainsi complétement démontrée. »

Quoiqu'il eût été désirable, au point de vue de la science, de voir cette observation complétée par un examen anatomique, il ne paraît pas douteux cependant qu'on ait eu affaire à une véritable tumeur et non à une rétroversion. Quels sont donc les signes qui permettront en pareil cas d'éviter une semblable méprise? 1° il faut rechercher avec soin tous les phénomènes qui accompagnent la grossesse, suppression des règles, troubles digestifs, souffle utérin, fluctuation, ballottement, modifications des mamelles, etc,; 2° la rétention d'urine et des matières fécales manque très-rarement dans la rétroversion complète; ce phénomène est au contraire exceptionnel dans la plupart des tumeurs abdominales et des tumeurs pelviennes, surtout en ce qui concerne la rétention d'urine. Nous l'avons vue signalée cependant dans l'observation de madame Boivin; la strangurie était complète et la constipation opiniâtre. 3° Dans la rétroversion avec grossesse, la courbure du sacrum est occupée par une tumeur ayant une certaine souplesse quoique rénittente; elle est lisse, arrondie, formée qu'elle est par le fond de la matrice. Quand on observe une tumeur abdominale, ou bien celle-ci reste au-dessus du détroit supérieur et n'obstrue pas l'excavation, ou, si cette tumeur s'avance dans le bassin, c'est le plus souvent un kyste de l'ovaire présentant des caractères spéciaux qui ne permettent guère de le confondre avec la maladie qui nous occupe. Les tumeurs pelviennes d'origine fibreuse, cartilagineuse ou osseuse, sont dures, inégales, développées lentement en général; aussi les accidents qui s'y rattachent remontent-ils à une époque éloignée qui ne permet pas de supposer une rétroversion avec grossesse. Cet élément de diagnostic faisait également défaut dans l'observation de madame Boivin, qui dit avoir trouvé dans l'excavation une tumeur dure, rénittente, indolente et lisse comme la matrice gravide; mais ce qui eut peut-être permis d'éviter l'erreur, c'est une circonstance notée par l'illustre sage-femme, à savoir que l'on ne pouvait pas glisser le doigt derrière les pubis. Vous vous souvenez que chez notre malade on pouvait explorer assez librement toute la partie postérieure de la symphyse; à plusieurs reprises je portai le doigt dans cette région, et je pus la parcourir sans obstacle dans toute sa hauteur; mon but était d'atteindre le col de la matrice, mais cela me fut impossible, tant il était haut placé. Dans le cas de tumeurs pelviennes, cet examen n'est pas possible, du moins quand ces tumeurs produisent la rétention d'urine; et en effet il faut alors, ou bien que la tumeur vienne appuyer directement contre la symphyse des pubis pour y comprimer l'urèthre, ou bien que l'utérus poussé par la tumeur derrière la symphyse produise luimême l'obstacle mécanique à l'expulsion de l'urine; mais dans ce cas le doigt rencontre la matrice et peut l'explorer dans une assez grande partie de son étendue pour qu'on ne puisse croire à une rétroversion.

Enfin, il ne faut pas oublier que les tumeurs abdominales et pelviennes, qui repoussent le plus souvent l'utérus en avant, rendent son exploration plus facile, quoiqu'il soit souvent utile de la compléter par le toucher rectal.

Quelques cas de grossesses extra-utérines ont été prises pour des rétroversions, et cela par des observateurs aussi expérimentés que A. Dubois, Dupuytren, Capuron, Lisfranc, Maigrier, etc. Cette méprise toutefois ne peut avoir lieu que lorsque le kyste fœtal fait saillie dans la cavité pelvienne, soit en avant de l'utérus, soit en arrière de cet organe. La déviation imprimée à la matrice peut porter le col si haut qu'il devienne inaccessible, ou si difficile à atteindre que les caractères perçus ne donnent que des notions fort imparfaites. Je ne crois pas avoir besoin de vous retracer les signes qui permettraient d'éviter cette erreur, il me suffit de vous en signaler la possibilité pour éveiller votre attention en pareille circonstance.

On a pu confondre également l'hématocèle rétro-utérine avec l'accident qui nous occupe ; rétention d'urine, coliques intenses, constipation opiniâtre, présence d'une tumeur lisse, molle et fluctuante dans la concavité du sacrum, sont autant de caractères communs à ces deux maladies ; mais les accidents généraux qui accompagnent l'hématocèle n'existent presque jamais dans la rétroversion, et l'utérus quoique déplacé est toujours accessible dans une assez grande portion de son étendue pour que la confusion que je vous signale soit évitée.

Pronostic. — L'exemple que nous avons eu sous les yeux suffirait pour établir que la rétroversion utérine pendant la grossesse doit être considérée comme un accident sérieux, non pas, fort heureusement, que tous les cas se terminent d'une manière aussi funeste, mais il y a des complications qu'on ne peut prévoir et qui doivent nous engager à être très-réservés dans nos appréciations sur l'issue de la maladie.

Sous l'influence des divers accidents qui accompagnent la rétroversion, l'état général s'altère facilement : à son arrivée à l'hôpital, notre malade avait un pouls fébrile, battant plus de cent dix fois par minute, le ventre était douloureux, le facies altéré, le moral inquiet. Elle se livrait inutilement à des efforts considérables, espérant amener l'expulsion des matières fécales et de l'urine. Le suintement continuel de ce dernier liquide lui était insupportable, et le ténesme rectal lui enlevait tout sommeil. Il est facile de comprendre que, dans une telle situation, la santé se trouble vite, et, si l'on n'apporte pas rapidement un remède efficace, ou si la nature ne se charge pas elle-même de rétablir les choses dans leur situation normale, les malades tombent dans le marasme, la fièvre les consume et la mort peut venir terminer la scène. De nombreuses observations dans lesquelles l'examen nécroscopique a été fait ont établi que la mort pouvait arriver de manières très-différentes ; chez quelques femmes, l'énorme distension de la vessie développe une péritonite mortelle ; chez d'autres, les efforts de réduction couronnés ou non de succès paraissent avoir été le point de départ des accidents inflammatoires péritonéaux. La rupture de la vessie a été observée dans quelques cas, ainsi que la cystite et même la gangrène du réservoir urinaire. On a observé également la déchirure de la paroi postérieure du vagin et du périnée, produite par le fond de la matrice violemment poussé par les efforts énergiques de la malade ; d'autres fois, c'est par une véritable gangrène que la perforation s'établit, et l'utérus peut venir faire saillie à travers l'ouverture qui s'est produite. Enfin, on trouve dans la science quelques observations dans lesquelles la matrice ayant contracté par son fond des adhérences avec le rectum, une communication s'est établie entre ces deux organes, et le fœtus altéré a pu être expulsé par fragments à travers l'intestin. Ces différents modes de terminaison sont de nature à faire comprendre toute la gravité de la rétroversion utérine. Cependant je me hâte d'ajouter que ce sont là des faits exceptionnels, et que vous verrez plus souvent à la suite du repos, des cathétérismes fréquents, de soins généraux variés selon les indications, et quelquefois après des tentatives heureuses de réduction, la matrice se relever et tous les accidents disparaître, la grossesse pouvant d'ailleurs poursuivre sa marche jusqu'à terme ou se terminer par un avortement.

Traitement. — Le traitement de la rétroversion utérine comporte trois méthodes : 1° l'expectation, 2° la réduction manuelle, 3° la réduction instrumentale. Je me hâte d'ajouter que lorsqu'une de ces méthodes ne suffit pas, on peut les employer successivement et obtenir des succès par leur combinaison.

Expectation. — Il est bien entendu qu'il ne s'agit pas ici de rester simple spectateur des souffrances de la malade en laissant au temps seul le soin de faire cesser les accidents. Sous ce nom, je comprends une expectation relativement active qui, laissant l'utérus dans la situation acquise, se borne par le traitement des complications à supprimer les causes probables de la rétroversion ou tout au moins à lever les obstacles qui pourraient s'opposer à sa réduction.

Au premier rang des moyens employés en pareil cas, je place le cathétérisme : il est naturel, en effet, d'éviter le développement de la vessie, qui, lorsqu'elle est remplie par l'urine, fait saillie du côté de la cavité pelvienne et s'oppose ainsi au redressement de la matrice, qu'elle maintient inclinée en arrière en la refoulant de plus en plus. Pour être efficace, je crois que l'introduction de la sonde doit être répétée assez souvent, d'abord pour la raison que je viens de vous donner, puis parce que les parois vésicales longtemps distendues ont perdu leur rétractilité et qu'il faut faciliter le retour de cette propriété en ne laissant la vessie se développer que dans des proportions très-restreintes.

Le cathétérisme n'est pas toujours une chose facile à exécuter chez la femme enceinte. Vous m'avez vu plusieurs fois rencontrer de véritables difficultés pour cette petite opération ordinairement si simple. Je vous ai indiqué, en parlant des signes de la rétroversion, comment la paroi antérieure du vagin, fortement attirée en haut par le mouvement de bascule de la matrice, entraînait en même temps le méat urinaire ; aussi, pour trouver cette ouverture, faut-il écarter largement les grandes et les petites lèvres et porter la sonde presque directement de bas en haut en longeant la surface interne des pubis. Il est indispensable pour ces cas spéciaux, et pour donner à l'instrument la direction voulue, de placer la femme sur le bord du lit dans la position qu'on lui fait prendre pour les opérations obstétricales. Le méat urinaire une fois trouvé, il ne sera pas toujours facile d'introduire la sonde jusque dans la vessie ; vous aurez en effet à franchir l'obstacle résultant de la pression du col utérin sur le canal de l'urèthre ; or, cette pression est dans certains cas modérée, mais dans d'autres, au contraire, elle peut être considérable et constituer ainsi une très-grande difficulté pour arriver jusqu'à la vessie. Une autre conséquence de cette disposition, ce sont les inflexions, les courbures anormales que peut présenter le canal ; aussi serez-vous obligés quelquefois de renoncer à la sonde ordinaire, et devrez-vous avoir recours à la sonde de gomme élastique munie d'un mandrin qui vous permettra de donner à l'instrument telle courbure que vous jugerez convenable. C'est par une série de tâtonnements exécutés avec douceur en prenant des sondes de différentes grosseurs, en introduisant le doigt dans le vagin pour vous rendre compte des obstacles, en appuyant même sur le fond de la vessie pour faire sourdre un peu d'urine et redresser ainsi le canal, que vous arriverez à opérer le cathétérisme. Quelques auteurs ont conseillé de se servir d'une sonde d'homme à grande courbure et d'en user par le procédé dit du tour de maître, c'est-à-dire qu'après avoir dirigé la convexité de l'instrument du côté de la symphyse des pubis, il faudra retourner et placer la concavité du côté de cette articulation. Dans les cas difficiles, il faut user de tous les moyens et n'en négliger aucun pour en arriver au résultat. Les difficultés sous ce rapport présentent des variétés trop nombreuses pour qu'il me soit possible de vous conseiller spécialement l'un ou l'autre de ces procédés; cependant, d'après mon expérience personnelle, je crois que ce sera encore la sonde de gomme élastique avec ou sans mandrin qui vous donnera les meilleurs résultats.

Il est recommandé également de combattre la constipation opiniâtre et de faire sortir les matières fécales qui se sont accumulées dans l'S iliaque et qui peuvent aussi constituer un obstacle au redressement de la matrice. De tous les moyens employés à cet égard, les lavements sont les plus simples et les plus innocents; malheureusement la pression exercée par le fond de l'utérus sur le rectum empêche le plus souvent le liquide de l'injection de pénétrer assez haut pour obtenir une évacuation complète et efficace. On a conseillé de se servir, dans ce cas, de longues canules poussées profondément dans l'intestin au-dessus du point comprimé, et d'injecter ensuite dans cette canule le liquide qui doit déloger les matières. Ce procédé réussit rarement, car il est très-difficile et souvent impossible de dépasser l'obstacle avec la canule; il faut donc en arriver aux laxatifs et aux légers purgatifs, et particulièrement à l'huile de ricin.

A la déplétion de la vessie et de l'intestin, certains auteurs ajoutent une position particulière à faire prendre à la femme; ils lui font garder le lit couchée sur le ventre, espérant ainsi que l'utérus, entraîné par son propre poids, se réduira d'autant plus facilement qu'il n'aura plus à supporter celui des intestins. Je crois cette dernière précaution illusoire pour les cas un peu sérieux, et tout au plus pourra-t-elle avoir quelque utilité quand le déplacement n'aura atteint qu'un degré médiocre, c'est-à-dire toutes les fois que le col de la matrice, la femme étant couchée sur le dos, sera situé dans un plan plus inférieur que le fond. Dans tous les cas où des accidents sérieux du côté de l'utérus ne se seront pas encore manifestés, et alors je pense qu'il faut se comporter comme je viens de vous l'exposer, laissant ainsi une large part au temps et à la nature ; ou bien si, après une certaine expectation, on n'obtient pas quelque résultat favorable, ou si d'autres accidents viennent à se montrer, il deviendra nécessaire d'avoir recours à l'une des deux autres méthodes que je vais vous exposer.

2° *Méthode de réduction manuelle.* — La réduction de la matrice avec la main est le procédé qui se présente naturellement à l'esprit, seulement le manuel opératoire offre presque autant de variétés que d'auteurs s'étant occupés de ce sujet. Les uns introduisent deux doigts dans le rectum, et ces deux doigts poussés aussi loin que possible repoussent la matrice au-dessus de l'angle sacro-vertébral. Les autres emploient quatre doigts, deux mis dans le rectum et deux dans le vagin ; de cette façon, pendant que l'on repousse le fond de la matrice en haut et en arrière, on attire le col en bas et en avant. J'ai, par ce procédé, obtenu assez facilement la réduction de la matrice chez une femme enceinte de trois mois et demi. Quelques-uns ne se servent que d'un doigt placé dans l'intestin ; d'autres glissent deux doigts dans le vagin, au-dessous du fond de la matrice ; on peut encore introduire la main tout entière dans le vagin. Négrier et Gosselin se sont servis du poing placé dans le même conduit ; enfin, on a même eu recours à la main introduite tout entière dans le rectum.

A ces divers procédés correspondent des situations différentes à faire prendre par les malades. Quand on veut agir par le rectum avec les doigts ou toute la main, qu'on se serve ou non de deux doigts agissant en même temps par le vagin, on placera la femme sur les genoux et sur les coudes ; c'est dans cette attitude que j'ai opéré avec succès dans l'observation dont je vous parlais tout à l'heure ; pour les autres procédés, la femme est placée sur le bord de son lit comme pour une application de forceps.

D'une manière générale, je donne la préférence au procédé qui consiste à placer deux doigts dans le rectum et deux dans le vagin, surtout lorsqu'il s'agit de réduire la matrice d'une femme peu avancée dans sa grossesse (trois mois ou trois et demi, par exemple), et en particulier quand on aura affaire à une primipare. Si, au contraire, la malade est multipare et si la grossesse est plus ancienne, je pense qu'il faut employer quatre doigts ou la main entière introduite dans le vagin.

Il est bien entendu que le cathétérisme sera préalablement effectué, et, si faire se peut, il sera bon également d'obtenir l'évacuation des matières fécales.

Ces procédés divers ont tous donné de bons résultats entre les mains de ceux qui les ont fait connaître, mais ils n'ont pas toujours réussi, et souvent il est devenu nécessaire de passer de l'un à l'autre ; aussi répéterai-je ce que je disais en commençant ce qui est relatif au traitement : dans un accident de cette nature, on ne peut pas toujours s'en tenir à la même méthode. C'est par des tâtonnements successifs qu'on arrive presque toujours à obtenir le résultat désiré. Cependant quelques observations, publiées par des hommes instruits, montrent que la méthode manuelle, malgré ses divers procédés, n'a pas toujours suffi et qu'il a fallu, dans quelques cas, recourir à ce que j'ai appelé la méthode instrumentale.

Méthode instrumentale. — Les auteurs qui ont écrit d'une manière un peu complète sur la rétroversion ont tous cité des observations dans lesquelles la réduction de la matrice avait été obtenue à l'aide d'instruments. Le plus connu de tous sans contredit est celui qui a été imaginé par Evrat, et qui est connu dans la pratique sous le nom de baguette d'Evrat. Il se compose, comme vous le voyez en examinant l'instrument que je vous présente, d'une baguette assez semblable à celle d'un tambour ; la partie terminale, plutôt arrondie qu'olivaire, doit être, lorsqu'on s'en sert, recouverte d'ouate maintenue par une peau de gant fixée à la gorge de l'instrument. C'est dans le rectum que cette baguette s'introduit, et l'on s'en sert pour repousser, par des pressions graduelles, le fond de la matrice. Ce procédé a donné d'assez bons résultats, et j'ai pu moi-même réduire une rétroversion en opérant comme je viens de vous l'indiquer. Son usage sera surtout recommandé dans les cas où la méthode manuelle n'aura pas réussi, ou bien n'aura pas pu être mise en pratique à cause de l'étroitesse de la vulve, de la résistance offerte par la matrice, etc., etc,

Parmi les autres instruments, on remarque une sorte de spatule imaginée par Petit, une cuiller proposée par Rœderer, un gorgeret se rapprochant beaucoup de la baguette d'Evrat. On a également préconisé l'emploi d'un pessaire ou d'une vessie, introduit vide dans le rectum au-dessous du fond de la matrice, et qui était ensuite gonflé d'air ou d'eau ; par ce moyen, l'utérus soulevé doit basculer de bas en haut et reprendre sa situation normale. Enfin le levier, préalable ment garni d'ouate et porté dans le vagin au-dessous de la tumeur, a permis à quelques opérateurs de produire la réduction.

Dans ces divers cas et quel que soit l'instrument dont on se serve, quoique à mon avis je préfère de beaucoup la baguette d'Evrat, la malade doit être placée sur le bord de son lit comme pour les opérations obstétricales, et soumise aux inhalations de chloroforme.

Pour terminer ce qui a rapport à la méthode instrumentale, j'ajoute, mais sans m'y appesantir, ce que vous comprendrez facilement, que quelques auteurs ont pratiqué à l'aide d'un trocart la ponction de l'utérus à travers le rectum. Quoiqu'on ait cité des cas de guérison, c'est là un moyen que je repousse absolument, et j'en dirai autant de toutes les opérations sanglantes, comme la gastrotomie et l'opération césarienne. Je serai un peu moins réservé pour l'avortement provoqué qui, lorsque tous les autres moyens auront échoué, pourra quelquefois intervenir comme une ressource extrême.

En résumé, l'état général de la malade atteinte de rétroversion devra toujours servir de guide pour le choix des moyens à employer ; tant qu'il n'y aura point de fièvre, de douleurs abdominales violentes, d'excitation nerveuse, vous devrez vous adresser à cette expectation relative que je vous ai décrite précédemment ; le succès couronnera le plus souvent cette manière de faire. Si les accidents généraux apparaissent, et si des soins intelligents ne les font pas cesser, il faudra recourir à des tentatives de réduction manuelle d'abord, et instrumentale ensuite. En dernier ressort, lorsque tous ces efforts auront échoué, si la gravité des symptômes ne permet pas de s'en tenir là, c'est à l'avortement provoqué que je vous conseille de vous adresser.

Quand la réduction s'opère spontanément, on n'a guère à craindre de voir la rétroversion se reproduire, à moins cependant que cet accident n'ait été causé par un effort, une chute, un mouvement brusque quelconque, la même cause pouvant encore donner lieu au même résultat. Dans ce cas spécial, pour éviter le retour de ce déplacement, il sera bon de maintenir la femme au lit dans le décubitus horizontal, jusqu'à ce que la matrice ait acquis des dimensions telles que cet accident ne soit plus à redouter.

Si la réduction a été opérée par la méthode manuelle ou par les instruments, le repos au lit sera nécessaire pendant une ou deux semaines au minimum ; il y a lieu, en effet, d'éviter ou de combattre les accidents péritonéaux qui se produisent malheureusement trop souvent et d'empêcher, si faire se peut, un avortement qui est fréquemment la conséquence des manœuvres opératoires. Pendant ce temps, il est nécessaire de veiller à ce que la vessie se vide régulièrement, et pour cela je ne vous conseillerai pas de placer une sonde à demeure, mais d'évacuer le liquide par des cathétérismes suffisamment répétés. Quelques auteurs ont conseillé de placer dans le vagin un ballon Garriel pour empêcher la rétroversion de se reproduire; je ne crois pas cette précaution fort utile et je lui trouve quelques inconvénients, comme d'exposer à la fausse couche et de déterminer un ténesme qui, en produisant des efforts involontaires, pourrait amener le retour du déplacement utérin.

Le 12 décembre, la femme D... entra à la clinique, étant enceinte de trois mois et demi environ (1). Elle nous raconta qu'elle avait été prise, il y avait près d'un mois, de rétention d'urine, et que pendant six jours il lui avait été impossible d'en évacuer une seule goutte. Un médecin qui fut appelé ordonna deux grands bains et du chiendent avec du nitrate de potasse; mais cette médication ne produisit aucun résultat.

Après le sixième jour, elle commença à perdre de l'urine involontairement au moindre mouvement qu'elle faisait; mais malgré ses efforts, quand elle se mettait sur le vase, elle ne parvenait à expulser qu'une très-petite quantité de liquide. Pendant ce temps, le ventre avait pris un développement considérable qui frappa tout le monde quand elle vint à l'hôpital. On trouvait en effet dans l'abdomen une tumeur qui remontait à deux travers de doigt environ au-dessus de l'ombilic. Cette tumeur avait la forme d'un ovoïde dont l'extrémité supérieure était saillante en avant.

On y percevait très-nettement la fluctuation, et il ne fut pas douteux un instant qu'on n'eût affaire à une vessie considérablement distendue.

Par le toucher vaginal, on trouvait le fond de la matrice renversé en arrière et occupant toute la concavité du sacrum; le col, qui avait

(1) Quelques jours après cette leçon sur la rétroversion, une autre femme atteinte du même accident se présentait à l'hôpital. J'ai pensé qu'il était intéressant de produire cette nouvelle observation.   (*Note du rédacteur.*)

les caractères d'un col de multipare, était repoussé en haut et appuyait contre la face postérieure de la symphyse pubienne.

La malade fut sondée dès son entrée à la clinique, et l'on vit aussitôt la tumeur abdominale s'affaisser. Le professeur recommanda de pratiquer plusieurs fois le cathétérisme, ce qui fut exécuté pendant cinq jours jusqu'au 17 décembre inclusivement. Ce dernier jour, on constata par le toucher que le col utérin s'était un peu abaissé, qu'il devenait plus facile à explorer, qu'au contraire le fond de la matrice ne s'atteignait qu'avec difficulté, et qu'il était manifestement remonté dans une certaine étendue. Ce même soir, en effet, la malade put vider seule sa vessie, et le lendemain, 18 décembre, M. Depaul constata que la matrice avait repris sa situation normale.

Cette femme quitta l'hôpital quelques jours après, complétement guérie. On sentait très-bien derrière la paroi abdominale le fond de la matrice, et l'on put même percevoir les battements du cœur fœtal.

Cette observation est surtout intéressante au point de vue du traitement, et elle montre comment, en suivant les préceptes rappelés dans la précédente leçon, on peut voir la rétroversion se réduire spontanément. Il ne faudrait pas cependant en déduire que les choses se passent toujours ainsi : d'autres observations rapportées dans les pages précédentes indiquent suffisamment à quels accidents on peut être exposé, et quels sont les moyens de les éviter ou d'y remédier.

VINGT-DEUXIÈME LEÇON

DE L'ACCOUCHEMENT

Définition. — Divisions (accouchement spontané et accouchement artificiel).
Des causes de l'accouchement. — Causes déterminantes et causes efficientes. — Phénomènes précurseurs de l'accouchement. — De la durée du travail. — Pronostic.

MESSIEURS,

Dans des leçons précédentes, j'ai étudié cet état spécial de la femme
qui a conçu, qu'on appelle grossesse; j'ai passé en revue les modifications imprimées aux différents organes, et j'ai appelé votre attention sur quelques-uns des accidents qui surviennent pendant sa
durée; d'autre part, entrant dans quelques considérations physiologiques, nous avons suivi le développement du nouvel être depuis son
état embryonnaire jusqu'au moment de la naissance. Nous allons
maintenant nous occuper de l'étude de la fonction qui a pour résultat la séparation de l'œuf d'avec sa mère, et son expulsion à travers les organes génitaux.

Cette fonction physiologique a été désignée sous le nom d'accouchement (en latin *partus*).

On a réservé exclusivement le nom d'accouchement pour l'expulsion
du fœtus réputé viable, c'est-à-dire lorsqu'elle a lieu dans les deux
derniers mois de la grossesse (vous savez, en effet, que les accoucheurs n'admettent une viabilité sérieuse qu'à partir du terme de sept
mois). On appelle accouchement prématuré celui qui a lieu dans les
deux derniers mois de la gestation et avant la révolution du neuvième.
L'accouchement prématuré peut être spontané et dû à des causes
diverses, ou artificiel quand il est le résultat de l'intervention de l'art
réclamée par certains états particuliers. On désigne sous le nom de fausse

couche ou d'avortement, l'expulsion d'un fœtus non viable, de celui, par conséquent, qui a séjourné moins de sept mois dans la cavité utérine.

On se sert quelquefois des mots enfantement et parturition, comme synonymes du mot accouchement; je vous ferai remarquer que ce dernier est particulièrement employé pour indiquer la même fonction dans les autres espèces animales.

Les anciens accoucheurs avaient établi de nombreuses classifications suivant la manière dont s'opérait l'accouchement. C'est ainsi que vous verrez reproduites dans Mauriceau, Peu, Portal, Levret, Solayres de Renhac, Baudelocque, les dénominations d'accouchements naturels, d'accouchements contre nature et d'accouchements laborieux, sans que ces divisions s'appliquent pour tous ces auteurs à des faits parfaitement identiques; ainsi, l'un considère un accouchement comme contre nature, alors que tel autre range ce même accouchement dans la classe des accouchements laborieux. Suivant Mauriceau, « quatre conditions se doivent absolument rencontrer en l'accouchement pour pouvoir être véritablement dit naturel : la première, qu'il arrive à terme; la seconde, qu'il soit prompt et sans aucun accident considérable; la troisième, que l'enfant soit vivant; et la quatrième, qu'il vienne en bonne figure et situation; car, si quelques-unes de ces quatre choses manquent, l'accouchement sera contre nature, et d'autant plus que plusieurs de ces circonstances ne s'y remarqueront pas. » Pour le même auteur, « l'accouchement laborieux est un accouchement fâcheux par lequel la mère et l'enfant, quoique celui-ci vienne dans une situation naturelle, ne laissent pas tous deux de beaucoup souffrir et d'être plus travaillés qu'à l'ordinaire ; dans l'accouchement laborieux, la nature travaille toujours un peu y étant assistée; mais, en celui qui est entièrement contre nature, tous les efforts qu'elle peut faire sont vains et inutiles, et il n'y a, pour lors, que le chirurgien expert qui soit capable de la délivrer, sans lequel elle ne manquerait pas de succomber. »

Remarquez combien ces divisions sont arbitraires! Vous avez pu voir plusieurs fois, dans cette clinique, des femmes accoucher très-naturellement et sans aucune intervention, d'un enfant mort, cas considéré par Mauriceau comme constituant un accouchement contre nature, qu'il s'agisse d'une présentation de la tête, de la face ou de l'extrémité pelvienne.

Baudelocque essaya, en conservant les mêmes dénominations, d'établir des divisions plus rigoureuses; c'est ainsi qu'il admit :

1° des accouchements qui se font naturellement; 2° des accouchements qui exigent les secours de l'art, mais qu'on peut opérer avec la main seule, et qu'il appelle alors contre nature; 3° des accouchements qui ne peuvent se faire qu'à l'aide des instruments ou dans lesquels il est utile de les employer (accouchements laborieux). Je vous ferai remarquer déjà que, dans cette seconde division, les accouchements contre nature répondent aux accouchements laborieux de Mauriceau, et réciproquement.

Malgré tous les soins pris par Baudelocque pour rendre sa nomenclature complète, il ne lui fut pas possible de faire rentrer tous les cas de la pratique dans les divisions établies par lui; c'est ainsi qu'un accouchement qui commence d'abord très-naturellement et qui semble devoir se terminer de même, se trouve, par suite d'une circonstance imprévue, rejeté parmi les accouchements contre nature ou les accouchements laborieux, suivant la manière de voir de l'opérateur, qui peut préférer une version à une application de forceps quand ces deux opérations peuvent également se faire, ou suivant le moment de l'intervention, les choses ayant marché de façon à ne plus permettre qu'une seule manière d'opérer.

Les auteurs qui suivirent furent frappés des inconvénients que présentaient des divisions aussi tranchées, et cherchèrent les moyens d'y remédier; mais presque tous tombèrent alors dans un excès contraire en multipliant les classes à l'infini. C'est ainsi que Millot reconnaît des accouchements naturels proprement dits, des accouchements naturels irréguliers, et des accouchements artificiels. Gardien admit l'accouchement naturel, les accouchements mixtes, les accouchements artificiels (classe elle-même divisée en deux ordres, suivant que la main suffit pour l'extraction de l'enfant ou qu'un instrument devient nécessaire). Burns établit sept classes : 1° l'accouchement naturel; 2° l'accouchement prématuré; 3° l'accouchement surnaturel; 4° l'accouchement ennuyeux; 5° l'accouchement à l'aide des instruments; 6° l'accouchement impossible; 7° l'accouchement compliqué. Velpeau réduisit à deux classes toutes ces divisions aussi inutiles que compliquées, et il désigna sous le nom d'accouchement spontané tous les accouchements qui se terminent sous l'influence des seules forces de l'organisme, et accouchements difficiles, fàcheux ou compliqués, ceux au contraire qui présentent des difficultés pouvant compromettre d'une manière quelconque la santé de la mère ou la vie de l'enfant.

Pour mon compte, j'ai depuis longtemps repoussé les divisions trop multipliées ou trop générales; quand l'accouchement se termine par les seuls efforts de la nature, je l'appelle *spontané;* quand il réclame l'intervention de l'art, je le nomme *artificiel.* Parmi les accouchements spontanés, les plus nombreux peuvent être considérés comme naturels, mais il en est quelques-uns qui, par leur durée, par les difficultés qu'ils présentent, méritent à juste titre le nom de contre nature et rentrent dans la dystocie; de même, parmi les accouchements artificiels, quelques-uns s'écartent à peine des accouchements spontanés, comme cela s'observe dans les présentations de l'extrémité pelvienne, alors que quelques tractions suffisent pour hâter la terminaison, ou bien encore lorsqu'avec le forceps on saisit une tête à la vulve pour suppléer à des contractions insuffisantes. Dans d'autres cas, au contraire, il faut avoir recours à des opérations sanglantes qui mettent en danger la vie de la mère ou celle de l'enfant.

Pour le moment, Messieurs, nous ne nous occuperons que de l'accouchement spontané physiologique, s'opérant au terme ou près du terme de la grossesse, c'est-à-dire dans des conditions où les caractères essentiels sont les mêmes, me réservant d'étudier avec vous dans des conférences ultérieures l'expulsion du fœtus non viable, c'est-à-dire l'avortement.

Les différents phénomènes dont l'ensemble constitue ce qu'on appelle le travail de l'accouchement se divisent en deux ordres; les uns sont dits physiologiques ou vitaux, les autres sont mécaniques. Ces derniers, qui s'adressent aux différents mouvements exécutés par le fœtus dans son passage à travers le bassin et le canal vulvo-vaginal, seront étudiés plus tard en traitant de chaque présentation en particulier.

Quant aux phénomènes physiologiques qui comprennent la contraction, la douleur, la dilatation du col utérin, la formation de la poche des eaux, sa rupture, l'écoulement du liquide amniotique, l'écoulement des glaires plus ou moins sanguinolentes, la résistance et la distension progressives du périnée, enfin l'expulsion du placenta, nous les passerons en revue successivement.

Des causes de l'accouchement. — Causes déterminantes. — Les causes de l'accouchement ont de tous temps excité la curiosité des médecins et donné lieu à de longues discussions entre les physiologistes. Elles doivent être divisées en deux classes : les causes efficientes et les causes déterminantes. Ces dernières, c'est-à-dire celles qui agissent spontanément pour mettre en jeu la contractilité utérine au terme de la grossesse, sont celles dont nous allons nous occuper tout d'abord ; il est bien entendu que je ne parlerai pas ici des moyens artificiels employés pour provoquer, dans certains cas déterminés, la déplétion de la matrice. Nous reviendrons sur ce sujet en traitant de l'accouchement prématuré artificiel.

Lorsqu'on attribuait à l'enfant, selon l'opinion des anciens, un rôle actif dans son expulsion, on avait été conduit à chercher quelle était la cause qui, agissant sur lui, l'incitait à s'ouvrir un passage pour s'échapper au dehors. C'est ainsi qu'on supposa au liquide amniotique une certaine âcreté capable d'irriter la peau du fœtus et d'y produire une sensation douloureuse. Drolincourt a soutenu que le gros intestin, étant rempli de méconium, le fœtus éprouvait de violentes coliques qui l'agitaient, l'irritaient et l'obligeaient à sortir de la matrice ; d'autres ont invoqué la pesanteur de la tête appuyant sur la partie inférieure de l'utérus et la forçant à s'ouvrir ; une augmentation de la température de la cavité utérine et la nécessité pour l'enfant de s'y soustraire ; le défaut de respiration et le besoin d'aliment, le fœtus étant arrivé à une époque où les principes nutritifs qu'il tire de sa mère ne sont plus suffisants. Quelques auteurs ont pensé que les vaisseaux utéro-placentaires s'oblitéraient, et provoquaient ainsi la sortie de l'enfant. On a également comparé la naissance à la chute du fruit mûr qui se détache de la branche qui le porte ; on a cru à l'existence de convulsions de la matrice, les nerfs y étant distendus par suite de l'ampliation progressive de l'organe, au resserrement de la cavité utérine qui n'a pas suivi l'augmentation du volume de l'enfant, lequel se trouve alors gêné et incommodé dans un espace trop étroit, à un certain vide qui se produirait dans l'œuf, ce qui exciterait la matrice à se contracter pour le combler. On a également invoqué le rétrécissement du canal veineux, du canal artériel, du trou de Botal, etc. Mais toutes ces explications n'ont pu résister aux preuves anatomiques constatées dans les fréquentes autopsies qui ont été faites.

Je ne crois pas devoir insister plus longuement sur des théories aussi facilement réfutables. Mais il en est d'autres qui, sans satisfaire complétement l'esprit, méritent cependant une attention plus sérieuse. Je veux parler du *nisus* périodique, invoqué par Steinzel et autres, comme cause occasionnelle de l'accouchement. Mais, quoi qu'en disent ces auteurs, un certain nombre de femmes enceintes ne ressentent aucun malaise aux époques correspondantes au flux cataménial; celles chez lesquelles cette influence se fait sentir ne sont peut-être pas en majorité; de plus, les incommodités qui en résultent n'ont lieu, le plus souvent, que dans les premiers mois de la grossesse, et cessent ordinairement après le troisième ou le quatrième; enfin, il suffit, pour faire comprendre le peu de fondement de cette interprétation comme explication générale, de faire remarquer, avec Velpeau, que la neuvième époque correspond, chez quelques sujets, au commencement du huitième mois, quelquefois au septième, souvent à la fin du dixième. Certaines femmes, en effet, ne sont réglées que très-irrégulièrement, et il serait impossible d'établir une théorie scientifique sur une menstruation qui ne se présente que trois ou quatre fois par an, par exemple. En outre, souvenez-vous, Messieurs, que dans une leçon que je vous ai faite sur la persistance des règles pendant la grossesse, je vous ai cité des exemples de femmes n'ayant jamais été menstruées avant de devenir enceintes; et les auteurs classiques rapportent d'autres cas de femmes devenues grosses sans jamais avoir vu leurs règles, et qui ne furent même pas menstruées après leur accouchement.

L'opinion professée par Lobstein et Chaussier n'est pas plus acceptable; ces auteurs, qui pensent que l'accouchement se produit dès que les fibres musculaires de la matrice ont acquis leurs propriétés essentielles, n'ont pas tenu compte des fausses couches, des avortements de cinq et six mois, dans lesquels l'utérus ne se contracte pas moins qu'au terme de la gestation.

Loder, et bien avant lui Mauriceau, avaient admis que la matrice ne pouvait se distendre au-delà de certaines limites, et qu'une fois atteintes, l'organe devait réagir contre l'œuf qu'il contenait. Cette opinion semble supposer que les parois utérines sont habituellement tendues, rigides, ce qui n'est pas, en dehors de la contraction : en effet, lorsqu'on palpe le ventre d'une femme enceinte, même près du terme de la grossesse, il est facile de déprimer les parois de la matrice et d'arriver ainsi jusqu'à l'enfant, dont on peut quelquefois limiter admirablement les contours; si, à l'autopsie d'une femme morte enceinte et près du neuvième mois, on enlève l'utérus en laissant l'œuf intact, et si on le place sur une table, on voit que ses parois sont molles et qu'il s'affaisse sur lui-même. Il n'est donc pas exact de comparer, sous ce rapport, la matrice aux réservoirs naturels comme la vessie, dont les parois, à mesure qu'elle se remplit, se tendent et s'amincissent, et qui, arrivées à un certain degré de distension, réagissent sur le liquide qu'elles contiennent. Enfin, les cas de grossesses gémellaires ou d'hydropisie de l'amnios nous font voir des matrices développées bien au-delà des limites habituelles, ce qui montre encore l'insuffisance de cette théorie.

L'opinion de Levret, reproduite |par Baudelocque et Désormeaux, mérite de nous arrêter davantage : le premier de ces auteurs a admis que « l'orifice et le col de la matrice sont ensemble, pendant tout le temps de la grossesse, les antagonistes du fond et du corps de cet organe ; qu'au contraire, le corps et le fond de la matrice deviennent conjointement, pendant le travail de l'enfantement, les antagonistes du col et de l'orifice de ce viscère. » Ces deux propositions, sous forme d'aphorisme, ont été expliquées dans des planches jointes à son ouvrage. Baudelocque, qui a accepté cette manière de voir, traduit ainsi son opinion : la vraie cause déterminante de l'accouchement à terme réside certainement dans la matrice ; cette cause nous paraît agir constamment pendant la grossesse, quoique les effets, pour l'ordinaire, n'en soient sensibles qu'à la fin du neuvième mois. A chaque instant, les fibres utérines distendues s'efforcent d'expulser les corps qui les affectent désagréablement. Si elles n'y parviennent pas dans les premiers temps, c'est qu'elles n'y sont pas alors également sollicitées, qu'elles ne se développent pas toutes en même temps, et que l'action des unes est contrebalancée par la résistance naturelle des autres. La structure de cet organe est en effet telle que le col résiste dans les six ou sept premiers mois de la grossesse, pendant que les fibres du fond et du corps obéissent aux agents qui les distendent et se développent ; mais sur la fin, les fibres du col, s'étant un peu relâchées, fournissent, pour ainsi dire, seules à l'expansion nécessaire, de sorte qu'en moins de deux mois cette partie s'efface et s'affaiblit tellement qu'elle ne peut soutenir plus longtemps l'effort des autres.

C'est alors que l'action du fond de la matrice se fait sentir : si elle n'est pas encore douloureuse pour la femme, ses effets se manifestent au doigt de l'accoucheur.

Désormeaux, dans le *Dictionnaire en trente volumes*, s'associa à la manière de voir de Levret et de Baudelocque, modifiée très-légèrement par Antoine Petit, qui avait été précédé dans cette voie par Fabrice d'Aquapendente. Je ne puis résister au désir de vous citer à la fois et l'exposé de Désormeaux et l'ingénieuse comparaison d'Antoine Petit : le premier de ces auteurs considère que, pendant la grossesse, le fond et le corps de l'utérus sont les premières parties qui se laissent distendre. « La cavité du col ne participe que plus tard à la dilatation, et d'abord dans sa partie supérieure, puis de proche en proche, en descendant, de sorte qu'à l'approche de l'accouchement l'anneau seul de l'orifice utérin n'a encore subi que peu de dilatation. Les parois du col, dont le tissu est plus dense, plus résistant que celui des parois du corps, éprouvent des changements qui suivent la même progression que la dilatation de la cavité. Leur tissu s'abreuve des sucs plus abondants, se ramollit, s'assouplit, ses fibres se déplissent, pour ainsi dire, s'allongent, se développent. Ainsi, la résistance qu'il oppose à la sortie de l'œuf va continuellement en diminuant jusqu'à la fin de la grossesse. D'après cette observation, les fibres du col sont considérées comme les antagonistes de celles du corps, dont la contraction se réduit à une simple action tonique, tant que la résistance du col est supérieure à leur puissance. Mais dès que cette résistance s'est affaiblie par la dilatation successive du col, et se trouve réduite à celle qu'oppose le cercle de l'orifice, les fibres du corps commencent alors à se contracter plus évidemment et leurs contractions deviennent de plus en plus énergiques. »

Antoine Petit, dans un mémoire sur la cause et le mécanisme de l'accouchement écrit en 1766, s'exprime ainsi : « Je regarde le col de la matrice comme un magasin dans lequel la nature a mis en réserve la quantité de fibres musculaires dont elle a besoin pour fournir, par leur développement, à l'expansion de cet organe pendant tout le temps de la grossesse ; dans l'ordre naturel, cette expansion, une fois commencée, marche d'un pas égal avec l'accroissement du fœtus, et tout est compassé et fixé de manière que, quand celui-ci a acquis assez de force pour supporter l'action des agents extérieurs et la tourner à son profit, c'est-à-dire à l'entretien de sa vie, toutes les fibres du col de la matrice sont développées et le magasin est épuisé ; cependant, le corps de l'enfant continue de grossir : il ne peut le faire sans occuper plus d'espace, et il est clair que celui dans lequel il est contenu ne saurait s'accroître que par l'allongement des fibres qui en forment l'enceinte ; mais cet allongement ne saurait se faire sans causer irritation, et celle-ci ne peut avoir lieu sans que la contraction s'ensuive : la contraction, une fois déterminée, on sait quel en doit être l'effet. L'accouchement se fera donc quand toutes les fibres, qui avaient été mises en réserve dans différents lieux de la matrice et principalement dans l'épaisseur de son col, auront été employées et parfaitement développées; tant qu'il en restera qui ne l'auront point encore été, la capacité de la matrice s'étendra, ses parois en feront autant et il ne se produira aucune irritation; un simple développement n'en est pas susceptible. »

Ces deux explications, quelque ingénieuses qu'elles soient, reposent sur un fait physiologique mal observé. Elles supposent en effet, l'une et l'autre, l'effacement du col s'opérant dès le sixième ou le septième mois de la grossesse. Or, j'ai déjà eu occasion de vous faire connaître le résultat des recherches de M. Stolz, consignées dans sa thèse inaugurale de 1826, et vous vous souvenez que cet observateur, qui est devenu depuis un des accoucheurs les plus éminents de notre époque, a démontré que le col de l'utérus conservait, au contraire, presque toute sa longueur jusqu'à la fin de la grossesse : ce fait, aujourd'hui incontestable, j'ai pu, et depuis longtemps, le vérifier un très-grand nombre de fois.

Velpeau essaya de son côté de donner l'explication de la cause première de l'accouchement : « Il me semble évident, dit-il, qu'en s'imbibant en quelque sorte de fluides pendant la grossesse, l'organe gestateur a pour but de déplisser ses fibres d'une manière active. Ce déplissement se fait d'abord dans le corps et le fond, parce que c'est là que l'œuf est logé dans le principe. Il s'opère ensuite dans le col par le même mécanisme, c'est-à-dire par l'accumulation de molécules liquides qui écartent peu à peu les molécules constituantes des fibres. Une fois ce déplissement terminé, la matrice, ayant d'ailleurs acquis le complément de son organisation musculaire, entre en contraction pour expulser le corps qui la remplit et qui commence dès lors à l'irriter plus ou moins vivement. » Je ne crois pas cette opinion mieux démontrée que les précédentes.

Permettez-moi maintenant de vous faire connaître la manière de voir de mon illustre maître, le professeur Paul Dubois. Je l'ai entendu plusieurs fois s'étendre sur ce sujet dans ses leçons cliniques, et reproduire une opinion déjà émise en 1819 par Jones Power : Je l'ai moi-même consignée et développée, plus tard, dans un travail que j'ai publié en 1839, dans les bulletins de la Société anatomique ; vous en trouverez, du reste, un résumé dans le *Dictionnaire encyclopédique*, à l'article ACCOUCHEMENT. L'expulsion du produit de la conception peut être considéré comme une véritable excrétion ayant de nombreuses analogies avec l'excrétion de l'urine ou des matières fécales. Les premières matières qui arrivent dans le rectum restent dans la partie supérieure de cette portion de l'intestin et ne produisent dans cet endroit aucune excitation, aucune contraction, aucun ténesme ; mais d'au-

26

tres matières viennent bientôt se superposer aux premières, qu'elles poussent devant elles, et qui arrivent bientôt jusqu'à la partie inférieure du rectum, retenues par le sphincter, contre lequel elles appuient. Elles produisent alors, par action réflexe, une certaine excitation, une stimulation qui fait naître le sentiment du besoin et qui se traduit par les contractions du réservoir dans lequel elles sont contenues. Le sphincter résiste d'abord ; une lutte s'engage entre cet anneau et les matières poussées contre lui par les contractions rectales ; mais bientôt la résistance est vaincue, le sphincter s'entr'ouvre et les fèces s'échappent. Cette sensation n'existe pas au même degré chez tous les individus, et certaines habitudes peuvent l'émousser plus ou moins ; au contraire, elle peut s'exagérer par l'action d'une stimulation plus énergique, comme cela se voit dans certaines inflammations, dans la dyssenterie, sous l'influence d'un suppositoire, etc. La miction présente les mêmes phénomènes : ainsi, les premières gouttes d'urine s'accumulent dans le bas-fond de la vessie, sans provoquer aucun besoin, mais lorsque ce réservoir se remplit, les fibres du col se distendent, provoquent le tiraillement et l'irritation du sphincter, et cette sensation, réagissant sur le corps de l'organe, en détermine la contraction. Le sphincter résiste d'abord, mais bientôt la lutte cesse et l'anneau s'entr'ouvre pour livrer passage à l'urine. De même que pour le rectum, on peut provoquer l'irritation du col vésical ; c'est ainsi que dans le cathétérisme, au moment où la sonde arrive sur le sphincter, le malade éprouve le besoin d'uriner. La présence d'une pierre à l'intérieur provoque le même sentiment ; enfin, l'inflammation de cette partie détermine aussi bien le ténesme vésical que les états pathologiques du rectum déterminent le ténesme rectal.

Si nous examinons ce qui se passe lors de l'expulsion de l'œuf humain, nous voyons que les conditions sont les mêmes au point de vue de la cause déterminante, abstraction faite toutefois de la sensation qui précède les deux excrétions que nous venons d'étudier et qui, du reste, n'aurait aucune utilité dans une fonction mise en dehors de la volonté. Dans les premiers mois de la grossesse, le développement de l'utérus s'opère graduellement au dépens de la région supérieure qui contient à peu près seule le produit de la conception ; peu à peu, le segment inférieur prend part au développement général de l'organe et l'œuf occupe, à mesure, une partie plus étendue de cette région ; c'est ainsi qu'au neuvième mois la portion de l'utérus qui avoisine l'orifice interne du col se développe à son tour et produit des

tiraillements sur les fibres circulaires : cette irritation, toute mécanique, réagit par une véritable action réflexe sur la partie supérieure
de la matrice. Vous n'ignorez pas, en effet, que le corps de l'utérus
est parcouru par de nombreux filets nerveux du système ganglionnaire, et que le col reçoit quelques rameaux de la vie de relation.
Ces derniers sont admis aujourd'hui par beaucoup d'anatomistes, et
j'affirme les avoir plusieurs fois suivis dans mes recherches anatomiques. Pour compléter l'analogie avec le réservoir urinaire et le
rectum, je vous rappelle qu'une excitation portée sur le col utérin
produit presque à coup sûr la contraction de l'organe ; c'est ainsi
qu'agissent certains procédés employés pour provoquer l'accouchement, les douches vaginales par exemple. D'autres fois, c'est la rupture des membranes qui, en permettant à la tête du fœtus de s'appuyer
plus exactement sur l'orifice, excite les contractions utérines, comme
vous avez pu le voir ici dans un grand nombre de cas ; enfin, l'irritation trop vive du col produit quelquefois un véritable ténesme de
la matrice qui ne cesse que par l'emploi de moyens convenables.

Telle est, Messieurs, à mon avis, la cause véritablement déterminante de la contraction utérine ; elle réside dans l'excitation des fibres
circulaires du col. Est-ce à dire maintenant que cette interprétation
puisse s'appliquer à tous les cas ? J'avoue qu'il est assez difficile
d'expliquer pourquoi, dans les grossesses extra-utérines, la femme
éprouve, au terme de la gestation, pendant quelques jours, des effets
analogues à ceux d'une grossesse normale ; mais si l'explication précédente ne satisfait pas l'esprit dans ces cas extraordinaires, il faut
bien dire qu'aucune des théories précédemment exposées n'arrive
à un meilleur résultat, et l'on est alors conduit à répéter, comme
Denman, le mot d'Avicenne : « Au temps fixé, l'accouchement se fait
par la grâce de Dieu ! »

Causes efficientes. — Maintenant que nous connaissons le véritable
point de départ du travail de l'accouchement, il nous est facile de
comprendre quelle doit être la cause efficiente de l'expulsion du produit de la conception. Les anciens, suivant à cet égard la doctrine
hippocratique, pensaient que le fœtus jouait le principal rôle dans
cette fonction ; ils le supposaient courbé en arc, appuyant ses pieds
sur le fond de la matrice et se détendant comme un ressort pour ouvrir l'orifice utérin. C'est en se fondant sur cette idée préconçue
qu'Hippocrate, et presque tous ceux qui l'ont suivi, jusqu'à Mauri-

ceau, croyaient que l'enfant qui naît à sept mois était plus viable que celui qui vient à huit; en effet, pour eux, cette naissance prématurée dénotait une grande vigueur de sa part, puisqu'il avait pu rompre ses enveloppes et se frayer un passage par ses propres forces à une époque encore aussi peu avancée de la grossesse. Cette fausse interprétation avait également servi à rendre inadmissible la théorie de la culbute, puisqu'elle entraînait comme nécessaire la présence des pieds au fond de la matrice. Mauriceau, un des premiers, réforma l'opinion à ce sujet. « Si ceux qui pratiquent les accouchements, dit-il, y font une véritable réflexion, ils connaîtront qu'il n'y a que la seule matrice, aidée de la compression des muscles du bas-ventre et du diaphragme, qui fasse l'expulsion de l'enfant. » Il est juste d'ajouter cependant que cet auteur invoque autre chose en faisant intervenir le volume de l'enfant, la réaction de l'utérus distendu autant qu'il peut l'être, etc.

Harvey a signalé sans plus de succès le poids du fœtus comme cause de sa sortie, se fondant en outre sur ce que, chez les oiseaux, on voit le petit briser de son bec la coquille qui le renferme quand il arrive au moment de l'éclosion. Il croyait également que les enfants morts dans le sein maternel naissaient plus difficilement que ceux qui étaient vivants et vigoureux, et il citait plusieurs exemples d'enfants vivants sortis spontanément après la mort de leur mère. Cette opinion n'est pas difficile à réfuter, car vous voyez quelquefois des enfants vivants expulsés la tête étant encore recouverte des membranes au moment où elle s'engage à la vulve, et bien certainement, si l'on ne prenait soin de rompre la poche des eaux, ce ne serait pas le fœtus qui la déchirerait. Quand les enfants sont morts, je n'ai jamais vu que l'accouchement fût plus lent ou plus difficile que lorsqu'ils sont vivants; j'entends parler d'enfants morts et non putréfiés, mais renfermés dans leurs membranes intactes, et de grossesses arrivées à terme ou près du terme. Nous verrons en effet que, dans les avortements, la marche de l'expulsion présente des phénomènes particuliers dépendant, le plus souvent, de causes tout à fait indépendantes de la mort de l'enfant. Il serait d'ailleurs bien difficile, pour ne pas dire impossible, d'admettre qu'un fœtus aussi petit fût la cause efficiente de sa sortie. Quant aux enfants morts, je le répète, s'ils ne sont que macérés, le travail suit sa marche régulière; pour ceux qui se sont putréfiés dans la matrice au contact de l'air, les membranes étant rompues, il peut arriver que leur expulsion soit lente, difficile, irrégulière, mais ce n'est pas parce qu'ils constituent un corps inerte dans la matrice ; on doit, dans ces cas, attribuer les difficultés qu'on observe à l'action délétère et stupéfiante des gaz qui se dégagent d'une matière organique putréfiée et qui exercent sur la fibre utérine une influence toxique qui trop souvent même réagit sur l'économie tout entière. La sortie du fœtus après la mort de la mère, qui a été observée dans quelques cas et qui forme le principal argument des partisans de l'ancienne théorie, je ne crains pas de le dire, a été, généralement, très-mal interprétée. Le plus souvent, dans ces faits, les enfants avaient cessé de vivre alors qu'ils étaient encore renfermés dans la matrice. L'exemple cité par Harvey en est une preuve : ce ne sont donc pas eux qui, par leurs propres efforts, parviennent à sortir de la cavité utérine. Il y a une explication beaucoup plus naturelle de ce résultat : vous savez en effet, Messieurs, qu'après la mort, les muscles de la vie de relation se relâchent, tandis qu'au contraire ceux de la vie végétative conservent un certain temps leur faculté contractile. C'est à cette propriété qu'il faut attribuer la naissance des enfants peu de temps après la mort de la femme, et cette expulsion se produit dans ces cas d'autant plus facilement que les résistances musculaires du périnée n'existent plus.

Vous trouverez dans les auteurs anciens des observations extraordinaires d'enfants nés vivants un ou deux jours après la mort de la mère ; je pense qu'il faut ranger ces cas au nombre des fables qui trouvaient si facilement crédit au moyen âge. Quant aux faits qui concernent des enfants morts expulsés longtemps après la mort de la femme, je crois qu'il faut en attribuer la cause à la force d'expansion des gaz développés dans l'utérus ou dans les circonvolutions intestinales.

La véritable cause efficiente de l'accouchement ne doit donc pas être attribuée au fœtus ; c'est dans l'organisme de la mère qu'il faut la chercher. De nombreux auteurs, depuis Mauriceau, ont admis plus ou moins complétement l'influence des contractions utérines aidées par les muscles du ventre et le diaphragme ; mais ce fut Antoine Petit qui, dans le mémoire dont je vous ai déjà parlé, s'appesantit longuement sur l'action de la matrice dans l'accouchement, voici ce qu'il dit : « La matrice est, elle-même, cette puissance que nous cherchons ; elle revient sur elle-même en se contractant ; elle se resserre par sa propre force ; elle presse et comprime ainsi ce que sa cavité renferme, et, quelle que soit la nature des corps qui y sont contenus, pressés presque en tous sens, ils sont forcés de s'échapper par l'endroit où la résistance est moindre ; cet endroit est évidemment celui où s'ouvre l'orifice qui conduit au vagin. » Il est facile, du reste, de se convaincre par l'observation, de la réalité et de l'efficacité de la contraction utérine ; quand on assiste une femme en travail, on sent, en mettant la main sur l'abdomen, au moment où la malade accuse une douleur, que l'utérus se durcit, se resserre, se contracte en un mot ; difficile à limiter auparavant, il devient, au contraire, très-facile d'en suivre les contours pendant la contraction. Si l'on pratique le toucher pendant ce temps, on reconnaît que l'orifice se tend, s'amincit, se resserre au début, puis se dilate ensuite : quand la contraction cesse, toutes ces parties rentrent dans le relâchement.

La contraction utérine est-elle la seule cause efficiente de l'accouchement ou faut-il lui adjoindre d'autres puissances ? S'il est juste de reconnaître que la contraction de la matrice est sans contredit la cause principale, quelquefois même unique, de l'accouchement, il faut ajouter que, dans la plupart des cas, les efforts contractiles de l'utérus sont puissamment aidés par les contractions des muscles qui concourent à la réalisation de l'effort. Seulement, ces deux causes n'agissent pas simultanément pendant tout le travail de l'accouchement; il est bon de distinguer deux périodes : l'une, la première, dans laquelle la contraction utérine agit seule ; la seconde, dans laquelle les efforts de la matrice sont soutenus et secondés puissamment par les contractions musculaires de l'abdomen. La première période s'étend depuis le début du travail jusqu'à la dilatation complète, moment où la tête ne tarde pas à franchir l'orifice utérin pour s'engager plus bas dans l'excavation pelvienne ; la seconde période comprend surtout les phénomènes qui se lient au passage du fœtus à travers la partie inférieure du bassin et les organes génitaux externes.

Pour un observateur attentif, ces deux périodes ont des caractères parfaitement distincts. Pendant le premier temps, la femme est agitée, excitée, souvent irritée, ne comprenant pas le but de ses souffrances, fuyant en quelque sorte le moment de la contraction qu'elle redoute, cherchant à se soustraire à la douleur qui en résulte, essayant de toutes les positions pour arriver à ce but, repoussant les soins de la personne qui l'assiste, pleurant, gémissant, poussant des cris aigus qui caractérisent ce début. Dans la seconde période, la femme est plus calme, plus résolue, elle veut en finir; elle prend une situation déterminée qu'elle conserve, elle cherche des points d'appui pour ses pieds, pour ses mains, elle fait des efforts pour se débarrasser; ses cris sont rauques, gutturaux, en un mot, à chaque contraction, elle ajoute un effort volontaire pour hâter sa délivrance. Habituez-vous, Messieurs, pendant que vous êtes dans cet hôpital, à reconnaître les deux phases que je vous signale, et vous arriverez facilement par la nature des cris des femmes à distinguer à quelle période du travail elles sont arrivées.

Ces deux périodes, qui représentent pour moi la meilleure division qu'on puisse faire de l'accouchement, sont loin d'être semblables chez toutes les femmes. En dehors des conditions de primiparité ou de multiparité, elles offrent de nombreuses variétés individuelles : chez les unes, l'utérus peut se contracter régulièrement pendant un temps considérable sans se fatiguer ou s'épuiser; chez d'autres, après une courte série de contractions, la matrice, déjà épuisée, a plus ou moins perdu de sa force contractile; parfois les contractions sont si énergiques que l'organe se rompt; chez d'autres, au contraire, elles sont si faibles qu'elles ne produisent presque aucun résultat.

Il arrive quelquefois que l'une des périodes précédemment indiquées est profondément modifiée, et alors c'est la seconde qui fait presque défaut. En effet, les contractions utérines sont indispensables; sans elles la dilatation du col ne pourrait s'opérer : dans quelques cas même, l'expulsion du fœtus peut avoir lieu par leur seule action. On possède plusieurs exemples de femmes chez lesquelles l'utérus gravide, abaissé au point d'être presque entièrement placé entre les cuisses, n'en a pas moins chassé tout seul le corps qu'il contenait. J'ai rencontré dans ma pratique trois femmes devenues grosses, étant paraplégiques, et chez lesquelles la paralysie atteignait les muscles de l'abdomen : elles n'avaient jamais perçu les mouvements actifs de l'enfant, et cependant on pouvait suivre à l'œil les déplacements qu'il opérait dans la matrice et qui s'accusaient sur l'abdomen par des bosselures paraissant et disparaissant alternativement. L'utérus se contracta régulièrement et fut dans ces cas le seul agent de l'accouchement; mais il est bon d'observer que la résistance du périnée avait été singulièrement amoindrie par cet état pathologique.

Si la seconde période ne peut exister seule et si la contraction des muscles abdominaux a besoin d'être précédée de contractions utérines qui doivent conduire le travail à un certain degré, il peut se faire cependant que, les choses étant assez avancées, la contraction utérine s'épuisant, les efforts volontaires de la femme parviennent à terminer l'accouchement. Il est évident, par exemple, que dans les présentations de l'extrémité pelvienne le tronc étant dégagé, ce sont les contractions des muscles de l'abdomen et du périnée qui sont l'agent principal de l'expulsion de la tête.

J'ai à peine besoin de vous dire que ces deux puissances (contractions utérines et efforts de la femme) présentent des différences très-variables. Elles peuvent être également régulières et énergiques ; elles peuvent être faibles toutes les deux ; l'une peut avoir une marche normale, l'autre faisant à peine sentir ses effets : les variétés les plus nombreuses s'observent sous ce rapport dans la pratique et ont des conséquences qu'on peut prévoir.

Phénomènes précurseurs de l'accouchement. — Avant d'entrer dans l'étude du travail proprement dit, permettez-moi de vous dire quelques mots sur les signes qui le plus souvent permettent de reconnaître que le moment où le travail va commencer n'est pas éloigné. Il est rare en effet que la femme ne soit pas prévenue, par des troubles variables, des premières modifications qu'un travail, presque latent, accomplit, au début, du côté du col utérin. Cependant, il faut reconnaître que certaines font exception à cette règle générale et que le travail débute chez elles brusquement, souvent pendant la nuit au milieu du sommeil le plus calme. D'autres fois, c'est pendant le jour et aussi sans aucun avertissement préalable qu'apparaît la première douleur qui est le signal d'un travail qui ne s'arrête plus ; mais c'est là, je le répète, une exception assez rare et qui ne se voit habituellement que chez les multipares.

Les choses se passent dans l'espèce humaine comme dans les autres espèces animales. Parmi celles qui vivent près de nous, nous pouvons facilement reconnaître à des signes non équivoques que le moment de la parturition approche. L'animal devient triste et cherche la solitude, il se couche et se roule volontiers, il pousse des gémissements qui témoigne du malaise qu'il éprouve ; il cherche un coin reculé et bien abrité pour y déposer sa progéniture ; quelques jours avant, ses parties génitales se tuméfient ; il s'en écoule des mucosités plus ou moins abondantes, les mamelles gonflent et durcissent ; ces divers signes, sur lesquels ne se méprennent pas les gens de la campagne, ont une valeur incontestable.

Un des phénomènes le plus anciennement notés pour la femme, c'est l'abaissement du ventre. Beaucoup de médecins, et surtout les gens du monde, attachent une trop grande importance à ce caractère qui indique simplement que la tête de l'enfant s'engage dans l'excavation pelvienne, entraînant avec elle le segment inférieur de l'utérus dont elle est coiffée. Il est presque constant de le rencontrer, pourvu que les femmes soient bien conformées et qu'il s'agisse d'une présentation régulière ; mais si l'existence de ce phénomène est presque constante, l'époque où il se produit est très-variable. Il peut n'avoir lieu que deux, trois, quatre jours avant l'accouchement; il peut au contraire se présenter dès le commencement du neuvième mois et même avant : il est donc bien difficile de le considérer comme un signe précurseur, puisqu'on peut l'observer à une époque relativement éloignée de l'accouchement. Néanmoins, l'abaissement de l'utérus donne lieu à certaines particularités intéressantes ; d'abord à la diminution du volume du ventre, surtout dans la région de la taille : en même temps, on voit la respiration devenir plus facile, le diaphragme étant moins refoulé ; la digestion se fait également dans de meilleures conditions, l'estomac étant moins comprimé ; dans quelques cas, cet abaissement ne tarde pas à être accompagné d'œdème aux membres inférieurs ; dans d'autres, au contraire, l'infiltration qui existait précédemment cesse à partir de ce moment. Chez quelques femmes, on observe un peu de diarrhée succédant à la constipation ordinaire de la grossesse ; chez d'autres, les choses se passent en sens inverse ; quelques-unes sont gaies, réjouies, alertes, se livrant plus facilement à leurs travaux habituels; d'autres, au contraire, deviennent inquiètes, tristes, lourdes, éprouvant une pesanteur incommode sur le rectum et sur la vessie. Il en est chez lesquelles les besoins d'uriner deviennent si fréquents, qu'elles n'osent plus s'aventurer dehors et qu'elles se confinent chez elles. En laissant de côté les cas où il y a une véritable infiltration, on voit les grandes lèvres et les autres parties qui constituent la vulve s'amollir et se boursoufler ; quelques mucosités blanchâtres s'écoulent des organes génitaux, et vers la fin ce mucus devient plus spécialement filant, quelquefois même parsemé de quelques stries sanguinolentes.

Tous les phénomènes que je viens d'énumérer ont été compris par Millot dans cette première période du travail qu'il a désigné sous le nom de *Temps secret*. Il est facile de comprendre comment et pourquoi se produisent ces diverses modifications. Vous n'ignorez pas sans doute, et j'ai eu l'occasion de m'étendre sur ce sujet quand j'ai traité de la grossesse, que les contractions utérines n'apparaissent pas pour la première fois au moment où le travail commence, mais qu'elles sont fréquentes et qu'il est très-facile de les constater pendant presque toute la durée de la gestation. Ces contractions sont le plus souvent indolores, et c'est là ce qui fait qu'elles passent, la plupart de temps, inaperçues pour la femme ; mais il n'en saurait être de même pour le médecin, qui, par la simple application de la main sur le ventre, sent facilement l'utérus s'arrondir et se durcir de temps en temps. Il m'a toujours semblé que ces contractions, plus rares dans la première moitié de la grossesse, devenaient, au contraire, plus fréquentes et plus intenses à mesure que le terme approchait. Souvent indolores pendant presque toute la gestation, la femme commence à les percevoir distinctement quelques jours avant l'accouchement, et ce sont ces contractions encore mal définies pour elle qui produisent un malaise vague, des pressions pénibles sur le rectum et l'apparition de quelques glaires parfois sanguinolentes.

Cependant, même à cette dernière période de la grossesse, les contractions utérines, quoique très-rapprochées, peuvent n'occasionner aucune douleur. Dernièrement, je fus prié par une dame habitant la province et arrivée à Paris le matin même de passer voir sa fille qui pensait *accoucher* dans quelques jours ; la grossesse étant très-près de son terme normal, mais rien ne lui faisant soupçonner encore qu'elle fût en travail. Je fus très-étonné, en pratiquant le toucher, de trouver une dilatation déjà grande comme une pièce 2 francs, cette jeune femme m'assurant n'avoir ressenti aucune douleur. Il était neuf heures du matin : pensant que l'accouchement suivrait son cours normal et ne se terminerait pas avant quelques heures, je fus voir des malades avec lesquelles j'avais pris rendez-vous, promettant de revenir vers midi. Je fus exact à l'heure dite, mais j'arrivai trop tard ; sans éprouver aucune douleur, la malade était accouchée dans son lit, et ne se doutant de rien jusqu'au moment du passage de l'enfant. Pour vous donner une idée de la rapidité avec laquelle les choses se passèrent et de l'absence complète de souffrance, il me suffira de vous dire que la jeune femme n'eut pas le temps de tirer la sonnette qui était à son lit, ni même de jeter un cri pour prévenir sa mère occupée dans la chambre voisine.

Ces contractions utérines, douloureuses ou indolores, n'en produisent pas moins dans le segment inférieur de l'utérus, et principalement dans la région supérieure du col, des changements importants. Sous leur influence, l'orifice interne finit par s'entr'ouvrir ; la cavité du col se confond peu à peu avec la cavité du corps, en un mot le col s'efface par un mécanisme que j'ai déjà eu l'occasion de vous décrire, et il ne reste plus entre la cavité utérine et le vagin qu'un orifice (orifice externe) circonscrit par un bourrelet plus ou moins épais, suivant que la femme est multipare ou primipare. Ces modifications demandent en général un certain temps pour s'accomplir, tantôt quelques heures seulement suffisent, tantôt plusieurs jours sont nécessaires. A partir de ce moment, un travail régulier ne tarde pas en général à se déclarer, mais il est bon de savoir qu'après l'effacement du col il peut se produire un temps d'arrêt, le plus souvent de courte durée. Chez les femmes multipares, ces changements se passent plus vite et plus tôt; il peut se faire que, dès le début du neuvième mois, vous trouviez déjà le col presque entièrement effacé, comme je l'ai constaté un grand nombre de fois ; il faut donc avoir soin de s'enquérir le plus exactement possible du terme de la grossesse, afin de ne pas croire à un accouchement imminent, alors qu'il y a encore deux ou trois semaines à attendre. Chez les primipares, vous verrez quelquefois les choses se passer en sens inverse, et le col ne s'effacer qu'au début du travail véritable.

De la durée du travail. — Les auteurs sont loin d'être d'accord sur la durée moyenne du travail. Ces divergences tiennent à plusieurs causes, d'abord à des incidents plus ou moins fâcheux qui peuvent venir suspendre ou ralentir le travail de l'accouchement, alors que rien ne permettait d'en soupçonner l'intervention ; ensuite, au nombre, quelquefois trop restreint, d'accouchements avec lequel les statistiques ont été faites.

D'un autre côté, il ne faut pas oublier que tous les médecins ne procèdent pas de la même façon pour déterminer la durée moyenne du travail. Il en est, par exemple, qui ne tiennent aucun compte de la période des phénomènes précurseurs. On ne s'est peut-être pas assez souvenu, aussi, des différences qui tiennent aux races et aux climats. Vous avez pu voir déjà, et vous remarquerez mieux dans la suite, maintenant que j'appelle votre attention sur ce point, que certaines femmes (les Flamandes, les Alsaciennes, les Allemandes) accouchent généralement moins vite que les Françaises. Il y a, à la vérité, beaucoup d'exceptions à cette règle générale ; mais on comprend facilement qu'une statistique faite à Berlin, à Dresde ou à Heidelberg donne comme moyenne un chiffre un peu plus élevé que celui obtenu par madame Lachapelle, à la Maternité de Paris. Je ne parle pas de la moyenne qui résulterait des observations recueillies dans notre hôpital, et cela avec intention, ni de celle qu'on constaterait maintenant à la

Maternité, parce que depuis vingt ans la population pauvre de Paris qui constitue la clientèle de ces deux maisons d'accouchement est en quelque sorte cosmopolite; vous pourrez vous rendre facilement compte de ce mélange en parcourant mes salles.

Je ne pense pas qu'il faille faire entrer dans l'estimation de la durée du travail les signes précurseurs de l'accouchement : dans beaucoup de cas, il ne faut faire débuter le travail tel qu'on doit le comprendre qu'à partir du moment où le col commence à s'effacer. Mais il ne faut pas oublier combien il est souvent difficile de préciser le véritable point de départ du travail chez les femmes, chez lesquelles le début n'est pas toujours bien tranché et qui peut se confondre avec les phénomènes précurseurs.

Il est bon de distinguer tout d'abord les femmes qui accouchent pour la première fois de celles qui ont déjà eu des enfants; les premières ont habituellement une durée de travail notablement plus longue que les autres. Ce qui constitue surtout la différence, ce n'est pas seulement la dilatation de l'orifice, qui cependant s'opère plus facilement chez les multipares, mais aussi la résistance des parties molles du bassin et surtout des organes génitaux externes ; on comprend, en effet, que l'orifice vulvaire ayant été une ou plusieurs fois dilaté et franchi, sera plus facilement perméable dans un autre accouchement.

D'après mon expérience personnelle, je crois pouvoir établir, sans être trop loin de la vérité, que chez les primipares la durée moyenne du travail est de quinze à vingt heures : vous ferez bien de ne pas accepter trop facilement certains récits de femmes qui, accouchant pour la première fois, se seraient débarrassées en quelques minutes ou deux ou trois heures. C'est ici le cas de faire remarquer que *douleur* et *contraction* ne sont pas des mots synonymes, quoiqu'on soit dans l'habitude d'employer fréquemment l'un pour l'autre. Vous avez vu dans l'observation que je vous ai citée tout à l'heure qu'un accouchement peut se faire sans douleur, ce qui ne veut pas dire qu'il n'y ait pas eu des contractions. C'est pour cela qu'il faut faire entrer dans le calcul de la durée du travail les contractions indolores qui produisent une dilatation progressive de l'orifice. Ainsi, il arrive quelquefois qu'après un très-petit nombre de douleurs, on constate une dilatation déjà considérable; il faut en conclure que, probablement, les contractions utérines n'ont pas toutes été douloureuses et qu'un certain nombre d'entre elles, sans que la femme en ait eu la conscience, n'en ont pas

moins concouru puissamment à la dilatation de l'orifice. Des deux périodes que nous avons admises dans le travail, c'est en général la première qui est la plus longue, et cela est surtout remarquable chez les
femmes qui ont déjà eu des enfants.

Cependant, on trouve d'assez nombreuses exceptions ; il y a des cas
dans lesquels la contractilité utérine semble s'être épuisée dans les
efforts nécessaires pour dilater complétement l'orifice; puis une fois la
tête du fœtus profondément descendue dans l'excavation, les contractions cessent pendant un certain temps comme pour permettre
à l'organe de se reposer, puis se réveillent et luttent avec une nouvelle énergie contre la résistance du plancher du bassin.

Les anciens auteurs croyaient que l'âge influait beaucoup sur la durée
du travail; ils pensaient qu'une femme, devenant enceinte pour la première fois vers trente-cinq ou quarante ans, aurait plus de difficultés
pour l'expulsion de l'enfant. Mauriceau range ces accouchements dans
ceux qui sont laborieux, parce que, dit-il, « toutes ces parties sont plus
sèches et plus dures, ne peuvent pas si facilement prêter à la dilatation
nécessaire ; en outre, l'articulation du coccyx, ou croupion, est plus
ferme, ce qui fait qu'il ne cède pas aussi facilement à la sortie de l'enfant qu'aux jeunes qui ont cette partie encore cartilagineuse » : aussi con-
seille-t-il de « oindre les parties basses avec huiles, graisses ou beurre
frais pour amollir l'orifice interne de la matrice, qui, étant plus dur et
calleux, a bien plus de peine à prêter à la distension nécessaire à l'accouchement ». Ces appréhensions, je ne crains pas de le dire, sont
purement chimériques ; j'ai déjà vu un grand nombre de premiers
accouchements s'opérer chez des femmes déjà âgées, et les choses se
sont passées tout aussi facilement que chez les autres. Du reste, il y a
longtemps que l'opinion de Mauriceau n'est plus accréditée parmi les
accoucheurs, et madame Lachapelle a fait voir, une des premières,
qu'il n'y avait pas lieu de se préoccuper en pareille circonstance.

Le travail peut-il se prolonger beaucoup au-delà de la moyenne que
j'ai fixée plus haut sans danger pour la femme? Il y a à cet égard une
distinction importante à établir suivant que les membranes sont rompues, ou au contraire qu'elles sont intactes ; en outre, dans le premier
cas, il est bon de savoir si le liquide amniotique s'est écoulé complétement, ou s'il reste dans l'œuf au-dessus de la partie qui se présente
une plus ou moins grande quantité de ce liquide. Quand l'œuf est encore intact, les contractions utérines, pourvu qu'elles aient une durée
normale et qu'elles soient régulières, peuvent se prolonger pendant

vingt-quatre, trente-six et même quarante heures, sans danger pour l'enfant. Il n'en est pas toujours de même pour la mère, et l'on sera averti que le travail a duré trop longtemps quand la femme présentera une sensibilité excessive du ventre avec chaleur de la peau, sécheresse de la langue, soif vive, céphalalgie, fréquence du pouls, facies altéré, etc. Ces exemples sont malheureusement trop fréquents dans cet hôpital pour que vous n'ayez déjà pas eu l'occasion d'en rencontrer; il s'agit dans la plupart des cas de pauvres femmes amenées de la ville où elles étaient assistées par quelque sage-femme inexpérimentée et qui nous arrivent à bout de forces, surmenées, dans un état que je comparerai, si vous voulez bien me le permettre, à celui d'un cheval fourbu.

Quand les membranes sont rompues, la durée exagérée du travail a, en même temps, une influence fâcheuse sur l'enfant, principalement lorsque le liquide amniotique s'est écoulé presque complétement. Quelques heures suffisent quelquefois pour mettre la vie du fœtus en danger; mais il ne faut pas croire, comme on le pensait autrefois, que la pression directe de l'utérus sur le corps de l'enfant soit la cause de sa mort et puisse même produire des lésions traumatiques comme des fractures, des ruptures d'organe, etc. La mort du fœtus est due, la plupart du temps, à l'asphyxie produite, soit par la compression du cordon ombilical placé entre le dos du fœtus ou toute autre partie solide et la paroi utérine, soit à l'obstacle apporté au cours du sang maternel dans les sinus utérins par suite de la rétraction de l'organe après l'expulsion des eaux, soit à un état de contractilité en quelque sorte tétanique qui se produit souvent à la suite de contractions utérines énergiques et infructueuses. Enfin, dans quelques cas, la rétraction rapide de l'utérus après la rupture de la poche des eaux a pu déterminer le décollement d'une portion du placenta et conséquemment une hémorrhagie fatale, à la fois, pour la mère et pour l'enfant.

S'il reste encore une assez grande quantité d'eau dans l'œuf, malgré sa rupture, ce qui se comprend surtout quand la tête de l'enfant vient, en quelque sorte, faire bouchon à l'orifice de la matrice en empêchant les eaux placées au-dessus de s'écouler, les choses se passent à peu près comme lorsque l'œuf est intact. Dans tous les cas, je ne saurais trop, Messieurs, vous recommander d'être très-circonspects dans vos réponses, quand vous serez auprès de clientes qui vous tourmenteront pour savoir exactement à quelle heure se terminera leur accouchement; n'oubliez pas que de nombreuses circonstances peuvent entraver le cours du travail et que la contractilité utérine peut être profondément troublée et même suspendue par une émotion morale, par la fatigue et par d'autres causes absolument inconnues. L'annonce brusque d'une mauvaise nouvelle, l'apparition d'une personne étrangère et peu sympathique suffisent pour arrêter complétement le travail.

Pronostic. — De la Motte a dit avec raison « qu'un accoucheur doit toujours être entre la crainte et l'espérance ; que le plus heureux accouchement en apparence peut devenir long et difficile, et que le plus fâcheux peut se terminer dans le temps qu'il y pense le moins. » Cependant, quand on assiste une femme bien constituée, dont le bassin est normalement conformé, quand l'enfant présente le sommet et que dès le début du travail cette partie plonge déjà dans l'excavation, il y a lieu de penser que les choses se passeront bien, à la fois pour la mère et pour l'enfant. Mais si les contractions sont faibles et irrégulières, si la position de la tête est postérieure, il y a à craindre que le travail dépasse ses limites ordinaires, soit par insuffisance des contractions, soit par lenteur dans le mouvement de rotation : la rupture des membranes peut devenir nécessaire avant la dilatation complète pour ranimer les douleurs ; mais l'enfant est alors placé dans des conditions moins favorables, et le pronostic à son égard devra être plus réservé ; si le mouvement de rotation ne s'opère pas, il faudra peut-être avoir recours aux forceps, et quoique cette intervention soit dépourvue de danger, dans la plupart des cas, il n'en faut pas moins prévoir les accidents qui pourraient en résulter. Les présentations de la face, considérées autrefois comme très-dangereuses, sont regardées aujourd'hui comme naturelles et se terminant le plus souvent d'une manière spontanée et heureuse ; cependant, le pronostic doit être porté moins favorable que dans les présentations du sommet, car la durée du travail est souvent un peu plus longue, et lorsque le menton est placé en arrière, si le mouvement de rotation ne s'est pas fait, l'application du forceps, si elle est nécessaire, se fera dans des conditions plus désavantageuses et l'enfant sera exposé à des dangers plus sérieux. Mais c'est surtout dans les présentations de l'extrémité pelvienne qu'il conviendra de réserver le pronostic ; quand nous étudierons le mécanisme de l'accouchement dans ces sortes de présentations, nous verrons quelles difficultés peuvent se succéder et combien la vie des enfants est exposée.

Enfin, il ne faut pas perdre de vue que les accidents les plus graves menacent la femme qui accouche, principalement l'éclampsie et l'hémorrhagie. Je vous ai déjà raconté ce qui m'était arrivé au début de ma carrière dans le premier accouchement que j'ai fait en ville ; la pauvre femme fut prise pendant les douleurs d'un seul accès d'éclampsie pendant lequel elle succomba.

Une hémorrhagie peut survenir pendant le travail avant l'expulsion de l'enfant et inspirer de vives inquiétudes, soit pour lui, soit pour la mère ; je vous en expliquerai plus tard le mécanisme, car je ne veux pas empiéter sur ce que j'aurai à vous dire de l'insertion vicieuse du placenta, dont les signes se manifestent ordinairement avant le début du travail ; mais c'est surtout entre la naissance de l'enfant et la délivrance que l'hémorrhagie s'observe le plus souvent ; je ne connais rien de plus effrayant pour un jeune praticien que la vue de ce sang qui s'écoule à flots par les organes génitaux. J'en ai vu plus d'un perdre la tête en pareille circonstance, et j'espère bien que quand vous aurez passé quelque temps dans cet hôpital, vous en sortirez plus préparés, mieux aguerris et n'ayant aucune hésitation sur les moyens que vous aurez à mettre en usage dans ces cas.

Toutes les complications que je viens d'énumérer et toutes celles que j'aurai l'occasion de vous signaler quand nous étudierons l'accouchement dans chaque présentation, doivent faire garder une grande réserve dans le pronostic qu'on est appelé à porter dès le début.

VINGT-TROISIÈME LEÇON

DE L'ACCOUCHEMENT

De la contraction utérine. — Des douleurs. — De la dilatation du col. — Des glaires sanguinolentes. — De la poche des eaux, de sa rupture et de l'écoulement du liquide amniotique. — Influence du travail de l'accouchement sur les principales fonctions. — Des changements qui surviennent dans le vagin et dans le plancher du bassin pendant l'accouchement.

MESSIEURS,

Nous avons, dans notre dernière réunion, commencé l'étude de l'accouchement envisagé à un point de vue général ; je vous ai rappelé les principales divisions admises par les auteurs anciens et celles qui sont aujourd'hui généralement adoptées ; je me suis également occupé des différentes causes de l'accouchement (causes déterminantes et causes efficientes); je vous ai dit ensuite quelques mots des signes précurseurs de l'accouchement, de la durée du travail et du pronostic. Je me propose, dans cette leçon, de passer avec vous successivement en revue les divers phénomènes qui se produisent pendant l'accomplissement de cette fonction, c'est-à-dire les contractions utérines, les douleurs qui accompagnent ces contractions, l'apparition des glaires, la formation de la poche des eaux, sa rupture, l'écoulement du liquide amniotique, enfin les divers changements qui, sous l'influence du travail, se produisent dans les principales fonctions de l'économie et les modifications qui surviennent dans le vagin et dans les parties molles qui forment le plancher du bassin. Nous aurons plus tard à nous occuper de la délivrance.

De la contraction utérine. — Nous savons déjà que la contraction utérine est l'agent principal de l'expulsion du fœtus, et cette proposition vous est quelquefois démontrée pratiquement dans cet hôpital alors que vous me voyez prendre le forceps pour extraire l'enfant, les contractions, ralenties ou affaiblies, étant insuffisantes pour terminer la dernière partie du travail. Les autres phénomènes dont je viens de vous parler, comme la dilatation de l'orifice, la formation de la poche des eaux, etc., sont sous la dépendance directe de la contraction et ne se produiraient pas si la contractilité de la matrice n'était pas mise en jeu.

Dans beaucoup de traités d'accouchement, et surtout dans le langage habituel, on sé sert souvent du mot *douleur* comme synonyme de contraction ; c'est une faute qu'il faut avoir soin d'éviter, car les contractions utérines ne sont pas toujours douloureuses, et, dans tous les cas, il y a entre ces deux phénomènes toute la différence qui existe entre la cause et l'effet.

On sait que l'utérus se contracte pendant presque toute la durée de la grossesse à des intervalles plus ou moins éloignés, et si dans la plupart des cas ces contractions, qui se produisent avant le terme de la gestation, passent inaperçues, non-seulement pour l'observateur mais pour la femme elle-même, c'est qu'elles sont indolores. Cependant quelques malades, mieux instruites par des accouchements antérieurs, rendent assez bien compte de ce qui survient dans leur abdomen en disant que de temps en temps le ventre se durcit, devient saillant en avant, et qu'elles sentent une boule plus ou moins apparente au-dessus des pubis. Quand on cherche à se rendre compte de l'époque de la grossesse en mesurant la hauteur à laquelle s'élève l'utérus, on a souvent de la peine à limiter exactement le pourtour de cet organe ; mais le plus souvent le palper prolongé auquel on se livre détermine une contraction utérine qui met la matrice en relief, facilitant ainsi pour l'observateur un examen plus complet. Or, cette contraction, si facile à sentir sous la main, ne provoque, dans la plupart des cas, aucune douleur ; si à ce moment on interroge la femme sur ce qu'elle éprouve, elle répondra le plus souvent qu'elle ne sent rien de particulier du côté du ventre. Chez quelques femmes, cependant, chacune de ces contractions s'accompagne d'un sentiment douloureux qui les fatigue, les oblige à suspendre leurs travaux pendant quelques instants et quelquefois même à se reposer d'une manière complète. Ces derniers cas doivent être considérés comme pathologiques et se terminent plus souvent qu'on ne le pense par des fausses couches ; c'est un état que j'aurai l'occasion de vous rappeler quand nous parlerons de l'étiologie de l'avortement. Heureusement que l'emploi simultané du repos et des préparations opiacées met souvent un terme à ces contractions prématurément douloureuses.

Quand la grossesse est arrivée au terme normal, les contractions utérines peuvent encore conserver pendant quelque temps ce caractère et rester indolores comme avant ; on est souvent étonné de rencontrer au toucher un col entièrement effacé, un orifice plus ou moins dilaté, alors que la femme dit n'avoir ressenti aucune douleur. Les choses peuvent aller plus loin encore et l'accouchement se terminer, la femme n'éprouvant de sensation douloureuse qu'au moment du passage de l'enfant à travers les organes génitaux externes. J'ai rencontré dernièrement dans ma clientèle un fait de ce genre dont je vous ai entretenu dans notre dernière leçon. Il s'agissait, vous vous le rappelez, d'une jeune femme arrivée de province le matin même et qui accoucha en quelques heures sans avoir éprouvé aucun des signes précurseurs que je vous ai indiqués, ni même les douleurs provoquées par les contractions utérines pendant la dilatation du col et pendant l'expulsion du fœtus.

Cet exemple doit être rangé parmi les très-rares exceptions : en général, les contractions qui se produisent à la fin de la grossesse s'accompagnent de douleurs plus ou moins vives ; ces deux phénomènes marchent simultanément, et quoiqu'il ne soit pas possible de mesurer la force de la contraction à l'intensité de la douleur, cette dernière, n'étant pas toujours l'expression exacte de la première, on a pris l'habitude, par un abus de langage dont je vous signalais tout à l'heure les inconvénients, de confondre ces deux expressions et de dire de fortes ou de violentes douleurs pour exprimer des contractions énergiques.

Un des caractères essentiels de la contraction utérine, c'est son intermittence : les intervalles qui les séparent sont très-variables aux différentes époques du travail. Quand les choses se passent régulièrement, elles laissent entre elles au début un laps de temps assez long, quinze, vingt ou trente minutes ; puis, à mesure que le travail avance, les intervalles diminuent et les contractions se renouvellent toutes les dix, sept, cinq, quatre et même trois minutes. Vous pourrez facilement vous édifier ici sur ce sujet. Saccombe, qui a étudié cette question, nous a donné le résultat de l'une de ses observations : pour les trois premières douleurs, il trouva un intervalle de quatorze minutes et demie ; pour les deux suivantes, dix minutes et demie ; puis l'intervalle fut de huit minutes et demie, puis de sept minutes et demie et varia pour les autres entre cinq et six minutes. Il s'en faut de beaucoup qu'il soit constant d'observer une pareille régularité. Le plus souvent, dans le courant du même travail, on constate une ou plusieurs contractions assez rapprochées, puis des intervalles plus considérables. Il est très-fréquent également de remarquer une différence dans l'intensité des contractions ; ainsi, après une contraction énergique, on en voit habituellement une beaucoup plus faible. Quelquefois l'utérus, après s'être d'abord contracté d'une façon régulière, semble fatigué et se repose pendant quelque temps pour reprendre ensuite une activité nouvelle. Il peut même arriver que cette suspension dure plus longtemps qu'il ne faudrait et qu'il en résulte quelques inconvénients. La période à laquelle le travail sera parvenu, l'étendue de la dilatation et surtout l'expérience de l'accoucheur indiqueront à quels moyens il deviendra nécessaire de recourir ; cependant il ne faut pas se presser d'agir, car une intervention trop prompte peut avoir des inconvénients : la nature, dans la plupart des cas, a des ressources sur lesquelles il faut savoir compter et qui surgissent le plus souvent si l'on sait attendre.

La présentation du fœtus a une grande influence sur la nature des contractions, qui sont surtout ordinairement plus régulières et plus efficaces dans les présentations du sommet. Il semble nécessaire que la partie du fœtus qui s'avance puisse se bien adapter au segment inférieur de la matrice. Quand cette condition n'est pas remplie, comme dans les présentations de la face, du siége et principalement de l'épaule, la partie fœtale restant plus élevée, les contractions présentent un caractère d'irrégularité manifeste ; on observe le même résultat dans les bassins viciés, alors même que l'enfant se présente par le sommet, parce que dans ce cas la tête, retenue au détroit supérieur, ne peut s'appliquer sur le segment inférieur de la matrice. Au début du travail les membranes étant entières peuvent, jusqu'à un certain point, remplacer la pression de la partie fœtale et entretenir la régularité des contractions ; mais vous savez que dans ces présentations vicieuses et dans les rétrécissements du bassin les membranes, pour des causes que je vous expliquerai plus tard, ne conservent pas longtemps leur intégrité ; aussi, à partir de la rupture de l'œuf, voit-on les contractions changer de caractère. En parlant de chacune de ces présentations en particulier et en traitant des vices de conformation du bassin, j'aurai l'occasion de vous tracer le tableau de la marche du travail en pareil cas et je vous rappellerai que chaque présentation lui donne une physionomie particulière. L'influence des émotions morales sur la contractilité utérine est un fait connu de tous les observateurs, et il n'est pas d'année où nous n'en constations les effets sur un certain nombre de femmes à la Clinique. A ce propos, M. P. Dubois aimait à raconter le fait suivant dans ses leçons : Une femme en travail se trouvait à la salle des accouchements, assistée par deux élèves sages-femmes ; les contractions utérines s'exerçaient avec régularité et tout faisait prévoir une terminaison très-prochaine, lorsque ce professeur entra suivi de nombreux élèves. La malade, effrayée de voir cette brusque affluence autour de son lit, en éprouva une telle émotion que les contractions cessèrent aussitôt. M. Dubois expliqua aux élèves la cause de cet arrêt subit dans le travail de l'accouchement en les priant de s'éloigner pendant quelques minutes, et tous, en effet, se retirèrent. Les contractions utérines reprirent peu d'instants après avec régularité, et on les laissa s'exercer pendant plus d'un quart d'heure ; mais à ce moment on fit entrer de nouveau les étudiants et cette fois encore une brusque cessation du travail se produisit; comme M. Dubois avait besoin de cette salle pour une opération, il fallut faire transporter la femme dans une autre pièce où le travail reprit aussitôt et où l'accouchement se termina sans autre incident.

Qu'il me soit permis, à cette occasion, de vous donner quelques conseils qui vous seront précieux pour le début de votre carrière et dont l'utilité m'a été démontrée par une expérience déjà longue. Quand vous arriverez près d'une femme en travail, gardez-vous d'entrer brusquement dans la chambre où elle se trouve ; ayez soin de vous faire annoncer un peu à l'avance et que vos premières paroles soient destinées à la rassurer sur son état, sur celui de son enfant et sur les soins fort simples que vous avez à lui donner. Engagez avec elle une conversation bienveillante et donnez-lui le temps de se reconnaître avant de vous livrer à des recherches locales et principalement au toucher, investigation qui, vous le comprenez sans peine, a toujours quelque chose de désagréable. Évitez que les personnes qui vous assistent ne parlent à tort et à travers d'opérations ou d'accouchements difficiles qu'elles auront vus ou qu'elles auront entendu raconter. Il faut, auprès d'une femme en travail, être aussi peu bruyant que possible et ne s'occuper que de ses souffrances, en lui faisant entrevoir une terminaison prochaine et heureuse. Si un événement funeste se passe dans la famille, réservez la nouvelle pour les jours qui suivront l'accouchement. Quand vous reconnaîtrez au commencement du travail que vous avez affaire à une grossesse gémellaire, prévenez le père, la mère, le mari, les parents les plus proches, mais attendez avant d'en parler à la femme; cela pourrait vivement la contrarier, suspendre ou troubler les contractions utérines et quelquefois même, cela s'est vu, faire naître des accidents beaucoup plus graves, comme l'éclampsie par exemple. De même si l'enfant présente le siége et si par le toucher vous avez reconnu le sexe, n'en dites rien à la mère, dont les désirs à ce sujet vous sont inconnus, et qui pourrait éprouver une contrariété assez violente pour réagir défavorablement sur la marche du travail.

La contractilité utérine peut subir des modifications plus graves encore; elle peut affecter une forme tonique ou permanente, qu'on a désignée d'une manière plus particulière sous le nom de *forme tétanique*. Dans ce cas il n'y a plus, à proprement parler, d'intermittence; l'utérus reste dur, globuleux, en quelque sorte contracturé. La poche des eaux, quand elle n'est pas rompue, est constamment tendue; de temps à autre on remarque quelques exacerbations, qui sont plutôt indiquées par un accroissement de la douleur que par une modification de l'état contractile de la matrice. Ce phénomène est un des plus graves que l'on puisse rencontrer chez la femme en travail; il reconnaît des causes diverses : une exagération dans la quantité du liquide amniotique, un utérus extrêmement distendu par la présence de deux ou de plusieurs enfants, ou par un seul fœtus très-volumineux; certaines maladies du placenta, comme la mole vésiculaire; un obstacle à l'expulsion du produit de la conception ayant son siége soit au col de la matrice, comme le rétrécissement ou l'oblitération complète de l'un des deux orifices ou de tous les deux à la fois, ou bien il se lie à un rétrécissement du bassin. Mais la cause la plus fréquente qu'il nous est malheureusement trop souvent permis d'observer dans cet hôpital, ce sont les manœuvres répétées et infructueuses faites par des mains inhabiles. Il ne se passe pas d'année où une dizaine de femmes ne me soient amenées de la ville dans un semblable état : tantôt c'est une présentation de l'épaule où l'on a essayé à plusieurs reprises de faire la version, tantôt c'est un rétrécissement du bassin dans lequel on a tenté trois, quatre, ou cinq fois l'application du forceps, tantôt enfin, c'est un bassin bien conformé chez une femme déjà mère de plusieurs enfants, chez laquelle on a voulu opérer l'accouchement par des manœuvres diverses sans attendre que l'orifice fût suffisamment dilaté pour permettre l'extraction. Les pauvres femmes nous arrivent après deux, trois, quatre et même cinq jours de travail, avec des parties génitales externes bleuâtres, tuméfiées, déchirées même et laissant échapper un liquide infecte, coloré par le méconium d'un enfant qui, dans presque tous les cas, a cessé de vivre depuis un temps plus ou moins long ; le ventre est tendu, douloureux, la moindre pression arrache des cris à la malade; l'utérus dur, globuleux, tétaniquement contracté, oppose souvent une résistance invincible à l'introduction de la main, et les instruments même ne pénètrent qu'avec peine dans la cavité de la matrice. Le pouls est petit, serré, difficile à saisir ; le facies profondément altéré, la langue sèche, les facultés intellectuelles sinon anéanties, du moins considérablement troublées. Les extrémités sont parfois refroidies et la mort peut survenir dans quelques cas avant qu'on ait pu extraire l'enfant. Ceux d'entre vous qui suivent cette clinique depuis le commencement de l'année scolaire ont pu observer un état de ce genre chez une pauvre femme déjà mère de quatre enfants, et qui fut apportée dans cette maison après avoir subi quatre ou cinq applications de forceps opérées par deux médecins et des tentatives multipliées de version, exercées par un troisième. Quand elle me fut amenée elle présentait tous les caractères que je vous ai retracés, et quand je la vis une heure après son arrivée, l'agonie était commencée; il ne me fut pas possible de la délivrer, car avant d'avoir pu préparer ce qui m'était nécessaire, cette pauvre malheureuse mourut sous mes yeux. Deux autres exemples sont encore venus ces temps derniers s'ajouter à la longue liste de ces lugubres observations, dont la spécialité de cet établissement me fait voir de trop nombreux exemples. Une de ces femmes, que vous avez vue couchée pendant quelques jours au numéro 31, avait subi des tentatives de version pour un enfant se présentant par l'épaule, et je fus contraint par l'état d'irritation et de contraction permanente de la matrice de pratiquer une embryotomie. Malheureusement les accidents fébriles et péritonéaux, qui existaient déjà à l'entrée de la malade, avant mon intervention, ne se calmèrent point, et elle succomba trois jours après son accouchement. L'autre femme, que vous pouvez voir encore au numéro 14, fut apportée après cinq jours de travail et de nombreuses applications de forceps tentées en vain pour extraire un enfant dans un bassin rétréci qui n'avait que 8 centimètres. Vous vous rappelez que je fus obligé de recourir à la céphalotripsie qui présenta quelques difficultés, à cause de l'état de putréfaction avancée qui avait envahi l'enfant. Cette malade a été assez heureuse pour se rétablir, et elle ne séjourne encore dans mon service que pour y attendre la cicatrisation définitive de quelques eschares gangréneuses, dont nous observons depuis quelque temps une épidémie dans mes salles. Ces deux dernières malades, comme la précédente, présentaient à un haut degré les caractères inquiétants et dangereux que je vous ai décrits tout à l'heure, et qui constituent un état qui, à mon sens, offre la plus grande analogie avec celui des animaux qui meurent par excès de fatigue et qu'on dit *surmenés*.

Quand l'irrégularité des contractions tient à une distension exagérée des parois utérines (comme dans l'hydropisie de l'amnios), on peut obvier à cet état par la rupture artificielle des membranes, qu'il ne faut pas hésiter à pratiquer ; si au contraire les contractions tétaniques reconnaissent pour cause une modification pathologique du col ou un obstacle du côté du bassin, je vous recommanderai de préférence de grands bains prolongés, la saignée, des applications de pommade belladonée ; mais quand une intervention plus directe sera possible, c'est à une application de forceps, à une version, à la céphalotripsie ou à d'autres procédés d'embryotomie, suivant les cas, qu'il faudra recourir.

Dans quelques circonstances très-rares, la contractilité utérine, au lieu de s'exercer dans toute l'étendue de l'organe, ne se produit que dans une partie plus ou moins grande ; on sent alors avec la main une portion variable qui se durcit, se contracte, tandis que le reste conserve sa souplesse. L'utérus n'est plus globuleux ; il prend des formes diverses, selon l'étendue de la région qui se contracte. Cet état singulier, qu'il ne faut pas confondre avec les cas où la matrice, tout en se contractant d'une manière uniforme, se moule sur les parties fœtales qu'elle contient, est le plus souvent causé ou par des altérations pathologiques, comme des tumeurs fibreuses à large implantation, ou par un état anatomique anormal rappelant la disposition embryonnaire de l'organe gestateur. C'est ainsi que dans les utérus bicornes, qui se rapprochent beaucoup des utérus de certains mammifères, on peut voir l'une de ces cornes se contracter, l'autre ne participant pas à cet état. Je vous rappellerai en passant que ce sont ces contractions partielles que les Allemands ont fait intervenir pour expliquer la version spontanée, c'est-à-dire cette transformation d'une présentation de l'épaule en présentation du sommet ou de l'extrémité pelvienne. Nous aurons occasion de nous occuper plus tard de cette singulière transformation des présentations.

Il est facile de constater la contraction utérine : quand je vous ai parlé du palper abdominal, je vous ai dit qu'une circonstance favorable pour reconnaître les limites de l'utérus était la contraction de cet organe se dessinant alors sous la main. En effet, quand, avant cette contraction, on examine le ventre d'une femme enceinte de six à sept mois, on reconnaît bien qu'il est plus développé que d'habitude et qu'il contient des parties dures, flottantes, etc., mais il n'est pas toujours facile de savoir à quelle hauteur la matrice s'élève dans l'abdomen et d'en tracer en quelque sorte la configuration. Cependant si l'on prolonge un peu l'examen, il est rare que les diverses pressions auxquelles on soumet l'utérus ne provoquent une ou plusieurs contractions ; souvent même la matrice se contracte pendant le palper avec une telle facilité, que cela rend le reste de l'examen difficile et qu'il faut attendre pour pratiquer l'auscultation, par exemple. Mais on sent le globe utérin durcir, s'arrondir, proéminer en avant, et cela, comme je vous l'ai dit plus haut en parlant des contractions de la grossesse, sans que la femme éprouve aucune douleur, le plus généralement du moins. Pendant le travail de l'accouchement, en plaçant la main sur l'abdomen, on constate également, par les mêmes caractères, l'apparition de la contraction avant que la femme en soit avertie par la douleur. Quand on pratique le toucher dans les moments de repos, si l'on maintient le doigt sur le bord de l'orifice jusqu'à l'arrivée d'une nouvelle contraction, on sent au début le pourtour se tendre, se durcir et l'ouverture diminuer plutôt que s'agrandir. En même temps, les membranes qui étaient molles et qui permettaient au doigt d'arriver facilement jusque sur la tête fœtale se remplissent de liquide, se déplissent en quelque sorte, deviennent saillantes, dures, résistantes et repoussent le doigt qui ne peut plus, sans s'exposer à rompre la poche des eaux, atteindre la partie fœtale. Pendant le summum de la contraction, l'orifice, qui s'était un peu rétréci au début, semble s'agrandir sous l'influence des tractions opérées sur les fibres circulaires et de la pression exercée par la partie fœtale, qui appuie sur le pourtour de cette ouverture ; les bords restent durs, tendus, la poche des eaux se maintient saillante jusqu'au moment où l'effort contractile s'affaiblit, et l'on sent alors l'orifice et les membranes reprendre peu à peu les caractères de mollesse qu'ils avaient auparavant. Quand les membranes sont rompues, une certaine quantité de liquide s'écoule au début de la contraction et cesse quand celle-ci a atteint sa plus grande intensité, pour recommencer au contraire au moment où elle s'affaiblit.

Les contractions utérines régulières sont de courte durée; elles varient de trente secondes à une minute, rarement davantage. On a observé que les premières étaient en général plus courtes que celles qui correspondent à la seconde période du travail. Cependant, il y a, à cet égard, de nombreuses variétés individuelles ; en outre il n'est pas rare, chez la même femme, d'observer des contractions de durée variable; comme je vous l'ai dit précédemment, on voit souvent, à une contraction longue et énergique, succéder une contraction courte et de médiocre intensité. Ces alternatives peuvent se répéter régulièrement pendant tout le cours du travail ou s'observer seulement un certain nombre de fois. Une cause d'erreur que je vous signale en passant, c'est la possibilité de voir deux contractions tellement rapprochées l'une de l'autre qu'on pourrait les confondre et leur assigner une durée double de celle qui leur appartient véritablement.

Une question qui a été longtemps controversée, c'est la cause de l'intermittence de la contraction utérine; de nombreuses explications ont été données par les auteurs : les uns, comme Antoine Petit et Leroy, disaient que s'il n'y avait qu'une seule contraction, la femme, ne pouvant pas la supporter, y succomberait; les autres, comme Millot, soutiennent « qu'il est de l'essence de la fibre utérine, comme de tout autre fibre musculaire, de se reposer après chaque contraction, quelle qu'elle soit, et qu'elle ne peut recommencer son froncement ou sa contraction qu'après un repos marqué, etc. ». Je vous fais grâce des autres théories émises à ce sujet, et je crois que dans l'état actuel de la science nous devons avouer avec Velpeau « que nous ne connaissons pas plus la cause de l'intermittence des contractions utérines que celle des contractions du cœur, des intestins et de tous les muscles en général. Puisqu'on ne peut pas serrer avec force un corps quelconque dans la main sans être bientôt obligé de le relâcher, pourquoi voudrait-on que, dans l'utérus, la contraction n'eût pas besoin d'alterner avec le relâchement ? C'est une question qui restera sans doute encore longtemps insoluble, mais qui appartient bien plus à la physiologie générale qu'à la tocologie en particulier. »

Les contractions produisent dans la circulation utérine des modifications importantes. En général, grâce à leur intermittence et à leur courte durée, leur influence est passagère et sans inconvénient, mais si elles se rapprochent par trop, si l'utérus offre cet état de contractilité permanente que je vous ai décrit précédemment, état qui s'observe malheureusement souvent sous l'influence du seigle ergoté,

il peut en résulter de graves dangers pour la vie de l'enfant. Il ne faut
pas croire que celui-ci, pressé de toutes parts, soit en quelque sorte
contus et étouffé, comme je l'entends répéter beaucoup trop souvent
par les élèves et même par des médecins ; la cause de la mort du
fœtus existe tout entière dans les troubles de la circulation utérine et
utéro-placentaire. Il n'est pas indifférent, en effet, que les sinus utérins
restent longtemps imperméables au sang maternel. Il faut que l'é-
change puisse se faire régulièrement entre le sang fœtal et celui de la
mère par l'intermédiaire du placenta. Or, à chaque contraction, les
sinus utérins qui parcourent, comme nous l'avons vu, la couche
moyenne du tissu musculaire de la matrice, se trouvent comprimés
et ne permettent plus l'accès du sang apporté par les artères utérines
et les utéro-ovariques. Il en résulte que les capillaires de la veine ombilicale se trouvent en contact avec un sang incomplétement renouvelé, et que l'enfant n'y rencontre plus les éléments nutritifs qui lui
sont nécessaires. Quand les contractions sont de courte durée et que
l'intermittence dure un temps raisonnable, ce trouble n'est que mo-
mentané et n'a qu'une influence inoffensive et passagère. Au contraire,
quand les contractions se répètent fréquemment ou que la matrice
reste dans un état tétanique, le sang maternel n'arrive plus au placenta ou n'y parvient qu'en quantité insuffisante pour fournir les
matériaux indispensables à la vie de l'enfant, et celui-ci ne tarde pas à
succomber par asphyxie. L'auscultation, comme nous l'avons déjà vu,
permet de suivre ces diverses modifications : en effet, au début de la
contraction, on constate l'affaiblissement du bruit de souffle utérin,
et quand elle a acquis son maximum d'intensité ce bruit disparaît
complétement; vous savez que le bruit de souffle est produit par le
passage du sang des artères utérines dans les sinus qui parcourent les
parois de la matrice : je me suis, dans une autre occasion, expliqué
sur le mécanisme de ce phénomène. Si, pendant la contraction, ces
sinus s'affaissent d'abord et ne sont plus perméables ensuite, il doit
en résulter un amoindrissement du souffle au début de la contraction
et une disparition complète un peu plus tard. L'auscultation permet
aussi de constater certains troubles dans la circulation fœtale : on note
d'abord une accélération des battements du cœur, puis un ralentissement très-sensible, et si l'on examine de nouveau immédiatement après
la contraction, on remarque que les battements ne tardent pas à reprendre leur rhythme régulier. Il est facile de comprendre que si les
contractions se succèdent rapidement ou si l'utérus conserve cet état

particulier que je vous ai décrit sous le nom de *contractions tétaniques*, les troubles de la circulation fœtale augmenteront proportionnellement, et le cœur de l'enfant finira bientôt par cesser de battre.

Des douleurs qui accompagnent les contractions utérines. — Nous avons dit précédemment que les contractions qui se produisent pendant la grossesse sont généralement indolores, et que quelques femmes peuvent parcourir toutes les phases du travail sans éprouver aucune sensation douloureuse et sans rien ressentir de ce que vous pouvez observer ici, chaque jour, à la salle d'accouchements.

Outre le cas d'une jeune dame de province, dont je vous ai parlé plus haut, j'ai observé dans ma clientèle d'autres faits de ce genre, et en particulier deux exemples que j'ai déjà racontés succinctement dans le *Dictionnaire encyclopédique des sciences médicales*. Il s'agit, dans le premier, d'une jeune femme enceinte pour la seconde fois et qui, ayant éprouvé un peu d'hydrorrhée, gardait le lit, suivant mon conseil, depuis une quinzaine de jours. Ayant ressenti quelques resserrements dans l'abdomen et un peu de pesanteur vers le rectum, elle me fit prier de l'aller voir. Je fus très-étonné de rencontrer au toucher une dilatation déjà grande et une poche d'eau bombant à travers l'orifice utérin. La malade n'avait éprouvé aucune douleur, et grand fut son étonnement quand je lui annonçai qu'elle ne tarderait pas à accoucher. Quelques instants après, croyant éprouver le besoin d'aller à la garde-robe, sensation commune à toutes les femmes en travail et dont je vous expliquerai plus tard la cause, elle se mit sur un vase de nuit et expulsa un enfant d'un volume normal sans éprouver, à son dire, aucun sentiment douloureux, et rien dans tous les cas qu'elle put comparer, de près ou de loin, à ce qu'elle avait ressenti lors de son premier accouchement. L'autre dame présenta, pendant toute la durée du travail de l'enfantement, un phénomène plus étrange encore : à chaque contraction utérine, elle était prise d'une somnolence et d'une insensibilité presque complète ; cet état disparaissait avec la contraction, et, malgré une disposition aussi bizarre, le travail se poursuivit régulièrement et l'accouchement se fit sans que cette dame s'en fût, pour ainsi dire, doutée.

Ces faits sont exceptionnels et la douleur pendant le travail est, par une loi de la nature, la compagne presque inséparable de la contraction ; c'est pour ce motif que, dans le langage obstétrical, on se sert presque indifféremment de ces deux mots, quoiqu'il ne faille pas les

confondre, puisqu'ils expriment l'un et l'autre des choses fort différentes.

L'intensité de la douleur est, en général, proportionnée à l'intensité
de la contraction ; mais si cette proposition est vraie dans le plus
grand nombre des cas, il est juste d'ajouter qu'il y a des exceptions
très-fréquentes. D'ailleurs la douleur, à intensité égale, n'est pas exprimée de la même manière par toutes les femmes. Sans revenir sur les
faits exceptionnels que je vous rapportais tout à l'heure, il faut savoir
qu'à côté de certaines femmes qui souffrent modérément et qui s'é-
tonnent même d'accoucher aussi facilement, il en est d'autres dont le
système nerveux est très-vivement surexcité et chez lesquelles le sentiment de la douleur va jusqu'au paroxysme. Habituellement les multipares souffrent moins que les primipares, ce qui se conçoit facilement,
puisque chez les premières les organes génitaux internes et externes,
offrant en général une résistance moins grande, cèdent plus facilement.

Il y avait dernièrement dans cette maison une fille de service déjà
mère de quatre ou cinq enfants qui aurait mieux aimé, disait-elle,
accoucher une autre fois que de se faire arracher une dent. Et cependant, si vous interrogez une multipare pendant le travail, elle vous
répondra presque toujours qu'elle souffre pour cet enfant beaucoup
plus qu'elle n'avait souffert pour les autres. La douleur du moment
paraît toujours la plus vive ; ce n'est que plus tard, après sa délivrance,
qu'elle vous avouera, souvent d'elle-même, qu'elle avait éprouvé des
douleurs beaucoup plus vives à l'occasion de la naissance de son premier enfant. D'autre part, dans le cours du même travail, la douleur
ne présente pas la même intensité à toutes les périodes ; mais on peut
dire que les contractions les plus douloureuses sont celles qui produisent la dilatation de l'orifice utérin et celles qui accompagnent la
sortie de la tête à travers les parties génitales externes.

On a donné des noms divers aux douleurs, suivant la période du
travail où elles se produisent ; c'est ainsi qu'on appelle *mouches* ou
petites douleurs celles qui apparaissent au début; elles accompagnent
les dernières modifications du segment inférieur de l'utérus ; elles se
reproduisent à des intervalles plus éloignés que les autres et sont souvent comparées par les femmes à de petites coliques passagères qui
les obligent à s'arrêter un instant au milieu de leurs occupations, sans
cependant les forcer à interrompre complétement leurs travaux habituels. Ces petites douleurs peuvent se montrer surtout chez les pri-

mipares, quelques jours avant l'apparition du travail proprement dit ; c'est sous leur influence que le col commence à s'effacer et qu'un certain degré de dilatation de l'orifice externe peut même se produire. Celles qui suivent et qu'on désigne sous le nom de *préparantes* sont le résultat des contractions qui opèrent la dilatation de l'orifice ; leur intensité est beaucoup plus grande ; elles peuvent avoir leur siége principal dans les reins et elles sont alors plus pénibles et plus difficiles à supporter. Pendant cette période, les femmes sont souvent excitées, agacées, ne pouvant pas rester à la même place ; elles sont impatientes, poussent des cris aigus au milieu desquels ces mots : mes reins ! mes reins ! reviennent constamment. Les douleurs changent plus tard de caractère et prennent le nom d'*expultrices ;* celles-ci se produisent quand l'orifice, complétement dilaté, permet le passage de la partie fœtale qui vient alors appuyer sur le plancher du bassin. Beaucoup plus faciles à supporter que les précédentes, ces douleurs laissent, en général, la femme plus calme, plus confiante et plus résignée. Elle paraît comprendre ce qui se passe en elle et sent le besoin de se livrer à de violents efforts pour venir en aide à la progression de l'enfant déjà profondément engagé dans la partie inférieure du bassin. C'est alors qu'elle ferme la bouche et que les cris qu'elle pousse prennent un accent guttural caractéristique. Ces différences dans les cris sont utiles à connaître ; elles m'ont plus d'une fois permis, en arrivant près d'une femme, de reconnaître avant tout autre examen à quelle période le travail était arrivé. Enfin, les dernières douleurs, celles qui se produisent au moment du passage de la tête à travers l'orifice vulvaire, ont reçu le nom expressif de *conquassantes.* A ce moment la distension excessive du périnée et de la vulve fait éprouver aux femmes un véritable sentiment de déchirement qu'elles expriment par un cri aigu et plus perçant que les autres : c'est alors qu'elles semblent réunir toutes leurs forces pour se livrer à un effort suprême.

Quelque pénibles que soient les douleurs, la plupart des femmes les supportent, sinon avec indifférence, du moins avec résignation ; dans quelques cas cependant, chez celles qui sont très-nerveuses, la douleur peut produire de tels troubles, qu'ils constituent un état pathologique qui nécessite qu'on s'en occupe d'une manière particulière. La femme est prise d'un tremblement nerveux presque permanent ou d'une surexcitation cérébrale inquiétante ; elle se jette hors du lit, court à travers la chambre, ne se laisse approcher par personne, même par ses plus proches parents, crie, hurle, se débat et mord même quelquefois les personnes qui cherchent à la retenir. La saignée générale, des bains prolongés, des lavements laudanisés, des applications de pommade belladonée sur l'abdomen et sur le pourtour de l'orifice utérin, des inhalations de chloroforme, peuvent rendre des services dans ces cas spéciaux. C'est le plus souvent pendant la période de dilatation que l'on remarque ces perturbations exagérées.

La durée de la douleur est moindre que celle de la contraction. Il est facile de s'assurer de ce fait en mettant la main sur l'abdomen. On sent, en effet, l'utérus se durcir, et on peut annoncer à la femme l'invasion de la contraction avant qu'elle perçoive la douleur. En outre, l'utérus est encore dur et globuleux quand elle a déjà cessé de souffrir. D'une façon générale cependant, il faut admettre, comme je vous le disais précédemment, que la douleur a une intensité et une durée proportionnelles à la durée et à l'intensité de la contraction.

Par ces caractères spéciaux, il est difficile de confondre la douleur qui accompagne les contractions utérines avec des douleurs d'une autre nature. Leur courte durée, les intermittences qui les séparent, les contractions utérines qui se produisent simultanément et qu'il est facile de constater par le palper et le toucher, permettront toujours à un médecin attentif de ne pas confondre ce genre de douleurs dont nous nous occupons en ce moment avec celles qui se produisent dans un autre organe de l'abdomen, ou celles qui, ayant leur siége dans la matrice, sont sous la dépendance d'un état pathologique de cet organe, comme le rhumatisme par exemple. Ces dernières ont été désignées sous le nom de *fausses douleurs*, que je crois bon de leur conserver, en réservant celui de *douleurs vraies* à celles qui accompagnent la contraction utérine.

Les auteurs sont très-partagés quant au siége qu'il convient d'assigner à la douleur qui résulte de la contraction utérine : les uns pensent que ce sont les tiraillements du col pendant sa dilatation qui la provoque ; les autres en placent le siége dans l'utérus tout entier ; d'autres veulent qu'elles soient produites par la compression des organes voisins. D'après ce que j'ai observé, il me semble que, pendant la première partie du travail, les douleurs ont leur siége principalement dans les parties latérales et inférieures de la matrice jusqu'au moment où, l'orifice étant suffisamment dilaté, la partie fœtale vient appuyer contre les organes de l'excavation et provoquer par cette compression d'autres douleurs qui se surajoutent aux premières. Si l'on en croit Mme Boivin, qui a pu observer sur elle-même, « lorsque commence et pendant tout le temps que dure la contraction, la femme n'éprouve qu'un sentiment de *pression* plus ou moins forte qui semble prendre naissance dans toute l'étendue de la ligne médiane de la paroi postérieure de l'utérus, s'étend sur les côtés jusqu'au devant de la ligne médiane antérieure, qui s'élève, se durcit et soulève la région moyenne des parois abdominales. Cette pression égale, uniforme dans toute l'étendue du fond et du corps de l'organe, s'accompagne d'un engourdissement qui se propage jusqu'à l'orifice interne. A cet engourdissement succède un tiraillement douloureux qui commence par la paroi postérieure du col, vers la base du sacrum, continue en descendant obliquement de chaque côté, derrière les pubis, direction qu'affecte l'orifice interne par rapport au bassin, et ce tiraillement douloureux va se terminer, mais plus vivement encore, à l'orifice externe, profondément dans le vagin ».

J'ajouterai, pour terminer ce que j'ai à dire sur ce sujet, que les douleurs de reins, qui sont si difficiles à supporter et dont les femmes gardent un si mauvais souvenir, ont évidemment leur siége en dehors de la matrice. Quoique leur cause ne nous soit pas bien connue, il est digne de remarque que ces douleurs s'observent le plus souvent quand, pour une raison ou pour une autre, la partie fœtale reste élevée au détroit supérieur, comme dans les présentations de la face, de l'épaule, de l'extrémité pelvienne et dans les cas où l'occiput répond à l'une des deux symphyses sacro-iliaques. Enfin quelques femmes, par une prédisposition singulière, éprouvent de semblables douleurs à tous leurs accouchements, sans qu'il soit possible d'en expliquer le mécanisme.

La dilatation du col. — Je vous ai déjà parlé, dans mes leçons précédentes sur la grossesse, des modifications qui se produisent dans le dernier mois de la gestation du côté du col de la matrice. Je vous ai expliqué comment, par suite d'un travail spécial qui a reçu le nom d'*effacement*, l'orifice interne, s'entr'ouvrant le premier, la cavité cervicale se confondait peu à peu avec la cavité du corps de l'utérus et comment, définitivement, il ne restait plus entre la cavité utérine et la cavité vaginale que l'orifice externe, qui prenait à partir de ce moment le nom d'*orifice de dilatation*.

C'est de la dilatation de cet orifice que je désire vous entretenir maintenant, en vous expliquant sous quelle influence elle se produit et quels sont les caractères qui permettent de reconnaître ses états divers et sa marche progressive.

C'est à la contraction utérine qu'il faut attribuer ce résultat, dont l'explication a été très-bien donnée par Desormeaux, Paul Dubois et Velpeau, et dans ces derniers temps, par M. Hélie (de Nantes), ainsi que j'ai eu l'occasion de vous le dire lorsque nous avons examiné son mémoire sur la structure de l'utérus. Si vous vous souvenez de la composition de la couche externe des fibres musculaires de la matrice, constituée de fibres longitudinales et de fibres transversales, vous comprendrez facilement comment, par leurs contractions, ces deux ordres de fibres, qui aboutissent à l'orifice, en déterminent l'agrandissement. En effet, quand l'utérus se contracte, sa cavité diminue, ses parois se rapprochent du centre, mais elles rencontrent une résistance (l'œuf intact, ou simplement le fœtus). Dans le premier cas, le liquide amniotique, après avoir subi un certain degré de compression, résiste énergiquement; dans le second cas, le corps du fœtus, après avoir cédé autant que possible, résiste à son tour, et les parois de la matrice, ne pouvant se rapprocher davantage, prennent un point d'appui, soit sur l'œuf, s'il est entier, soit directement sur le fœtus, et tout l'effort aboutit à des tiraillements sur l'orifice de dilatation. Les fibres circulaires de cet orifice, modifiées par les changements qui se sont accomplis pendant la grossesse et surtout pendant la période d'effacement, cèdent peu à peu, mais non sans résistance, surtout au début. Il est facile de s'assurer de la réalité de ce mécanisme : en effet, si on place le doigt dans l'orifice avant la contraction, on sent très-distinctement, quand l'utérus commence à se contracter, que les bords se durcissent d'abord et se resserrent bientôt de manière à diminuer l'ouverture ; puis, un instant après, quand la contraction atteint son maximum d'intensité, l'orifice prend évidemment des dimensions un peu plus grandes que celles qu'il avait auparavant. La première partie de ce phénomène, celle qu'on peut appeler période de resserrement, correspond, au début de la contraction, à la plus exacte application des parois utérines sur l'œuf ou sur le fœtus ; la seconde période, ou d'agrandissement, correspond au contraire au moment où les parois de la matrice, ayant pris un point d'appui sur le corps qu'elle contient et ne pouvant se rapprocher davantage du centre, tout l'effort aboutit à l'orifice. Après la contraction, et même pendant son déclin, on sent les bords de l'ouverture s'amollir graduellement et le diamètre de cet orifice diminuer également de quelques millimètres ; on dirait que tout l'effet de la contraction précédente est perdu, et cependant il n'en est rien, car il est facile de s'assurer avec le doigt que, peu à peu, l'orifice devient plus souple, plus dilatable, et qu'à la contraction suivante il s'ouvre un peu plus qu'il ne l'avait fait pendant les efforts précédents. La dilatation, qui s'opère progressivement, est cependant plus lente au début qu'à la fin, et s'il a fallu cinq ou six heures pour que l'ouverture ait atteint un diamètre de 5 centimètres, par exemple, il suffira souvent d'un temps beaucoup moins long pour que la dilatation devienne complète. Et à ce propos, permettez-moi de vous donner une définition exacte de cette locution (dilatation complète), qui s'emploie si souvent dans la pratique des accouchements : on dit que la dilatation est complète quand les bords de l'orifice touchent à peu près la circonférence de la cavité pelvienne, c'est-à-dire quand son diamètre est aussi étendu que celui qui, sur la tête du fœtus, porte le nom de sous-occipito-bregmatique.

La pression exercée par les membranes ou par la partie du fœtus qui appuie contre l'orifice devient un autre agent de la dilatation ; en effet, l'œuf, pressé de toutes parts pendant la contraction, tend à s'échapper par la partie la moins résistante, et c'est du côté de l'orifice surtout que se rencontre cette disposition favorable ; aussi une portion de l'œuf tend-elle à s'y engager en faisant effort à la manière d'un coin. On peut dire que c'est à la réunion de ces deux causes, tiraillements des bords de l'orifice par les fibres musculaires et pression de l'œuf ou d'une partie fœtale contre cette ouverture, qu'est dû son agrandissement progressif. Cette dilatation peut toutefois s'effectuer en dehors de cette dernière cause, comme vous l'observez chez les femmes qui ont un vice de conformation du bassin. Lorsqu'un bassin est rétréci au point que la partie fœtale reste élevée au-dessus du détroit supérieur, on peut voir, après l'effacement du col, la dilatation s'opérer, quoique plus difficilement, sous l'influence des contractions utérines et de la pression exercée par les membranes sur le segment inférieur de la matrice. Mais quand cette dilatation est déjà grande, si l'on déchire les membranes, on ne tarde pas à constater que l'orifice se referme, et, tout en restant souple et dilatable, il n'offre plus les dimensions qu'il avait d'abord acquises et il conserve ces caractères jusqu'au moment où la partie fœtale, ayant franchi le détroit supérieur, vient s'appliquer sur le pourtour du col, agir à son tour comme la poche membraneuse et faire reprendre à l'orifice, et cela très-rapidement, la dilatation primitive à laquelle il était préalablement parvenu. Mais il arrive quelquefois que, dans ces sortes de bassins, les membranes se rompent prématurément avant le début du travail, et la poche des eaux ne peut plus exercer la moindre action sur la dilatation de l'orifice. Néanmoins, sous l'influence des seules contractions utérines, le col s'entr'ouvre, ses bords se ramollissent tout en conservant une plus grande épaisseur, et quoique l'ouverture, si la partie fœtale est arrêtée au détroit supérieur, ne parvienne jamais à la dilatation complète, elle n'en est pas moins, par sa souplesse, suffisamment dilatable pour permettre sans danger l'introduction de la main et celle des instruments.

Pendant la première période de la dilatation, l'orifice est généralement de forme circulaire ; mais quand cette dilatation commence à devenir grande, il m'a paru qu'il prenait alors une forme ovalaire, dont la grosse extrémité est en arrière, du côté du sacrum, et la petite en avant, du côté des pubis. Du reste, beaucoup de circonstances peuvent modifier cette conformation ; je vous citerai principalement les présentations de l'épaule qui, imprimant au corps de l'utérus un développement transversal, donnent quelquefois à l'orifice une forme allongée d'un côté à l'autre. Mais ce sont surtout les états pathologiques, comme les dégénérescences cancéreuses, les corps fibreux, les cicatrices, les adhérences, etc., qui modifient profondément la forme de cette ouverture. Cela est surtout appréciable quand l'orifice n'est que peu dilaté ; plus tard, au contraire, quand il est largement ouvert, ce qui finit par arriver le plus souvent même dans les états pathologiques que je viens de vous rappeler, il prend ou la forme circulaire, ou mieux la forme de la partie fœtale qui le traverse.

Un caractère sur lequel il importe que j'appelle votre attention, c'est l'épaisseur des bords de l'orifice utérin. Chez les primipares, pendant la première période de dilatation, ces bords sont quelquefois minces comme une feuille de papier et le pourtour de l'orifice assez comparable à un cercle bordé par un fil un peu tendu. Plus tard, quand la dilatation a acquis une certaine étendue, cette ténuité, cette minceur des bords disparaît et fait place à un bourrelet dont l'épaisseur est variable. Il est digne de remarque que cette épaisseur est plus grande en avant, dans la partie qui correspond à la lèvre antérieure, qu'en arrière, où la demi-circonférence postérieure est presque toujours un peu plus mince. Ces particularités s'observent principalement peu de temps avant la dilatation complète. Chez certaines femmes déjà disposées par leur constitution, et principalement chez celles chez lesquelles le travail s'accomplit lentement, soit parce que les contractions sont très-espacées et peu énergiques, soit parce que les membranes se sont rompues prématurément, ce qui imprime souvent un cachet d'irrégularité au travail de l'accouchement, on remarque parfois qu'une sorte d'œdème s'empare de l'orifice, et c'est encore du côté de la lèvre antérieure que le gonflement s'accentue davantage. Ceci peut se voir alors que l'ouverture n'a encore qu'un diamètre de 2 ou 3 centimètres. Mais cela s'observe bien plus souvent quand il est beaucoup plus dilaté et que, par suite d'un séjour prolongé dans l'excavation pelvienne, la tête a comprimé la partie antérieure de l'orifice derrière la symphyse des pubis. J'ai vu dans certains cas cette compression, qui peut amener des gangrènes, être assez forte pour que la lèvre antérieure ait été divisée longitudinalement ou transversalement et former alors un lambeau flottant que j'étais obligé d'exciser après l'accouchement.

La minceur extrême des bords du col, unie à une tension particulière du segment inférieur de la matrice, a pu, quelquefois, faire méconnaître le col et laisser croire que la tête, engagée dans l'excavation, avait franchi l'orifice utérin. J'ai été appelé plusieurs fois dans des cas de ce genre par des confrères qui avaient essayé d'extraire le fœtus par le forceps, et qui avaient saisi naturellement avec la tête la matrice et le vagin qui la recouvraient. Ce qui expliquait leur méprise, c'est que la paroi utérine était tellement amincie qu'on pouvait en quelque sorte sentir les sutures et les fontanelles à travers le segment inférieur, qu'en outre l'orifice était si peu dilaté qu'il n'aurait pas laissé pénétrer l'extrémité du petit doigt, et si mince qu'on passait sur son bord sans le distinguer. Je n'ai pas besoin d'ajouter qu'il n'y avait pas de liquide amniotique interposé entre la tête et les membranes. Un homme un peu exercé au toucher ne doit pas tomber cependant dans une semblable erreur ; ce segment inférieur, si bien tendu qu'il soit, et justement parce qu'il est très-tendu et exactement appliqué sur la tête, présente des caractères qu'il faut savoir reconnaître. On peut même commettre une faute grave en croyant avoir affaire à une tête recouverte par les membranes, et en s'efforçant de les ouvrir avec le doigt ou avec des instruments, on peut faire un trou à la paroi utérine, ainsi que j'en ai vu deux ou trois exemples.

Je conviens que ces cas particuliers expliquent dans une certaine mesure les erreurs commises et démontrent une fois de plus la nécessité de s'exercer au toucher. Toutefois, en suivant la paroi antérieure du vagin, on arrivera nécessairement sur le bord de l'orifice utérin, s'il y a une dilatation un peu grande; dans le cas contraire, le doigt s'arrêtera à un cul-de-sac circulaire, ne pourra pas accrocher le bord de l'orifice, et alors il faudra explorer avec soin la tumeur arrondie qui plonge dans le bassin jusqu'à ce qu'on ait découvert une petite dépression circulaire qui pourra se trouver en avant, en arrière ou sur les côtés. Cet examen devra être répété pendant les contractions et pendant les intervalles qui les séparent; avec un peu d'habitude et d'attention on finira par trouver l'orifice. Cette ouverture pourra offrir deux aspects différents : ou bien elle se présentera sous la forme d'un petit trou grand comme un bouton de chemise et taillé comme à l'emporte-pièce dans l'épaisseur de la paroi utérine, les bords ayant encore une certaine épaisseur; ou bien l'orifice aura les dimensions d'une pièce de vingt centimes environ, avec un pourtour extrêmement mince, et les membranes placées derrière, ne faisant pas saillie à travers cette ouverture, sembleront continuer, par leur aspect lisse et tendu, la calotte utérine qui recouvre la tête. Dans quelques cas, une oblitération complète de l'orifice pourrait occasionner l'erreur, mais cet état est très-rare; je vous indiquerai plus tard, en vous donnant quelques détails sur cette anomalie, les signes qui vous permettront de la reconnaître.

L'orifice utérin n'occupe pas toujours le centre du bassin. Pendant les derniers temps de la grossesse, le col est généralement dirigé en arrière et à gauche. Vous vous rappelez que je vous ai déjà expliqué par quel mécanisme s'opérait cette déviation. Cela tient d'une part à l'irrégularité du développement des parois utérines, d'autre part à l'inclinaison de l'utérus. Je ne fais que vous signaler ces deux causes dont je vous ai déjà entretenu ailleurs. Cette disposition du col permet d'expliquer les difficultés que vous rencontrez parfois pour atteindre l'orifice, surtout quand vous touchez des primipares dont la vulve, plus étroite, limite le champ de l'investigation. En général, après l'effacement du col, l'orifice de dilatation conserve la place occupée dès le début par l'appendice cervical, c'est-à-dire qu'il est placé à gauche et en arrière; quelquefois cette ouverture est située assez en arrière pour qu'on soit obligé, pour l'atteindre, de soulever en quelque sorte la tête et de la contourner avec le doigt. D'autres fois, ce qui est beaucoup plus rare, l'orifice est en avant, du côté de la symphyse des pubis, par suite d'un développement exagéré, sacciforme, de la paroi postérieure de la matrice. Je vous ai raconté en détail l'observation d'une femme de Lille près de laquelle j'avais été appelé en consultation et chez laquelle existait une semblable disposition.

D'autres circonstances peuvent expliquer l'obliquité latérale de l'orifice : ce sont des brides, des cicatrices, la présence de tumeurs utérines ou abdominales qui se trouvent engagées dans l'excavation. En général, par suite des progrès du travail, l'orifice revient peu à peu occuper le centre du bassin, sauf dans quelques cas de tumeurs par trop encastrées dans l'excavation. Il faut cependant savoir, et je vous l'expliquerai plus tard, que les tumeurs peuvent remonter dans l'abdomen par suite de l'engagement progressif de la partie fœtale et des modifications que le travail apporte dans le segment inférieur de l'utérus, si bien qu'en définitive, à part quelques exceptions assez rares, comme le cas de la dame de Lille dont je vous parlais tout à l'heure et dans quelques autres que j'aurai occasion de vous signaler, on voit l'orifice, qu'il eût été en avant, en arrière, à gauche ou à droite au début du travail, reprendre peu à peu sa situation normale et l'enfant le franchir.

Des glaires sanguinolentes. — Il ne faut pas confondre les glaires qui apparaissent pendant la première période du travail de l'accouchement avec un écoulement muqueux plus ou moins abondant qui se produit souvent pendant la grossesse. Ce dernier, qui résulte des modifications imprimées par la gestation à la muqueuse vaginale, est souvent considérable et acquiert une odeur nauséabonde. J'ai déjà eu l'occasion de vous entretenir de cette production quand je vous ai décrit les changements qu'on voit apparaître du côté du vagin pendant la grossesse. Les glaires dont nous nous occupons actuellement proviennent également des modifications qui s'opèrent pendant la grossesse, et surtout pendant l'effacement du col, dans la partie supérieure du vagin et dans la cavité cervicale surtout. Ce sont principalement les follicules de la muqueuse du col qui, déjà hypertrophiés, sécrètent en abondance ces paquets glaireux qui s'écoulent par la vulve ou que le doigt ramène quand on pratique le toucher. Chez les femmes dont la muqueuse vaginale présente la maladie que je vous ai décrite sous le nom de *vaginite granuleuse*, on voit se produire une sécrétion crèmeuse plus ou moins abondante, en général blanchâtre, quelquefois jaunâtre, et à laquelle peuvent se mêler des flocons glaireux et filants comme du blanc d'œuf, surtout dans la dernière semaine de la grossesse. Du mélange de ces deux matières résulte une lubréfaction des parties génitales que vient augmenter ou remplacer plus tard l'écoulement du liquide amniotique.

Les glaires du travail se présentent en général sous l'aspect de flocons de matière épaisse, gluante, qui s'écrase sous la pression du doigt, mais qu'on sépare difficilement et qui s'attachent aux doigts et au linge. Ces glaires peuvent se présenter avec des aspects très-variables. Leur couleur n'est pas toujours la même ; au début elles sont légèrement transparentes ou opalines, quelquefois d'aspect citrin, quelquefois verdâtres ou jaunâtres. Je les ai vues, dans quelques cas, présenter une teinte brunâtre qui aurait pu faire croire à la présence du méconium, si l'on n'avait été certain de l'intégrité de la poche des eaux. Cependant le sang, et plus tard le méconium, peuvent se mêler à ces mucosités. Le méconium leur communique une teinte jaune ou verte plus ou moins foncée qui ne s'attache qu'à leur superficie ; en les écrasant entre les doigts il est facile de voir que cette teinte n'existe pas dans les parties centrales ; mais il faut savoir que cette coloration peut apparaître en dehors du méconium, et elle peut s'expliquer alors par la présence de débris d'épithélium dégénérés. Le sang lui-même n'est pas étranger à l'apparition de colorations diverses. Il provient de la rupture de petits vaisseaux capillaires situés entre les membranes et la paroi utérine. Quand, par suite de la dilatation de l'orifice, l'œuf se décolle, non-seulement dans la partie qui répond à cet orifice mais encore dans une certaine étendue au voisinage de l'ouverture, quelques petits vaisseaux capillaires, déchirés pendant le travail, laissent suinter une petite quantité de sang qui s'attache aux glaires, qui prennent alors l'épithète de sanguinolentes.

Quelques auteurs ont pensé que cet écoulement sanguin provenait de petites éraillures qui se produisaient sur les bords de l'orifice pendant sa dilatation. Je vous ferai remarquer qu'à la période où apparaissent les stries sanguinolentes sur les glaires, l'orifice est souvent fort peu dilaté, et que par le toucher il est impossible de constater ces petites éraillures qui ne se produisent que plus tard et vraisemblablement au moment de l'engagement de la tête dans l'orifice. En outre, ces éraillures se remarquent surtout chez les primipares, et la multiparité n'exclut pas cependant la production de glaires sanguinolentes. Cette coloration, qui coïncide habituellement avec un certain degré de dilatation de l'orifice et qui accuse un commencement de travail, est indiquée par les gens du monde par un nom spécial : on dit que les femmes *marquent ;* on dit d'un autre côté que l'accouchement se fait *à sec* quand l'écoulement glaireux ne se produit pas. Il ne faudrait pas attacher une trop grande importance à cette coloration des glaires du col utérin, car dans certains cas elle peut manquer tout à fait, et dans d'autres elle peut survenir dans les dernières semaines de la grossesse ou avec les premières douleurs, alors même que le col n'est pas complétement effacé. Leur quantité est même très-variable, et si chez quelques femmes ces glaires sont très-abondantes, chez d'autres, au contraire, elles peuvent faire complétement défaut.

De la poche des eaux, de sa rupture et de l'écoulement du liquide amniotique. — Quand l'utérus se contracte, ses parois, tendant à se rapprocher du centre de la cavité, s'appliquent exactement sur l'œuf, et le liquide amniotique reflue naturellement vers la partie qui lui offre le moins de résistance, c'est-à-dire vers l'orifice utérin. Les membranes, repoussées à travers cette ouverture par le liquide, débordent l'orifice et constituent une tumeur de forme variable, fluctuante, à parois plus ou moins tendues, selon le moment où se fait l'examen. C'est à cette tumeur qu'on a donné le nom de *poche des eaux.* Dans la grande majorité des cas, cette poche est passagère comme la contraction qui lui donne naissance ; cependant, ainsi que j'ai déjà eu occasion de vous le dire, la contraction peut prendre un caractère en quelque sorte tétanique, et la poche des eaux devient alors permanente ; je dirai même que cette persistance dans la tension du sac membraneux est un des signes qui permettent de reconnaître cette nature particulière de la contractilité utérine. La forme de la poche des eaux est assez variable, et cette diversité d'aspect est principalement le résultat de la présentation. En effet, la quantité de liquide qui se trouve comprise entre la région du fœtus qui s'avance la première au détroit supérieur et la partie des membranes qui recouvre l'orifice, sera plus ou moins grande selon que la région fœtale bouchera incomplétement ou obstruera tout à fait l'ouverture du détroit abdominal. Je m'explique : quand la tête du fœtus se présentant par le sommet est profondément engagée dans l'excavation pelvienne dès le début du travail, si en outre cette tête est assez volumineuse pour n'être point mobile, pour être définitivement fixée dans la situation constatée, il est facile de comprendre que les contractions utérines, tout en poussant le liquide amniotique vers la partie inférieure, celui-ci rencontrera la tête qui fera obstacle à sa progression vers l'orifice, et qui permettra à une très-faible quantité de glisser entre la surface crânienne et les parois du segment inférieur de la matrice, si bien que par le toucher on trouvera, pendant la contraction, une couche liquide de quelques millimètres seulement, séparant la tête de la partie membraneuse qui répond à l'orifice. C'est ce qu'on est dans l'habitude de nommer par abus de langage une poche plate, car, en réalité, la poche n'existe pas : les membranes s'appliquent directement sur la tête, au point qu'il semble qu'on touche cette extrémité à nu. Cependant un doigt exercé s'y trompe difficilement, et je vous ai déjà donné, quand je vous ai parlé du toucher en général, les moyens de reconnaître la présence des membranes dans ce cas particulier. Un phénomène semblable peut s'observer dans la présentation du siége, mais cela est beaucoup plus rare, et, en général, il est très-facile de constater la présence des membranes, grâce aux irrégularités dans les contours de cette présentation, le sac membraneux ne s'appliquant exactement que sur les reliefs du siége et formant des plis dans les points qui correspondent aux sillons interfessier, génito-cruraux, etc.

Le plus souvent, une certaine quantité de liquide est interposée entre la partie qui se présente et les membranes, et cette quantité augmente à chaque contraction par le mécanisme que je vous ai indiqué. Quand le sommet descend, mais alors que cette partie n'est pas aussi engagée que je l'ai supposé dans le cas précédent, ou qu'elle a conservé une certaine mobilité, on sent, par le toucher, dans l'intervalle des contractions, la partie membraneuse qui répond à l'orifice, molle, formant des plis, et le doigt peut, en la repoussant, arriver facilement sur la partie qui s'avance et en saisir les caractères, si elle n'est pas trop élevée. Si l'on maintient le doigt dans cette situation on reconnaît dès le début d'une contraction que la partie membraneuse se tend, que ses plis s'effacent, que la poche bombe, et le doigt qui ne doit pas faire effort s'il ne veut pas la rompre est repoussé en bas. Cette poche prend rapidement une tension, en quelque sorte maximum, qu'elle conserve pendant toute la durée de la contraction. Dans les présentations du sommet elle a habituellement une forme demi-sphérique et peut acquérir un volume considérable, car elle peut rester intacte même quand la dilatation est complète. Dans ces présentations la poche des eaux ne se produit que lorsque l'orifice a déjà acquis une certaine étendue, parce que la présence de la tête ne permet qu'à une quantité de liquide assez restreinte, en général, de glisser entre cette partie et l'œuf ; aussi est-il nécessaire que l'orifice présente une ouverture d'un diamètre de 2 à 3 centimètres, pour qu'une saillie des membranes commence à se produire du côté du vagin. Ce que l'on touche dans ce cas chez une primipare dont les bords de l'orifice utérin sont très-minces, pourrait être comparé assez justement à la saillie convexe d'un verre de montre en dehors du cercle de métal qui le circonscrit.

Dans les présentations du tronc la poche des eaux a, dit-on, une forme ovalaire : ceci peut être vrai, au début, mais quand elle devient plus saillante elle prend des formes très-variables, peut s'arrondir et rester dans le vagin, ou bien, s'adaptant à la forme de ce canal, s'allonger considérablement, parcourir même tout le conduit vulvo-utérin et finalement faire saillie entre les grandes lèvres ; c'est à cette disposition qu'on a donné le nom de *poche en boudin*. La cause de cette manière d'être est facile à expliquer ; en effet, à chaque contraction le liquide amniotique est chassé vers l'orifice, et comme la région du fœtus qui se présente ne bouche que très-incomplétement le détroit supérieur, c'est la partie membraneuse recouvrant l'orifice qui supporte la plus grande partie de l'effort de la contraction ; or, les membranes étant légèrement élastiques font saillie à travers l'ouverture de la matrice, mais cette élasticité seule ne suffirait pas pour expliquer cet allongement considérable que je vous signalais ; il faut admettre en outre que les membranes se détachent des parois de l'utérus rapprochées de l'orifice, et que toute cette partie de l'œuf glissant à travers le col constitue une poche volumineuse qui peut remplir tout le vagin. Cette forme de poche en boudin s'observe également dans certaines variétés de la présentation de l'extrémité pelvienne, quand les pieds ou les genoux s'avancent les premiers, ou lorsque le fœtus est petit, avant terme, et aussi quand il y a une grande quantité de liquide. On remarque cette forme également dans les cas où le fœtus est mort depuis un certain temps, et qu'il est par conséquent macéré. L'explication que je vous donnais tout à l'heure s'applique à tous ces cas, présentations des pieds ou des genoux, fœtus petit, macéré, et dans ce dernier cas l'extensibilité des membranes se comprend d'autant mieux que par les modifications circulatoires, conséquence de la mort de l'enfant, l'œuf se détache plus facilement dans sa partie inférieure, à la condition toutefois qu'on ait dépassé le terme ou les villosités choriales se sont déjà atrophiées dans la majeure partie de la surface ovulaire. Je vous ai dit que dans les présentations du sommet une cerlaine dilatation de l'orifice était nécessaire pour la formation de la poche des eaux, j'ajoute que dans les présentations particulières que je viens d'énumérer et dans quelques cas de présentation de l'extrémité céphalique avec vice de conformation du bassin, c'est-à-dire quand la tête retenue au-dessus du détroit supérieur ne bouche que très-imparfaitement cette ouverture, on voit les membranes bomber à travers l'orifice utérin à une époque moins avancée du travail, et quelquefois la poche des eaux constitue une sorte de tumeur arrondie plus ou moins volumineuse, qui se relie au reste de l'œuf contenu dans la cavité utérine par une sorte de pédicule que forme l'orifice assez peu dilaté. Il ne faudrait donc pas déduire du volume de la poche des eaux la plus ou moins grande étendue de la dilatation de l'orifice.

Je ne fais que vous signaler à l'occasion de la poche des eaux une particularité rare que j'ai observée seulement deux fois pendant une carrière obstétricale déjà longue : c'est ce que j'ai appelé une poche double. Pendant mon internat à la Maternité, examinant un jour une femme en travail, je constatai que la poche des eaux était partagée en deux par un sillon assez profond. J'en tirai la conclusion qu'il y avait probablement deux œufs, et ce diagnostic se trouva parfaitement fondé. Une autre fois, dans cet hôpital, j'ai eu l'occasion de rencontrer une pareille disposition : il s'agissait encore d'une grossesse gémellaire. Ces deux observations, qui sont à ma connaissance les seules de ce genre, m'ont permis d'ajouter un signe certain au diagnostic des grossesses multiples. Je vous en ai parlé quand je vous ai fait l'histoire de la grossesse gémellaire. Je n'y insiste donc pas davantage.

Habituellement la poche des eaux persiste pendant la première période du travail jusqu'au moment où la dilatation est complète ou à peu près complète ; cela s'observe le plus généralement dans les présentations du sommet. Cependant sa rupture peut s'opérer spontanément avant que l'orifice soit complétement dilaté, et c'est ce qu'on voit surtout dans les présentations anormales, celles du tronc, de l'extrémité pelvienne plus ou moins décomplétée, de la face et dans les cas de présentations de l'extrémité céphalique avec rétrécissement du bassin. Ces particularités s'expliquent facilement : en effet, quand le sommet se présente dans un bassin bien conformé, au début de chaque contraction une certaine quantité de liquide glisse entre la tête et les membranes pour former la poche des eaux ; mais cette tête vient bientôt s'appliquer exactement contre les parois de la cavité pelvienne et constituer ainsi un obstacle qui ne permet pas qu'une plus grande quantité de liquide passe au-dessous d'elle. La poche des eaux est donc en quelque sorte protégée et conserve d'autant plus son intégrité que la tête est plus volumineuse. Dans les autres cas que j'ai indiqués, la partie fœtale, soit par sa forme irrégulière, soit à cause de l'irrégularité du détroit supérieur rétréci, n'empêche pas le liquide amniotique de se porter librement vers l'orifice pendant toute la durée de la contraction ; or quand la portion membraneuse qui répond à cette ouverture a épuisé ses propriétés élastiques, quand les parties voisines se sont décollées et ont fourni par glissement ce qu'elles pouvaient donner pour la formation de cette poche, celle-ci ne pouvant plus s'allonger se rompt, et l'on peut dire que cette rupture, avant la dilatation complète, dans ces cas particuliers, est la règle générale.

Le plus souvent la poche se déchire dans son point le plus déclive, mais il peut se faire qu'elle s'éraille dans un point plus élevé que le col, ce qui s'explique, soit par des pressions exercées par les parties fœtales, soit par une résistance dans le décollement et le glissement dont je vous parlais tout à l'heure. Dans le premier cas le liquide amniotique s'écoule et la poche disparaît définitivement ; dans le second, après un certain écoulement, il peut arriver que la partie fœtale en descendant obstrue l'ouverture accidentelle qui s'est produite latéralement et qu'une certaine quantité de liquide retenue entre la région fœtale qui s'avance et la portion des membranes qui fait saillie dans l'orifice, rétablisse une nouvelle poche des eaux. D'habitude le chorion et l'amnios s'ouvrent simultanément, mais il peut arriver que le chorion se déchire le premier, que l'amnios fasse ensuite hernie à travers l'ouverture et se rompe à son tour après un temps plus ou moins long ; ceci est assez rare quand la rupture de la poche des eaux a lieu spontanément ; au contraire il vous arrivera fréquemment, quand vousvoudrez déchirer la poche, de rompre assez facilement le chorion et d'éprouver quelques difficultés pour ouvrir l'amnios.

L'œuf peut s'ouvrir prématurément, c'est-à-dire avant le début du travail, avant que le col soit effacé. En dehors des causes extérieures qui favorisent cet accident et que nous passerons en revue quand nous parlerons de l'avortement, les contractions utérines et la plus ou moins grande fragilité des membranes constituent les causes les plus ordinaires de cette rupture prématurée.

Enfin dans la présentation du sommet, les membranes peuvent conserver leur intégrité même après la dilatation complète, et l'on voit dans quelques cas la tête sortir des organes génitaux entraînant avec elle un large lambeau de membranes dont elle est plus ou moins recouverte, c'est ce que dans le monde on appelle *naître coiffé*. Vous savez quel avenir de bonheur on présage à l'enfant qui naît dans de pareilles conditions; mais n'oubliez pas que cette particularité peut n'être pas exempte de danger. La bouche peut se trouver recouverte et les efforts inspiratoires rendus infructueux. Le premier soin sera donc d'enlever ce lambeau membraneux qui recouvre la tête. On observe parfois un résultat encore plus extraordinaire, l'œuf pouvant être expulsé dans son intégrité. Je ne fais allusion, bien entendu, qu'aux grossesses qui sont parvenues à terme ou près du terme. Dans ces cas surtout l'indication urgente est d'ouvrir les membranes.

Quand la poche des eaux se rompt spontanément ou lorsqu'on la déchire, le liquide amniotique s'écoule, mais cet écoulement présente des variétés qu'il n'est pas inutile de connaître. Ainsi lorsque la poche est plate, c'est-à-dire quand il y a peu de liquide interposé entre les membranes et la partie fœtale qui s'avance, l'eau s'échappe doucement, *silencieusement*, comme le disait M. Dubois; au contraire, quand la poche est volumineuse, très-tendue et qu'une grande quantité de liquide se trouve contenue dans la partie inférieure de l'œuf, l'eau est projetée violemment à l'extérieur en produisant quelquefois un bruit qui peut effrayer la femme. Ce dernier cas s'observe surtout quand l'utérus se contracte énergiquement, et si la femme est découverte on peut recevoir le liquide en pleine figure pour peu qu'on observe d'un peu trop près ce qui se passe du côté des organes génitaux extérieurs. La matrice qui se débarrasse aussi rapidement du liquide amniotique revient brusquement sur elle-même, et cette rétraction rapide n'est pas toujours sans dangers; il peut, en effet, se produire un décollement plus ou moins grand du placenta, et outre l'hémorrhagie qui en est la suite, le fœtus est privé d'une partie des connexions qui l'unissaient à la mère dans un temps où la respiration pulmonaire ne peut pas encore avoir lieu. Ces cas sont rares : ordinairement après la rupture de la poche des eaux la partie fœtale qui se présente descend et vient, en s'appliquant sur l'orifice, boucher suffisamment cette ouverture pour que le liquide contenu dans la partie supérieure ne puisse s'échapper immédiatement. Si l'on observe avec soin, à partir de ce moment, on remarquera qu'au début de chaque contraction une petite quantité de liquide s'écoulera pour cesser quand la contraction, ayant atteint son maximum d'intensité, appliquera très-exactement la partie fœtale contre l'orifice; on verra, en outre, cet écoulement se reproduire légèrement à la fin de

la contraction, quand la partie fœtale cessera d'obstruer aussi complétement l'ouverture inférieure de la matrice ; je n'insiste pas sur l'explication de ce phénomène. Ce que je vous ai dit précédemment sur la
formation de la poche des eaux, les différences qu'on rencontre au
début de la contraction, quand celle-ci a acquis toute sa force et dans
l'intervalle qui sépare les efforts contractiles de l'utérus, suffit pour
vous faire comprendre le mécanisme de cet écoulement graduel et
intermittent du liquide amniotique.

Un certain nombre de femmes, celles surtout qui, accouchant pour
la première fois, n'ont aucune expérience, se font illusion et trompent
involontairement le médecin à propos de l'écoulement des eaux de
l'amnios ; quand on leur demande si elles ont perdu une certaine
quantité de liquide par les voies génitales, elles répondent souvent
affirmativement, alors qu'elles ne sont, en réalité, mouillées que par
des mucosités vaginales, ou par des glaires venant du col, ou par de
l'urine qui s'échappe par regorgement de la vessie distendue. Ce n'est
que par l'examen des linges et surtout par le toucher, qu'on saura ce
qui en est de ce prétendu écoulement. Si l'on sent la poche des eaux,
on sera bien vite renseigné sur l'intégrité de l'œuf, sauf le cas particulier et rare d'une rupture dans un point supérieur à l'orifice, ainsi que
je vous l'ai signalé précédemment ; mais si l'on arrive directement sur
la tête recouverte très-exactement par les membranes qui la touchent,
on aura quelquefois une certaine difficulté à reconnaître leur présence.
Je me suis déjà expliqué avec vous à ce sujet dans un des paragraphes
qui précèdent, mais surtout dans la leçon que je vous ai faite sur le
toucher vaginal comme moyen général d'investigation. Je vous ai dit
que si l'on passe plusieurs fois de suite le doigt sur cette surface lisse,
on éprouve une sensation particulière que j'ai comparée à celle que
l'on perçoit en frottant légèrement un morceau de taffetas bien
tendu ; si, au contraire, les membranes étant rompues, le doigt explore
la tête à nu, on sent comme des petits plis et de légères inégalités
produites par les cheveux que l'on soulève.

Il arrive dans certains cas, pendant la grossesse et en dehors de tout
travail, que la femme peut être mouillée par une grande quantité d'un
liquide aqueux qui vient du vagin, et l'on est appelé à décider si c'est
bien du liquide amniotique indiquant une rupture de l'œuf. Si l'on à
affaire à l'eau de l'amnios, on remarquera une odeur fade, particulière, et on verra l'écoulement se produire de temps en temps accom-
pagnant les contractions utérines ; en outre, le doigt en soulevant

la tête déterminera un léger suintement, et si l'on peut recueillir dans
le creux de la main une petite quantité de ce liquide, on ne tardera
pas à le reconnaître : si l'on trouve en suspension de petites parcelles
blanchâtres de matière grasse, le doute n'est plus possible, c'est
bien le liquide amniotique qui s'écoule ; ces parcelles proviennent de
l'enduit sébacé qui recouvre normalement le corps de l'enfant. Il en
sera de même si le liquide est jaune ou verdâtre, cette coloration
étant due à la présence du méconium. Mais certains écoulements
aqueux abondants peuvent se produire pendant la grossesse et ne pas
venir de la cavité des membranes, c'est ce qu'on appelle les *fausses
eaux*. L'opinion qui a été le plus généralement admise autrefois attribuait ces écoulements à une rupture du chorion, une certaine quantité
de liquide pouvant être interposée entre cette membrane et l'amnios.
Mais la quantité en est, en général, peu grande, et cette sérosité, par
le fait d'une rupture du chorion, s'épuise en une seule fois et ne
produit pas ces écoulements répétés et quelquefois très-abondants,
qu'on remarque dans les cas dont il s'agit, à moins d'admettre avec
quelques auteurs qu'il s'opère à travers l'amnios une transsudation
endosmotique qui expliquerait ainsi l'abondance du liquide épanché.

Une explication beaucoup plus rationnelle qui a été donnée par
Nægelé et qui est aujourd'hui démontrée par des faits irrécusables,
consiste à admettre qu'une certaine partie de l'œuf se décolle et que
des vaisseaux capillaires étant déchirés en ce point laissent suinter le
sérum du sang qui s'accumule ainsi entre les membranes et la paroi
utérine, et qui peut séjourner plus ou moins longtemps en cet endroit
jusqu'à ce que, soit par suite de l'accumulation progressive de liquide,
soit à cause d'une violence extérieure, les membranes se décollant de
proche en proche, l'eau arrive à l'orifice et s'échappe brusquement. On
comprend que l'écoulement sera d'autant plus considérable que le
décollement se sera fait sur une surface plus étendue ; on conçoit
aussi qu'une certaine quantité de liquide provenant de cette même
surface continue à suinter et à s'écouler pendant un certain temps,
jusqu'à ce que l'œuf se soit réappliqué de nouveau contre les parois de
la matrice, et que les capillaires déchirés se soient fermés. En effet,
si l'on maintient la femme au repos, on voit l'écoulement diminuer et
disparaître peu de temps après. Dans quelques cas ce même phénomène peut se répéter plusieurs fois dans le cours de la même
grossesse, et j'ai pu observer quelques femmes chez lesquelles la perte
aqueuse a duré quinze jours, trois semaines, un mois et même davan-

tage; il en est qui ont présenté ce phénomène dans plusieurs gros-sesses, et il m'est arrivé de maintenir au lit, pendant plusieurs mois, des malades qui éprouvaient cet accident, alors que dans une grossesse précédente cet écoulement avait été la cause d'un accouchement prématuré : une semblable terminaison n'est pas très-rare en pareille circonstance. Le liquide qui s'écoule dans les fausses eaux n'a pas d'odeur, il est plus clair, plus transparent que l'eau de l'amnios et présente tous les caractères du sérum du sang.

Influence du travail de l'accouchement sur les principales fonctions. — Pendant le travail de l'accouchement, c'est surtout le système nerveux, comme j'ai déjà eu l'occasion de vous le dire, qui éprouve les modifications les plus remarquables. Nous savons déjà que, pendant la période de dilatation de l'orifice, la femme est souvent prise d'une grande agitation et qu'elle a parfois une anxiété qui ne lui laisse aucun instant de repos, même dans l'intervalle des contractions. Outre les cris et les plaintes continuelles, elle prononce quelquefois des mots sans suite, des menaces, des récriminations ; elle est saisie d'une crainte chimérique pour elle ou pour son enfant ; elle dit qu'elle va mourir, qu'elle le sent, qu'il y a longtemps qu'elle redoute le moment de l'accouchement et que certainement elle n'y survivra pas. Au milieu de cette agitation incessante, vous la voyez se dresser tout d'un coup sur son lit et vous apostropher parfois avec les termes les plus injurieux, et vous dire qu'il est lâche de laisser souffrir une pauvre femme de cette façon, etc. Souvent ces paroxysmes sont suivis d'abattements et de pleurs abondants. Ces troubles, portés au degré que je viens d'indiquer, sont assez rares ; mais ce qu'on observe plus souvent, ce sont, outre cette agitation continuelle, des hallucinations et parfois des troubles dans la vue. Ce dernier phénomène, lorsqu'il est accompagné d'autres symptômes, peut avoir une certaine gravité, puisqu'il est un des signes précurseurs de l'éclampsie ; mais il ne doit inspirer aucune crainte quand il est isolé, comme dans l'état que je vous indique.

On voit assez souvent à cette période du travail réapparaître des vomissements qui avaient cessé depuis un temps plus ou moins long ; c'est principalement quand l'orifice commence à se dilater, ou bien quand la tête va franchir cette ouverture. Tantôt ce sont les aliments qui avaient été ingérés, tantôt c'est de la bile jaunâtre ou verdâtre et en quantité variable qui sont rendus. Quand la période d'expulsion commence, les troubles du système nerveux et des fonctions digestives cessent en général, la femme prend courage, elle comprend que la terminaison de ses souffrances approche et elle réunit toutes ses forces pour conduire à bien sa délivrance. Outre les différences que je vous ai déjà signalées dans les cris qui accompagnent la première période et dans ceux qui appartiennent à la seconde, un œil exercé reconnaît encore dans l'attitude de la femme, dans sa manière d'être avec son entourage, que la terminaison approche. Elle prend une situation plus convenable sur son lit de travail ; au début de chaque contraction ses mains cherchent instinctivement un point d'appui ; la bouche se ferme, le cri est guttural, le visage devient rouge, turgescent, la respiration courte, entrecoupée, le pouls augmente de fréquence momentanément, le visage se couvre de sueur. Quand la contraction est passée, la femme cause assez volontiers avec les assistants et ne s'interrompt que pour annoncer le retour d'une nouvelle douleur. Si cette période se prolonge un peu, le découragement ne tarde pas à s'emparer de nouveau de la patiente ; elle ne répond plus aux questions qu'on lui adresse et ne sort de son mutisme que pour se déclarer à bout de forces, pour demander combien de temps encore elle devra souffrir avant d'accoucher, et parfois même pour prier qu'on la délivre. Cependant, à cette période, elle tiendra grand compte de vos observations, fera tous ses efforts pour accélérer le travail si vous l'y engagez, et malgré son désir de voir la fin de ses douleurs, elle saura se retenir au dernier moment si vous invoquez la nécessité d'un ralentissement dans l'intérêt de l'enfant, ou pour éviter une rupture du périnée. Ce sont là, en effet, les cas les plus fréquents ; mais vous rencontrerez dans votre pratique quelques femmes indociles et tellement surexcitées par la souffrance, que vos recommandations ne seront pas écoutées. Loin de garder la même situation sur le lit, vous les verrez à chaque douleur se jeter tantôt d'un côté, tantôt de l'autre, refuser toute assistance, et, malgré vos exhortations, faire au dernier moment les efforts les plus violents pour arriver à une solution, quels que soient les accidents qui puissent en résulter pour elles.

Entre ces manières d'être si différentes de la part des femmes qui accouchent, vous trouvez les nuances les plus diverses. Les unes conservent le calme le plus complet depuis le début jusqu'à l'expulsion de l'enfant. Vous en verrez qui s'endorment entre les douleurs, d'autres qui chantent ou qui demandent à la prière une résignation prête à leur échapper. Les habitudes et l'éducation se combinant avec le tempérament jouent un grand rôle dans la production de ces manifestations si variées.

Un médecin expérimenté ne se laissera pas influencer outre mesure par ces divers états. Il observera avec soin, il saura faire prendre patience et ne se croira obligé d'intervenir que dans quelques cas particuliers, en combinant toujours l'intérêt de la mère avec celui de l'enfant.

Des changements qui surviennent dans le vagin et dans le plancher du bassin pendant l'accouchement. — Sans vouloir empiéter sur les phénomènes mécaniques dont je me propose de vous faire prochainement une description détaillée, je ne puis m'empêcher de vous dire quelques mots sur les modifications éprouvées pendant le travail de l'accouchement par le canal vulvo-utérin. Ainsi nous avons vu que pendant la grossesse, ce canal est d'abord raccourci par suite de l'abaissement de l'utérus dans les premiers mois qui suivent la fécondation ; il s'allonge au contraire dans le milieu de la gestation, la matrice se développant alors au-dessus du détroit supérieur dans la cavité abdominale, et exerçant des tiraillements sur les parois de ce conduit ; enfin, dans les dernières semaines qui précèdent l'accouchement, l'engagement de la tête dans l'excavation, en abaissant la matrice, raccourcit les dimensions longitudinales du vagin, et les parois de ce canal forment des plis multiples qui rendent, comme je vous l'ai indiqué, la recherche du col utérin difficile pour les commençants.

Au début du travail, par suite de l'effacement du col d'abord, et de la dilatation de l'orifice ensuite, la partie supérieure du vagin, si bien disposée par les modifications que je vous ai exposées quand nous avons traité de la grossesse, s'élargit, se dilate sans la moindre résistance et ne saurait offrir aucun obstacle à l'engagement de la partie fœtale. La partie inférieure et antérieure du vagin qui n'a pas, comme la supérieure, participé aux mêmes changements dans ses éléments anatomiques, peut par son étroitesse, par sa résistance due à la densité de son tissu, par des contractions musculaires involontaires, constituer dans certains cas un obstacle à la progression de l'enfant ; mais je me hâte d'ajouter que si les contractions utérines sont énergiques, s'il n'y a pas d'autre difficulté appartenant, soit au bassin, soit à la tête fœtale, ce resserrement est rarement capable d'empêcher longtemps la terminaison spontanée de l'accouchement.

Le plancher du bassin offre quelquefois une résistance défavorable pour la fin du travail. Cependant, même chez les femmes, qui sous ce rapport semblent les moins bien disposées pour la terminaison de cette seconde période, aussi bien que chez celles qui sont infiltrées ou qui ont beaucoup d'obésité, on voit habituellement l'accouchement se terminer spontanément, sans que ces dispositions aient apporté un retard bien sérieux.

Pour tous ceux qui assistent avec attention à un accouchement, surtout chez une primipare, l'allongement considérable du périnée et la forme particulière que prend cette région produit toujours un étonnement empreint d'admiration. N'oublions pas que le fœtus s'engage et descend d'abord suivant l'axe du détroit supérieur, et qu'après s'être infléchi pour franchir le détroit inférieur suivant l'axe de cette ouverture, c'est par l'orifice vulvaire que définitivement il doit gagner l'extérieur. Or, si dans la première partie de son parcours les parois du canal qu'il traverse sont osseuses, c'est-à-dire inflexibles, dans la seconde partie, celle qui s'étend du détroit périnéal à l'orifice vulvaire, la paroi postérieure, est constituée par les parties molles qui forment le périnée. Sous la pression de la partie fœtale, poussée par les contractions utérines, vous voyez ce périnée s'étendre, s'allonger et acquérir quelquefois des dimensions telles que j'ai pu mesurer entre l'anus et la vulve une distance de 12 et même 14 centimètres, et dans un cas que j'aurai l'occasion de vous raconter plus tard, il a été permis de trouver 18 centimètres entre la pointe du coccyx et la commissure inférieure de la vulve. Les parties molles du bassin, fortement repoussées par les efforts que je viens de rappeler, constituent une gouttière dont la cloison recto-vaginale forme la concavité et dont la convexité répond à la peau. C'est dans cette gouttière que se loge la tête quand cette partie a franchi le détroit inférieur, et l'on voit à chaque contraction le périnée bomber en avant vers l'observateur, l'anus s'ouvrir, tiraillé dans tous les sens, les matières fécales s'échapper et la muqueuse de la paroi antérieure du rectum former un bourrelet rougeâtre à travers l'anus. Si l'on veut introduire le doigt dans l'intestin au moment d'une contraction, la chose est impossible ou très-difficile, tellement les parois sont appliquées l'une contre l'autre. C'est en examinant ces différents phénomènes que l'on se rend compte des déchirures centrales du périnée, dont nous avons eu un exemple il y a peu de temps dans notre service, et que je vous ferai connaître quand le moment viendra.

Jusqu'alors la vulve est restée fermée, mais bientôt la tête, poussée de plus en plus, après avoir parcouru la gouttière périnéale, vient s'appliquer contre cette ouverture et la dilate d'abord légèrement. Après la contraction, la tête remonte et disparaît, puis revient de nouveau à la contraction suivante et ainsi de suite, jusqu'à ce que l'orifice vulvaire étant assez ouvert permette à la partie la plus saillante de la tête, l'occiput, de s'y fixer. L'occasion reviendra de vous reparler de cette période d'expulsion, quand nous traiterons du mécanisme. Pour le moment, je tiens simplement à rectifier une erreur longtemps accréditée, à savoir que c'est par le dédoublement des grandes et des petites lèvres que la vulve acquiert des dimensions suffisantes pour se laisser traverser par la tête. Il n'en est pas ainsi; pour quiconque observe avec soin, il est facile de voir que ces replis sont simplemen rejetés de côté, et que c'est principalement aux dépens de la partie antérieure du périnée qui se distend, s'amincit et se dilate, que la vulve s'ouvre si prodigieusement pour permettre le passage de l'enfant.

Je n'entre pas ici dans le détail des lésions du périnée qui, pour certains auteurs, constituent un mode utile d'agrandissement de l'orifice vulvaire; pour un accoucheur instruit, ces lésions doivent être rares, et quand elles existent, c'est à peine si l'on peut les considérer comme ayant favorisé l'agrandissement de la vulve : je n'entends parler que de celles qui n'intéressent que la fourchette ; quant aux autres, elles constituent des accidents et des états pathologiques dont nous nous occuperons ultérieurement, et que le médecin peut et doit éviter dans le plus grand nombre des cas.

VINGT-QUATRIÈME LEÇON

DE L'ACCOUCHEMENT.

Des classifications. — Classification de Baudelocque. — Modifications apportées par Mme Lachapelle. — Classification de Nœgelé et Paul Dubois.

Messieurs,

Vous savez que l'accouchement, c'est-à-dire l'expulsion du produit de la conception hors des organes génitaux, comprend deux ordres de phénomènes bien différents : des phénomènes appelés vitaux et des phénomènes mécaniques.

J'ai eu tout récemment l'occasion de m'occuper des premiers, et j'ai successivement passé en revue les contractions utérines, les douleurs, la dilatation du col, la formation de la poche des eaux, sa rupture et tout ce qui accompagne l'écoulement du liquide amniotique. Je suis même entré dans quelques détails sur ce qui se passe du côté des organes externes. Je vous ai fait voir à l'aide de quelles modifications le plancher du bassin devenait perméable et comment les orifices, vaginal et vulvaire, finissaient par s'ouvrir au degré nécessaire. Mais à côté de ces phénomènes sur lesquels je vous ai donné d'assez longs détails, il en est d'autres d'ordre purement mécanique, et c'est d'eux que je désire vous entretenir aujourd'hui. Le problème à étudier sous ce rapport peut se formuler de la manière suivante : un corps irrégulièrement arrondi et d'un certain volume étant donné, la tête, par exemple, lui faire traverser un canal ayant une forme déterminée et des dimensions connues ; quels mouvements exécutera cette tête pendant son parcours ? Quels rapports s'établiront entre ce corps et les diverses parois du bassin ? Comment, après avoir franchi l'orifice supérieur du canal, en mesurera-t-il toute l'étendue pour s'échapper enfin par son ouverture inférieure? Le nombre des accouchements que vous avez vus ici est maintenant suffisant pour que j'aborde, avec la certitude de vous y trouver suffisamment préparés, la partie mécanique de la parturition. Mais avant d'aller plus loin, il est utile que je m'explique avec vous au sujet des classifications proposées à propos des présentations et des positions.

C'est à Solayres de Renhac que nous devons la première nomenclature régulière dont il a consigné les bases dans une dissertation intitulée : *De partu viribus maternis absoluto.* Baudelocque, son élève, adopta ses idées et reproduisit à peu près sa classification; puis vinrent Gardien, Maygrier, Capuron, Mme Boivin, Mme Lachapelle, Flamant, Velpeau, etc., qui tous voulurent avoir leur nomenclature et qui firent subir des modifications diverses à celle de Solayres qui, en définitive, est restée la base de toutes. Si vous avez lu les ouvrages publiés par ces auteurs, vous avez dû voir quelle large part on y fait à cette portion de l'étude des accouchements; je ne crains pas de dire qu'on l'a beaucoup exagérée. Ce n'est pas que je pense qu'elle soit inutile et qu'il ne faille pas s'en occuper, bien au contraire : Ce que je veux vous faire remarquer seulement, c'est que pendant longtemps, dans les ouvrages et dans les cours on lui a donné une place beaucoup trop large, et qu'en multipliant outre mesure les divisions et les subdivisions, on a souvent embrouillé ce qui peut être rendu clair et facile à retenir. Si vous prenez deux ouvrages classiques vous ne les trouverez d'accord ni sur le nombre des présentations admises, ni sur le classement des positions. La première position de l'un est la deuxième, la troisième ou la quatrième de l'autre, et bientôt il devient impossible de s'y reconnaître. On ne peut pas dire que la classification de Baudelocque soit fondée sur les faits et réponde aux exigences de la pratique : elle a eu évidemment pour base des idées purement théoriques, mais il est impossible de lui refuser le caractère scientifique très-réel qui la distingue. Aussi en voulant la modifier, les auteurs qui sont venus après n'ont-ils fait qu'apporter du trouble dans une conception harmonique et bien faite pour contenter les savants de l'époque, mais qui a le défaut d'être trop longue et d'embrasser des détails inutiles.

Je n'ai pas l'intention de passer en revue toutes les classifications proposées au point de vue du mécanisme par les différents auteurs; il en est une cependant que je désire vous faire connaître, parce qu'elle a été le point de départ de toutes les autres. Je veux parler de celle de

Baudelocque, l'illustre professeur de la Faculté de médecine, le chirurgien de la Maternité et l'auteur d'un traité d'accouchements en deux volumes, ouvrage très-remarquable pour l'époque où il parut et qui a été longtemps le guide exclusif des médecins et des élèves. (La première édition date de 1781.)

Baudelocque avait admis 23 présentations.

Il reconnaissait que l'enfant pouvait s'engager : 1° par le sommet ; 2° par les pieds ; 3° par les genoux ; 4° par les fesses. Puis venait le tronc, que cet auteur divisait en 4 régions, antérieure, postérieure et 2 latérales. Sur 3 de ces régions il avait admis 5 subdivisions et 4 pour la postérieure, ce qui faisait pour le tronc 19 présentations différentes, qui, ajoutées aux 4 premières que je vous ai indiquées précédemment, constituaient les 23 présentations fœtales. Je vous ferai observer qu'il faisait entrer dans le plan antérieur du tronc, la face, puis la partie antérieure du cou, la poitrine, l'abdomen et le pubis, c'est-à-dire la partie antérieure du bassin. Les 4 subdivisions du plan postérieur du tronc étaient : la partie postérieure de la tête, la nuque, le dos, les lombes. Enfin les régions latérales se subdivisaient en partie latérale de la tête, partie latérale du cou, épaule, partie latérale de la poitrine et la hanche.

Ne voulant pas étendre mon sujet outre mesure, je ne vous parlerai pas en détail des divisions particulières admises par d'autres auteurs ; mais j'engage ceux d'entre vous qui désireraient s'instruire sur ce sujet, à consulter les tableaux qui ont été publiés dans le premier volume du *Traité d'accouchement* de Velpeau. Ils y trouveront un résumé complet de la question.

Une des premières modifications qui fut introduite dans la nomenclature de Baudelocque, fut la séparation des présentations de la face d'avec celles du tronc. Il parut beaucoup plus naturel de la faire rentrer dans celle de la tête, qui constitua ainsi deux présentations distinctes, selon qu'elle s'engageait fléchie ou étendue. De cette subdivision résulta une présentation du sommet et une présentation de la face. De son côté, Mme Lachapelle se guidant sur une longue expérience, réforma la nomenclature de Baudelocque en ce qui concerne les présentations du tronc et les réduisit à deux, l'épaule gauche et l'épaule droite ; elle avait remarqué, en effet, que lorsque l'enfant ne se présentait ni par la tête, ni par l'extrémité pelvienne, c'était la région latérale du tronc, et l'épaule surtout, qui était en rapport avec le détroit supérieur. Quelquefois, il est vrai, le plan antérieur ou le plan postérieur correspondent un peu plus directement au détroit abdominal; mais vous verrez comment on a pu rattacher à la présentation de l'épaule ces déviations de la présentation type, qui ne modifient en rien le mécanisme de l'accouchement, et qui par conséquent n'ont pas besoin d'être maintenues comme espèces distinctes. Procéder différemment, c'est perpétuer des complications inutiles, surcharger sans profit la mémoire des élèves. Vous trouverez la justification de ce que j'avance, quand nous entrerons plus avant dans l'étude des phénomènes mécaniques de l'accouchement.

J'arrive à la nomenclature, qui est suivie dans cette clinique depuis bientôt quarante ans, et qui appartient à MM. Nægelé et Paul Dubois. Je l'ai adoptée pour ma part depuis que je me livre à l'enseignement; j'y ai souvent réfléchi et je ne vois pas quelles objections sérieuses on peut lui faire. Je n'ai pas trouvé qu'elle laissât, dans la pratique, quelque chose qu'il fût intéressant de savoir et que les autres nomenclatures fissent mieux connaître.

Dans cette nomenclature on établit trois divisions principales sur le corps de l'enfant, la tête, l'extrémité pelvienne et le tronc. La tête comprend non-seulement le crâne et la face, mais encore le cou tout entier que Baudelocque rattachait à la présentation du tronc. Pour cette portion fœtale, ainsi délimitée, deux présentations fondamentales sont admises, la face et le sommet.

Dans l'extrémité pelvienne se trouvent comprises toutes les parties de l'enfant situées au-dessous d'une ligne horizontale passant au niveau des crêtes iliaques. Cette portion volumineuse et à laquelle se rattache le bassin tout entier peut s'engager au détroit supérieur dans des conditions très-variables, tantôt par les fesses et les pieds, tantôt par les fesses seules, tantôt par les pieds, tantôt par les genoux. D'autres modes d'engagement faciles à comprendre peuvent encore s'observer, et toutes ces nuances sont rapportées à une présentation fondamentale de l'extrémité pelvienne. On peut se demander pourquoi Baudelocque, avec l'esprit qui avait présidé à ses divisions, n'avait admis que des présentations des pieds, des genoux et des fesses. En effet, on peut voir l'engagement d'un pied et d'un genou, d'un pied et des fesses, d'un genou et de ces dernières. Pourquoi exclure ces variétés si l'on établit les trois premières? Il n'y a évidemment aucune raison, et vous verrez que nous sommes beaucoup plus logiques en les réduisant toutes à une seule. Quel que soit le mode d'engagement, le mécanisme ne change pas; il n'y en a qu'un, ainsi que je vous le démontrerai bientôt.

Après avoir fait à la tête et à l'extrémité pelvienne la large part que je viens de vous dire, il ne reste plus pour la présentation du tronc qu'une portion restreinte comprenant la poitrine et une partie de l'abdomen. Déjà Mme Lachapelle, se fondant sur sa grande expérience qui lui avait appris que quand l'enfant ne se présentait ni par la tête, ni par l'extrémité pelvienne, il s'engageait presque invariablement par l'une ou l'autre épaule, avait réduit à la présentation de l'épaule gauche et de l'épaule droite toutes les présentations du tronc.

M. Paul Dubois, tout en reconnaissant ce qu'il y avait de fondé dans cette manière de voir, mais voulant rester fidèle au plan général qu'il s'était tracé et n'exclure aucune des surfaces fœtales qui peuvent correspondre au détroit supérieur, admit une division plus large. Il partagea le tronc tel que nous l'avons défini en deux moitiés latérales, le côté gauche et le côté droit, et il fit de chacune d'elles une présentation fondamentale. Ce n'est pas que chacun de ces côtés ne puisse être plus ou moins incliné, de manière à laisser atteindre soit la partie antérieure, soit la partie postérieure. Mais ce ne sont là que des nuances des deux présentations types, qui ne changent rien ou presque rien à l'accouchement quand il se termine seul, et qui ne fournissent aucune indication nouvelle pour l'exécution des opérations qui sont habituellement nécessaires.

Je reviendrai plus tard sur toutes ces particularités, et je vous donnerai la justification de ces importantes modifications ; veuillez, pour le moment, me croire sur parole et accepter avec moi que toutes les présentations peuvent être réduites à cinq. Le sommet, la face, l'extrémité pelvienne, le côté gauche et le côté droit du tronc.

Sans anticiper sur ce que j'aurai à vous dire à l'occasion de chaque présentation, laissez-moi, par un exemple, vous faire comprendre comment, avec ces cinq présentations, nous pouvons nous rendre compte de tout ce qui se rattache d'une façon véritablement utile à la partie mécanique de l'accouchement. Ainsi, dans une présentation du sommet, lorsque la tête est inclinée sur un de ses côtés, c'est toujours une présentation du sommet, mais avec un degré variable d'inclinaison. Nous appelons présentation franche celle dans laquelle la suture sagittale correspond au centre ou très-près du centre du bassin, et présentation déviée celle dans laquelle elle s'en éloigne d'une manière notable. Ces dispositions sont loin d'être rares ; mais au lieu d'en faire des présentations à part, nous les rattachons à la présentation que P. Dubois appelle fondamentale, c'est-à-dire à celle du sommet, car c'est la région de la tête qui s'offre le plus habituellement dans l'aire du détroit supérieur et s'engage dans l'excavation pelvienne. Nous n'aurons donc pas à décrire pour cette variété de la présentation du sommet un mécanisme particulier, car nous ne considérons cette inclinaison que comme un phénomène passager ; vous verrez, en effet, que pendant l'engagement la tête se redresse, et après un temps variable cette inclinaison aura presque toujours disparu ; aussi nous contenterons-nous d'ajouter dans la description du mécanisme un temps de plus (un temps de redressement).

Ainsi comprise, je ne crains pas de le dire, la partie mécanique est chose très-simple à saisir et facile à décrire, sans qu'il soit besoin de surcharger inutilement la mémoire des élèves. Mais vous seriez dans une étrange illusion si vous vous imaginiez qu'il suffit d'entendre ces choses une fois pour les savoir ; il faut vous exercer sur le mannequin, répéter ce que je vous démontre ici, et vous comprendrez alors combien est simple cette partie de l'obstétrique. Ceux d'entre vous qui désirent être plus amplement renseignés pourront consulter les ouvrages de Baudelocque et de Mme Lachapelle, et les traités qui, publiés depuis 1839, ont reproduit les idées de M. P. Dubois.

Jusqu'à présent je me suis exclusivement occupé des présentations, c'est-à-dire des divers modes d'engagement de l'enfant à travers le détroit supérieur ; mais cette constatation, qui est déjà d'une importance capitale, ne répond pas suffisamment à tous les besoins de la pratique, il faut aller plus loin et déterminer quels sont les rapports de la partie qui se présente avec les divers points du bassin. C'est en le faisant qu'on établit ce qu'on appelle la position, et c'est surtout au toucher et à l'auscultation qu'il faut demander cette solution.

Prenons un exemple pour bien fixer le sens qu'il faut attacher à ces deux mots (présentation et position). Quand on touche une femme et que les caractères du sommet sont bien appréciés, on dit qu'il y a une présentation de cette région ; quand, poursuivant les recherches et précisant davantage, on s'assure des rapports de la fontanelle postérieure ou de l'antérieure avec tel ou tel point de l'enceinte pelvienne, on établit de quelle manière le sommet, déjà reconnu, descend dans l'excavation et quels diamètres de la tête sont dans la direction de certains diamètres du bassin. C'est ce qu'on appelle position de la partie qui se présente. Les auteurs ont été aussi prodigues dans leurs classifications pour les positions, qu'ils l'avaient été pour les présentations. Ainsi Baudelocque qui admettait 23 présentations, reconnaissait pour chacune d'elles un certain nombre de positions et arrivait ainsi au chiffre véritablement effrayant de 94. Je ne vous parlerai que de la nomenclature de cet auteur, vous renvoyant aux ouvrages de Gardien, Capuron, Mme Lachapelle, etc., comme je l'ai déjà fait à l'égard des présentations, pour que vous puissiez étudier les modifications apportées au chiffre des positions admises par Baudelocque.

Pour le sommet, Baudelocque admettait 6 positions; dans la première l'occiput était en avant et à gauche; dans la seconde, il était en avant et à droite; dans la troisième, directement en avant; dans la quatrième, en arrière et à droite; dans la cinquième, en arrière et à gauche; enfin dans la sixième, directement en arrière. Dans l'esprit de Baudelocque cette classification n'était pas arbitraire; elle n'était pas, il est vrai, fondée sur la fréquence relative de ces diverses situations de la tête, mais elle avait pour base une théorie qui a été admise pendant longtemps, mais qui est complétement fausse. Aujourd'hui que cette manière de voir est tout à fait abandonnée, on ne comprend plus les raisons qui avaient conduit Baudelocque dans sa classification des positions. Il ne sera pas inutile que j'entre dans quelques détails à cet égard en vous exposant les idées qui avaient cours à l'époque où Baudelocque vivait et où il était, il faut bien le dire, le grand maître de l'art obstétrical.

Tout son système reposait sur la configuration de l'excavation pelvienne. Il divisait la cavité du bassin par deux lignes perpendiculaires l'une à l'autre, la première dirigée d'avant en arrière et la seconde transversalement. L'excavation se trouvait ainsi partagée en quatre quarts, deux antérieurs et deux postérieurs; c'est ce qu'on appelait les plans inclinés du bassin. Vous trouverez toute cette description longuement reproduite dans l'ouvrage de Velpeau, qui cependant n'est pas bien vieux, puisqu'il date de 1835. En étudiant ces plans inclinés on était conduit à ce résultat, que les deux plans inclinés antérieurs avaient une certaine direction oblique de dehors en dedans et d'arrière en avant, et l'on disait que quand l'occiput se trouvait en rapport avec un de ces plans, le gauche, par exemple, comme cela a lieu le plus souvent, il n'y avait rien d'étonnant à ce que cet occiput se tournât en avant, la direction du plan conduisant la tête dans ce sens-là. De même, quand la tête était en rapport avec le plan antérieur droit, elle devait tourner en avant suivant la direction de ce plan incliné. Mais quand l'occiput était en rapport avec l'un des plans inclinés postérieurs qui ont une direction en sens inverse, c'est-à-dire d'avant en arrière et de dehors en dedans, la tête, d'après la même théorie, devait tourner en sens inverse, et l'occiput se porter dans la courbure du sacrum pour sortir en arrière. C'est ainsi que sous l'influence d'une idée préconçue on ignora longtemps le véritable mouvement que décrit la tête dans les positions postérieures : Baudelocque, Capuron et Mme Lachapelle même qui apporta de si utiles modifications dans la nomenclature de son maître, expliquèrent et professèrent que quand l'occiput était en arrière, il tournait dans la cavité du sacrum pour se dégager à la commissure inférieure de la vulve. Il fut nécessaire que des hommes expérimentés et qui voulurent savoir par eux-mêmes à quoi s'en tenir sur ce qui se passait dans ces différents cas, vinssent rompre avec de vieilles traditions fortement enracinées, et il ne fallut rien moins que l'autorité de leur parole pour faire repousser l'erreur de leurs devanciers et faire accepter la vérité. C'est à Naegelé et à P. Dubois que revient l'honneur d'avoir fait connaître que quand l'occiput était en arrière, soit à droite, soit à gauche, il ne restait pas dans cette direction, mais revenait en avant, et qu'au moment du dégagement de la tête on le trouvait sous la symphyse pubienne. L'erreur de Baudelocque fut partagée par son école, et les statistiques de Mme Lachapelle nous en donnent une preuve manifeste. Ainsi, sur 14600 accouchements elle a noté 284 positions occipito-iliaques droites antérieures et seulement 112 positions iliaques droites postérieures, ce qui est absolument contraire à la réalité. M. Dubois, alors qu'il était chirurgien de la Maternité, a publié dans le *Journal des connaissances médico-chirurgicales* une statistique bien moins étendue, mais qui a le mérite d'avoir été faite par lui et qui ne comprend que des femmes qu'il a pu toucher au début du travail et chez lesquelles il a vu l'accouchement se terminer. Elle repose sur 2022 accouchements, parmi lesquels il a observé 1367 fois l'occiput en avant et à gauche (c'est en effet la position la plus commune), et il a trouvé l'occiput à droite et en arrière 546 fois. La statistique des accouchements qui se sont faits dans cet hôpital et qui comprend vingt années, du 1er janvier 1852 au 1er janvier 1873 (l'année 1853 manquant complétement), donne sur 16233 accouchements, 11406 présentations du sommet, l'occiput en avant et à gauche, et 2009 cas où l'occiput était en arrière et à droite. Vous voyez quelle différence existe entre les proportions des positions postérieures et antérieures dans ces statistiques et celle de Mme Lachapelle. Cela dépend de ce que partant d'une idée préconçue, on s'était contenté d'une explication absolument inexacte, en admet-

tant que la tête tournait dans un sens qui était déterminé par la
direction des plans inclinés. A M. P. Dubois, surtout, revient le mérite
d'avoir démontré qu'il n'en est pas ainsi ; mais outre que l'observation
est venue établir l'erreur de cette théorie, il ne faut pas oublier
qu'on ne saurait comparer le bassin de la femme, au moment de l'accouchement, au bassin à l'état sec. L'enceinte pelvienne est doublée de
parties molles, il y a de plus le vagin et le segment inférieur de la
matrice qui modifient sensiblement la forme de la cavité osseuse, si
bien que les régions des plans inclinés ont un aspect tout différent que
sur le squelette. Plus tard, quand nous étudierons le mécanisme de
l'accouchement dans les présentations du sommet, je vous indiquerai
d'autres particularités qui contredisent encore la théorie des plans
inclinés.

Au lieu des six positions que Baudelocque admettait dans sa nomenclature pour la présentation du sommet, nous n'en conservons
que deux dans la nôtre, et au lieu de diviser le bassin transversalement
pour avoir une moitié antérieure et une moitié postérieure, nous le
supposons séparé en deux parties latérales par un plan antéro-postérieur, ce qui nous donne une moitié gauche et une moitié droite. Les
partisans de cette nomenclature ont été conduits à procéder de la
sorte, en se fondant sur la marche de la tête ; en effet, ce n'est pas
parce que l'occiput est en avant et à gauche, ou en avant et à droite,
qu'il se porte derrière la symphise pelvienne à la fin du travail. Il y
revient tout aussi bien quand il est en arrière, et dans les deux cas
le mécanisme diffère bien peu. Quand le sommet se présente, l'occiput
est le plus habituellement en avant et à gauche ; il peut être quelquefois en arrière et à gauche ou en rapport avec un des points quel-
conques de la moitié gauche du bassin ; dans tous ces cas il tournera
pour se porter en avant ; seulement s'il est fortement en arrière, la
tête décrira un mouvement de rotation très-étendu ; s'il est plus près
de la partie antérieure le mouvement de rotation sera moindre ; s'il
était tout à fait en avant au début du travail, la tête n'aura pas besoin
de tourner. Tout se borne à une différence dans l'étendue du mouvement de rotation ou à sa suppression.

Maintenant, les choses se passent-elles toujours ainsi, et ne peut-il
arriver que l'occiput, étant en arrière, conserve cette situation ? Certainement cela peut s'observer dans quelques cas rares, mais cela ne
détruit pas ce que nous avons établi comme règle générale, et n'exige
pas qu'on maintienne les positions multiples admises par Baudelocque.

Le même auteur avait porté à quatre le nombre des positions de la face, et il avait pris le menton pour point de repère. Quand il correspondait en arrière à l'angle sacro-vertébral, c'était sa première position ; dans la seconde, le menton était en avant derrière le pubis ; dans la troisième, il était en rapport avec l'extrémité droite du diamètre transverse et avec l'extrémité gauche dans la quatrième.

Pour le tronc, il avait également établi quatre positions qui répondaient aux mêmes parties du bassin. C'est la tête qui servait de point de repère. Dans la première position, la tête était en avant au-dessus des pubis ; dans la deuxième, elle était en arrière au-dessus de l'angle sacro-vertébral ; dans la troisième, elle était dans la fosse iliaque gauche, enfin dans la quatrième, elle était dans la fosse iliaque droite, c'est-à-dire en rapport avec l'une des deux extrémités du diamètre antéro-postérieur ou transverse. Cette classification est la même que pour les présentations de la face, ce qui était naturel, puisque dans la nomenclature de Baudelocque, la face n'est qu'une variété des présentations appartenant au plan antérieur.

Pour la présentation des pieds, il y avait encore quatre positions. Les talons étaient le point de ralliement : Première position, talons en avant et à gauche ; deuxième, talons en avant et à droite ; troisième, talons directement en avant ; quatrième, talons directement en arrière. Pour les genoux, les tibias servaient de point de repère, et l'on avait : première position, tibias en avant et à gauche ; seconde, tibias en avant et à droite ; troisième, tibias directement en avant ; quatrième, tibias directement en arrière. Pour les fesses, c'est la partie postérieure du bassin, le sacrum, qui servait au classement : Dans la première position, sacrum en avant et à à gauche ; dans la deuxième, sacrum en avant et à droite ; dans la troisième, sacrum directement en avant ; quatrième, sacrum directement en arrière.

Ainsi se trouvent constituées les 94 positions qui appartiennent à la nomenclature de Baudelocque ; elles sont réparties de la manière suivante :

6 pour le sommet.

4 pour les pieds.

4 pour les genoux.

4 pour les fesses.

Et 76 pour le tronc, puisqu'il y a quatre positions pour chacune des dix-neuf présentations.

Capuron, qui avait été frappé de l'inutilité d'un aussi grand nombre de positions, en avait déjà diminué le chiffre. Il admettait toutes les présentations de Baudelocque, sans en conserver les positions. Ainsi, pour le sommet, il n'avait établi que quatre positions : la première, quand l'occiput était placé derrière la cavité cotyloïde gauche ; la deuxième, quand l'occiput répondait à la cavité cotyloïde droite ; la troisième, quand l'occiput correspondait à la symphise sacro-iliaque droite, et la quatrième, quand il était en rapport avec la symphyse sacro-iliaque gauche. Il avait établi les mêmes divisions pour les présentations des genoux, des fesses, des pieds et du tronc.

Mme Lachapelle avait également introduit une modification à la classification de Baudelocque. Comme son maître, elle admet six positions pour le sommet, mais ce ne sont pas les mêmes. Ainsi, dans la première, l'occiput est à gauche et en avant ; dans la deuxième, il est à droite et en avant ; dans la troisième, à droite et en arrière ; dans la quatrième, à gauche et en arrière ; dans la cinquième, à gauche transversalement ; et dans la sixième, à droite transversalement. Pourquoi cette innovation ? Je n'en sais rien ; certainement elle n'est pas fondée sur l'observation, ni sur la fréquence des rapports de l'occiput avec le diamètre transversal du bassin.

Dans la nomenclature que nous adoptons ici, nous n'admettons que deux positions fondamentales pour chacune des cinq présentations. Ce qui ne fait par conséquent que dix positions au lieu de quatre-vingt-quatorze que comprend celle dont je vous ai parlé. Je vous démontrerai qu'à ces dix positions principales nous pouvons rattacher toutes les variétés qui ont été admises, et même d'autres encore qu'on pourrait supposer. Vous verrez que malgré cette réduction nous sommes plus larges que nos devanciers, et que nous avons cependant le mérite de simplifier énormément l'étude du mécanisme.

Nous supposons le bassin partagé en deux moitiés latérales, et nous adoptons à peu près les mêmes points de repère que Baudelocque, Capuron et les autres auteurs : pour la tête, c'est l'occiput ; pour la face, le menton ou le front ; l'un ou l'autre peut être choisi, mais nous préférons le front ; pour l'extrémité pelvienne, la partie postérieure du bassin, c'est-à-dire le sacrum, et pour les deux présentations du tronc, la tête. L'un ou l'autre de ces points se trouvera en rapport avec le côté gauche ou le côté droit du bassin, tantôt plus avant, tantôt plus en arrière, mais nous ne verrons là que des nuances peu importantes et qui ne demandent pas qu'on multiplie les descriptions de mécanisme.

Quant aux positions antérieure et postérieure dans lesquelles l'occiput, par exemple, se trouverait au-dessus de la symphyse des pubis, c'est-à-dire directement en avant, ou bien en rapport avec l'angle sacro-vertébral, c'est-à-dire directement en arrière, nous ne les rejetons pas absolument; ce sont des positions intermédiaires à celles que je viens d'établir précédemment; mais ces deux positions directes que Solayres et Baudelocque admettaient sont, en réalité, extrêmement rares; pour ma part je ne les ai jamais rencontrées au début du travail. Un peu plus tard, il est vrai, la tête peut occuper cette situation; mais presque toujours alors le travail commencé depuis quelque temps a déjà imprimé des mouvements à la tête; or, dans le classement des positions on n'a en vue que les rapports qui se constatent tout à fait au début du travail et avant que celui-ci ait pu modifier ces rapports. Cependant, il n'est pas impossible, et quelques auteurs croient l'avoir constaté, que l'on rencontre une position pubienne ou une position sacrée au début du travail, mais ce sont là des exceptions tellement rares, qu'il ne faut pas s'y attacher outre mesure et leur sacrifier une nomenclature simple, facile à comprendre, et qui d'ailleurs ne les exclut pas absolument. .

Il résulte de ce qui précède, que dans la nomenclature que je vous expose, on reconnaît, pour la présentation du sommet, deux positions types, une première ou occipito-latérale gauche, quand l'occiput est en rapport avec l'un des points de la moitié gauche du bassin; et une seconde ou occipito-latérale droite, quand, au contraire, l'occiput se trouve dirigé vers l'un des points de la moitié droite du pelvis.

Il en est de même pour toutes les autres présentations. Pour la face, je vous ai dit qu'on prenait ordinairement le menton pour point de ralliement, mais que, quant à moi, je préférais le front, parce que cela laisse dans la nomenclature une régularité plus complète : en effet, pour les présentations du sommet, la première position est par ordre de fréquence occipito-latérale gauche, et la seconde occipito-latérale droite. Dans les présentations de la face, si l'on prend le menton comme point de repère, on sera obligé de dire, en suivant toujours l'ordre de fréquence, première position mento-latérale droite, seconde mento-latérale gauche. Si, au contraire, on prend le front, on dira première position, fronto-latérale gauche, et seconde, fronto latérale droite; de cette façon, la première position correspond toujours à la moitié gauche du bassin, et la deuxième à la moitié droite. Comme pour les présentations du sommet, le front pourra être un peu plus en avant ou un peu plus en arrière, et l'on exprime ces nuances en di-

sant fronto-latérale gauche ou droite, antérieure, postérieure ou latérale, ce sera toujours une première ou une seconde position, variété
antérieure, variété postérieure et même transversale. On peut encore
comprendre des divisions intermédiaires, de telle sorte qu'il n'est pas
un point du bassin, quelque petit qu'on le suppose, qui ne rentre
dans notre classification.

Pour l'extrémité pelvienne, le point de ralliement est le sacrum.
Quand les pieds s'avancent les premiers, on ne peut pas, il est vrai,
toucher directement cette partie du bassin de l'enfant, mais on atteint
les talons et l'on sait par leur direction de quel côté se trouve le dos ;
j'en dirai de même quand ce sont les genoux qui se présentent ; la
situation des tibias nous indique encore de quel côté est tourné le
sacrum. Enfin, quand les fesses s'engagent seules, on touche le sacrum
directement, et l'on ne saurait avoir de doute sur les rapports de
cette partie. Quand le sacrum est tourné du côté gauche du bassin,
ce qui se rencontre un peu plus fréquemment, on dit première position de l'extrémité pelvienne ou sacro-latérale gauche ; la deuxième
position ou sacro-latérale droite, au contraire, est celle dans laquelle
le dos est tourné du côté droit. Il y a, en outre, comme pour
les autres présentations, des variétés antérieures, postérieures ou
transversales.

Vous vous rappelez que nous avons compris sous le nom générique
d'extrémité pelvienne toute la partie de l'enfant située au-dessous des
crêtes iliaques ; quel que soit le mode d'engagement de ces diverses
parties, d'une manière générale, nous appelons cela une présentation
de l'extrémité pelvienne. Ainsi, que ce soient les pieds, les genoux,
les fesses seules ou accompagnées des pieds, nous disons toujours
présentation de l'extrémité pelvienne avec engagement de telle ou
telle partie, parce que le mécanisme de l'accouchement est identique dans chacun des cas : ce n'est pas, en effet, pour les pieds ou
pour les jambes qu'il y aura des mouvements particuliers ; c'est à
l'occasion du bassin seulement, qui est la première partie un peu volumineuse, et qui peut avoir besoin de se placer dans une direction
spéciale pour éviter certaines difficultés, qu'on verra le tronc exécuter
les mouvements spéciaux qui constituent, en définitive, ce qu'on
appelle le mécanisme. Au point de vue de ce mécanisme, nous sommes
autorisés à n'admettre qu'une seule présentation fondamentale, puisque rien de particulier ne se passe ni pour les pieds ni pour les genoux. Cette réduction première nous conduit à ne conserver que deux

positions principales, la sacro-latérale gauche et la sacro-latérale droite, reconnues directement quand on touche le sacrum, ou indiquées par la direction des tibias ou du calcanéum; comme pour la face et le sommet, ces deux positions comportent de nombreuses variétés.

Quant au classement des positions dans les présentations de l'épaule, c'est la tête de l'enfant qui sert de point de ralliement, et suivant qu'elle est en rapport avec la moitié gauche du bassin ou avec la moitié droite, on dit première ou céphalo-latérale gauche, et seconde ou céphalo-latérale droite. On admet également des variétés antérieures, postérieures, transversales et intermédiaires, mais dans cette présentation ces nuances n'ont pas beaucoup d'importance.

Vous voyez, en résumé, que la classification relative aux positions qui est suivie dans cette clinique depuis plus de quarante ans est bien simple, et nous pouvons la résumer en quelques mots : Quelle que soit la présentation, sommet, face, extrémité pelvienne ou épaule, le point de repère choisi pour chacune d'elles, occiput, front, sacrum ou tête, sera dans la première position, tourné vers l'un des points de la moitié gauche du bassin, et l'on aura occipito, fronto, sacro ou céphalo-latérale gauche avec des variétés antérieures, postérieures ou transversales; de même, dans la seconde position, ces mêmes points de repère seront dirigés vers l'un des points de la moitié latérale droite et l'on aura occipito, fronto, sacro ou céphalo-latérale droite, toujours avec des variétés antérieures, postérieures ou transversales.

Après ces préliminaires indispensables, il me reste à vous faire connaître le mécanisme de l'accouchement dans les différentes présentations que nous avons admises et dans les positions qui se rapportent à chacune d'elles. Nous commencerons par la présentation du sommet.

VINGT-CINQUIÈME LEÇON

DE L'ACCOUCHEMENT

PRÉSENTATIONS DU SOMMET.

Causes. — Diagnostic et mécanisme. — Pronostic.

MESSIEURS,

Je vais commencer l'étude du mécanisme de l'accouchement dans la présentation la plus fréquente, celle du sommet de la tête. D'après une statistique de M. Dubois, sur 2022 accouchements, il y a eu 1913 présentations du sommet. Dans une autre statistique qui comprend 15 579 accouchements, on a noté 14 644 présentations de cette même partie. Cette vérité n'a d'ailleurs jamais été méconnue; on a même, à une autre époque, considéré la présentation du sommet comme la seule naturelle : aujourd'hui, une pareille proposition nous paraîtrait empreinte d'une véritable exagération, ainsi que vous pourrez vous en convaincre dans ce qui va suivre.

Je joins à ces statistiques le relevé des accouchements qui ont été faits à la Clinique dans un espace de vingt années. Ce tableau comprend 16 613 accouchements parmi lesquels on a noté 480 cas où la présentation et la position étaient inconnues. Ces cas se rapportent à des fausses couches des premiers mois de la grossesse, à des femmes accouchées en ville et entrées à l'hôpital pour la délivrance, à des femmes ayant subi, avant leur arrivée dans cette maison, des manœuvres qui ont pu modifier complétement la situation du fœtus, etc... En résumé, sur les 16 233 accouchements qui entrent dans cette statistique, on en remarque 15 119 dans lesquels l'enfant s'est présenté par le sommet.

PRÉSENTATIONS DU SOMMET (1).

ANNÉES.	NOMBRE TOTAL des accouchements.	NOMBRE des accouchements pour lesquels la présentation et la position sont inconnues.	DIFFÉRENCE.	POSITION OCCIPITO-LATÉRALE GAUCHE. Variété antérieure.	Variété postérieure.	POSITION OCCIPITO-LATÉRALE DROITE. Variété antérieure.	Variété postérieure.	Variété inconnue.	POSITIONS inconnues.
1852	1 248	39	1 209	885	14	18	97	30	78
1854	1 011	67	944	659	6	41	104	32	58
1855	1 264	35	1 229	874	16	67	118	27	49
1856	635	10	625	442	11	46	61	4	12
1857	759	12	747	524	6	16	103	3	42
1858	735	11	724	489	2	28	105	16	33
1859	943	15	928	647	7	42	97	13	51
1860	915	28	887	635	11	62	79	4	50
1861	886	27	859	572	13	30	104	5	57
1862	785	17	768	533	8	28	99	6	44
1863	761	12	749	524	10	26	83	4	51
1864	815	10	805	603	6	15	81	3	43
1865	864	12	852	615	9	25	109	1	38
1866	764	23	741	537	7	7	88	3	57
1867	809	19	790	551	11	28	86	3	41
1868	753	12	741	510	7	18	137	2	29
1869	832	7	825	551	6	9	165	3	29
1870	652	5	647	453	2	9	116	1	33
1871	569	9	560	392	3	15	82	»	23
1872	613	10	603	410	7	8	95	2	24
Total général . .	16 613	380	16 233	11 406	162	538	2009	162	842

Soit 100 présentations du sommet sur 107 accouchements.
Soit 100 positions latérales gauches, variété antérieure, sur 125 près du sommet, positions connues.
Soit 1 — — postérieure, sur 88
Soit 1 — droites, — antérieure, sur 26
Soit 1 — — postérieure, sur 7

(1) Ce tableau comprend le relevé des accouchements qui se sont faits dans cet hôpital dans vingt années (du 1er janvier 1852 au 1er janvier 1873. (Les bulletins de l'année 1853 ont été égarés.)

Causes. — On s'est naturellement préoccupé de rechercher la cause de cette grande fréquence, mais sur cette question les opinions ont été très-controversées. On a d'abord invoqué les lois de la pesanteur, en disant que la tête était la partie la plus lourde du fœtus, et que l'enfant nageant dans une poche pleine de liquide, elle devait naturellement se porter en bas. M. Dubois a combattu cette manière de voir, et pour montrer combien elle était peu fondée, il fit l'expérience suivante : il prit des enfants nouveau-nés et les plongea dans une baignoire pleine d'eau en les suspendant par le cordon ombilical, puis il les abandonna à leur propre poids. Si la théorie de la pesanteur eût été vraie, la tête aurait dû arriver la première au fond de la baignoire ; il n'en fut rien, et l'on remarqua au contraire que le corps des fœtus descendait à peu près horizontalement, et que le dos ou l'une des épaules étaient les parties qui touchaient les premières le fond du réservoir.

D'autres ont dit : Ce n'est pas seulement parce que la tête est la partie la plus lourde, qu'elle est en bas, mais aussi parce que le cordon ombilical s'attachant plus près de l'extrémité pelvienne que de l'extrémité céphalique, il en résulte que l'enfant est partagé en deux moitiés inégales par cette insertion du cordon, et que la partie supérieure étant plus considérable se trouve nécessairement la plus lourde, et conséquemment maintenue dans la partie la plus déclive de l'œuf. M. Dubois répondit à cette objection, que le fœtus n'était pas suspendu par le cordon ombilical, que cela pouvait tout au plus être admis pour les deux premiers mois, mais qu'à partir du troisième le cordon était déjà plus long que le diamètre vertical du fœtus ; il opposait encore ce qui se passe dans certaines espèces animales qui vivent à côté de nous et chez lesquelles nous pouvons étudier la gestation et la parturition. Or, chez les animaux domestiques, comme dans l'espèce humaine, on remarque que c'est la tête qui sort la première dans le plus grand nombre des cas, et cependant chez eux, à la fin de la gestation, le fond de la matrice est la partie la plus déclive ; vous avez tous pu voir, en effet, que le ventre de la chienne près de mettre bas, c'est-à-dire le fond de la matrice, touche presque le sol, tandis que le col de cet organe, c'est-à-dire l'ouverture par laquelle le petit doit s'engager, est plus élevée, car elle a des rapports avec le bassin qui ne lui permettent pas de se déplacer.

D'autres ont cru que la présentation se rattachait au développement particulier de l'utérus pendant la grossesse ; on a admis que, dans quelques cas, le segment inférieur ne concourait que très-tard à l'ampliation de la cavité utérine, et l'on a vu dans cette disposition une cause qui devait retenir la tête dans la partie supérieure ; dans les cas contraires, elle devait se loger plus facilement en bas. De là viendraient les présentations de la tête ou de l'extrémité pelvienne. J'aurai à m'occuper de l'irrégularité du développement de la matrice en vous parlant des hémorrhagies qui se lient à l'insertion vicieuse du placenta sur le col, et je vous montrerai comment elle agit pour aider au décollement de cet organe. Mais l'influence de cette irrégularité de développement est loin d'être démontrée en ce qui concerne les présentations. C'est théoriquement qu'on la fait intervenir, et pour l'admettre il faudrait qu'un grand nombre d'autopsies faites aux différents termes de la grossesse eussent confirmé cette vue de l'esprit ; or cette démonstration est encore à donner.

M. Dubois, après avoir repoussé l'action de la pesanteur, a proposé une autre théorie qui n'est pas plus concluante, il faut bien en convenir ; il invoquait ce qu'il appelait les déterminations instinctives de l'enfant. Quelques auteurs depuis se sont un peu égayés sur cette explication qu'ils ont trouvée presque naïve, quoique au fond elle ne soit pas plus ridicule que bien d'autres. L'illustre professeur de clinique disait : « Il est incontestable qu'un certain nombre de lois générales président à la reproduction de l'espèce ; parmi ces lois, il en est que j'appelle les déterminations instinctives de l'enfant. On ne saurait nier, en effet, que ces instincts existent avant la naissance et qu'ils se révèlent dès qu'elle est effectuée. N'est-il pas singulier de voir l'enfant comme le petit de l'animal se livrer, dès qu'il est né, à des mouvements qui le portent à chercher autour de lui le mamelon qu'il sait saisir d'une certaine façon pour en extraire le liquide qui doit le nourrir ? » Partant de ce point de départ, M. Dubois pensait qu'en vertu d'une autre loi générale, analogue à celle qui préside à cet instinct, l'enfant parvenait, par de petits mouvements, à placer sa tête en bas pour que la fonction qui doit s'accomplir à la fin de la grossesse eût lieu dans les conditions les plus favorables. C'est là, je le répète, une simple vue de l'esprit dont la démonstration est impossible à donner ; en résumé, j'aurais peut-être mieux fait de vous dire dès le début que la cause de la présentation du sommet nous était inconnue, mais j'ai préféré vous faire connaître quelques-unes des théories proposées par les auteurs qui ont trouvé cette question intéressante à étudier.

Diagnostic. — Il ne saurait être question ici que du diagnostic à la fin de la grossesse. Avant les derniers mois de la gestation, la chose est souvent impossible ; la mobilité du fœtus, son petit volume, la profondeur à laquelle est situé l'utérus dans l'abdomen, etc., sont autant de causes qui empêchent de reconnaître la situation de l'enfant dans les quatre, cinq ou six premiers mois. A partir du sixième, au contraire, et jusqu'à la fin de la grossesse, il devient de plus en plus facile de reconnaître la tête fœtale reposant sur le segment inférieur de la matrice. Pour le moment, je ne m'occuperai du diagnostic de la présentation du sommet que lorsque la femme est à terme ou près du terme, quand le travail a commencé ou que l'accouchement est proche, et ce que je vais dire s'applique à la période comprise entre le septième et la fin du neuvième mois.

Si vous vous rappelez ce que vous avez pu constater ici un grand nombre de fois quand vous pratiquez le toucher sur les femmes enceintes qui viennent accoucher chez nous et qui, vous le savez, ont pour la plupart dépassé le huitième mois, vous devez vous souvenir qu'en introduisant le doigt vous avez rencontré une grosse tumeur remplissant presque complétement l'excavation pelvienne dans sa partie supérieure : cela veut dire que vous avez trouvé une grande partie de la tête déjà engagée dans le bassin. Ce n'est pas là un phénomène anormal, c'est au contraire la règle ; je me suis déjà expliqué à cet égard quand je vous ai retracé l'histoire de la grossesse ; mais cette tumeur lisse, dure et arrondie, et qui n'est autre que la tête, vous ne la touchez pas directement, elle est recouverte par la matrice, par les parois du vagin, et les caractères du sommet, c'est-à-dire les sutures et les fontanelles, ne se distinguent que très-rarement à travers les parties molles qui le recouvrent. Quand on les sent, on peut dire qu'on à affaire à cette partie de la tête ; mais comme dans le plus grand nombre des cas il est impossible de les constater, il faut se tenir sur ses gardes, car il arrive quelquefois que l'extrémité pelvienne s'engageant la première, le siége étant un peu incliné, on peut, en touchant une partie arrondie, croire reconnaître le sommet quand le doigt n'arrive en réalité que sur la partie postérieure du sacrum. Cependant, il faut bien l'avouer, ces cas sont très-rares, et quand nous parlerons des présentations de l'extrémité pelvienne, je vous dirai qu'avant le travail et même au début, on n'atteint pas ou l'on n'atteint que très-difficilement la partie qui se présente ; aussi est-on fondé habituellement à regarder la présence d'une tumeur lisse et arrondie qui remplit plus ou moins l'excavation pelvienne, dans cette dernière période de la gestation, comme un signe ayant une grande valeur pour le diagnostic de la présentation de l'extrémité céphalique fléchie. Dans ces cas, il vous arrivera souvent d'être consultés par des femmes qui se plaindront d'un poids constant sur le fondement, de tiraillements dans les aines, d'envies fréquentes d'uriner, de besoins infructueux d'aller à la selle, etc., et vous reconnaîtrez que toutes ces incommodités sont occasionnées par la tête profondément engagée et qui peut même reposer déjà sur le plancher du bassin.

Mais si, en touchant une femme à la fin de sa grossesse, vous ne trouvez rien dans l'excavation; si, glissant votre doigt derrière la symphyse des pubis, vous n'atteignez pas la partie fœtale qui se présente, cela veut-il dire que ce ne sera pas la tête qui s'engagera la première ? Évidemment non; il y a des cas où celle-ci reste élevée et ne descend que lorsque le travail se déclare, quand la matrice s'est débarrassée d'une certaine quantité de liquide et quand le fœtus est poussé plus directement vers le détroit supérieur. Il y a aussi d'autres raisons qui expliquent cet engagement tardif, par exemple quand il existe un vice de conformation du bassin; mais, dans ces cas, nous avons d'autres moyens de constater que la tête, tout en ne s'engageant pas, n'en est pas moins dans le voisinage du détroit supérieur, et que c'est bien réellement cette extrémité qui occupe le point le plus déclive.

Maintenant supposons le travail commencé : le col, d'abord long, s'est effacé, et il n'y a plus qu'un anneau entr'ouvert qui permet l'introduction du doigt. Vous arriverez alors presque directement sur la tête, seulement vous en serez encore séparés par les membranes qui ne sont pas rompues, et si vous voulez bien l'explorer, il faudra profiter de l'intervalle qui sépare les contractions, parce qu'alors les membranes ne se tendant plus, sont assez minces pour vous permettre de reconnaître les sutures et les fontanelles. Je n'ai pas ici à vous expliquer longuement ce que l'on entend par ces mots; je suppose qu'avant d'étudier la pratique des accouchements vous vous êtes occupés d'anatomie obstétricale, et vous devez savoir que la tête de l'enfant est composée d'un certain nombre d'os qui ne sont pas encore soudés, et qu'entre ces os il y a des espaces membraneux qu'on appelle sutures et fontanelles. Les sutures sont ceux de ces espaces qui sont longs, étroits, linéaires et qui ont une grande étendue comme celui qui existe entre le bord postérieur des pariétaux et le bord supérieur de l'occipital. Les fontanelles sont des espaces membraneux, larges et courts, qui existent à la rencontre de certaines sutures et en particulier des sutures sagittale, coronale et lambdoïde. C'est par la constatation de ces caractères sur une tumeur dure et arrondie que vous reconnaîtrez la présentation de la tête, seulement il est nécessaire d'ajouter que, chez la femme qui accouche, les fontanelles et les sutures ne se présentent pas avec les dispositions qu'on leur trouve quand on les étudie sur une tête d'enfant à l'état de squelette, ou qu'on l'examine quelque temps après la naissance. Dans son passage à travers le bassin, la tête est soumise à une compression plus ou moins grande, et sous son influence les os chevauchent les uns sur les autres, ce qui change les dispositions anatomiques de ces fontanelles et de ces sutures : par exemple, pour la suture sagittale, une de celles qu'on touche le plus communément, le bord de l'un des pariétaux passe presque toujours par-dessus l'autre; et si vous cherchez un espace membraneux, vous ne le trouverez pas; mais vous rencontrerez quelque chose qui vous en indiquera la place, c'est-à-dire le bord un peu rugueux et saillant de l'un des pariétaux. Si vous suivez ce bord dans toute sa longueur, vous sentez un autre os qui passe en dessous, et vous arrivez à une fontanelle, l'antérieure ou la postérieure. Nous reviendrons plus tard sur le diagnostic de la position qui s'établit justement à l'aide de ces fontanelles et de ces sutures; pour le moment, je ne m'occupe que du diagnostic de la présentation ; mais, pour terminer ce que je veux vous dire et ce que vous devez savoir au point de vue de la disposition de la tête de l'enfant dans son passage à travers le bassin, permettez-moi d'ajouter quelques mots. Vous n'ignorez pas qu'en général la fontanelle antérieure est plus large que la fontanelle postérieure : la première est quadrangulaire, l'autre est de forme presque triangulaire. Cependant il y a des fontanelles antérieures plus petites que les postérieures ; il y a des têtes d'enfant où, sur le trajet de certaines sutures et de la suture sagittale en particulier, on trouve ce qu'on appelle des fontanelles surnuméraires, c'est-à-dire des espaces membraneux qui ne devraient pas exister; il y a même des cas où l'on trouve ces fontanelles surnuméraires sur la surface des os, par exemple sur le pariétal, sur le coronal et même sur l'occipital : j'ai dans ma collection un squelette d'enfant sur la tête duquel on voit un grand nombre de ces espaces membraneux, comme si l'on y avait placé une série de couronnes de trépan. Aussi, pour être bien sûr qu'on touche une fontanelle, ne faut-il pas s'en tenir à la sensation que donne sous le doigt l'espace membraneux; il faut encore rechercher les sutures qui aboutissent aux fontanelles. Pour reconnaître la fontanelle antérieure, il faut constater les deux origines ou les deux terminaisons de la suture fronto-pariétale et de la suture sagittale qui va de la racine du nez jusqu'à la fontanelle postérieure, tandis que pour la fontanelle postérieure il n'y a que trois branches de sutures, l'origine de la suture sagittale d'une part, et les deux branches de la suture lambdoïde, formées par le bord supérieur de l'occipital et les bords postérieurs des deux pariétaux. Le plus souvent l'occipital s'enfonçant sous les pariétaux, la suture lambdoïde n'est indiquée que par les bords saillants des pariétaux qui passent au-dessus du bord occipital. Il était utile d'appeler votre attention sur ces modifications que la compression de la tête engagée dans l'excavation pelvienne fait subir aux fontanelles et aux sutures; sans cela, vous éprouveriez de la difficulté à les reconnaître, et votre exploration vous laisserait dans l'incertitude.

Supposons maintenant le travail plus avancé et les membranes rompues. Le doigt arrive directement sur la tête, et comme la dilatation est grande, en parcourant cette tumeur vous trouvez d'abord la surface lisse et polie des os du crâne, sillonnée en différents sens ou par des sutures et par des fontanelles, ou par les arêtes osseuses qui sont le résultat du chevauchement des os les uns sur les autres. Le diagnostic de la présentation n'est pas douteux alors, et je n'y insiste pas davantage.

Dans quelques cas, la tête reste très-élevée, quoiqu'il n'y ait pas de conformation vicieuse du bassin; que ferez-vous? Toutes les fois qu'on touche une femme en travail, à terme et qu'on ne sent pas la tête plus ou moins engagée dans le détroit supérieur, il reste dans l'esprit de tout homme expérimenté une certaine inquiétude; il doit craindre une autre présentation que celle de la tête, ou bien un rétrécissement du bassin, ou bien encore quelque vice de conformation du côté de l'enfant; il doit alors multiplier ses investigations, afin de savoir à quoi s'en tenir. Par le palper abdominal, il trouvera au-dessus de la partie supérieure du bassin, au niveau du détroit supérieur, à gauche ou à droite, une tumeur dure, lisse et arrondie, qui, pour quelqu'un qui en a l'habitude, fait reconnaître la présence de la tête en cet endroit; en même temps, le palper fait distinguer dans le fond de la matrice des parties inégales, multiples, qui exécutent de fréquents mouvements sous la main et qu'on reconnaît facilement pour des extrémités fœtales. Si, d'autre part, le toucher a permis de s'assurer que le bassin est bien conformé et qu'il n'y a rien au niveau du détroit supérieur qui explique le retard que met la tête à s'engager, comme le palper a démontré sa présence à la partie inférieure de la matrice, il faut prendre patience, sachant bien qu'avec les progrès du travail la tête finira par descendre; et c'est en effet ce que l'on voit quand, au bout d'un certain temps, les membranes venant à se rompre, l'utérus revient sur lui-même et s'applique directement sur le fœtus qu'il pousse dans l'excavation. A l'appui de ce que je vous dis là, je pourrais vous rappeler les observations de femmes près desquelles ayant été appelé au début du travail, il m'était impossible, par le toucher vaginal, de reconnaître la présentation. J'étais d'abord préoccupé, mais en multipliant mes recherches, et après m'être bien assuré de la bonne conformation du bassin, je ne tardais pas, par le toucher proprement dit, par le palper et par l'auscultation, à constater que la tête était dans le voisinage du détroit supérieur. Je me contentais de conseiller aux femmes de rester étendues et, revenant quelques heures après, je trouvais la tête engagée, et, à partir de ce moment, tout se passait régulièrement.

J'ai passé peut-être un peu rapidement sur les signes fournis par le toucher vaginal et par le palper abdominal ; mais j'ai déjà traité ces questions dans mes précédentes leçons, et je n'ai pas cru nécessaire de répéter ce que je vous ai dit sur les avantages de ces deux modes d'investigation. Je serai également très-bref à l'égard de l'auscultation; je vous ai déjà, à plusieurs reprises, parlé de la nécessité de l'employer au point de vue qui nous occupe ; je veux seulement vous rappeler que, dans les présentations du sommet, le summum d'intensité des battements du cœur se trouve dans la demi-zone inférieure de la matrice. Si, au contraire, vous aviez affaire à une présentation de l'extrémité pelvienne, c'est dans la partie supérieure de l'utérus que vous l'entendriez. Je vous rappelle encore qu'il ne suffit pas de percevoir les battements du cœur pour établir le diagnostic de la présentation ou de la position; il faut encore rechercher avec le stéthoscope l'endroit où ces battements s'entendent le mieux. De cette façon, vous saurez non-seulement où est le dos, mais encore la place occupée par la tête.

Le diagnostic, d'une manière générale, n'est donc pas difficile ; cependant il peut y avoir quelque embarras quand la tête reste élevée, soit à cause d'un vice de conformation du bassin, soit pour un motif qui nous est inconnu. Alors même que le doigt arrive directement sur la tête, on peut avoir de la peine à la reconnaître : en effet, quand le travail dure depuis longtemps, il peut se former sur elle une tuméfaction, dite bosse sanguine, qui occupe toute la partie accessible, et l'on touche alors une partie molle, dépressible, d'une épaisseur variable, qui masque les caractères spéciaux de la tête (les sutures et les fontanelles). Je vous conseille, pour vous tirer d'embarras, un moyen qui me réussit habituellement, c'est de glisser le doigt sous le bord du col aussi haut que possible, et vous sentirez alors une surface dure, lisse, quelquefois même une portion de suture ; ces caractères vous permettront de reconnaître la présence de l'extrémité céphalique. D'ailleurs, comme je vous le disais tout à l'heure, dans les cas difficiles il ne faut pas se contenter d'un seul mode d'investigation, mais on doit recourir à tous ceux qui sont à notre disposition et augmenter la valeur des résultats fournis par chacun en faisant intervenir toutes les autres. Dans quelques cas même, il peut devenir utile d'introduire la main tout entière pour savoir à quoi s'en tenir.

Il ne vous sera pas toujours facile de reconnaître la présence d'une tête au détroit supérieur quand cette extrémité portera quelque vice de conformation (hydrocéphales, anencéphales, acéphales, encéphalocèles, céphalématomes, etc., quoique cette dernière tumeur n'apparaisse le plus souvent que quelque temps après la naissance, il y a cependant des cas où elle a été constatée pendant le travail). Dans ces différentes conditions, en tenant grand compte des signes fournis par le palper, par l'auscultation et par le toucher, vous parviendrez à déterminer que l'extrémité céphalique est en bas.

Maintenant, comment établit-on le diagnostic des positions? Vous savez que, pour le sommet, nous avons un point de ralliement sur la tête, et pour le bassin deux points de ralliement qui sont la moitié latérale gauche et la moitié latérale droite. Le point de repère pris sur la tête, c'est l'occiput; nous n'avons donc qu'à constater si l'occiput est tourné du côté gauche ou du côté droit, pour établir que nous avons affaire à une première ou à une deuxième position. Pour y parvenir, la chose est très-simple par le toucher. La présentation du sommet constatée, supposons une première position, c'est-à-dire l'occiput tourné du côté gauche, admettons également que cet occiput soit à gauche et en avant, nous aurons ainsi une première variété de la première position que nous appelons occipito-latérale gauche antérieure. Pour reconnaître cette situation par le toucher, il faut d'abord chercher où est l'occiput, et c'est surtout par la constatation de la fontanelle postérieure qu'on y arrive. On reconnaît sur la tête qui plonge dans l'excavation une suture obliquement dirigée qui n'est autre que la suture sagittale. En la suivant, on arrive en général facilement sur la fontanelle postérieure, qui est reconnue aux caractères dont je vous ai parlé, soit que cette fontanelle ait conservé sa forme naturelle, soit qu'elle ait été modifiée par la compression ; dans tous les cas, vous la distinguerez par les trois branches de sutures qui y aboutissent. Si vous trouvez cette fontanelle postérieure à gauche et en avant, vous dites première position, et vous ajoutez variété antérieure. Si vous avez suivi la suture sagittale en sens inverse, votre doigt arrivera sur la fontanelle antérieure ; mais dans un certain nombre de cas vous ne la rencontrerez pas, car, comme nous le verrons plus tard, par les progrès du travail la tête se fléchit davantage sur la poitrine, l'occiput s'abaisse alors en descendant, tandis que la fontanelle antérieure remonte et s'éloigne. Quand la tête n'est pas très-engagée, on peut parfois atteindre avec facilité les deux fontanelles, et par l'une ou par l'autre on peut arriver à déterminer la position. En effet, si, dans la position supposée (occipito-iliaque gauche antérieure), je trouve la fontanelle antérieure en arrière et à droite, cela veut dire que l'autre est en avant et à gauche. De sorte que c'est par la constatation des rapports qui s'établissent entre la fontanelle postérieure le plus souvent et quelquefois entre la fontanelle antérieure et la circonférence du bassin qu'on détermine si l'occiput est dirigé à gauche ou à droite. La constatation du rapport plus précis de ces fontanelles avec la demi-circonférence, gauche ou droite, du bassin, permet de fixer la variété. Ainsi, quand l'occiput tourné du côté gauche est en avant, en arrière ou sur le côté, on dit : première position, variété antérieure, postérieure ou transversale ; quand il est à droite, c'est une seconde position, variété antérieure, postérieure ou transversale, suivant que cet occiput est dirigé en avant vers l'éminence iléo-pectinée, ou vers la symphyse sacro-iliaque, ou vers le milieu de la ligne innominée.

Le diagnostic de la position n'est généralement pas difficile à établir ; cependant il peut y avoir une tuméfaction plus ou moins grande, une bosse séro-sanguine, qui masque les fontanelles et les sutures. Dans ce cas, tout en ayant reconnu que c'est bien une présentation du sommet, dans l'impossibilité où l'on est par le toucher de savoir comment il est dirigé, on est obligé de recourir à l'auscultation, qui est alors d'un grand secours. Quand le dos de l'enfant est en avant et à gauche, ainsi que cela se présente le plus habituellement, on entend le summum d'intensité des battements du cœur en avant et à gauche sur une ligne oblique qui de l'ombilic irait au milieu de l'arcade crurale. Dans les leçons que je vous ai faites sur l'auscultation, et précédemment dans un livre que j'ai publié sur ce sujet, j'ai montré que c'était en ce point (en avant et à gauche) qu'on devait le mieux entendre les battements du cœur quand le sommet occupe la première position, variété antérieure ; il y a bien d'autres points où l'on peut également percevoir les doubles battements, mais on les entend alors avec moins d'intensité ; aussi un observateur attentif doit-il ausculter un peu partout, promener le stéthoscope sur toute la région du ventre qui répond à l'utérus, et ne pas faire comme beaucoup d'élèves que je vois, appliquer l'instrument sur un point quelconque de l'abdomen, et qui, du moment où ils entendent les battements du cœur fœtal, se figurent que cela suffit, et ne se préoccupent pas de savoir s'il n'y a pas un autre point où ils les entendraient mieux, ce qui leur permettrait de tirer une conclusion exacte, tandis que, par leur précipitation et leur négligence, le diagnostic qu'ils établissent est souvent erroné.

Le palper abdominal peut également fournir quelques enseignements utiles pour le diagnostic des positions. Je vous ai déjà parlé longuement de ce mode d'investigation, je me contente de vous rappeler que, lorsque l'on sent nettement des extrémités fœtales dans le fond de la matrice et à droite, il y a lieu de penser que le dos de l'enfant occupe le côté opposé, et que par conséquent on a affaire à une première position ; quand les extrémités se rencontrent en haut et à gauche, il est probable que le dos est tourné du côté droit et qu'il s'agit d'une seconde position.

Je ne m'occuperai point pour le moment du pronostic de l'accouchement dans les présentations du sommet ; je me réserve de vous faire voir les avantages de cette situation du fœtus quand nous aurons étudié le mécanisme, et je m'appesantirai principalement sur ce sujet quand nous parlerons du pronostic de l'accouchement dans le cas de présentation de l'extrémité pelvienne ; je serai conduit à comparer cette dernière présentation avec celle du sommet et à vous expliquer pourquoi le pronostic est très-favorable quand l'enfant se présente par le sommet et pourquoi il l'est beaucoup moins quand, au contraire, il s'engage par l'extrémité pelvienne.

J'entre donc immédiatement dans la description du mécanisme de l'accouchement dans la présentation du sommet et dans les différentes positions que nous avons admises.

Mécanisme. — Vous savez que le plus habituellement l'occiput est dirigé en avant et à gauche (première position, variété antérieure). Cette fréquence de la position dite occipito-iliaque gauche antérieure, qui est prouvée par toutes les statistiques que je vous ai citées, ne saurait être l'effet du hasard, et je crois qu'il est facile de s'en rendre compte. Il faut d'abord se souvenir que le bassin d'une femme au moment de l'accouchement diffère essentiellement du bassin osseux et sec que je vous présente en ce moment. Au milieu de l'excavation pelvienne, vous trouvez le vagin ; au-dessus de ce conduit, on rencontre l'utérus, qui occupe le grand bassin et une partie de la cavité abdominale, en outre toutes les surfaces osseuses sont tapissées par des parties molles, par des muscles principalement, qui en modifient singulièrement les contours. Les muscles psoas et iliaques en particulier, par leur passage sur la ligne innominée, rétrécissent le diamètre transverse du détroit supérieur, si bien qu'alors ce sont les diamètres obliques de ce détroit qui sont les plus grands. Qui a-t-il d'étonnant à ce que la tête qui s'engage se place obliquement, et à ce que le diamètre occipito-frontal s'adapte à la portion de l'ouverture qui est la plus grande ? Mais pourquoi ce diamètre de la tête se met-il plus souvent en rapport avec le diamètre oblique gauche, non-seulement quand l'occiput est à gauche, mais encore quand il est à droite ? Vous savez, en effet, que dans la première position l'occiput se rencontre bien plus souvent en avant qu'en arrière ou transversalement, et dans la seconde position beaucoup plus fréquemment en arrière que transversalement ou en avant, c'est-à-dire que dans ces deux variétés, qui sont les plus habituelles, on trouve l'occiput ou bien en rapport avec l'extrémité antérieure du diamètre oblique gauche, ou en rapport avec son extrémité postérieure. Cette grande fréquence s'explique parfaitement par la présence du rectum en arrière et à gauche, ce qui diminue l'étendue du diamètre oblique droit, si bien qu'en définitive, de tous les diamètres du détroit supérieur c'est le diamètre oblique gauche qui se trouve le plus grand. Pour ma part, je suis d'autant plus convaincu de l'influence qu'exerce dans ce cas la présence du rectum, qu'ayant pu faire un certain nombre d'autopsies de femmes chez lesquelles il y avait une transposition des organes et où, par conséquent, le rectum était à droite, j'avais observé pendant l'accouchement que la tête s'était engagée dans la direction du diamètre oblique droit, qui, par suite de cette transposition se trouvait être, chez ces femmes, le plus étendu. Il est d'autant plus facile de se rendre compte de l'action que doit exercer la présence du rectum au point de vue de l'engagement de la tête, que vous savez tous combien dans cette dernière période de la grossesse les femmes sont constipées; il en résulte que l'intestin, rempli de matières fécales, forme une colonne épaisse et suffisamment volumineuse pour retarder quelquefois la descente de la tête dans l'excavation. Quoi qu'il en soit de cette explication, il n'en est pas moins vrai que les positions occipito-iliaques droites antérieures, au début du travail, sont extrêmement rares, et que les positions occipito-iliaques gauches postérieures s'observent encore moins souvent.

Je vais maintenant aborder l'étude du mécanisme proprement dit, et je prendrai pour type la position du sommet la plus commune (occipito-latérale gauche, variété antérieure). Quoique vers la fin de la grossesse, et surtout au début du travail, la tête soit habituellement engagée dans le bassin, nous nous la représenterons au niveau du détroit supérieur, et nous étudierons tous les mouvements qu'elle exécute jusqu'au moment où elle a franchi la vulve. Je me propose de donner à cette première description toute l'étendue qu'elle comporte, me réservant d'être beaucoup plus bref pour les autres variétés et les autres présentations. Je m'attacherai à vous démontrer qu'il n'y a qu'un seul mécanisme, et qu'il s'accomplit en obéissant à un certain nombre de lois qui se reproduisent avec régularité dans toutes les présentations et dans toutes les positions. C'était un sujet que le fondateur de cette clinique, M. P. Dubois, aimait à traiter dans ses leçons. Tous les ans, pendant plus de vingt années, je l'ai entendu professer dans cet amphithéâtre et démontrer que le mécanisme était le même dans tous les cas. Il passait en revue toutes les présentations et toutes les positions, et cherchait, avec un soin tout particulier, à établir l'analogie complète des phénomènes mécaniques de l'accouchement. Il n'excluait même pas l'évolution spontanée dans les présentations de l'épaule, et il s'attachait avec un soin minutieux à nous faire voir que les différents temps qui la caractérisent sont la reproduction de ceux qui se passent dans une présentation du sommet ou de l'extrémité pelvienne. Presque tous ses élèves ont accepté sa manière de voir à ce sujet, et quoiqu'il n'ait publié lui-même ses idées qu'en ce qui concerne les présentations du sommet, ses leçons ont été reproduites dans plusieurs recueils périodiques, en France, en Angleterre, en Belgique et dans les traités d'accouchements qui ont été imprimés à partir de 1840. En réunissant tous ces documents épars, on peut donner la preuve absolue que l'unité du mécanisme était une idée poursuivie par M. Dubois déjà en 1834 et surtout dans le courant de l'année 1835, époque à laquelle il commença son enseignement officiel. Je vous rappelle ces faits pour que vous puissiez reporter à son véritable auteur cette manière de comprendre le mécanisme. Si quelques personnes ont pu croire depuis que cette idée leur appartenait, elles se sont trompées. Pour ma part, il y a plus de trente ans déjà qu'après l'avoir apprise de mon maître je l'ai enseignée dans mes cours libres et officiels, et je n'ai jamais manqué d'indiquer à qui en revenait le mérite. Ce que je vais donc vous dire aujourd'hui à cet égard est une chose que je professe depuis très-longtemps.

Comme cela a été convenu, je supposerai la femme au début du travail, la tête en première position, variété antérieure, et encore au niveau du détroit supérieur. Puisque le sommet se présente, cela veut dire que la tête est déjà dans un certain état de flexion : voyons d'abord quels sont les rapports qui existent en ce moment, et nous suivrons ensuite les mouvements qui s'accomplissent. L'occiput est en avant et à gauche, le front, par conséquent, en arrière et à droite ; c'est donc le diamètre occipito-frontal qui est en rapport avec le diamètre oblique gauche du bassin. En outre, une bosse pariétale est en avant et à droite (c'est la bosse pariétale droite), l'autre est en arrière et à gauche, ce qui veut dire que le diamètre bipariétal se trouve à peu près dans la direction du diamètre oblique droit. En étudiant l'anatomie obstétricale de la tête fœtale, je vous ai parlé des circonférences ; il en est une, par exemple, qui se trouve tracée par une ligne circulaire qui passerait par les deux extrémités du diamètre occipito-frontal et par les deux extrémités du diamètre bi-pariétal : nous pouvons nous demander avec quelle partie du bassin cette circonférence est en rapport au début du travail. Si la tête se présentait non inclinée, cette circonférence toucherait tous les points qui constituent le détroit supérieur ou, en d'autres termes, serait parallèle avec le pourtour de cette ouverture ; mais si en s'engageant la tête s'incline sur l'un ou l'autre de ses côtés, cette circonférence n'est plus tout à fait parallèle avec le détroit abdominal, et c'est ce qu'on observe le plus habituellement dans la position dont je parle. La tête est presque toujours un peu inclinée sur le pariétal qui est en avant, et il en résulte que c'est une autre circonférence qui devient parallèle avec le détroit supérieur, et que la première s'incline plus ou moins relativement à cette ouverture. Le toucher permet très-bien de constater cette disposition ; en effet, le doigt arrive assez facilement sur la bosse pariétale droite qui est en avant, mais quand on veut atteindre la gauche on éprouve beaucoup plus de difficulté, non pas seulement parce que cette partie est en arrière, et par conséquent un peu plus loin, mais encore parce qu'elle est la plus élevée, ce qui n'est pas difficile à distinguer. On reconnaît également que la suture sagittale ne passe pas par le centre du bassin, et qu'elle regarde plus en arrière ; enfin à la naissance, la bosse séro-sanguine s'observe presque toujours sur un des pariétaux, empiétant plus ou moins sur le pariétal du côté opposé et sur l'occipital. Mais c'est principalement sur le pariétal qui est en avant, et dans la position qui nous occupe sur le pariétal droit, que l'on constate cette infiltration passagère. Ceci est tellement vrai qu'il n'est pas difficile, par la seule inspection de cette bosse séro-sanguine, de dire comment l'enfant s'est présenté et de quel côté l'occiput était situé au début du travail. On peut donc considérer comme un fait naturel et normal un certain degré d'inclinaison de la tête sur le pariétal qui est en avant; mais il peut arriver que cette inclinaison s'exagère, et alors en touchant la femme ce n'est plus la partie supérieure du sommet qu'on a sous le doigt; la suture sagittale regarde beaucoup plus en arrière, et il y a même des cas où l'on arrive directement sur l'oreille. Cette disposition constituait pour Baudelocque et pour ceux qui avaient suivi ses idées une présentation spéciale; pour nous, cela veut dire inclinaison plus ou moins grande du sommet qui constitue la présentation fondamentale, et nous traduisons cette disposition en disant que la circonférence occipito-frontale est plus inclinée sur le plan du détroit supérieur qu'on n'est dans l'habitude de le rencontrer. La circonférence de la tête, qui est alors en rapport avec celle du détroit abdominal, ne s'étudie généralement pas, quoique à la rigueur on pût la tracer et la définir; mais cela n'a pas d'importance, parce que, ainsi que nous le verrons plus tard, la tête finit par se redresser à mesure que le travail fait des progrès. Je répète donc qu'au début c'est le diamètre occipito-frontal qui est en rapport avec le diamètre oblique gauche du bassin : mais ce qui nous intéresse surtout au point de vue du mécanisme, c'est de savoir quelle position prend le diamètre occipito-mentonnier qui, vous le savez, est le plus grand des diamètres de la tête fœtale. Or, comme la tête est en partie fléchie, ce diamètre s'éloigne déjà de la direction des diamètres obliques et se rapproche de l'axe du bassin : son étendue considérable

(13 centimètres 1/2) ne permet pas qu'il en soit autrement. Il n'est pas encore dans la direction de l'axe du bassin, comme cela arrivera un peu plus tard, quand la tête aura subi un complément de flexion qui est un des temps du mécanisme.

Tels sont les rapports de la tête au début du travail. Maintenant, si je voulais entrer dans des détails très-minutieux sur ce qui va suivre, je n'aurais qu'à répéter la description très-fidèle qui nous a été donnée par M. Paul Dubois dans un de ses plus beaux mémoires, fait avec ce soin particulier qu'il savait apporter aux questions qui l'intéressaient. Il ne lui avait pas échappé qu'on avait tort de dire que la bosse pariétale du côté droit correspondait à la cavité cotyloïde droite : en effet, les bosses pariétales étant beaucoup plus près de l'occiput que du front, il en résulte que l'occiput étant en avant et à gauche, la bosse pariétale droite se trouve en avant de la cavité cotyloïde droite et se rapproche de la face postérieure du corps des pubis de ce même côté. Tout en tenant compte de ces observations très-exactes, nous continuerons à dire que le diamètre bi-pariétal dans la position occipito-iliaque gauche antérieure est en rapport avec le diamètre oblique droit. Cela ne modifie pas sensiblement ce qui me reste à vous exposer du mécanisme de l'accouchement dans la position qui nous occupe.

Les rapports du tronc de l'enfant sont la conséquence de la situation de la tête ; ainsi le dos est en avant et à gauche, le côté droit est en avant et à droite, le côté gauche en arrière et à gauche, les pieds sont dans le fond de la matrice, et on les rencontre généralement à droite et en arrière. Ces rapports nous font comprendre pourquoi lorsqu'on ausculte un enfant ainsi placé, on entend les battements du cœur surtout entre l'ombilic et la branche horizontale des pubis du côté gauche ; cette partie répond, en effet, à la région dorsale de l'enfant.

Pendant la première période du travail, les contractions utérines s'exerçant sur l'œuf intact, n'ont pas une très-grande influence sur l'attitude du fœtus ; cependant vous savez que dans quelques cas l'œuf tout entier peut être expulsé sans que les membranes aient été rompues ; ces cas sont très-rares et ne se rencontrent habituellement que dans des accouchements avant terme, alors que le volume de l'œuf n'est pas assez considérable pour nécessiter les modifications qui s'effectuent habituellement ; mais nous supposerons ce qui arrive le plus ordinairement, à savoir, que les membranes se rompent et que les contractions utérines agissent plus directement sur l'enfant. Il en résulte que la tête, déjà un peu fléchie, se fléchit davantage ; le menton vient se placer, s'arc-bouter en quelque sorte sur la partie supérieure du sternum ; d'un autre côté, les jambes et les cuisses fléchies sur le tronc sont comprimées les unes contre les autres, et la colonne vertébrale est incurvée de manière à donner au dos une surface légèrement convexe. C'est toujours l'attitude normale du fœtus dans la cavité utérine, mais, sous l'influence du retrait de la matrice, il y a rapprochement vers le tronc des membres et de la tête, et les parties s'appliquent plus exactement les unes contre les autres. D'une manière générale, M. Dubois désignait ces changements sous le nom de temps d'amoindrissement, et il donnait en particulier au mouvement qu'exécute la tête le nom de complément de flexion, nom qui du reste a été conservé et adopté par tous les auteurs qui ont suivi.

Étudions maintenant les changements que ce complément de flexion apporte dans les rapports de la tête avec le détroit supérieur ou l'excavation pelvienne. Quand la tête était fléchie modérément, c'était le diamètre occipito-frontal qui correspondait au diamètre oblique gauche du détroit abdominal ; maintenant, qu'elle s'est fléchie davantage, l'occiput s'abaisse, se porte vers le centre du bassin, c'est la nuque qui prend la place occupée auparavant par l'occiput et qui vient se mettre en rapport avec l'éminence iléo-pectinée du côté gauche ; ce n'est plus le front qui correspond à la symphyse iliaque droite, il s'en éloigne et s'élève, et c'est le bregma ou la fontanelle antérieure qui vient le remplacer, de telle sorte qu'au lieu du diamètre occipito-frontal, c'est le diamètre sous-occipito-bregmatique qui, après ce complément de flexion, mesure le diamètre oblique gauche du bassin. En comparant les dimensions de ces deux diamètres, à savoir, pour l'occipito-frontal 12 centimètres, et pour le sous-occipito-bregmatique 9 à 10 centimètres seulement, vous comprendrez tout l'avantage de la transformation que je viens de vous indiquer. Quant à l'autre diamètre, il n'a pas changé, la tête pivote sur le bi-pariétal comme sur un axe, aussi reste-t-il en rapport avec le diamètre oblique droit comme au début. Dans ce mouvement de flexion qui abaisse l'occiput et fait remonter le front, le diamètre occipito-mentonnier, le plus grand de tous, ne conserve pas sa direction première ; il était d'abord un peu oblique relativement à l'axe du détroit supérieur ; pendant le mouvement de flexion il se redresse peu à peu, et quand ce premier temps est définitivement accompli, le diamètre occipito-mentonnier est dans la direction de l'axe du détroit supérieur, c'est-à-dire que le plus grand diamètre de la tête descend dans le bassin par l'une de ses extrémités et que, loin de se mettre en travers, ce qui constituerait une grave difficulté à l'engagement, il l'élude en se confondant avec l'axe du canal que la tête va parcourir.

Quant aux rapports du corps, ils n'ont pas changé; les membres abdominaux et les membres thoraciques sont plus exactement appliqués contre le tronc que la matrice comprime davantage.

Après ce premier temps d'*amoindrissement* vient le deuxième, qu'on appelle temps d'engagement ou de descente, ce qui veut dire que la tête s'abaisse et plonge de plus en plus dans l'excavation pelvienne. J'ai peu de chose à vous dire sur ce phénomène. Vous savez que d'habitude la tête est déjà dans l'excavation même avant le commencement du travail, et que plus elle est engagée moins elle a de chemin à faire pour traverser le bassin ; toutefois, ce temps est soumis à des variétés nombreuses. Sans parler des cas où la tête est trop volumineuse, de ceux où le bassin est trop étroit, difficultés matérielles que tout le monde comprend et dont nous n'avons pas à nous occuper en ce moment, il y a d'autres conditions qui font que la tête descend plus ou moins vite. Ainsi, quand le sommet pénètre d'aplomb dans l'excavation ou n'étant que très-légèrement incliné, il est dans les meilleures conditions pour arriver rapidement contre le périnée. Mais il n'en est pas toujours ainsi ; la tête peut être plus inclinée que d'habitude, soit en avant, soit en arrière, et son mouvement de progression se fait alors avec plus de lenteur; il faut qu'elle se redresse, ce qui demande toujours un certain temps et ce qui retarde la marche du travail. Ces cas sont assez rares : en général, la tête descend dans un temps relativement court et vient appuyer sur le plancher du bassin; là elle trouve un nouvel obstacle du côté du périnée qui l'arrête pour un temps variable; mais bientôt, poussée par de nouveaux efforts, elle exécute un mouvement qu'on appelle mouvement de rotation, ce qui constitue le troisième temps du mécanisme.

Ce troisième temps a pour but de porter l'occiput en avant derrière la symphyse pubienne, et il est utile non-seulement dans les positions occipito-antérieures, mais aussi et surtout dans les positions occipito-postérieures. Son étendue est donc variable selon les cas, mais au fond c'est toujours le même phénomène. Quelle est sa cause et pourquoi l'occiput, qui est en avant et à gauche, vient-il se placer vers la partie inférieure et médiane de la symphyse pubienne? Autrefois on invoquait la direction des plans inclinés antérieurs. Je vous ai dit et fait voir que ces plans ne pouvaient avoir aucune influence, car si à la rigueur on peut invoquer leur direction oblique en avant pour expliquer la rotation de la tête dans les variétés antérieures, on ne saurait en faire autant dans les variétés postérieures, puisque dans ces cas les plans inclinés latéraux postérieurs du bassin devraient conduire l'occiput en arrière dans la concavité du sacrum, tandis que nous voyons sans cesse l'occiput, primitivement en rapport avec la symphyse sacro-iliaque, exécuter un mouvement presque demi-circulaire qui le ramène à peu près invariablement derrière la symphyse du pubis. Après avoir démontré que cette théorie, que Baudelocque avait mise en grand honneur, n'était pas soutenable, les auteurs se sont efforcés de chercher ailleurs la cause de ce mouvement de rotation. Ils ont fait intervenir des considérations mécaniques ou d'un tout autre ordre. Il faut bien convenir que leurs explications n'ont pas eu un grand succès et qu'elles sont pour la plupart insuffisantes, incomplètes, et se détruisent quelquefois l'une l'autre. Ce qui est incontestable, c'est que la tête tourne et que cette rotation s'étend au corps de l'enfant tout entier. Pendant longtemps on enseignait partout que la tête seule subissait ce mouvement, le tronc conservant sa situation primitive, et qu'il se produisait par conséquent une sorte de torsion du cou. Aujourd'hui nous savons, au contraire, qu'il n'en est pas ainsi, au moins dans l'immense majorité des cas, et que c'est un mouvement imprimé au corps du fœtus tout entier, de telle sorte qu'au lieu de l'appeler, comme il y a trente ans, mouvement de torsion, nous l'appelons simplement mouvement de rotation. C'est au professeur Gerdy que nous devons une appréciation exacte de ce qui se passe sous ce rapport. Après avoir tourné, la tête descend de plus en plus et reste fléchie jusqu'à ce que l'occiput vienne se montrer sous l'arcade pubienne, franchissant ainsi, le premier, le détroit inférieur.

Alors commence un autre mouvement, qui est celui d'extension ou de déflexion. La tête, dont la nuque est en rapport avec le bord inférieur des pubis, a besoin de s'étendre pour franchir les organes génitaux, et c'est sur la nuque, qui devient un point fixe, qu'elle pivote pour se défléchir. Ce mouvement d'extension est progressif et demande un certain temps pour s'effectuer complétement, surtout quand il s'agit d'une femme qui accouche pour la première fois; il peut avoir besoin pour s'accomplir d'une demi-heure, d'une heure, de deux, de trois heures et même de beaucoup plus. On vint récemment me demander pour une de mes clientes qui était primipare; je trouvai la dilatation complète; la tête avait franchi l'orifice et la nuque était arrivée sous l'arcade pubienne ; il fallut encore trois heures de contractions et d'efforts pour que l'extension se complétât et que la tête franchît la vulve.

Au début de ce mouvement d'extension, on peut glisser le doigt entre la tête et le périnée ; il se produit un espace plus grand dans l'intervalle de la douleur ; mais quand survient une contraction, la tête, poussée sur le périnée, le fait bomber, écarte d'abord les bords de l'orifice vaginal, et l'on peut voir par cette ouverture une petite portion du cuir chevelu offrant des plis plus ou moins accentués. Quand la contraction cesse, la vulve se referme, le périnée reprend sa forme primitive et la tête remonte dans l'excavation pelvienne ; puis la contraction se répète et l'on assiste à la même série de phénomènes, la vulve s'entr'ouvrant chaque fois un peu plus et permettant d'apercevoir une portion chaque fois plus étendue de la tête fœtale. Enfin, arrive un moment où la tête reste fixée contre le périnée, et c'est alors que la nuque, prenant un point d'appui sous l'arcade pubienne, on voit successivement apparaître à la commissure antérieure du périnée la suture sagittale, la fontanelle antérieure, le front, la face et le menton, la tête décrivant sous la symphyse des pubis un mouvement qui a été assez justement comparé par Baudelocque à celui d'une roue autour de son moyeu ; la tête, qui s'est d'abord relevée, retombe ensuite par son propre poids au devant des parties génitales.

Quand on assiste pour la première fois à un accouchement, on est étonné de voir la tête qui s'est dégagée l'occiput en haut et en avant, le front en bas et en arrière, se replacer spontanément dans une situation oblique, l'occiput qui est en avant se portant vers la cuisse gauche de la femme, le front qui est en arrière du côté de la cuisse droite : c'est là un cinquième temps qu'on appelle mouvement de rotation externe de la tête. Autrefois, quand on expliquait le mouvement de rotation interne par une torsion du cou, on disait que la tête, qui avait franchi les organes génitaux, reprenait sa situation normale par rapport aux épaules, qui étaient restées obliques, et l'on donnait à ce temps le nom de temps de restitution. Je vous ai dit, au contraire, que dans le mouvement de rotation interne le fœtus exécutait un mouvement de totalité, c'est-à-dire que les épaules, qui étaient obliques, se plaçaient transversalement ; nous ne pouvons donc plus accepter le mouvement de restitution, car la tête qui tourne à l'extérieur, emportant l'occiput à gauche et en avant et le front à droite et en arrière, nous indique que la partie du tronc qui est encore cachée dans le bassin exécute à son tour un mouvement de rotation par lequel une épaule est placée en avant et l'autre en arrière; la tête ne fait donc que suivre à l'extérieur ce mouvement des épaules. La rotation de la tête n'est pas un mouvement de torsion, au moins dans le plus grand nombre des cas, car j'ai la conviction que cela peut se produire dans quelques faits exceptionnels, mais c'est à tort qu'on a voulu faire la règle de ce qui n'est que l'exception. J'ai déjà eu occasion de vous dire que c'était au professeur Gerdy, chirurgien à l'hôpital Saint-Louis, où il dirigeait un petit service d'accouchements, que nous devions de mieux savoir à quoi nous en tenir sur cette partie du mécanisme de l'accouchement.

Dans le mouvement exécuté par les épaules à l'intérieur, l'une se porte sous la symphyse des pubis, l'autre en arrière, dans la gouttière périnéale. Dans la position que j'ai prise pour exemple, c'est l'épaule droite qui, restant un peu plus antérieure que l'autre, se porte en avant et se dégage la première, tandis que l'épaule gauche, placée dans la gouttière périnéale, ne sort que la seconde. Enfin, le tronc est chassé et décrit dans son passage un mouvement que dans le langage obstétrical on appelle mouvement en spirale. Cette dernière partie du travail se fait généralement très-vite, et un ou deux efforts suffisent pour l'accomplir; cependant il y a des exceptions dont nous reparlerons plus tard en traitant de la dystocie. Il peut arriver, en effet, que la tête sorte sans grande difficulté, mais qu'il s'en présente pour l'expulsion du tronc : ainsi, par exemple, on peut être obligé d'intervenir pour dégager les épaules quand le diamètre bis-acromial est trop grand.

Voilà, dans son expression la plus simple et en même temps la plus fréquente, le mécanisme de l'accouchement dans cette première position de la présentation du sommet. Cependant on rencontre des variétés utiles à connaître, et pour vous les faire bien comprendre je vais reprendre un à un les différents temps de ce mécanisme.

1° *Complément de flexion.* — Ce mouvement peut-il ne pas se produire, et quels sont les caractères auxquels on reconnaîtra que la tête n'est pas complétement fléchie? Quand les choses se passent régulièrement, l'occiput descend, la fontanelle postérieure s'abaisse, et c'est elle que le doigt rencontre facilement vers le centre du bassin. La fontanelle antérieure, au contraire, s'est éloignée en s'élevant, et il devient très-difficile d'arriver jusqu'à elle; quelquefois même on ne peut pas la toucher. Au contraire, quand le complément de flexion n'a pas eu lieu, on atteint avec une facilité presque égale la fontanelle antérieure et la fontanelle postérieure. Chez quelques femmes, même, on va jusqu'au front et jusqu'au commencement de la face, on dirait qu'au lieu de se fléchir la tête se défléchit un peu. Dans les nomenclatures anciennes, dans celle de Baudelocque en particulier, on faisait de ces cas une présentation spéciale qu'on appelait présentation du front ; pour nous c'est toujours la présentation du sommet, seulement variété frontale. Que peut-il arriver en pareille circonstance ? Sera-t-on obligé d'intervenir ? Cela peut-il constituer un cas de dystocie ? Autrefois on le pensait et l'on enseignait que puisque la tête n'était pas assez fléchie il fallait lui donner artificiellement cette situation, et pour cela on se servait de la main ou d'un instrument (le levier, par exemple), dont nous n'usons plus guère aujourd'hui ; on employait même quelquefois le forceps. Actuellement, nous sommes plus réservés et, dans cette école de clinique fondée par M. Dubois, on y a enseigné de tout temps aux médecins et aux élèves qu'il ne fallait rien faire le plus souvent en pareil cas. Aujourd'hui que la France est peuplée de médecins qui se sont formés à l'école de cet illustre maître, on peut dire que ces idées sont généralement acceptées. Quant à moi, qui suis appelé à les reproduire tous les ans, je m'efforce de vous démontrer combien il est utile de les suivre. La temporisation est donc ce qu'il y a de mieux à faire en pareil cas ; car, en effet, que peut-il arriver ? De deux choses l'une : ou bien la tête se fléchit un peu plus tard, ou bien elle se renverse complétement, de sorte qu'après avoir constaté pendant un certain temps une présentation qui n'est ni le sommet ni la face, on voit un peu plus tard l'une ou l'autre de ces présentations se caractériser. Ce que je vous dis en ce moment pour le sommet, je le répéterai plus tard pour les présentations de la face, qui peuvent offrir également des variétés se rapprochant plus ou moins des présentations du sommet et même se terminer de cette dernière façon, quand, au lieu d'un complément d'extension, il se produit une flexion progressive.

Vous savez que la tête est habituellement inclinée sur un de ses côtés ; cette inclinaison, quand elle est modérée, peut être considérée comme normale, mais elle peut être exagérée au point qu'on puisse atteindre facilement l'oreille : nous n'avons pas pensé que cette manière d'être dût constituer une présentation spéciale, et nous ne voyons là qu'une présentation du sommet, variété pariétale. Cette inclinaison peut ne durer que très-peu de temps ou persister pendant plusieurs heures. Si l'on sait attendre, on voit la tête se redresser de plus en plus, en s'engageant, et reprendre sa situation naturelle ; la marche du travail est seulement un peu ralentie, le mouvement de descente se faisant moins rapidement, mais, en dehors de cette particularité, l'accouchement se termine sans difficulté. Je vous montrerai plus tard que les choses ne se passent pas aussi facilement quand on veut intervenir pour redresser la tête, et que cette précipitation peut créer au médecin des embarras quelquefois considérables.

2° *Temps de progression.* — Dans la description que je vous ai donnée de ce mouvement, j'ai supposé que la tête partait du détroit supérieur, mais vous savez que d'habitude elle est déjà plus ou moins profondément engagée dans l'excavation plusieurs semaines avant la fin de la grossesse, de sorte que le mouvement de progression n'est pas aussi étendu que je l'ai supposé pour la régularité de la description. Dans les conditions ordinaires, rien ne gêne ce mouvement; aussi s'exécute-t-il dans un temps qui n'est pas habituellement très-long; toutefois, il y a sous ce rapport de nombreuses différences qui se rapportent à la plus ou moins grande énergie des contractions utérines. Il peut rencontrer en outre deux obstacles; le premier peut être dû au col, qui résiste et qui n'est pas encore suffisamment dilaté pour être franchi : la tête repose alors sur le segment inférieur de la matrice comme sur une cloison horizontale qui la soutient. Le toucher dans ce cas permet de constater qu'elle ne porte pas sur le périnée, à une certaine distance duquel on rencontre une partie arrondie, volumineuse et lisse sur laquelle on distingue un orifice et à travers cet orifice la tête. Si l'on pouvait voir l'état des choses à ce moment du travail, on constaterait un véritable plancher supérieur convexe du côté de l'orifice vulvaire formé par le segment inférieur de l'utérus et par le vagin. C'est ce premier plan qui arrête la tête et qui l'empêche de descendre; plus tard, quand la dilatation est plus grande, on peut la sentir, à chaque contraction, s'abaisser et exercer sur le doigt qui explore une certaine pression. Pendant quelque temps elle s'est tenue à une certaine distance du périnée, mais bientôt elle vient s'appliquer contre lui, et quand l'utérus agit elle donne lieu à la sensation d'un poids incommode du côté du fondement, et c'est alors que les femmes éprouvent le besoin de pousser chaque fois qu'une contraction se produit.

Le deuxième obstacle qui entrave la marche de la tête est le plancher du bassin lui-même. Il y a d'autres causes encore, comme les rétrécissements du bassin, les tumeurs de l'excavation, etc.; mais je n'ai pas à m'en occuper ici, j'y reviendrai en parlant des cas de dystocie. Le périnée peut offrir une résistance toute particulière : il peut être infiltré, trop épais, avoir des aponévroses ou des muscles trop solides, et tout cela, on le comprend, doit arrêter la marche de la tête, et sous ce rapport on rencontre autant de variétés qu'on voit de femmes accoucher.

3° *Mouvement de rotation.* — Je n'ai que quelques mots à dire sur les variétés de ce troisième temps. Il s'accomplit dans le plus grand nombre des cas ; cependant il peut ne pas se faire, et vous verrez certains accouchements se terminer facilement malgré son absence. Dans ces cas, la tête conserve sa direction première, l'occiput dirigé en avant vers la grande lèvre gauche, la fontanelle antérieure en arrière et à droite. Faut-il voir dans cette simple modification un mécanisme spécial ? Je ne le pense pas ; ce n'est qu'une variété insignifiante du mécanisme précédemment décrit, et quand ce mouvement vient à manquer, c'est en général lorsqu'il n'est pas nécessaire, c'est-à-dire quand le bassin est très-grand, quand l'enfant a un petit volume, et aussi quand les parties génitales sont larges et très-dilatables. Mais si le mouvement de rotation peut manquer, il peut aussi s'exagérer, et alors on constate que l'occiput, parti de la cavité cotyloïdienne gauche, dépasse la symphyse pubienne et se porte du côté de la cavité cotyloïdienne droite pour revenir ensuite sur ses pas et se dégager définitivement sur la ligne médiane. Dans les positions occipito-postérieures, on peut observer un résultat semblable : après avoir parcouru l'espace compris entre la symphyse sacro-iliaque et la symphyse pubienne, l'occiput peut continuer son mouvement et venir se placer derrière la cavité cotyloïde droite ou gauche pour rétrograder ensuite comme dans le premier cas.

4° *Mouvement d'extension.* — Il peut manquer quand la tête est petite, ou se faire dans une direction oblique quand la tête n'a pas tourné. Son utilité dans les cas ordinaires n'a pas besoin d'être démontrée.

5° Quant au *mouvement de rotation externe* de la tête qui porte l'occiput du côté gauche, il peut manquer également si les épaules descendent transversalement et si elles se dégagent dans cette situation l'une à gauche, l'autre à droite ; les épaules ne tournant pas à leur tour, il est tout naturel que la tête conserve sa situation première, la suture sagittale ayant une direction antéro-postérieure.

Nous savons aussi que le tronc, en se dégageant, exécute un mouvement de spirale assez prononcé. Quelquefois cependant ce mouvement n'a pas lieu, et le dos reste directement en haut et le ventre directement en bas. Tout cela n'apporte aucune modification un peu importante au mécanisme que nous avons décrit, mais j'avais besoin d'appeler votre attention sur ces particularités, qui donnent une physionomie spéciale à certains accouchements. Quelques-uns des temps que nous connaissons peuvent donc manquer ou se font incomplétement, mais il n'est pas nécessaire pour cela d'établir autant de mécanismes distincts. J'ai à peine besoin de dire que j'ai été conduit par les nécessités de la description à séparer les différents temps du mécanisme, mais en réalité dans la pratique la plupart d'entre eux s'accomplissent simultanément.

Telle est la description de la partie mécanique de l'accouchement dans la première position de la présentation du sommet, variété antérieure, qu'on appelle encore occipito-iliaque gauche antérieure ou occipito-cotyloïdienne gauche, selon le point de repère qui a été pris sur le bassin. Nous allons voir maintenant quel est le mécanisme dans les autres positions qui appartiennent à la même présentation. Vous n'avez pas oublié que dans la nomenclature que nous suivons il n'y a en réalité que quatre variétés pour le sommet. Nous venons d'examiner ce qui se passe dans la première, lorsque l'occiput est tourné du côté gauche ; voyons maintenant quel sera le mécanisme de l'accouchement dans la position occipito-latérale droite. Vous savez déjà que dans cette position l'occiput est rarement en avant et qu'on le rencontre le plus habituellement en arrière, vers la symphyse sacro-iliaque droite, ce qui constitue la variété postérieure de cette seconde position. Je vous ferai remarquer que nous trouvons encore le même diamètre de la tête en rapport avec le diamètre oblique gauche du bassin, absolument comme dans la position occipito-latérale gauche. Ce fait vient confirmer ce que je vous disais précédemment à cet égard, à savoir, que la tête occupait cette situation parce que le diamètre oblique gauche est plus grand que le diamètre oblique droit, l'étendue de ce dernier étant diminuée par la présence du rectum.

Dans cette position du sommet, y a-t-il un autre mécanisme que celui que je vous ai déjà décrit? Pas le moins du monde, les choses se passent de la même manière; il n'y a de changé que les rapports du fœtus avec le bassin. L'occiput est en arrière et à droite, le front en avant et à gauche, le dos de l'enfant regarde en arrière et à droite, le côté gauche en avant et à droite, le côté droit en arrière en à gauche ; les pieds sont vers le fond de la matrice, mais au lieu d'être inclinés du côté droit et en arrière, ils le sont du côté gauche et en avant. Quand on a une pratique suffisante du palper abdominal, il est facile de reconnaître la présence des membres inférieurs de ce côté. Qu'observe-t-on de particulier dans cette position occipito-postérieure ? Nous voyons le premier temps, ou complément de flexion, s'opérer comme dans la première position, le diamètre sous-occipito-bregmatique venant prendre la place du diamètre occipito-frontal; la tête étant, comme d'habitude, un peu inclinée en avant, c'est le pariétal gauche que l'on atteint d'abord quand on pratique le toucher.

Quant au mouvement de progression, rien de changé : la tête descend dans l'excavation plus ou moins rapidement, selon que les difficultés dont j'ai parlé existent ou n'existent pas, l'occiput restant en arrière pendant un temps variable. Mais à un moment donné la tête tourne. Quand ce mouvement se produit-il ? Cela varie, et il est difficile dans un grand nombre de cas d'indiquer le moment précis où cette rotation commence à s'effectuer. En général, l'occiput continue à rester en arrière tant que le cou lui permet de descendre; or, le cou d'un enfant n'est pas très-long, mais il l'est assez cependant pour que la tête puisse arriver très-près du plancher du bassin et quelquefois même appuyer sur lui, et alors de deux choses l'une, ou la tête tournera, ou elle restera dans la même position. Mais ce qu'on observe le plus habituellement, c'est le mouvement de rotation s'opérant régulièrement, et l'occiput venant se placer au-dessous de la symphyse des pubis. La seule différence qu'il y ait entre ce mouvement de rotation dans la position occipito-latérale droite et celui que nous avons décrit pour la position occipito-latérale gauche, c'est que dans le premier cas il est beaucoup plus étendu. En effet, de la cavité cotyloïde au pubis il y a à peine un quart de cercle à parcourir, tandis que de la symphyse sacro-iliaque à la symphyse pubienne il y a presque un demi-cercle. Il n'est pas inutile de rappeler que les plans inclinés de l'excavation ne peuvent pas être invoqués pour expliquer ce mouvement. D'abord ils sont recouverts de parties molles diverses, et s'ils paraissent inclinés sur le bassin à l'état de squelette, ils ne le sont plus au même degré sur le bassin de la femme qui accouche. En outre, selon la théorie, la direction des plans inclinés postérieurs devrait conduire l'occiput en arrière, dans la concavité du ‘sacrum, et c'est le contraire qui se produit, au moins dans la grande majorité des cas.

Le mouvement de rotation une fois effectué, la seconde partie du mécanisme est semblable à celui que nous avons déjà étudié. Le temps d'extension se produit de la même manière, c'est également l'épaule antérieure qui se dégage la première sous les pubis, seulement cette fois c'est l'épaule gauche, tandis que dans l'autre position c'était l'épaule droite. La tête une fois sortie tourne à droite, suivant ainsi le mouvement que les épaules subissent à leur tour. Enfin, le tronc est chassé à travers les parties génitales en décrivant la spirale que je vous ai déjà indiquée.

Il est facile de voir que le mécanisme ne varie pas, soit qu'il s'agisse d'une occipito-latérale droite ou d'une occipito-latérale gauche, par laquelle j'ai commencé; il n'y a en réalité de différence que dans le mouvement de rotation interne de la tête, qui pour la première de ces deux positions s'exécute de droite à gauche, tandis que pour l'occipito-latérale gauche il se produit de gauche à droite. Répétons cependant que lorsque l'occiput est à droite, le mouvement de rotation est beaucoup plus étendu que lorsque l'occiput est à gauche, parce que dans la situation latérale droite la variété postérieure est la plus commune, tandis que dans la position latérale gauche c'est la variété antérieure. Je vous ai indiqué les causes probables de la fréquence de ces deux variétés, dans lesquelles la tête a toujours le diamètre occipito-frontal en rapport avec le diamètre oblique gauche du bassin.

Mais quand le mouvement de rotation ne se fait pas dans les positions postérieures, l'accouchement peut-il se terminer spontanément? Cela n'est pas douteux, mais cela ne se voit que dans des cas très-rares et habituellement quand la tête est petite : le périnée remplit alors, relativement à la tête, l'office de la symphyse pubienne; l'occiput apparaît le premier à la commissure inférieure de la vulve, et c'est contre elle que la tête se renverse dans le temps d'extension qui fait sortir sous la symphyse pubienne le sommet, le front, le nez, le menton. Quand il s'agit d'un enfant de volume ordinaire et d'une femme dont les parties génitales n'ont pas encore été distendues, si l'occiput reste en arrière, généralement l'accouchement ne se termine pas seul et cela peut constituer une difficulté d'une certaine gravité. Des exemples de ce genre se sont offerts plusieurs fois à vous dans cette clinique, et vous avez pu voir qu'après un travail qui avait duré trente ou quarante heures, malgré des contractions utérines très-énergiques, 'avais été dans l'obligation d'intervenir.

La femme qui est couchée actuellement au n° 18 vous a offert un cas de cette espèce. J'ai dû me servir du forceps, dans le but de ramener l'occiput sous le pubis. C'est un procédé que je mets en usage depuis bien longtemps, et dont les avantages ne me paraissent pas contestables. A mon avis, il y a toujours utilité à imiter les procédés de la nature, et c'est ce qu'on fait en ramenant l'occiput sous le pubis. Il est bon de savoir qu'il suffit souvent de donner la première impulsion et que la rotation se complète toute seule, entraînant l'instrument qui tourne dans la direction de l'occiput ; quand celui-ci est en arrière, il ne faut pas hésiter, et c'est avec le forceps qu'il faut tourner la tête : je suis convaincu que ce mouvement artificiel la place dans une situation très-favorable pour son dégagement. Nous reviendrons là-dessus plus tard ; ce que je désire voir se bien graver dans vos esprits, c'est que les positions postérieures se terminent spontanément dans la grande majorité des cas, la nature se chargeant de ramener l'occiput en avant ; ce qu'il faut savoir aussi, c'est que ce mouvement de rotation, qui est quelquefois longtemps à se produire, finit presque toujours par s'opérer, et je ne saurais trop vous recommander la patience et la temporisation, quand vous serez en présence d'un cas semblable ; une intervention trop hâtive peut faire naître des difficultés plus grandes qu'on ne saurait se l'imaginer ; au contraire, il n'est pas rare, après un temps d'arrêt plus ou moins long, de voir quelques contractions devenir suffisantes pour ramener l'occiput en avant. Cependant, l'expectation a ses limites ; l'état de la mère et surtout l'état de l'enfant peuvent exiger la terminaison de l'accouchement ; mais alors n'oubliez pas ce principe qui domine toutes les opérations obstétricales, et qui consiste à imiter autant que possible les procédés que la nature met en usage quand elle agit seule.

Voilà le mécanisme de l'accouchement pour les deux positions les plus communes. Il y a encore d'autres variétés ; ainsi, l'occiput peut être en arrière et à gauche ; les choses se passent absolument de la même façon que lorsque cette partie est en arrière et à droite, seulement le mouvement de rotation s'exécute de gauche à droite pour ramener l'occiput sous la symphyse pubienne : l'occiput peut être en avant et à droite ; cette variété, comme la précédente, est très-rare au début, mais on l'observe quelquefois, et alors le mécanisme est le même que dans la variété antérieure du côté gauche. Ainsi, le mécanisme est toujours le même; il n'y en a qu'un seul pour toutes ces variétés de la présentation du sommet. La division que nous avons établie au début et qui paraît si restreinte, puisque nous n'admettons que deux positions fondamentales, est, en définitive, la plus large de toutes, car à ses deux positions nous rattachons toutes les variétés possibles. J'ai dit, par exemple, que l'on ne trouvait presque jamais, au début du travail, l'occiput directement en avant; admettez cependant un cas semblable, cela ne changera rien à la description de notre mécanisme, vous n'aurez qu'à supprimer un temps, le mouvement de rotation qui n'a plus de raison d'être. Si vous aviez affaire à une position transversale, il n'y aurait de différence que dans un mouvement de rotation plus étendu que dans une variété antérieure et moins étendu que dans une variété postérieure, etc.

Nous avons vu que la tête pouvait être inclinée sur le pariétal droit ou sur le pariétal gauche; elle peut même être inclinée sur sa partie antérieure ou sur sa partie postérieure. Ces divers états sont habituellement transitoires et ne changent pas les lois fondamentales du mécanisme décrit. Un seul temps est à ajouter, redressement dans quelques cas, flexion ou extension dans d'autres. Un doigt habitué suit facilement ces phases diverses.

VINGT-SIXIÈME LEÇON

DE L'ACCOUCHEMENT

PRÉSENTATIONS DE LA FACE.

Fréquence. — Causes. — Diagnostic. — Mécanisme. — Pronostic.

MESSIEURS,

Les présentations de la face, c'est-à-dire celles dans lesquelles la tête est défléchie ou renversée sur la nuque, ont eu de tout temps le privilége de beaucoup préoccuper les accoucheurs. Longtemps on les a considérées comme des cas excessivement graves, représentant une situation contre nature et n'admettant pas la terminaison spontanée de l'accouchement. De nos jours, au contraire, elles sont presque assimilées aux présentations les plus favorables et nous savons qu'elles ont, dans le plus grand nombre des cas, une issue spontanée et favorable. Ce fut P. Portal qui, un des premiers, recommanda d'abandonner cet accouchement à la nature, le considèrant cependant comme « un des plus délicats et des plus contre nature »; il conseille « que celui ou celle qui opère ait toujours la prudence de ne rien irriter avec ses doigts, autrement il causerait mille fois plus de mal à la femme et à l'enfant que l'accouchement ne pourrait leur en faire, n'y ayant pas plus de mystère en celui-là qu'au naturel ». Ces conseils si sages ne furent pas suivis par les auteurs qui écrivirent après lui : Dionis, Smellie, Viardel, déclarèrent que cette espèce d'accouchement ne saurait se terminer spontanément, et qu'avant de laisser la face s'engager trop bas dans l'excavation, il était nécessaire de faire des manœuvres pour la fléchir et transformer ainsi cette présentation en présentation du sommet. Baudelocque était du même avis; cependant, suivant en cela l'exemple de De la Motte, il recommande, à cause des difficultés très-grandes que l'on rencontre pour exécuter cette transformation, d'aller chercher les pieds et de retourner l'enfant. Il faut arriver jusqu'à madame Lachapelle, dont les mémoires furent publiés en 1825, pour trouver nettement établie cette idée, qu'en général les accouchements dans lesquels l'enfant présente la face se terminent heureusement, simplement et par les seuls efforts naturels. « C'est par le plus faux des calculs, dit cette illustre sage-femme, c'est d'après la théorie la plus erronée qu'un si grand nombre d'accoucheurs anciens et modernes ont pris comme en horreur les positions de la face...... Somme totale, j'affirme que de deux sujets d'égale force et offrant la même liberté des passages, enfin, dans des circonstances semblables, celui dont l'enfant offrira la face accouchera *au moins* aussi facilement que celui dont l'enfant offrira le vertex. » Vous voyez que madame Lachapelle considérait les présentations de la face comme très-favorables. Il y a évidemment un peu d'exagération dans cette manière de voir; en effet, je vous montrerai tout à l'heure que, dans ces sortes d'accouchements, il se présente quelquefois certaines difficultés qui ne permettent pas de porter un pronostic aussi favorable, et la statistique même de madame Lachapelle le prouve suffisamment, puisque sur 72 cas qui s'y trouvent relatés, 41 seulement se terminèrent spontanément; pour les autres une intervention fut nécessaire; que cette intervention ait été déterminée, comme le fait remarquer l'auteur de la *Pratique des accouchements*, « non pas par les difficultés du travail, ni par les dangers de la mère, mais bien par ceux de l'enfant », il n'en est pas moins vrai que ces terminaisons ne sont pas comparables à celles des présentations du sommet dans lesquelles l'intervention est beaucoup plus rare, et qui, par conséquent, doivent être considérées comme bien plus favorables pour la mère et pour l'enfant. Néanmoins, le fond de l'idée émise par madame Lachapelle reste vrai, à savoir, que dans les présentations de la face la terminaison est en général spontanée. Cette manière de voir avait été complétement adoptée par M. Dubois, et c'est celle qu'il a professée ici pendant plus de vingt ans. Moi-même, pendant toute la durée de mon enseignement, libre d'abord, officiel plus tard, me guidant au début sur l'opinion de mon illustre maître, et ensuite sur mon expérience personnelle, j'ai toujours enseigné qu'il ne fallait pas, à l'exemple des auteurs anciens, considérer les accouchements par la face comme des accouchements contre nature, dans lesquels il était nécessaire d'intervenir au plus tôt pour modifier la situation de l'enfant; mais qu'au contraire, dans la grande généralité des cas, ces accouchements admettaient une terminaison heureuse et spontanée. Toutefois, sans aller si loin que madame Lachapelle, je pense que l'on doit établir une différence notable, au point de vue du pronostic, entre les présentations du sommet et celles de la face; mais je ne veux pas anticiper sur ce qui deviendra de la dernière évidence quand j'aurai décrit le mécanisme de l'accouchement dans ces cas.

Les présentations de la face sont loin d'être fréquentes : la statistique de madame Lachapelle, qui comprend 15 579 accouchements, n'en constate que 72; dans celle de M. Dubois, qui porte sur 2022 accouchements, il n'y en a eu que 11; sur 7835 accouchements observés dans le grand hôpital général de Vienne par le professeur Braun, on a noté 44 présentations de la face; à l'université de Wursbourg, sur 8514 accouchements, il y en a eu 58; enfin, à l'hôpital ou à l'université de Goëtting, sur 7104 accouchements, il y a eu 29 de ces présentations; enfin, dans la statistique de la clinique, sur 16 233 accouchements, on trouve 93 présentations de la face, ce qui fait à peu près une présentation de la face pour 170 ou 180 accouchements. Mais j'ai une réserve à faire au sujet de ces statistiques, qui toutes ont été faites dans des hôpitaux d'instruction. En effet, quoique l'accouchement par la face se termine habituellement tout seul, il y a encore beaucoup de médecins et de sages-femmes qui s'effrayent quand ils se trouvent en présence d'un pareil cas et qui, dans la crainte de difficultés futures, préfèrent diriger leurs malades sur un hôpital spécial. Je suis certainement dans le vrai en admettant que cette circonstance augmente le chiffre des accouchements par la face qu'on observe dans ces maisons, et que par conséquent la proportion véritable de ces présentations est encore moins grande. Je ne m'éloigne pas beaucoup de la réalité en admettant qu'on en voit un cas sur 200 accouchements environ.

Quant aux positions, la différence comme fréquence n'est pas aussi grande entre la première et la seconde que pour le sommet. Vous savez, en effet, que pour la face comme pour le sommet, nous avons admis deux positions principales, suivant que la partie de la tête qui est choisie comme point de repère est en rapport avec la moitié gauche ou la moitié droite du bassin. Pour la face, c'est le menton qui d'habitude sert de point de ralliement; quant à moi, je préfère prendre le front pour ne pas troubler l'harmonie de la nomenclature, et je dis fronto-latérale gauche ou première position de la face, comme j'ai dit occipito-latérale gauche ou première position du sommet. Ceux, au

STATISTIQUE DE LA CLINIQUE.

PRÉSENTATIONS DE LA FACE.

ANNÉES.	TOTAL GÉNÉRAL des accouchements dont on connait la présentation.	NOMBRE des présentations de la face.	POSITIONS inconnues.	POSITION FRONTO-LATÉRALE GAUCHE.		POSITION FRONTO-LATÉRALE DROITE.		POSITIONS irrégulières.
				Variété antérieure.	Variété postérieure.	Variété antérieure.	Variété postérieure.	
1852	1 209	10	1	6	1	»	2	»
1854	944	2	»	2	»	»	»	»
1855	1 229	5	»	5	»	»	»	»
1856	625	2	»	2	»	»	»	»
1857	747	4	»	3	»	»	1	»
1858	724	3	2	1	»	»	»	»
1859	928	6	1	3	1	1	»	»
1860	887	5	1	1	»	»	2	1 *
1861	859	5	2	2	»	»	1	»
1862	768	4	»	2	1	1	1	»
1863	749	6	1	3	»	»	2	»
1864	805	5	1	2	»	2	»	»
1865	852	8	.	4	»	»	4	»
1866	741	5	1	3	»	»	1	»
1867	790	3	»	2	»	»	1	»
1868	744	3	»	3	»	»	»	»
1869	825	7	1	5	»	»	1	»
1870	647	2	1	»	»	»	1	»
1871	560	3	»	2	»	»	1	»
1872	603	5	»	3	»	»	1	»
Total général . . .	16 233	93	12	54	3	4	19	1

Soit 1 présentation de la face sur 174,5 accouchements.

* Position mento-pubienne, fausse couche.

contraire, qui font intervenir le menton, sont obligés de dire mento-latérale droite ou première de la face, ce qui ne manque pas de jeter de la confusion dans l'esprit des élèves. Comme en définitive les premières positions sont les plus communes, quelle que soit la partie qui se présente, il vaut mieux ne rien introduire de ce qui pourrait faire oublier cette loi, et il y a avantage à conserver une uniformité qui soulage la mémoire.

La plus commune des positions de la face est, en effet, la gauche; sur les 72 présentations observées par madame Lachapelle, il a été noté 41 cas dans lesquels le front était à gauche ou en première position, et 31 seulement dans lesquels il était à droite. Sur les 93 présentations de la face observées dans cet hôpital, il y en a 57 dans lesquelles le front était tourné à gauche et 23 seulement dans lesquelles il était tourné à droite.

Causes. — Vous remarquerez que s'il résulte de cette statistique que la position fronto-latérale gauche est plus commune que la position fronto-latérale droite, la différence n'est pas très-considérable et qu'elle est, par conséquent, moins accentuée que pour les deux positions analogues du sommet. Mais, quelque peu grande qu'elle soit, pourquoi existe-elle? Quelle en est la cause? Permettez-moi, à cet égard, d'entrer dans quelques détails. La position la plus fréquente du sommet est l'occipito-latérale gauche, variété antérieure que nous avons déjà étudiée; si par la pensée, les rapports du tronc restant les mêmes, vous supposez la tête défléchie, vous produisez une position fronto-latérale gauche, c'est-à-dire la position de la face la plus commune d'après ce que j'ai établi. Ceci nous conduit à reconnaître que les présentations de la face peuvent être des déviations des présentations du sommet, et que la tête qui était d'abord fléchie a pu dans quelques cas se défléchir sous l'influence de causes quelquefois appréciables et le plus souvent inconnues. De là la transformation d'une présentation de la face en présentation du sommet. Toutefois, cette interprétation n'est pas acceptable pour tous les cas et l'on a cherché ailleurs d'autres explications dont je vais vous entretenir maintenant.

Et d'abord, à ce point de vue, les auteurs ont admis deux variétés de présentations de la face : 1° les présentations primitives, c'est-à-dire celles qui existent dès le début du travail; 2° les présentations secondaires. Je dirai encore, pour rendre ma pensée plus claire, qu'on peut admettre que certains enfants, au lieu d'avoir la tête fléchie comme attitude naturelle pendant la vie intra-utérine, ont au contraire la tête renversée en arrière, l'occiput reposant sur le dos. Un auteur allemand, Hecker, a même prétendu que c'était là la véritable explication des présentations de la face. Dans le *Traité des accouchements* de Nægele et Grenser, cette opinion se trouve résumée de la manière suivante : « Il résulte des recherches de cet auteur que dans les présentations de la face, le crâne du fœtus a une conformation particulière : la tête est, en général, moins haute et présente même une dépression dans la région de la grande fontanelle, tandis que l'occiput est plus développé et se prolonge davantage en arrière. Le bras de levier postérieur se trouve ainsi allongé, de sorte que la pression exercée par les contractions sur la colonne vertébrale du fœtus et transmise par elle au crâne, détermine l'ascension de l'occiput, pour peu que ce dernier rencontre sur la paroi latérale du bassin une résistance même insignifiante et qui serait sans action dans toute autre circonstance; par suite, le crâne exécute un mouvement de rotation autour de son axe transversal et la face s'abaisse. » Cette conformation spéciale de la tête indiquée par Hecker est parfaitement exacte, mais je crois qu'il a été trop loin dans les conséquences qu'il en tire; il a pris l'effet pour la cause. Certainement, les enfants qui naissent après s'être présentés par la face ont la tête déprimée et plus longue d'avant en arrière; mais c'est un résultat de l'engagement par la face; cela tient d'une part à la longueur du travail, d'autre part, à la résistance opposée par la circonférence du bassin pendant l'engagement de la tête et d'une partie du cou. Quant à l'augmentation du diamètre occipito-mentonnier, ce phénomène s'observe dans d'autres conditions que dans les présentations de la face, et je fais remarquer de temps en temps dans cette clinique des têtes d'enfants venus par le sommet qui, par suite d'un travail prolongé, des pressions exercées par l'utérus et de la résistance qu'opposent les os du bassin, portent une bosse séro-sanguine considérable qui donne au diamètre occipito-frontal 2 et 3 centimètres de plus et même quelquefois davantage. La partie mécanique de la théorie de Hecker séduit au premier abord, mais quand on y réfléchit un peu, quand on a vu quelques présentations de la face se terminer assez rapidement pour que la tête n'ait pas eu le temps de subir les modifications qu'il indique, on reconnaît que cette explication qui, à la rigueur, pourrait s'appliquer à quelques cas particuliers, ne saurait être invoquée dans la plupart de ces présentations. Aussi continuerons-nous à admettre des présentations primitives et des présentations secondaires ; les présentations primitives ont été niées par quelques accoucheurs et, en particulier, par M. Dubois, qui n'y croyait pas beaucoup ; il enseignait ici que les présentations de la face étaient presque toujours des déviations de celles du sommet, que la tête était d'abord fléchie, mais que pour une cause ou pour une autre elle s'était défléchie, et qu'il en était résulté une présentation de la face. Il n'admettait donc à peu près que des présentations secondaires. Il n'ignorait cependant pas que sur des femmes mortes avant le travail on avait constaté que la face se présentait au détroit supérieur ; madame Lachapelle, en particulier, cite deux cas de ce genre dans son troisième mémoire. Cette opinion de M. Dubois compte encore aujourd'hui un grand nombre d'adhérents : Simpson en Angleterre, Chiari, Braun et Spaeth en Allemagne, professent la même manière de voir ; selon ces accoucheurs, les présentations de la face seraient dues à des mouvements involontaires d'extension qu'exécuterait la tête du fœtus, et les présentations faciales constatées avant le travail, celles que l'on considère par conséquent comme primitives, n'auraient pas eu d'autre cause. Quant à l'explication de ces mouvements en vertu desquels la tête au lieu de rester dans la flexion se défléchirait, on a fait intervenir, pour les comprendre, ce que je vous ai décrit dans une de mes précédentes leçons, sous le nom de déterminations instinctives qui poussent l'enfant à se placer dans la situation la plus favorable pour son expulsion et qui peuvent dévier de la voie régulière. Simpson invoque l'action réflexe due à des excitations produites sur cette partie du corps : toutes ces explications ne sont pas très-satisfaisantes.

Quant à moi, je pense qu'il faut admettre deux variétés de présentations de la face : l'une dans laquelle l'enfant a pris cette attitude longtemps avant le commencement du travail, l'autre dans laquelle il se présentait d'abord par le sommet, qui a été plus tard remplacé par la face, la tête s'étant fléchie pour une des causes que je vais indiquer. Il arrive quelquefois, et vous en avez vu des exemples dans cet hôpital, que la tête ne correspond pas directement au détroit supérieur ; elle est obliquement dirigée et répond plus particulièrement à l'une des fosses iliaques. Au toucher, on ne sent pas la partie qui se présente, et par le palper on reconnaît la tête à travers les parois abdominales, au-dessus du détroit supérieur, sans être cependant élevée dans la fosse iliaque, comme cela s'observe dans les présentations de l'épaule, mais reposant en quelque sorte sur le bord innominé de l'os des iles. Le plus souvent, par les progrès du travail, la tête glisse, vient occuper le détroit supérieur en restant fléchie, s'engager et sortir définitivement par le sommet. Mais si une contraction utérine pousse la tête dans cette direction oblique, si l'occiput est arrêté sur le bord de la fosse iliaque, si cette tête, comme cela peut arriver, n'est que légèrement fléchie, cette résistance sur un point de son diamètre occipito-mentonnier, peut la défléchir, et alors c'est la face qui se présente au détroit supérieur et qui s'engage. Ce résultat se comprendra plus facilement encore dans un bassin étroit, quand il y a une obliquité utérine considérable, antérieure ou latérale. La direction de l'enfant est alors oblique comme celle de la matrice, et les contractions ne peuvent pas le pousser dans la direction de l'axe du détroit supérieur; la tête viendra alors heurter contre l'angle sacro-vertébral, ou contre les autres parties du détroit supérieur, et dans un cas semblable, il n'est pas difficile de se rendre compte de la transformation de la présentation du sommet en une présentation de la face. Ces explications sont très-acceptables, et elles sont parfaitement justifiées par l'observation.

Deventer, Baudelocque, Kiwisch, etc., sont unanimes pour accorder aux obliquités utérines une grande influence dans la production des présentations de la face ; cependant il faut bien reconnaître que, dans un grand nombre de cas, la véritable explication nous est complétement inconnue; je vous ai déjà dit que nous en étions réduits aux conjectures pour expliquer les présentations du sommet, et je suis obligé d'avouer que nos connaissances ne sont pas beaucoup plus étendues en ce qui concerne les présentations de la face.

Quant à la cause de la plus grande fréquence de certaines positions de la présentation de la face, je vous en ai dit quelques mots. Vous savez que les deux variétés les plus communes sont celles qui correspondent aux deux positions les plus fréquentes du sommet ; le grand diamètre est presque toujours dans la direction du diamètre oblique gauche, soit que le front regarde en avant et à gauche, soit qu'il regarde en arrière et à droite. A propos des présentations du sommet, je vous ai indiqué que le diamètre oblique gauche du détroit abdominal était plus étendu que le diamètre oblique droit, et que cela s'expliquait par la présence du rectum. C'est là, sans aucun doute, ce qui explique la plus grande fréquence de la variété antérieure pour les positions gauches, et de la variété postérieure pour les positions droites, le plus grand diamètre qui se présente se mettant en rapport avec le plus grand diamètre du détroit supérieur, c'est-à-dire le diamètre oblique gauche.

Diagnostic. — Les caractères auxquels on reconnaît les présentations de la face ne sont pas les mêmes que ceux que je vous ai décrits en parlant des présentations du sommet. Vous vous rappelez que, pour le sommet, la partie est habituellement profondément engagée dans l'excavation dès le début et même avant le début du travail ; vous savez que le doigt rencontre une tumeur lisse et arrondie sur laquelle on distingue des espaces membraneux avec des caractères particuliers que nous avons étudiés. Pour la face, au commencement du travail, la partie est très-élevée, il faut pour l'atteindre porter le doigt presque jusqu'au niveau du détroit supérieur ; la cause de cette élévation tient à des raisons de conformation de la partie qui se présente et de l'ouverture qu'elle doit franchir, d'où résulte que la face ne peut pas, dès le début, s'engager aussi profondément que le sommet ni aussi facilement, et qu'il faut, pour obtenir ce résultat, des efforts beaucoup plus grands ; de là aussi cette conséquence, que la présentation de la face entraîne généralement un accouchement un peu plus long que ne l'est celui dans lequel l'enfant se présente par le sommet, toutes choses étant égales d'ailleurs. Il y a sans doute des exceptions ; on rencontre quelquefois des présentations de la face qui se terminent très-rapidement, mais ce sont des faits exceptionnels qui se rapportent presque tous à des enfants d'un petit volume et qui traversent un bassin et des parties molles déjà préparées par des accouchements antérieurs. Outre cette cause générale de la lenteur relative des accouchements dans les présentations de la face, il en est une autre plus particulière et sur laquelle j'ai déjà appelé votre attention et celle des élèves qui vous ont précédés sur ces bancs, je veux parler de la nature particulière des contractions. Pour que la matrice se contracte efficacement, il faut qu'elle y soit sollicitée d'une certaine manière ; nous avons établi que le sommet de la tête est particulièrement bien disposé pour exercer cette action. Cette partie, en effet, s'applique exactement sur le segment inférieur de la matrice et s'en coiffe d'une façon si complète que les fibres circulaires de l'orifice interne sont en contact avec elle dans toute leur étendue, d'où résulte une pression régulière sur ce sphincter, pression qui sollicite, par action réflexe, les contractions des fibres du corps de l'organe. La face, au contraire, reste élevée et ne vient pas s'appliquer aussi directement et aussi complétement sur ces fibres circulaires; l'excitation reste incomplète pendant longtemps, aussi observe-t-on que les accouchements dans lesquels l'enfant se présente par la face ont une physionomie spéciale, qu'ils durent beaucoup plus longtemps, que les contractions se renouvellent à des intervalles plus éloignés, qu'elles ont une moindre intensité et qu'elles irritent davantage la femme, tout en produisant un effet moins appréciable. Il y a déjà longtemps que je me suis attaché à démontrer que, d'une manière générale, les accouchements avaient un cachet particulier, selon les présentations :·quand on a une grande habitude des accouchements, l'on saisit et l'on reconnaît très-bien les différences qui portent sur une foule de phénomènes physiologiques et mécaniques (les contractions de l'utérus, la dilatation de l'orifice, la formation de la poche des eaux, sa rupture, le temps que met à s'engager la partie qui se présente, etc., etc.).

Dans le diagnostic de ces présentations, c'est le toucher surtout qui nous vient en aide, car le palper abdominal qui donne des signes importants pour reconnaître les présentations de l'extrémité céphalique ne nous permettent guère de déterminer si c'est le sommet ou la face. Le tronc qui transmet les battements du cœur est à peu près dans la même situation, que la tête soit fléchie ou étendue; les caractères stéthoscopiques sont donc les mêmes, et comme j'ai déjà étudié ce point avec détail, je n'y insiste pas ici. C'est donc au toucher que l'on doit s'adresser, et c'est avec le doigt qu'il faut explorer avec soin la partie qui se présente et reconnaître les caractères qui la distinguent. Dans les présentations de la face, la tête reste élevée même après le début du travail; par conséquent, toutes les fois que vous ne rencontrez pas la tête dans l'excavation, votre attention devra être mise en éveil et vous devrez vous demander si vous n'êtes pas en présence d'une autre présentation que de celle du sommet. L'examen devra être fait avec tout le soin possible, et l'on finira par arriver sur la partie de l'enfant qui répond au détroit supérieur. Si les membranes sont rompues, on touchera une série d'inégalités et l'ensemble de la partie offrira un certain degré de mollesse qui n'appartient pas aux présentations du sommet. On cherchera alors à établir le diagnostic différentiel entre une présentation de la face, une présentation de l'extrémité pelvienne ou une présentation de l'épaule.·En apportant un certain soin dans l'analyse des sensations perçues, on ne tardera pas à se reconnaître de manière à établir un diagnostic précis. Vous serez surtout guidés d'abord par le nez, puis par la bouche, le menton, les yeux et le front, quelquefois les joues et l'os de la pommette ; mais le caractère pathogno-monique, celui auquel il faut s'attacher et qui ne trompe jamais quand on sait examiner, est fourni par le nez. Chez l'enfant, c'est une toute petite saillie comme un petit tubercule qui a le privilége de ne pas se modifier, même quand l'accouchement dure depuis longtemps, et alors qu'une bosse séro-sanguine considérable a boursouflé le reste du visage de manière à le rendre méconnaissable ; au milieu d'une sur-face molle, on distingue un petit tubercule dur et arrondi, sur lequel existent deux petits trous séparés par une cloison. Avec ce caractère le doute n'est plus possible, car sur aucune autre partie fœtale vous ne trouvez rien de semblable ; quand vous avez reconnu le nez, le dia-gnostic est établi, non-seulement pour la présentation, mais encore pour la position. En effet, les ouvertures des narines sont tournées du côté de la bouche et par conséquent du côté du menton. Or, si le men-ton est dirigé vers le côté droit, on peut être certain que le front est à gauche et qu'il s'agit d'une première position fronto-latérale gauche ; et si le menton est à droite et en arrière, le front se trouvera à gauche et en avant, et l'on dira fronto-latérale gauche, variété antérieure. Si les narines sont au contraire tournées du côté gauche, le front sera à droite, et suivant la direction antérieure ou postérieure de ces narines, il y aura une variété antérieure ou postérieure de la position.

Vous le voyez donc, Messieurs, le nez est la plus importante de toutes les parties de la face, pour établir le diagnostic de la position et de la présentation. Les autres points de la région sont faciles à trouver quand on sait où est le nez ; non loin de lui on reconnaîtra la bouche, ouverture dans laquelle on pénètre sans éprouver de résistance et qui se distingue particulièrement par les arcades alvéolaires ; quelquefois on sent la langue, et dans certains cas le fœtus peut même exercer des mouvements de succion sur le doigt explorateur ; quand il existe, ce signe permet d'affirmer que l'enfant est vivant. Plus bas est le men-ton ; sur les côtés du nez se trouvent les yeux qui donnent au doigt la sensation de deux petites masses molles entourées par un bord osseux ; c'est dans ces cas surtout que le toucher doit se faire délicatement si l'on ne veut pas produire des lésions graves. J'ai vu dans un cas un enfant naître avec un œil crevé par suite de la violence avec laquelle le toucher avait été pratiqué ; ici, par exemple, quand un enfant se présente par la face et que plusieurs d'entre vous ont pratiqué l'exa-men, il n'est pas rare de constater au moment de la naissance des écorchures sur les paupières : ces dernières lésions n'ont pas, fort heureusement, de gravité, néanmoins je ne saurais trop insister sur les précautions à prendre pour les éviter. Enfin, au-dessus des yeux les arcades sourcilières et le front sont des parties que le doigt peut atteindre assez fréquemment.

Grâce à cette multiplicité de caractères, le diagnostic des présentations de la face est généralement facile; cependant, quand on examine une femme qui est déjà en travail depuis longtemps, la région peut être tellement tuméfiée qu'on peut rester pendant quelque temps, dans l'incertitude et qu'il faut redoubler de soin pour éviter de se tromper; mais, comme le nez échappe à cette tuméfaction, pourvu qu'on opère délicatement sans presser beaucoup, il me paraît bien difficile qu'on se méprenne. Je ne pense pas qu'il soit nécessaire, comme l'ont fait quelques auteurs avec beaucoup trop de complaisance, d'établir un long diagnostic différentiel entre les présentations de la face et celles de l'extrémité pelvienne. Je me contenterai de vous rappeler qu'indépendamment des caractères si précieux fournis par le nez qu'on ne peut pas confondre avec le coccyx, il n'y a aucune analogie entre la bouche et l'anus : le doigt éprouve, pour pénétrer dans cette dernière ouverture, une certaine difficulté; il est serré comme par un anneau, et quand l'enfant est vivant, il est comme repoussé par la contraction du sphincter; la présence du front et des arcades orbitaires n'ont rien qui les représente sur le pelvis. N'oubliez pas également que s'il subsistait quelques doutes dans votre esprit, le palper d'une part et surtout l'auscultation, en vous révélant le summum des battements du cœur dans la demi-zone inférieure, écarteraient toute idée de présentation du siége.

Quant au pronostic, je me réserve de vous en parler quand je vous aurai donné la description du mécanisme de l'accouchement dans les présentations de la face; vous comprendrez mieux alors, par les détails dans lesquels nous serons entrés, les différences qui existent entre cette présentation et celle du sommet, différences qui empêchent de porter pour la face un pronostic aussi favorable que pour l'autre présentation céphalique.

Mécanisme. — Pour la face comme pour le sommet, nous avons admis deux positions : 1° le front répondant au côté gauche du bassin, ce qui constitue la première position (fronto-latérale gauche avec toutes les variétés que vous connaissez, antérieure, postérieure ou transversale); 2° le front en rapport avec le côté droit du bassin, deuxième position de la face (fronto-latérale droite avec les mêmes variétés, antérieure, postérieure ou transversale). Je vous ai dit quels étaient les motifs qui m'avaient fait donner la préférence au front comme point de ralliement, alors que la plupart des auteurs prennent le menton. Il en résulte que leur première position s'appelle mento-latérale droite et qu'elle répond à la fronto-latérale gauche de la classification que j'ai adoptée ; il en est de même de la mento-latérale gauche, qui s'appellera pour nous fronto-latérale droite.

J'ai établi également que la position fronto-latérale gauche, variété antérieure, était la plus commune, et qu'ensuite venait la fronto-latérale droite, variété postérieure.

Au début du travail, quand les membranes sont intactes, quand le fœtus n'est pas encore directement pressé par les parois de la matrice rétractée, on trouve pour la première position fronto-latérale gauche, variété antérieure, les rapports suivants : le front répond à l'éminence iléo-pectinée du côté gauche et le menton à la symphyse sacro-iliaque droite, le diamètre fronto-mentonnier est en rapport avec le diamètre oblique gauche du bassin et le bi-temporal avec le diamètre oblique droit. Comme pour le sommet, le diamètre occipito-mentonnier n'est pas encore dans la direction de l'axe du détroit supérieur, mais il coupe très-obliquement cet axe ; seulement, dans la présentation du sommet, c'est l'extrémité occipitale de ce diamètre qui s'engage la première, tandis que maintenant c'est l'extrémité mentonnière. Les rapports du tronc sont absolument les mêmes que dans la présentation du sommet. Si la face se présente d'aplomb, c'est la circonférence du diamètre fronto-mentonnier qui est parallèle à la circonférence du détroit supérieur ; si la face se présente un peu inclinée, ce qui est presque habituel, ce n'est plus la circonférence du diamètre fronto-mentonnier, mais une autre un peu oblique qui est en rapport avec le pourtour du détroit abdominal, de telle sorte que le doigt arrive plus directement sur la joue droite. J'ai fait ces mêmes remarques à propos des présentations du sommet ; aussi je passe rapidement sur ces détails.

Je vous ai fait entrevoir que nous allions retrouver un mécanisme identique avec celui des présentations du sommet, et que nous n'aurions qu'à appliquer à la face les temps que nous avons déjà étudiés. En effet, lorsqu'après la rupture des membranes la tête pressée de toutes parts s'engage, la déflexion qui existe déjà va augmenter, absolument comme nous avons vu pour le sommet la flexion s'exagérer ; ce temps, que nous avons appelé complément de flexion, pour la face, nous l'appellerons complément d'extension.

De cette déflexion résultent quelques changements dans les rapports qui existaient au début du travail. Ainsi la tête se renverse, de telle sorte que le menton vient se placer vers le centre du bassin; la nuque et l'occiput, de leur côté, se relèvent, et l'on voit le grand diamètre de la tête descendre par son extrémité mentonnière en se rapprochant de l'axe du bassin et en venant presque se confondre avec lui; le diamètre bi-temporal ou le bi-pariétal qui lui succède, à mesure que la tête s'engage, reste dans la direction du diamètre oblique droit. Quant aux autres rapports du tronc, ils ne changent pas.

Le mouvement de progression se fait plus lentement que dans les présentations du sommet; de plus, on ne trouve pas comme dans ces dernières, dès le début du travail, la tête profondément engagée dans l'excavation. Ces différences sont faciles à expliquer : en effet, la face par elle-même n'a certainement pas plus de volume que le sommet, et les diamètres de cette région qui se mettent en rapport avec ceux du bassin ont même moins d'étendue que les diamètres correspondants du sommet, mais la situation de la tête relativement au tronc n'est pas la même. Quand le sommet se présente, il peut descendre profondément avant que le tronc s'engage dans le détroit supérieur; mais quand c'est la face qui s'avance, à peine a-t-elle franchi le détroit abdominal que le tronc tend à s'engager en même temps que le reste de la tête, et cette circonstance ralentit nécessairement le mouvement de progression et exige une modification nouvelle dans les rapports.

De même que nous avons vu dans la position occipito-postérieure du sommet un mouvement de rotation ramener l'occiput en avant et changer complétement l'état des choses, de même on assiste dans la position fronto-latérale gauche de la face (variété antérieure) à un mouvement de rotation par lequel le menton, qui est en arrière et à droite, vient se porter en avant du côté du pubis. Ce mouvement s'exécute en en général lorsque la face est déjà descendue dans le bassin, car alors, si le menton restait en arrière, la progression ne pourrait pas aller plus loin, le tronc et la tête ne pouvant pas occuper en même temps l'excavation et le cou n'ayant pas une longueur suffisante pour permettre au menton de descendre jusqu'au détroit inférieur qu'il doit dépasser, avant que le mouvement de flexion puisse commencer. Ce mouvement de rotation, qui est encore plus indispensable que dans les positions postérieures du sommet, a pour résultat de faire parcourir au menton tout l'intervalle compris entre l'échancrure sciatique et la symphyse pubienne, c'est-à-dire un arc de cercle qui mesure environ le tiers de la circonférence du bassin.

Quand ce troisième temps est accompli, les contractions utérines font encore descendre la tête qui reste étendue jusqu'au moment où le menton, ayant dépassé la symphyse pubienne, a déjà franchi le détroit périnéal. Alors, mais seulement alors, on voit commencer le quatrième temps, ou de flexion. Le menton joue le même rôle que l'occiput dans la présentation du sommet ; la partie inférieure de la mâchoire s'applique sous la symphyse, et c'est sur ce point comme sur un axe que s'accomplit le mouvement de flexion qui va permettre à la face de se relever et de se dégager à travers la vulve. C'est ainsi qu'on voit successivement apparaître à la commissure antérieure du périnée, la bouche, la lèvre supérieure, le nez, les yeux, le front et enfin la partie supérieure du crâne. C'est l'extrémité mentonnière du grand diamètre de la tête qui est sortie la première, et comme le menton s'est déjà dégagé, il en résulte qu'à aucun moment ce n'est le diamètre occipito-mentonnier qui vient se mettre en rapport avec le diamètre coccy-pubien, mais en définitive des diamètres qui lui sont inférieurs, puisqu'ils partent toujours de la région sous-maxillaire et qu'ils vont à la bouche, au front, au bregma et définitivement à l'occiput.

Quand la tête a complétement franchi la vulve, elle retombe par son propre poids sur le périnée, auquel correspond alors la nuque ; puis commence un cinquième temps qu'on appelle temps de rotation externe, complétement analogue au cinquième temps du mécanisme dans les présentations du sommet : ce sont, en effet, les épaules qui, en tournant à l'intérieur, obligent la tête à exécuter à l'extérieur un semblable mouvement. Dans la position qui nous occupe, fronto-latérale gauche, c'est l'épaule droite qui se porte en avant et qui se dégage la première sous l'arcade pubienne ; puis l'épaule gauche, après avoir parcouru la gouttière périnéale, apparaît à son tour à la commissure inférieure de la vulve, et le tronc ne tarde pas à sortir en décrivant un mouvement en spirale, en tout semblable à celui déjà décrit pour les présentations du sommet.

Vous voyez, Messieurs, que ce mécanisme est la reproduction de celui que j'ai décrit pour les présentations du sommet. Nous y trouvons, en effet, d'abord un complément d'extension qui représente le complément de flexion : ces deux mouvements, qui donnent à la tête une situation inverse, sont la conséquence de la manière d'être de cette extrémité au début du travail ; mais dans les deux cas ils produisent les mêmes effets, en obligeant la partie qui se présente à s'engager par l'une des extrémités de son grand diamètre; pour le sommet, c'est l'occiput; pour la face, c'est le menton. Le mouvement de rotation est pour la face ce que nous avons vu qu'il était pour les présentations du sommet; il a le même but et le même résultat, celui de venir placer sous la symphyse pubienne la partie qui doit se dégager la première, pour qu'ensuite, par le mouvement de flexion ou par le mouvement d'extension, ce soient des diamètres plus petits que l'occipito-mentonnier qui se mettent en rapport avec le diamètre antéro-postérieur du détroit inférieur. Le mouvement de rotation externe, conséquence de la rotation interne des épaules, s'exécute dans les deux cas, du moins le plus habituellement ; puis les épaules dégagées, le tronc, quelle qu'ait été la présentation, est habituellement soumis dans son expulsion au mouvement en spirale que je vous ai indiqué.

Pour être complet, voyons comment les choses se passent dans une autre position de la présentation de la face; supposons que le front est du côté droit, au lieu d'être du côté gauche. Vous savez que, dans ce cas, il est plus habituellement en arrière, de sorte que, pour la position fronto-latérale droite, la variété postérieure est la plus commune. Le mécanisme est absolument le même que dans le cas précédent, les rapports généraux seuls ont un peu varié; le front est à droite et en arrière, le menton à gauche et en avant, tandis que dans la position précédente c'était le front qui était en avant et à gauche, et le menton en arrière et à droite. Les mêmes diamètres de la tête sont en rapport avec les mêmes diamètres du bassin. Voici, en outre, la direction des différentes parties du tronc : Le dos est en arrière et à droite, le plan antérieur en avant et à gauche ; le côté gauche est en avant et à droite, le côté droit en arrière et à gauche; les pieds sont dans le fond de la matrice, mais inclinés plutôt du côté gauche que du côté droit, comme dans la seconde position du sommet. Comme dans le cas précédent, la face est ordinairement élevée au début du travail ; puis elle s'engage et la tête se renverse davantage. En même temps survient un changement dans les rapports de quelques-uns des diamètres; d'abord, c'était le fronto-mentonnier qui correspondait au diamètre oblique gauche, mais bientôt c'est le trachélo-bregmatique qui le remplace. Ce diamètre trachélo-bregmatique est, en réalité, un peu plus grand que le diamètre fronto-mentonnier, mais son engagement ne présente aucune difficulté, car il est non-seulement plus petit que le diamètre oblique gauche du bassin, mais il est aussi moindre que le diamètre sous occipito-bregmatique qui, dans les présentations du sommet, a la même direction. Le menton reste en avant et à gauche pendant une période plus ou moins longue; puis, quand la face est descendue autant que le permet la longueur du cou, un troisième temps commence qui est le mouvement de rotation. Ce mouvement est beaucoup moins étendu que dans la position précédente, puisque le menton est à gauche et en avant, derrière la cavité cotyloïde de ce côté, et que pour venir se placer derrière la symphyse des pubis, il n'a pas même à parcourir le quart de la circonférence du bassin. Une fois que le menton est arrivé sous la symphyse et la déborde, le mouvement de flexion qui constitue le quatrième temps s'exécute, et la tête, en se dégageant, offre successivement des diamètres qui, partant tous de la partie inférieure du menton, vont se porter au front, à la fontanelle antérieure et à l'occiput. La tête étant complétement sortie, le mouvement de rotation extérieure se fait, c'est l'épaule gauche qui se dégage la première sous l'arcade pubienne, l'épaule droite apparaît à son tour à la commissure antérieure du périnée; puis une dernière contraction achève de chasser l'enfant hors des organes génitaux.

Vous voyez, messieurs, que le mécanisme est toujours le même; quelle que soit la variété que l'on prenne pour type, les mêmes mouvements s'accomplissent; le troisième temps, qui s'applique à la rotation interne, présente seul quelques légères différences; ainsi, quand le menton est à droite, ce mouvement s'exécute de droite à gauche; quand le menton est à gauche, la rotation se fait de gauche à droite; s'il est en avant et à gauche au début du travail, c'est-à-dire si l'on a affaire à une variété antérieure, le chemin parcouru par le menton sera de très-faible étendue; ce même chemin, au contraire, sera beaucoup plus considérable si, dès le principe, le menton est placé en arrière, vers l'une des symphyses sacro-iliaques. De l'examen anatomique des parties fœtales, des rapports de la tête défléchie avec le tronc, il résulte que le mouvement de rotation est encore plus nécessaire dans les présentations de la face que dans celles du sommet; en effet, quand le mouvement de rotation ne se fait pas dans les présentations du sommet, les difficultés qui surviennent tiennent uniquement à la longueur de la paroi que l'occiput doit parcourir pour se montrer à la vulve; tandis que dans les présentations de la face, quand le menton

reste en arrière, il y a, outre cette même difficulté, cette autre circonstance que, pour que la tête pût descendre jusque au bas et sortir,
il faudrait que la partie supérieure du tronc s'engageât dans le bassin
en même temps qu'elle, ce qui n'est pas possible, au moins quand
l'enfant est à terme et dans des conditions de volume normales. Il
résulte de la notion de ces dispositions particulières, que quand on
est dans l'obligation de terminer l'accouchement dans un cas semblable, il faut opérer avec le plan bien arrêté de ramener le menton en
avant avec le forceps, sous peine de s'engager dans des difficultés
insurmontables. J'ai vu nombre de ces cas de présentations de la face,
mento-postérieure, dans lesquels on avait appliqué le forceps et fait les
tractions les plus énergiques sans rien obtenir, quoique le bassin fût
bien conformé et l'orifice complétement dilaté ; tandis qu'au contraire,
si l'on ramène le menton en avant, en exécutant avec l'instrument le
mouvement de rotation qui ne s'est pas produit, on fait disparaître
toutes les conditions défavorables, et quoique cette opération ne soit
pas toujours aussi facile à réussir que dans les présentations du sommet, on termine habituellement avec une assez grande facilité des accouchements pour lesquels des médecins peu expérimentés avaient
employé inutilement plusieurs heures d'efforts énergiques et souvent
très-nuisibles.

Pronostic. — Sans conclure comme les anciens accoucheurs que les
présentations de la face sont à la fois dangereuses pour la mère et
pour l'enfant, que l'accouchement ne peut pas se terminer seul dans
de pareilles conditions, qu'il faut se hâter d'intervenir dès le début
du travail, pour changer la situation de la partie qui se présente, je
me montrerai cependant plus réservé que madame Lachapelle qui
considérait ces accouchements comme se terminant *au moins* aussi
facilement que ceux dans lesquels l'enfant présente le sommet. Pour
mon compte, je crois qu'il y a lieu de faire quelques réserves à cet
égard, et que d'une manière générale on doit regarder les présentations de la face comme moins favorables pour l'enfant et même pour la
mère que les présentations du sommet.

Nous avons vu que dans le plus grand nombre des cas, après un
temps habituellement un peu plus long que dans les présentations du
sommet, l'enfant qui naît par la face est expulsé spontanément et
vivant. Ceux d'entre vous qui n'ont pas encore eu l'occasion de voir
un semblable accouchement pourraient s'effrayer de l'aspect que pré-

sente la face du nouveau-né; on retrouve, en effet, sur cette partie qui correspondait au vide de l'excavation, la bosse séro-sanguine que nous avons étudiée à l'occasion du sommet. Le front, les paupières, les lèvres, les joues, sont plus ou moins tuméfiées et offrent une coloration bleuâtre, comme s'il s'agissait d'une vaste ecchymose; le nez seul, à cause des adhérences intimes de la peau avec les parties profondes, conserve à peu près son volume normal; cette disposition, ainsi que je vous l'ai déjà dit, lui permet de conserver des caractères qui sont précieux pour le diagnostic. Il n'est même pas rare de trouver une tache ecchymotique sous la conjonctive oculaire ou palpébrale; les parents inquiets ne manqueront pas de vous interroger sur la cause et les suites de ce phénomène bien propre à effrayer des gens du monde. On vous demandera s'il ne s'agit pas d'une monstruosité, si l'enfant conservera cette physionomie particulière, dans combien de temps cela passera, s'il n'en résultera pas quelque infirmité pour l'avenir, et si la vue, en particulier, n'aura pas a en souffrir, etc. Il faut savoir qu'en général cette tuméfaction diminue rapidement, et qu'au bout de très-peu de jours il n'en reste plus trace. Il faudra toutefois faire une petite réserve pour l'ecchymose sous-conjonctivale, qui persiste un plus longtemps, et qui peut ne disparaître définitivement qu'un mois, et même six semaines après les couches.

Cet état passager sur lequel j'ai insisté pour que vous en connaissiez bien toute l'innocuité, ne justifie pas seul, par conséquent, le pronostic réservé que j'ai porté dès le début; cependant il est bon d'ajouter que la congestion des paupières, en particulier, prédispose l'enfant aux ophthalmies assez fréquentes dans les premiers jours de la vie; cette inflammation est habituellement très-légère et l'on parvient à l'enrayer assez facilement; quelquefois, cependant, elle peut prendre le caractère purulent et durer plus longtemps, sans qu'il y ait lieu, toutefois, de craindre sérieusement pour la perte de la vue. Vous voyez, en effet, tous les jours dans cet hôpital, des enfants atteints d'ophthalmie purulente, et quoique placés dans un milieu peu favorable, il se passe souvent plusieurs années sans que nous ayons un seul accident grave à déplorer.

C'est surtout la situation que la tête occupe dans les présentations de la face qui fait bien comprendre pourquoi le pronostic est moins favorable, quant à l'enfant, que dans la présentation du sommet. La tête est fortement renversée en arrière, de telle sorte que la partie antérieure de la colonne vertébrale, dans la région cervicale, forme une convexité antérieure, tandis que la partie postérieure, représente une concavité dans laquelle repose la région occipitale de la tête défléchie. Cette région postérieure, protégée par le crâne contre les pressions de l'orifice utérin et du pourtour du bassin, n'offre d'ailleurs rien de fragile; il y a des muscles, des filets nerveux et quelques petits vaisseaux insignifiants, tandis que la partie antéro-latérale renferme des parties importantes, les carotides et les jugu-laires plus superficielles encore : Si les grosses veines, qui rapportent le sang du crâne et du cerveau vers le cœur, sont comprimées pendant un temps un peu long, il en résultera un trouble dans la circulation encéphalique, et si ce trouble est poussé assez loin, il pourra produire une congestion et même une hémorrhagie. Les épanchements san-guins, dans la substance cérébrale, sont assez rares; cependant, dans une de nos dernières séances de l'Académie de médecine, M. Par-rot a lu un mémoire sur l'hémorrhagie cérébrale chez les enfants nouveau-nés, et il nous a cité plusieurs observations dans lesquelles on avait trouvé de véritables petites hémorrhagies dans la substance même du cerveau. Toutefois ce qu'on observe plus fréquemment dans les conditions que j'indique, ce sont des congestions considé-rables des vaisseaux qui rampent à la surface du cerveau, de petites hémorrhagies en nappe à la base du crâne ou à la surface des hémi-sphères. Ce danger n'existe pas dans la présentation du sommet ou du moins il est très-exceptionnel. Tout cela est suffisant pour justifier la réserve que j'ai faite en vous parlant du pronostic; l'expérience, d'ailleurs, confirme ces données fournies par le raisonnement; cent accouchements par la face donneront une mortalité plus grande, quant aux enfants, que cent accouchements par le sommet. La possi-bilité du danger que je viens de signaler vous trace la conduite à tenir dans ces sortes d'accouchements; il faut surveiller avec un soin tout spécial la circulation fœtale; il faut ausculter très-fréquemment et avec soin, de façon à se tenir prêt à intervenir si l'on constate un trouble manifeste et durable dans les battements du cœur. Mais quand on est rassuré de ce côté, il ne faut pas trop se hâter d'intervenir : Il ne faut pas oublier que, dans ces accouchements, le travail est habituellement d'une plus longue durée que dans les présentations du sommet, et que cela dépend de plusieurs conditions ; d'abord de ce que la partie fœtale reste longtemps élevée; ensuite, de ce que la face n'a pas, comme le sommet, une forme lisse arrondie, qui lui permette de s'appliquer avec la même régularité sur le segment inférieur, de rendre la dilatation de la matrice aussi facile, et enfin de ce que le mouvement de rotation ne se produit pas, peut-être, aussi rapidement que dans les présentations du sommet, parce que la tête, au moment où ce mouvement doit s'effectuer, ne plonge pas aussi complétement dans l'excavation. Pour compléter ce qui est relatif au pronostic, au point de vue de l'enfant, je répète que, dans quelques cas fort rares heureusement, quand le menton est en arrière, le mouvement de rotation interne ne se produit pas, et qu'on est obligé de l'exécuter avec le forceps, soit parce que le travail dure trop longtemps, soit parce qu'on y est conduit par des troubles constatés dans la circulation fœtale : Or, cette intervention est loin d'être aussi facile que dans les présentations du sommet. Je me réserve de vous indiquer, quand nous traiterons des applications de forceps, la cause des difficultés qu'on rencontre en pareille circonstance : Je me contente, pour le moment, de vous citer le fait : Il explique, avec les raisons que je vous ai données précédemment, pourquoi le pronostic de l'accouchement dans les présentations de la face est moins favorable que dans les présentations du sommet.

Relativement à la mère, ces deux modes de présentation ne modifient pas beaucoup les conditions; cependant, la longueur habituelle du travail et les difficultés que l'on éprouve pour une intervention chirurgicale possible doivent entrer en ligne de compte, et conduire l'accoucheur à établir certaines réserves dans le pronostic qu'il est appelé à porter à l'égard des suites de couches.

VINGT-SEPTIÈME LEÇON

DE L'ACCOUCHEMENT

RÉSENTATIONS DE L'EXTRÉMITÉ PELVIENNE.

Fréquence. — Causes. — Diagnostic. — Mécanisme. — Pronostic.

MESSIEURS,

Nous avons étudié dans nos deux dernières réunions le mécanisme de l'accouchement dans les cas où le fœtus se présente par l'extrémité céphalique, que celle-ci soit fléchie comme pour le sommet ou étendue comme pour la face. J'ai l'intention aujourd'hui de vous parler des cas où l'enfant s'engage au détroit supérieur par l'autre extrémité de son grand diamètre, c'est-à-dire par le pelvis. Je vous ai expliqué, en passant en revue les diverses classifications, pour quel motif M. P. Dubois et ses élèves ont cru devoir réunir, sous le nom générique de présentation pelvienne, divers modes d'engagement que l'on séparait autrefois avec soin, et pour chacun desquels on étudiait un mécanisme particulier (présentations des pieds, des genoux, des fesses, etc.); je ne veux pas revenir aujourd'hui sur cette question, à laquelle je crois avoir donné une solution satisfaisante; je tiens seulement à vous rappeler que, pour moi, l'extrémité pelvienne commence au niveau des crêtes iliaques, et comprend toutes les parties qui sont situées au-dessous de cette limite; j'espère vous démontrer, dans le cours de cette leçon, qu'il n'y a qu'un seul mécanisme, soit que le fœtus se présente pelotonné au détroit supérieur, c'est-à-dire alors que toutes les parties conservent leurs rapports normaux, les cuisses fléchies sur le tronc et les jambes sur les cuisses, de telle sorte que les talons sont à peu près au même niveau que les tubérosités ischiatiques et s'engagent en même

STATISTIQUE DE LA CLINIQUE.

PRÉSENTATIONS DE L'EXTRÉMITÉ PELVIENNE.

ANNÉES.	TOTAL GÉNÉRAL des accouchements dont on connaît la présentation.	TOTAL des présentations de l'extrémité pelvienne.	POSITIONS inconnues ou irrégulières.	POSITION SACRO-LATÉRALE GAUCHE.			POSITION SACRO-LATÉRALE DROITE.		
				Variété antérieure.	Variété postérieure.	Var. inconnue ou transversale.	Variété antérieure.	Variété postérieure.	Var. inconnue ou transversale.
1852	1209	46	21	10	1	6	»	5	3
1854	944	26	6	5	1	6	1	5	2
1855	1229	44	15*	13	»	8	4	2	2
1856	625	24	2	8	1	5	1	4	3
1857	747	27	9	9	»	2	»	4	3
1858	724	27	4	9	1	3	1	4	5
1859	928	41	14	4	4	5	3	5	6
1860	887	23	8	7	»	1	2	4	1
1861	859	42	14	6	1	6	»	6	9
1862	768	24	10	3	1	4	1	2	3***
1863	749	33	11	5	»	7	3	3	3***
1864	805	36	15**	6	»	8***	2	1	5***
1865	852	29	14	7	»	2	»	3	3
1866	741	23	4	10	»	3***	1	2	3
1867	790	50	17	13	2	5	2	6	5
1868	741	22	4	14	1	»	1	2	»
1869	825	33	5	8	1	»	»	8	1
1870	647	22	7	6	»	2	»	6	»
1871	560	26	5	13	»	»	1	7	1
1872	603	35	6	19	1	1	»	6	2
Total général . .	16233	633	191	185	15	74	23	85	60

Soit, en moyenne, 1 présentation de l'extrémité pelvienne sur 25,6 accouchements.

* Dont 1 pubienne. — ** Dont 1 sacro-sacrée. — *** Dont 1 transversale.

temps qu'elles dans l'excavation, soit qu'un des membres inférieurs ou même les deux, glissant et se défléchissant complétement ou incomplétement, pénètrent les premiers dans le bassin pour constituer ce qu'on appelait autrefois les présentations des deux pieds, des deux genoux, d'un pied et d'un genou, d'un genou et des fesses, etc., etc.

Comme pour les présentations du sommet et de la face, je vous parlerai successivement de la fréquence, des causes, du diagnostic, du mécanisme proprement dit et du pronostic.

Fréquence. — Les accouchements par l'extrémité pelvienne sont plus nombreux que les accouchements par la face. Dans la statistique dont j'ai déjà parlé et qui appartient à M. Paul Dubois, sur 2022 accouchements on trouve qu'il y a eu 85 cas dans lesquels l'enfant s'est présenté par l'extrémité pelvienne. Dans celle qui a été faite par madame Lachapelle sur les relevés de la Maternité et qui comprend 15579 accouchements, on a noté 639 naissances par l'extrémité pelvienne, de telle sorte que cela fait à peu près 1 présentation de l'extrémité pelvienne sur 25 accouchements, tandis que nous avons vu que, pour la face, la proportion était de 1 sur 180. Hecker donne un chiffre un peu plus élevé, à savoir 99 extrémités pelviennes sur 8472 accouchements, ce qui fait 1 sur 35.

La statistique de la Clinique donne sur 16233 accouchements, 633 présentations de l'extrémité pelvienne, proportion semblable à celle qui a été indiquée par madame Lachapelle; en effet elle est pour cet hôpital de 1 présentation de l'extrémité pelvienne pour 25,6 accouchements.

Causes. — Pendant longtemps on s'est contenté d'une explication en apparence fort simple, qui remonte à Hippocrate et qui est encore aujourd'hui très-répandue dans l'esprit des gens du peuple. On pensait que, jusqu'à sept mois, sept mois et demi, le fœtus avait dans le sein de sa mère une attitude inverse de celle que vous connaissez, c'est-à-dire que la tête était en haut et le siége en bas ; on se le représentait assis, en quelque sorte, sur l'angle sacro-vertébral, le plan antérieur dirigé en avant. Si vous parcourez les ouvrages de Mauriceau, de Portal, de Peu et des auteurs de la même époque, vous trouverez des gravures représentant l'enfant dans cette attitude; on croyait en outre que, vers sept mois, le fœtus se retournait, qu'il exécutait ce qu'on appelait une *culbute*, et que la tête était ainsi brusquement ramenée au détroit supérieur. Pour expliquer ce changement, les auteurs que je viens de citer donnaient des raisons diverses, et je ne puis mieux faire à ce propos que de vous citer ces quelques lignes de Mauriceau : « L'enfant, dit cet auteur, garde ordinairement cette première situation jusqu'au septième ou huitième mois, auquel temps sa tête étant devenue fort grosse, est portée par son propre poids en bas, contre l'orifice interne de la matrice en lui faisant faire une culbute en devant, au moyen de laquelle ses pieds se trouvent après en haut, et la face regarde alors le sacrum de sa mère. Quelques-uns croient que les seuls mâles l'ont ainsi tourné en dessous lorsqu'ils naissent et que les femelles l'ont en dessus. Frénel est de ce sentiment, mais c'est sans raison, puisque les autres l'ont toujours tournée en dessous, vers le sacrum de leur mère, comme il est dit, etc. »

Aujourd'hui des recherches nombreuses nous ont appris que cette situation n'est pas constante, et que jusqu'au sixième et septième mois elle est sujette à de nombreuses variations. On sait que l'enfant peut prendre toutes les attitudes possibles, que tantôt la tête est en bas, que tantôt c'est l'extrémité pelvienne qui s'y trouve, et que quelquefois c'est la région latérale du tronc. Mais vers la fin du septième mois, au commencement du huitième et surtout dans le courant de ce dernier, il est très-rare que l'attitude du fœtus ne soit pas définitivement fixée. Le plus habituellement c'est la tête qui répond au détroit supérieur, de telle sorte que vous pouvez admettre comme établi que, dans les premiers mois de la grossesse, il n'y a pas d'attitude définitive, mais que celle qui existe dans le courant du huitième peut être considérée comme à peu près invariable et que c'est elle qu'on retrouve au moment de l'accouchement. Il y a cependant quelques exceptions ; certains enfants restent mobiles dans la cavité de la matrice jusqu'au début du travail. J'ai vu, et presque tous les médecins qui s'occupent un peu spécialement d'obstétrique ont observé des femmes à terme chez lesquelles on sentait alternativement au détroit supérieur la tête et l'extrémité pelvienne. J'ai cité l'observation de l'une d'elles qui, pendant un mois, a donné ce singulier spectacle, d'un enfant qui tantôt se présentait par la tête et le lendemain ou le surlendemain par l'extrémité pelvienne. Ce fut l'auscultation qui attira d'abord mon attention sur ce phénomène, car j'entendais le summum des battements du cœur tantôt dans la région inférieure de la matrice, tantôt dans la région supérieure : Frappé de ce singulier résultat, je ne m'en tins pas à ce seul mode d'investigation ; j'examinai par le toucher presque tous les jours et le doigt me fit reconnaître ces divers changements dans la présentation de l'enfant. Quand l'accouchement commença, la tête était au détroit supérieur, et ce fut elle qui sortit la première.

On a indiqué aussi comme cause de la présentation pelvienne les mouvements violents du fœtus et sa grande mobilité dans la cavité utérine. Cette mobilité peut exister : 1° quand l'enfant n'est pas à terme, (les statistiques nous montrent en effet que les présentations de l'extrémité pelvienne sont plus fréquentes dans les accouchements prématurés); 2° quand il y a deux enfants ; ceux-ci sont alors généralement peu développés, et il n'est pas rare que tous deux ou l'un d'eux, au moins, se présente par l'extrémité pelvienne ; 3° quand il y a une très-grande quantité de liquide amniotique (l'enfant, dans ces circonstances, est habituellement de petit volume et jouit d'une grande mobilité au milieu de l'eau de l'amnios).

Il y a en outre des femmes, et nous en voyons chaque année quelques-unes dans cet hôpital qui ont le triste privilége (je dis triste parce que ce sont là des accouchements moins heureux que les autres) d'accoucher presque toujours d'enfants se présentant par l'extrémité pelvienne, quoiqu'elles soient parvenues à terme. Cela a été noté par presque tous les accoucheurs qui ont un peu de pratique ; quant à moi, j'ai rencontré dans ma clientèle particulière des femmes qui avaient déjà deux, trois et même quatre enfants dont aucun ne s'était présenté par la tête. Chez quelques-unes, c'était toujours l'extrémité pelvienne ; chez d'autres, c'était tantôt le pelvis, tantôt l'épaule. On a prétendu que la forme de la matrice chez ces femmes devait être considérée comme la cause de ces présentations insolites ; je dois dire cependant que, dans le plus grand nombre de ces cas, l'examen le plus attentif ne m'a rien fait constater de particulier. Enfin, chez un certain nombre de femmes, l'enfant se présente une première fois par l'extrémité pelvienne, et cela ne se reproduit plus dans les couches suivantes : Il faut bien admettre, en cette circonstance, que le travail a pour ainsi dire surpris le fœtus dans cette attitude particulière sans pouvoir donner une raison plus valable pour expliquer cette présentation.

De tout ce que je viens de dire relativement aux causes, il ne résulte guère qu'une chose ayant quelque importance, c'est que ce sont les enfants petits et mobiles qui se présentent le plus souvent par l'extrémité pelvienne, et les conditions dont j'ai parlé, naissances avant terme, hydramnios, grossesses gémellaires, coïncident le plus souvent avec ce fait d'une grande mobilité de l'enfant dans la cavité de la matrice.

Diagnostic. — Le diagnostic de la présentation de l'extrémité pelvienne doit s'établir, comme pour le sommet et pour la face, à l'aide des trois modes d'investigation qui sont en notre pouvoir, le palper, l'auscultation et le toucher. J'ai déjà parlé d'une manière générale des résultats auxquels on arrivait quand on savait les faire intervenir utilement. Je me contenterai de vous rappeler à quels résultats spéciaux ils peuvent conduire pour la constatation de la présentation de l'extrémité pelvienne.

Par le palper, on trouve dans le fond de la matrice une partie arrondie, dure, résistante, qui rappelle tout à fait la forme et la consistance de la tête ; cette tumeur est lisse et se dessine souvent d'une manière très-nette ; en outre, elle n'a pas dans son voisinage de petites parties fœtales comme celles qui dépendent des membres.

Par l'auscultation on entend le maximum des battements du cœur dans la moitié supérieure de la matrice, et on peut les suivre jusque vers la partie inférieure, mais allant toujours en s'affaiblissant. Ces deux moyens que l'on emploie en général au début de tout examen ne sont pas les seuls auxquels il faille s'adresser pour diagnostiquer une présentation de l'extrémité pelvienne. Il peut arriver en effet que chez une femme primipare dont la paroi abdominale est peu extensible et dont l'utérus se contracte facilement sous la main qui explore, on trouve dans le fond de cet organe une partie arrondie, et offrant quelques-uns des caractères dont je viens de vous parler sans que pour cela on puisse affirmer qu'on touche la tête. Dans certains cas, une hanche placée un peu obliquement simule assez bien une extrémité céphalique, surtout quand la paroi abdominale peu dépressible ne permet pas de se livrer à une exploration suffisante. Les extrémités fœtales qu'on devrait rencontrer dans cette partie supérieure si la tête se présentait peuvent être dirigées en arrière et rester insaisissables. Parfois aussi, les battements du cœur entendus avec leur maximum d'intensité, au-dessus de la ligne qui divise l'utérus en deux moitiés, l'une supérieure, l'autre inférieure, ne suffisent pas pour affirmer une présentation de l'extrémité pelvienne. Il n'est pas rare quand le bassin est un peu rétréci, le sommet étant retenu au-dessus du détroit supérieur, que la partie latérale gauche du dos de l'enfant corresponde à un point situé au-dessus de la ligne dont je viens de vous parler; cela s'observe aussi quelquefois dans les présentations de la face avant le début du travail; il y a quelques jours, chez une femme qui avait une insertion du placenta près de l'orifice utérin, les battements du cœur fœtal s'entendaient dans une région très-élevée, et cependant c'était le sommet qui se présentait, mais ce sommet, comme cela arrive dans ces cas, n'était pas engagé dans l'excavation dès le début du travail, et il ne descendit qu'après la rupture des membranes. Enfin, il peut arriver que les doubles battements soient perçus dans la moitié inférieure de la matrice, quoique l'enfant se présente par l'extrémité pelvienne, mais c'est qu'alors cette extrémité est engagée dans l'excavation et que le travail est commencé; vous avez assisté dernièrement à un cas de ce genre dont je vous reparlerai tout à l'heure : En un mot, quand on a reconnu par le palper et l'auscultation les signes que je viens de vous indiquer, à savoir, une tumeur arrondie, ayant les caractères de la tête, dans le fond de la matrice et le maximum des battements du cœur dans la moitié supérieure de cet organe, il y a de fortes présomptions pour l'existence d'une présentation du siége, mais c'est le toucher seul qui permettra de s'assurer de la situation exacte du fœtus.

Par le toucher avant la rupture des membranes, les signes obtenus sont souvent très-vagues. Tous les auteurs indiquent que dans la présentation pelvienne les membranes s'avancent à travers l'orifice et forment ce qu'ils appellent une poche en boudin. Ce caractère se présente en effet dans certains cas, mais il est beaucoup moins fréquent que les descriptions qu'on en donne pourraient le faire croire : ce qui existe en réalité, ce sont des membranes plus saillantes formant plus de plis dans l'intervalle des contractions que cela ne s'observe dans les présentations du sommet; mais cette particularité n'appartient pas exclusivement à la présentation pelvienne, on peut la rencontrer également dans les présentations de la face et dans celles de l'épaule, en un mot dans tous les cas où le détroit supérieur est incomplétement occupé par la partie qui s'engage. Dans cette première période du travail, le fait capital que l'on constate par le toucher est l'absence de toute partie fœtale dans l'excavation; on peut même souvent pousser le doigt très-haut derrière la symphyse des pubis sans rien atteindre. Dans quelques cas cependant, quand on a affaire à un fœtus très-petit, comme cela s'observe dans les accouchements avant terme ou bien quand les membres inférieurs n'ont pas conservé leurs rapports normaux avec le tronc, mais qu'ils ont glissé, on sent, flottant dans le liquide amniotique, à travers la poche des eaux, un petit corps qui fuit à la moindre pression, mais que l'on peut quelquefois reconnaître parce qu'il offre les caractères du pied. Cela n'est pas encore suffisant à la rigueur pour indiquer une présentation de l'extrémité pelvienne, un pied, par exemple, peut être en procidence avec la tête, et la présence de ce membre au détroit supérieur empêchant l'engagement régulier du sommet, maintient le tronc assez élevé pour que les battements du cœur soient perçus vers la partie supérieure de la matrice. On peut encore être embarrassé, même lorsqu'on sent un membre dans les membranes, car il faut se demander si l'on n'a pas affaire à une présentation de l'épaule ; dernièrement vous avez vu à la salle des accouchements une femme amenée de la ville et chez laquelle on avait diagnostiqué une présentation du tronc : on sentait parfaitement une tête dans le fond de la matrice qui était inclinée du côté droit ; les battements du cœur s'entendaient au-dessus de l'ombilic ; quand je touchai je trouvai une partie fœtale engagée dans l'excavation, et quoique les membranes ne fussent pas rompues on distinguait parfaitement un membre accolé contre la partie qui s'avançait la première. Avec le doigt seul, à travers la poche des eaux, il était difficile de se rendre un compte exact de la situation ; j'introduisis alors la main tout entière, et après avoir rompu les membranes je constatai que ce membre était une jambe que je saisis et avec laquelle je fis l'extraction, car c'était le siége qui se présentait et non pas l'épaule, de telle sorte que dans ce cas ce ne fut pas une version, mais une simple extraction du fœtus que j'opérai.

Ce n'est donc, d'habitude, qu'après la rupture des membranes que l'on peut établir le diagnostic absolu de la présentation. Jusqu'à ce moment la partie qui se présente reste généralement élevée, mais quand le liquide amniotique s'est écoulé, les contractions utérines agissant directement sur le fœtus, la partie vient alors se fixer dans le détroit supérieur où le doigt peut l'explorer plus facilement. L'extrémité pelvienne apparaît sous la forme d'une tumeur molle, arrondie, qu'il est difficile de confondre avec la tête, quoique cela se soit vu plus d'une fois ; quand le sommet porte une bosse séro-sanguine considérable, cela s'explique dans une certaine mesure ; mais en y mettant le soin nécessaire, ces erreurs doivent être rares, car on ne tarde pas à percevoir d'autres caractères qui rectifient l'impression première. En appuyant sur cette tumeur arrondie, mais mollasse, on distingue des parties osseuses séparées les unes des autres ; ce n'est plus comme pour la tête, où la résistance est uniforme. D'ailleurs, les recherches auxquelles on se livre conduisent à la constatation d'un sillon qui partage en deux la tumeur générale, sillon qui affecte une direction variable selon la position. Dans quelques cas les deux fesses sont tellement appliquées l'une contre l'autre qu'on peut avoir quelque peine à reconnaître le sillon, mais quand on examine avec attention on parvient à distinguer cette dépression. En la suivant vers l'une ou l'autre de ses extrémités, on rencontre une petite masse inégale, variable quant à la forme, ce sont les organes génitaux ; si c'est une petite fille on sent une petite tumeur molle qui, sous la pression du doigt, se sépare en deux, et l'on distingue l'orifice vulvaire. Ai-je besoin de dire que le toucher doit être très-délicat pour ne pas s'exposer à produire des lésions fâcheuses. J'ai vu le doigt violemment introduit dans le vagin laisser des traces déplorables de son passage; on distingue beaucoup mieux en touchant délicatement avec la pulpe du doigt. Si c'est un garçon, la petite tumeur que l'on rencontre ne se sépare pas en deux; il s'agit du scrotum dont la peau, même chez l'enfant, est déjà un peu rugueuse et duquel se détache un petit prolongement vermiculaire constitué par la verge; quand les extrémités inférieures ont conservé leurs rapports normaux, les pieds sont dans le voisinage. La forme des talons et des orteils ne permet pas de les confondre avec la main. En arrière de la vulve ou du scrotum, le doigt distingue une petite dépression dans laquelle il s'engage en entr'ouvrant l'anus : Si l'enfant est vivant, on rencontre une petite difficulté pour entrer; on peut même sentir le sphincter se contracter, surtout les premières fois qu'on procède à l'examen. Cette sensation permet de dire que l'enfant est vivant, car rien de semblable ne saurait exister s'il était mort. Cependant quand plusieurs personnes ont touché et qu'elles ont répété plusieurs fois l'expérience, le sphincter se relâche, se paralyse, et l'anus devient une espèce d'infundibulum incapable de réaction; l'absence de contraction n'est donc pas un signe aussi certain de la mort que son existence est une preuve évidente de la vie. De chaque côté de l'ouverture anale on perçoit les tubérosités de l'ischion et dans un autre point on sent une petite saillie osseuse, mobile, qui est la pointe du coccyx. L'existence de cette pointe osseuse près de la petite ouverture dont je viens de vous parler suffirait, si vous aviez quelques doutes, pour vous prouver que c'était bien l'anus que vous aviez rencontré. J'ajoute que très-souvent, en retirant le doigt, on le trouve plein de méconium ; c'est là également un des caractères de la présentation de l'extrémité pelvienne. Vous connaissez tous cette histoire, répétée dans les cours, d'un professeur d'accouchements déclarant aux élèves pendant qu'il touchait une femme qu'il avait affaire à une présentation de la face et qu'il en était bien sûr, puisqu'il avait le doigt dans la bouche ; mais en le retirant recouvert de méconium il provoqua l'hilarité de son auditoire et il fut obligé de reconnaître sa méprise. Ces erreurs sont véritablement rares de la part de ceux qui ont un peu d'habitude et qui veulent se donner la peine d'examiner avec soin. L'anus est incontestablement le point de repère le plus important, car il peut se produire sur les fesses une tuméfaction analogue à celle qui se forme sur la tête ; une fois qu'on l'a reconnu, le diagnostic n'est plus douteux. Il est facile du même coup d'établir à quelle position on a affaire.

Dans le cas où l'engagement se fait par les fesses seules, les jambes et les cuisses étant relevées le long de la face antérieure du tronc, vous n'avez pour fixer le diagnostic que les caractères qui appartiennent à cette partie de l'extrémité pelvienne, tandis que dans le cas précédent vous aviez encore les caractères fournis par les pieds.

Quand ce sont les jambes qui se sont défléchies et quand les pieds descendent les premiers, vous constatez les caractères qui leur sont propres, et il est bien difficile de les méconnaître. Les pieds ne peuvent être confondus qu'avec les mains, dont les doigts ont une longueur beaucoup plus grande ; les orteils au contraire sont très-petits. Ils donnent la sensation de petites boules placées les unes à côté des autres et presque sur le même plan. Quand on veut mettre le doigt dans les intervalles qui les séparent, on est vite arrêté, surtout pour les trois derniers orteils. Le gros orteil est plus séparé du second doigt, mais leur longueur est beaucoup inférieure à celle des doigts de la main qui sont déjà très-longs et entre lesquels existent des intervalles considérables. De plus, les jambes s'articulent avec le pied d'une manière particulière ; l'axe de la jambe est perpendiculaire au grand diamètre des pieds, il en résulte qu'en arrière de l'articulation il y a une petite saillie qui est formée par le talon et en avant une autre saillie qui est le cou-de-pied ; enfin de chaque côté on trouve les malléoles. Dans la main au contraire le grand diamètre fait suite à l'axe du bras, et l'on n'a pas les saillies particulières du talon, du cou-de-pied et des malléoles. De sorte que la longueur des doigts et la direction du grand diamètre pour la main et pour le pied contrastent d'une manière très-notable et permettent d'établir un diagnostic très-précis.

Si l'enfant s'engage par les genoux, ce qui est excessivement rare, les caractères sont un peu plus difficiles à apprécier, mais on y parvient cependant par des recherches convenablement faites. On trouve d'abord deux saillies arrondies, dures et peu volumineuses ; le doigt s'introduit entre ces deux saillies, puis, en remontant un peu plus haut, on arrive jusqu'aux pieds, qui ne peuvent pas être très-loin ; en redescendant ensuite la partie du membre avec laquelle s'articule le pied, on revient au creux du jarret en longeant la jambe, fléchie contre la cuisse. Quant à la mobilité de la rotule, il ne faut pas y compter : Dans l'état de flexion du membre, elle est impossible.

Il n'est donc pas difficile, en général, de reconnaître une présentation de l'extrémité pelvienne, quand le travail est suffisamment avancé et quand on peut atteindre, avec le doigt et les explorer librement, les parties qui s'engagent. Mais il en est de cette présentation comme de celle de la face ou de l'épaule; ce n'est qu'avec une certaine habitude qu'on parvient à les distinguer; il faut toucher avec soin, analyser ses sensations, et si l'on n'est pas bien sûr après une première investigation, attendre un peu, recommencer son examen quand le travail sera un peu plus avancé, l'orifice plus dilaté et la partie plus engagée.

Quant au diagnostic de la position, il est très-facile à établir lorsqu'on a reconnu la présentation et qu'on sait se rendre un compte exact des rapports des diverses parties qui constituent l'extrémité pelvienne. Quand on arrive à l'anus et qu'on atteint la pointe du coccyx, la direction de cet os indique la façon dont le tronc est placé relativement au bassin de la femme; ainsi, la pointe du coccyx est-elle dirigée du côté gauche, cela montre que le sacrum répond au côté droit, et nous dirons qu'il s'agit d'une position sacro-latérale droite. Nous aurons une position sacro-latérale gauche si la pointe du coccyx est tournée du côté droit. Quant aux variétés, antérieure, postérieure ou transversale, elles sont indiquées plus spécialement par la direction du sillon interfessier et de la pointe coccygienne; mais ces variétés n'ont qu'une importance secondaire dans les présentations de l'extrémité pelvienne.

Si ce sont les pieds qui s'avancent les premiers, les talons serviront de point de repère. Ainsi, quand ils sont tournés du côté gauche, nous avons une position calcanéo-latérale gauche ou sacro-latérale gauche, puisque les talons et le sacrum appartiennent au plan postérieur du fœtus. Nous sommes en présence d'une position calcanéo-latérale droite, si les talons sont tournés en sens inverse, c'est-à-dire s'ils regardaient le côté droit du bassin.

Enfin, quand les cuisses seules se sont défléchies et que les genoux se présentent les premiers, c'est la direction des tibias qui, répondant au plan postérieur du fœtus, indiquent la position. Les tibias, tournés du côté droit, constituent une position tibio-latérale droite ou sacro-latérale droite. S'ils regardent à gauche, il s'agit d'une position tibio-latérale gauche ou sacro-latérale gauche.

Mécanisme. — Le mécanisme de l'accouchement dans les présentations de l'extrémité pelvienne est le même que celui que nous avons étudié pour les présentations du sommet et de la face; seulement les phénomènes qui le caractérisent et qui ne se produisent qu'une fois, d'une manière régulière pour les présentations de la tête, se répètent trois fois dans ce mode d'engagement. Poursuivant son idée fondamentale de l'identité du mécanisme, M. P. Dubois, pour bien faire connaître sa pensée, s'exprimait ainsi dans ses leçons cliniques : « Supposez, pour bien comprendre le mécanisme de l'accouchement dans la présentation de l'extrémité pelvienne, que vous allez voir, successivement, trois têtes de plus en plus volumineuses traverser le bassin, et vous observerez pour chacune d'elles le mécanisme que nous connaissons déjà; ce sera d'abord l'extrémité pelvienne représentant une petite tête, puis les épaules rappelant une tête plus volumineuse, enfin, la tête véritable. Pour chacune de ces trois parties vous constaterez la reproduction des mêmes phénomènes mécaniques. » Commençons par la position qu'on observe le plus communément; le sacrum de l'enfant est tourné à gauche et en avant; il s'agit d'une première position, variété antérieure de notre nomenclature, c'est celle qu'on désigne encore sous le nom de sacro-cotyloïdienne gauche. Le dos, dans ce cas, est en avant et à gauche, le ventre en arrière et à droite, le côté gauche est avant et à droite, le côté droit en arrière et à gauche; la tête est dans le fond de la matrice et ordinairement elle penche du côté droit. Quels sont les diamètres de la partie qui s'engage et qui se mettent en rapport avec les deux diamètres obliques du bassin? Pour comprendre ce qui a lieu sous ce rapport, il faut étudier sur le bassin de l'enfant des diamètres particuliers dont on ne s'occupe pas habituellement: Cette étude rentre dans l'anatomie obstétricale dont j'ai déjà parlé et elle devrait être mieux connue qu'elle ne l'est, car elle est indispensable pour l'intelligence du mécanisme dans toutes les présentations. Les deux diamètres qui nous intéressent ici sont d'abord celui qui va d'une tubérosité de l'ischion à l'autre, car, chez l'enfant, c'est entre ces deux points que se trouve la plus grande étendue du bassin ; les crêtes iliaques étant très-peu renversées, il en résulte que la partie supérieure du grand bassin est peu large; ce n'est que plus tard, à l'époque de la puberté, qu'elle se développe, surtout chez la jeune fille, ce qui constitue un des caractères qui permettent de distinguer le bassin de l'homme de celui de la femme. Puis le diamètre antéro-postérieur qui part du sacrum pour aller, je ne dirai pas aux pubis, parce que les cuisses, dans quelques cas et plus souvent encore les jambes et les cuisses sont appliquées contre cette partie du bassin : C'est donc un diamètre qui part du sacrum et qui va, soit à la partie postérieure des cuisses quand les membres inférieurs sont relevés complétement sur l'abdomen, soit sur les tibias quand les jambes et les cuisses sont fléchies, et alors ce diamètre est augmenté de toute l'épaisseur de ces membres. Nous savons, en outre, que toutes ces parties sont extrêmement compressibles, soit d'avant en arrière, soit même transversalement : Si, en effet, on prend le bassin d'un enfant nouveau-né mort peu de temps après sa naissance, on peut l'aplatir très-facilement; les os iliaques sont en partie cartilagineux; les trois parties qui les forment sont parfaitement distinctes; la symphyse pubienne est très-mobile, et l'on voit diminuer très-notablement, par suite de cette disposition, le volume de cette région de l'enfant.

Revenons au mécanisme, et voyons comment les choses se passent : C'est le diamètre qui va d'un grand trochanter à l'autre (diamètre bi-trochantérien) qui est en rapport avec le diamètre oblique droit du bassin maternel, et c'est le diamètre sacro-antérieur que l'on pourrait appeler sacro-crural quand les cuisses et les jambes sont relevées sur le tronc, et sacro-tibial quand les cuisses et les jambes sont restées fléchies, qui est en rapport avec le diamètre oblique gauche.

J'ajoute, comme je l'ai déjà dit pour le sommet et pour la face, que l'extrémité pelvienne peut se présenter d'aplomb au détroit supérieur, et c'est alors une circonférence passant par les extrémités du diamètre bi-trochantérien qui est parallèle à celle du détroit abdominal; mais le pelvis de l'enfant peut être légèrement incliné en avant; il en résulte que la fesse qui est antérieure est plus facile à toucher que l'autre et qu'au moment de la naissance la bosse sanguine se remarque plus particulièrement sur elle, l'autre ne la présentant que dans une étendue peu considérable. Enfin, vous savez qu'au début du travail la partie qui s'engage est généralement au niveau et souvent au-dessus du détroit, supérieur tandis que dans la présentation du sommet la tête a déjà plus ou moins pénétré dans l'excavation. J'ai déjà appelé votre attention sur ce fait en traitant du diagnostic.

Nous allons retrouver maintenant les mêmes temps que pour le présentations du sommet. En effet, nous avons étudié pour ces dernières un complément de flexion dont le résultat a été d'engager la tête dans le bassin par des diamètres plus petits en modifiant la direction de l'un d'eux. Pour l'extrémité pelvienne nous trouvons un temps analogue que M. Dubois appelait *amoindrissement*, c'est-à-dire compression par la matrice rétractée après l'écoulement du liquide amniotique, de tout le corps du fœtus. Il en résulte une application plus directe des membres les uns contre les autres et par conséquent une diminution notable de volume.

Le second temps porte le même nom que dans les autres présentations que nous avons déjà étudiées : *engagement, descente, progression.*

Pour l'extrémité pelvienne ce temps présente quelques conditions particulières : elle descend au début moins facilement que le sommet parce que la présentation est formée de parties multiples qui peuvent s'éloigner un peu les unes des autres ; les pieds, les jambes, peuvent s'arrêter plus ou moins au détroit supérieur ; en outre la nature des contractions utérines ne ressemble pas à ce qu'elle est dans les présentations du sommet. J'attache, vous le savez, une grande importance à vous montrer que l'accouchement a une physionomie particulière suivant la présentation, et que celle-ci a une notable influence sur la marche du travail. Il y a déjà longtemps que pour mon compte j'ai fait cette remarque et ma conviction à ce sujet se confirme chaque jour. Cela est vrai non-seulement pour la présentation mais encore pour la position. Ainsi à l'occasion des présentations du sommet je vous ai fait remarquer, que la marche du travail n'était pas la même quand l'occiput était en arrière ou lorsqu'il était en avant. Il m'arrive souvent quand j'entre auprès d'une femme qui accouche et avant même de l'avoir touchée de soupconner que l'occiput est en arrière et à droite à la nature des douleurs, à la longueur du travail, et surtout aux douleurs de reins dont elle se plaint habituellement dans ce cas ; il est rare que le toucher ne confirme pas mes prévisions. Il y a quelques jours à peine pareille chose m'est arrivée ; le travail durait depuis longtemps, les contractions s'affaiblissaient et je fus obligé de terminer par une application de forceps pour produire un mouvement de rotation qui ne s'exécutait pas. Il n'est pas rare qu'un accouchement par l'extrémité pelvienne dure de vingt à trente heures et même davantage, parce que la partie reste très-élevée et que les contractions utérines sont irrégulières dans une certaine mesure; il y a même des cas où les choses peuvent rester stationnaires pendant un, deux ou trois jours, le col étant en partie ouvert et l'extrémité pelvienne demeurant au niveau du détroit supérieur. Il faudra intervenir quelquefois dans ces cas; cependant il ne faut pas vous hâter, je suis pour ma part très-partisan de la temporisation; mais elle a des limites que l'expérience et la pratique apprennent à connaître. Après un temps variable l'extrémité pelvienne finit par s'engager, elle descend obliquement jusqu'au bas de l'excavation, puis un troisième temps commence, c'est le mouvement de rotation. Généralement une des hanches est portée en avant, l'autre en arrière; dans l'immense majorité des cas c'est la hanche qui est en avant qui se porte derrière la symphyse pubienne, puis le mouvement de progression continuant, vous voyez apparaître cette hanche sous l'arcade des pubis et se dégager la première comme cela s'observe pour l'occiput et pour le menton. Une fois là elle y reste invariablement fixée jusqu'après le dégagement de la hanche postérieure, et c'est ainsi qu'on voit successivement apparaître le sillon interfessier, les parties génitales et enfin la fesse qui est en arrière. Il n'est pas impossible cependant que la hanche postérieure apparaisse la première à la commissure antérieure du périnée sur laquelle elle prend alors son point d'appui, et c'est sous la symphyse qu'on voit se dérouler les autres parties. On comprend que ce mouvement soit plus difficile et qu'il nécessite une incurvation plus considérable de la partie inférieure du tronc.

Lorsque ce dégagement est opéré, le pelvis qui s'était relevé retombe en arrière, et alors de deux choses l'une, ou bien le tronc n'a pas suivi le mouvement de rotation intérieur des hanches (il a subi un mouvement de torsion), et alors celles-ci reprennent une direction diagonale; ou bien le tronc tout entier a suivi le mouvement de rotation, ce qui arrive le plus souvent, et alors une hanche reste en avant et l'autre en arrière. Il peut y avoir quelques petites variétés qui n'ont pas d'importance.

Pour rendre facile à comprendre le mécanisme dans les présentations de l'extrémité pelvienne, je vous ai dit qu'on pouvait supposer que trois têtes allaient successivement traverser le bassin. Au point où nous en sommes je puis ajouter que tout est fini pour ce qui représente la première et que nous avons assisté à des mouvements ayant une complète analogie avec ceux que nous avons déjà étudiés à propos du sommet. 1° un temps d'amoindrissement qui donne les mêmes résultats que le complément de flexion pour la tête; 2° mouvement d'engagement ou de progression qui est identique dans les deux cas; 3° mouvement de rotation qui porte le grand diamètre de la partie qui se présente dans la direction du plus grand diamètre du bassin; 4° enfin, mouvement de flexion qui fait apparaître sous la symphyse pubienne ou à la commissure antérieure du périnée les différentes parties qui constituent l'extrémité pelvienne, ce mouvement se faisant autour d'un point fixe qui est le bord inférieur de l'arcade pubienne sous laquelle la hanche antérieure est venue, en général, se placer la première. Il y a donc identité entre ce qui se passe pour l'expulsion de l'extrémité pelvienne et ce qu'on observe pour le passage de la tête dans la présentation du sommet. Mais l'accouchement n'est pas terminé et nous arrivons à une autre période : En effet, après l'extrémité pelvienne descend une autre partie de l'enfant assez volumineuse, constituée par les épaules ; c'est la seconde tête de notre comparaison, et nous allons voir se reproduire pour elles tout ce dont j'ai parlé pour le pelvis.

Pendant le dégagement de cette dernière partie les épaules se présentent à leur tour au détroit supérieur. Les rapports qu'elles affectent sont analogues à ceux des fesses, c'est-à-dire que le diamètre bis-acromonial est dans la direction du diamètre oblique droit et que le diamètre antéro-postérieur ou dorso-sternal, augmenté habituellement de l'épaisseur des bras, se trouve dans la direction du diamètre oblique gauche. La matrice s'est déjà débarrassée d'une grande quantité du liquide amniotique et même d'une portion considérable de l'enfant; aussi est-elle notablement revenue sur elle-même et comprime-t-elle beaucoup plus les parties qu'elle renferme encore, c'est-à-dire la tête et la partie supérieure du tronc. De cette disposition résulte un amoindrissement du thorax qui diminue d'avant en arrière et transversalement.

Cette région descend plus ou moins vite jusqu'au bas de l'excavation, l'une des épaules dirigée en avant et à droite, l'autre en arrière et à gauche ; on voit alors se produire un mouvement de rotation qui porte l'épaule antérieure en avant, du côté de la symphyse pubienne, et la postérieure en arrière du côté de la courbure du sacrum et du périnée. Bientôt après, par un mouvement d'incurvation ou de flexion latérale, on voit apparaître une épaule sous l'arcade pubienne, où elle se fixe, comme tout à l'heure la hanche, et la flexion augmentant de plus en plus, on ne tarde pas à voir l'autre épaule se montrer à la commissure antérieure du périnée ; les bras se défléchissent alors, et la deuxième partie de l'accouchement est terminée. Le tronc, s'il n'est pas soutenu, retombe vers le périnée : Reste encore la troisième portion fœtale, c'est-à-dire la véritable tête, à l'occasion de laquelle pourront naître les plus grandes difficultés. J'ai à vous faire voir ce qui se passe à l'occasion de son passage à travers le bassin.

Une fois les épaules engagées dans l'excavation, la tête vient se présenter à son tour au détroit supérieur. Tout le liquide amniotique s'est à peu près écoulé, et il ne reste plus dans la matrice que le placenta, les membranes et la tête ; aussi cet organe est-il fortement revenu sur lui-même. En supposant la tête restée fléchie comme dans l'état naturel, la rétraction de l'utérus la fléchira davantage, et nous aurons un premier temps ou complément de flexion comme pour le sommet. Dans le second temps, elle s'engage et descend dans l'excavation ; elle conserve, pendant ce mouvement de progression, sa situation oblique, l'occiput étant à gauche et en avant, le bregma à droite et en arrière. Puis nous voyons se produire un mouvement de rotation qui porte l'occiput derrière la symphyse pubienne et la partie antérieure de la tête dans la courbure du sacrum et du périnée. Alors commence un dernier mouvement qu'on a appelé de flexion forcée ; le menton tend à se placer sous la symphyse pubienne, dont il reste séparé cependant par le cou. Après le menton, qui a paru le premier, viennent la bouche, puis le nez, le front et enfin les différentes parties du sommet. Pendant ce temps, la région sternale, repoussée par le menton, tend à se relever du côté du pubis. Il est bien évident que nous retrouvons dans tout ce qui s'est passé des temps identiques ou analogues à ceux dont j'ai déjà parlé à propos du pelvis et des épaules.

Pour être tout à fait dans le vrai cependant, je dois vous présenter quelques observations générales. Les divers phénomènes du mécanisme ne se succèdent pas toujours avec la régularité que j'ai dû supposer pour vous en tracer d'abord le tableau complet. Vous pourrez constater de temps en temps quelques modifications qui, au fond, sont sans importance, car elles ne portent aucune atteinte à l'assimilation que j'ai faite des divers mécanismes qui s'appliquent aux différentes présentations fœtales, et la thèse que je défends à cet égard n'en est pas moins fondée. J'ai admis que, pour les fesses, il y avait un mouvement de rotation qui portait l'une eu avant et l'autre en arrière : Ce mouvement ne s'accomplit pas toujours, de même que nous l'avons vu manquer dans la présentation du sommet ; mais cette absence se constate beaucoup plus souvent pour le siége, qui représente une partie moins volumineuse et beaucoup plus dépressible que la tête. Il n'y a pas d'ailleurs une prédominance considérable d'un diamètre sur l'autre ; or, le mouvement de rotation n'est utile que pour éluder certaines difficultés, en dirigeant le plus grand diamètre de ceux qui se présentent dans la direction du diamètre antéropostérieur du détroit inférieur, qui est le plus étendu à cause de la mobilité du coccyx. Vous pourrez voir, quand ces difficultés ne se présenteront pas, les fesses se dégager obliquement à la vulve comme elles se sont engagées, et paraître au dehors, celle qui est en avant, vers le tiers supérieur de la grande lèvre, et celle qui est en arrière, à la partie inférieure de la grande lèvre du côté opposé. Ce sera donc un mécanisme complet, moins le mouvement de rotation, anomalie qui s'observe aussi dans les autres présentations dont j'ai déjà parlé. Ce mouvement manque surtout quand l'enfant n'est pas gros, quand le bassin est très-large, quand les contractions sont très-énergiques et que le tronc est poussé brusquement sans avoir le temps de tourner. Il pourra même arriver que ce mouvement, qui a manqué pour les fesses, se produisent cependant pour les épaules, qui viennent après et qui sont un peu plus volumineuses ; mais il y a des cas où il ne se fait ni pour les fesses ni pour les épaules, et où il s'accomplit à l'occasion du passage de la tête, qui est la partie la plus grosse et la plus résistante. Enfin, dans certains accouchements, il peut manquer pour toutes ces parties, et vous assistez alors à un mécanisme dont il faut simplement retrancher un temps, celui de rotation.

Je ne m'étendrai pas longtemps sur le mécanisme de l'accouchement dans la seconde position de l'extrémité pelvienne. En effet, les phéno·mènes se succèdent absolument de la même manière ; seulement les rapports du tronc de l'enfant, au début du travail, ne sont pas les mêmes que dans la position que nous venons d'étudier. Supposons une deuxième position dans sa variété la plus commune, qui est, comme vous le savez, la variété postérieure ; le dos répond alors en arrière et à droite, le ventre en avant et à gauche, le côté droit en avant et à droite, le côté gauche en arrière et à gauche ; la tête est placée vers le fond de la matrice, un peu inclinée vers le côté gauche. Le premier temps, qui consiste dans l'amoindrissement des parties, est le résultat de l'écoulement du liquide amniotique et du retrait de la matrice, qui comprime plus exactement le fœtus. Puis vient l'engagement dans le bassin, ce qui constitue le second temps. Un peu plus tard s'accomplit le mouvement de rotation par lequel la hanche antérieure est ramenée en avant sous la symphyse des pubis. Ce temps peut manquer, comme dans la première position et pour les raisons que je vous ai déjà indiquées. Le quatrième temps s'exécute par le dégagement de la hanche qui est en avant, et c'est un mouvement de flexion forcée qui permet à la hanche postérieure d'apparaître à son tour à la commissure inférieure de la vulve, après avoir parcouru toute la gouttière périnéale. On voit se reproduire ensuite pour les épaules les différents temps que je viens de vous rappeler, leur amoindrissement par la compression du diamètre bisacromial, leur engagement dans une direction diagonale, la rotation dans la plupart des cas, ou l'absence de ce mouvement si l'enfant est petit et si la rotation n'est pas nécessaire, enfin le dégagement des épaules, l'une en avant, l'autre en arrière, par un mouvement de flexion forcé du tronc. La tête, qui se présente à son tour au détroit supérieur, exécutera successivement les mêmes mouvements : complément de flexion, engagement et descente, rotation habituelle ou absence de rotation exceptionlement, puis dégagement de la tête par la flexion forcée, le menton apparaissant le premier à la commissure antérieure du périnée, ensuite le nez, le front, le bregma et la partie postérieure de la tête.

Il serait superflu de passer en revue chacune des variétés de la première ou de la seconde position, car, sauf les rapports qui ne sont pas les mêmes, je n'aurai qu'à répéter ce que je viens d'étudier dans les deux conditions les plus communes. Le mécanisme dans son ensemble reste le même dans les deux positions fondamentales et dans toutes les variétés qui peuvent se produire.

Après cette étude du mécanisme de l'accouchement dans les présentations de l'extrémité pelvienne, que je me suis efforcé de rendre aussi complète que possible, permettez-moi de vous dire qu'il résulte de ce que nous savons déjà que la partie mécanique de l'accouchement dans les présentations du sommet, la face ou l'extrémité pelvienne, est absolument la même. Le mode d'engagement pour la dernière présentation dont j'ai parlé peut varier sans que cela apporte des changements notables ; si au lieu de voir les fesses s'engager les premières au détroit supérieur, on rencontrait un pied ou les deux pieds, ce ne serait pas, vous le comprenez, pour une partie aussi petite que des mouvements particuliers deviendraient nécessaires ; les membres inférieurs parcourraient facilement le canal pelvien et se dégageraient comme ils se sont présentés. Quand des parties plus volumineuses, comme les hanches, viennent à descendre, on se rend compte de l'utilité des changements dont je me suis occupé. Mais il n'y a donc pas lieu de décrire, comme Baudelocque et les auteurs qui l'ont imité, un mécanisme spécial pour les cas où les pieds, les genoux, etc., s'avancent les premiers ; quelque chose de spécial ne se produira qu'au moment où les fesses et les hanches s'engageront à leur tour, et, dans ces cas particuliers, ce sera toujours le mécanisme de l'accouchement que nous connaissons qui s'accomplira.

Pour avoir justifié l'idée d'un mécanisme unique pour toutes les présentations, il ne me restera plus qu'à vous indiquer comment les choses se passent dans les présentations de l'épaule, qui se terminent spontanément.

Pronostic. — Il me devient facile maintenant de vous faire comprendre pourquoi l'accouchement par l'extrémité pelvienne offre une gravité toute particulière relativement à l'enfant. Cette gravité, nous ne la rencontrons pas dans les présentations du sommet, ni même dans les présentations de la face, et si j'avais à établir une classification au point de vue du pronostic, je dirais ; de toutes les présentations, celle qui offre les meilleurs résultats pour la mère et pour l'enfant, c'est la présentation du sommet ; puis viendrait la présentation de la face ; quant à la présentation de l'extrémité pelvienne, elle ne serait classée qu'en troisième ligne. Vous assistez tous les jours, dans cet hôpital, à des accouchements dans lesquels l'enfant se présente par le sommet, et vous voyez, dans la plupart des cas, les choses se passer simplement, régulièrement, l'enfant naître vivant et la mère rester dans des conditions normales. Les circonstances dans lesquels il est nécessaire d'intervenir sont en réalité très-rares (tout au plus cinq fois sur cent environ) ; il est bien entendu qu'il ne s'agit pas ici de bassins viciés, d'hémorrhagies ou des autres accidents qui peuvent survenir quelle que soit du reste la manière dont l'enfant s'engage. Quant aux présentations de la face, je me suis déjà expliqué à leur égard, et je vous ai dit que, contrairement aux idées admises par les anciens accoucheurs, me basant uniquement sur la pratique, et partageant en cela la manière de voir de Mme Lachapelle et de mon maître, M. P. Dubois, les accouchements dans lesquels l'enfant se présente par la face se terminent le plus souvent tout seuls quand on a la patience d'attendre, quand on ne veut pas intervenir sans nécessité, quand, en un mot, on a une suffisante expérience. Cependant, je vous ai fait connaître quels dangers pouvaient survenir, pour la mère et pour l'enfant, dans ces sortes de présentations, ce qui ne m'a pas permis de regarder les accouchements par la face comme aussi favorables que les accouchements par le sommet, même en ce qui concerne la mère. Je vais vous montrer maintenant pourquoi il y a lieu de réserver son pronostic dans les cas de présentation de l'extrémité pelvienne, et je vous dirai en même temps quelle conduite vous devrez tenir dans ces circonstances, quels sont les moyens que vous aurez à votre disposition pour obvier aux accidents possibles, et comment vous devrez vous y prendre pour soustraire le fœtus aux dangers qui le menacent.

J'ai déjà insisté, dans l'étude des deux autres présentations, sur la marche particulière du travail, selon que l'enfant se présente par le sommet ou par la face et même selon la position que l'une ou l'autre de ces parties occupe au détroit supérieur ; je ferai la même remarque pour les présentations de l'extrémité pelvienne, dans lesquelles le travail a quelque chose de tout spécial. Les contractions utérines sont souvent moins régulières, moins énergiques, et le temps nécessaire pour la dilatation du col est habituellement plus considérable. C'est là ce qui s'observe le plus généralement, et j'y reviens parce que j'ai assisté à un grand nombre de ces accouchements et que j'ai pu m'assurer de la vérité de ce qui précède. Cependant, il y a des exceptions ; vous verrez quelques accouchements par l'extrémité pelvienne se faire très-vite et très-simplement ; mais alors, le plus souvent, il y a des raisons toutes particulières pour que les choses se passent ainsi ; ou bien l'enfant est peu volumineux, ou bien il s'agit d'une femme ayant déjà eu plusieurs enfants et offrant des contractions utérines très-énergiques ; mais quand vous aurez beaucoup d'années de pratique et que vous aurez vu beaucoup d'accouchements par l'extrémité pelvienne, vous reconnaîtrez la justesse de mon observation et vous verrez que le temps nécessaire pour l'expulsion d'un enfant qui se présente dans ces conditions est habituellement plus long que celui qu'on observe pour l'expulsion du fœtus dans la présentation du sommet. Cette durée du travail doit entrer en ligne de compte quand il s'agit de formuler le pronostic, car cette circonstance, jointe à divers phénomènes que nous allons étudier, constitue pour la vie de l'enfant un véritable danger.

Tout le monde sait que dans les accouchements par l'extrémité pelvienne, la poche des eaux prend souvent une forme particulière ; elle est plus volumineuse, s'engage davantage dans le vagin, et par cela même, toutes choses égales d'ailleurs, elle est plus exposée à se rompre prématurément. J'ajoute encore que la forme de la partie qui se présente la prédispose à cette rupture. Quand ce sont les fesses et les pieds, ces derniers peuvent par leur conformation concourir à la déchirure des membranes : Cela s'observe surtout quand il y a une déflexion complète ou partielle des membres inférieurs. Cette rupture prématurée n'est pas un fait indifférent ; vous savez qu'on l'observe quelquefois aussi dans la présentation du sommet, et, que, dans une certaine mesure, cela constitue un danger pour l'enfant. Dans les présentations du siége, la chose est plus grave encore, car le liquide amniotique s'écoule en beaucoup plus grande quantité, la partie n'étant souvent ni assez volumineuse ni assez arrondie pour retenir au-dessus de l'orifice une partie notable de l'eau de l'amnios; le sommet est beaucoup plus favorablement disposé pour cela.

Outre l'inconvénient qui résulte d'une déplétion rapide de la matrice, cet incident peut avoir pour résultat de porter des troubles dans la circulation utéro-placentaire : Un danger plus grand encore résulte de la chute assez fréquente du cordon ombilical due à la sortie rapide du liquide et à la disposition anatomique de cette région; en effet, dans la présentation de l'extrémité pelvienne, l'ombilic est très-rapproché de la partie qui s'engage ; de plus, le cordon forme souvent plusieurs circonvolutions qui se logent dans le sillon constitué par la présence des cuisses du fœtus sur son plan antérieur. Ce sillon n'est pas fermé à sa partie inférieure, et si le cordon n'est pas retenu, soit par des circulaires autour des membres ou autour du cou, il peut glisser très-facilement dans le vagin. Vous savez quels dangers résultent pour l'enfant de la présence du cordon dans l'orifice utérin incomplétement dilaté ; vous comprenez que le siége, pressant à chaque contraction contre cet orifice et finissant même par s'y engager, comprimera forcément cette tige vasculaire pendant tout le temps nécessaire à la dilatation. Après la rupture prématurée de la poche des eaux, la compression peut se produire sans même que le cordon fasse procidence. Supposez, en effet, ce qui n'est pas rare, que de l'ombilic le cordon passe sur le plan dorsal pour aller faire un ou plusieurs circuits autour du cou avant de se rendre au placenta, il en résultera que la matrice, appuyant directement sur le fœtus, comprimera le cordon contre le dos de l'enfant. Si vous tenez compte de la durée plus considérable du travail que je vous ai signalée, vous apprécierez quels sont, dans cette première période, les dangers que court la vie de l'enfant. Il devient nécessaire de multiplier les investigations et surtout l'auscultation ; c'est le stéthoscope qui vous rendra compte de son véritable état. Quand les battements du cœur s'entendront avec leur intensité et leur rhythme normal, vous pourrez être tranquille, mais les choses peuvent changer d'un moment à l'autre, et vous ferez bien d'ausculter après chaque contraction. Il peut se faire que le cordon, retenu d'abord derrière les fesses dans le segment inférieur de la matrice, l'orifice étant peu dilaté, glisse quelque temps après, quand cet orifice sera plus largement ouvert et la partie un peu plus engagée. Alors si la tige vasculaire est prise entre le bord de l'orifice et une hanche, quelquefois en avant, derrière la symphyse pubienne, plus souvent en arrière ou sur le côté, l'auscultation vous révélera des troubles dans la circulation fœtale, et le toucher pratiqué aussitôt vous montrera quelle est la cause de cette perturbation. Vous chercherez à y remédier et vous tâcherez de ramener le cordon dans un point où il ne sera pas comprimé ; s'il est en avant ou sur le côté, vous le dégagerez pour le porter en arrière, vers ce sillon dont je vous parlais tout à l'heure et que j'appelle *intercrural;* là il sera protégé par les deux cuisses, et l'engagement de la partie fœtale pourra se continuer sans nouvel accident. Vous pourrez même être conduit, si ces précautions sont insuffisantes, si les troubles de la circulation persistent, à intervenir par une extraction rapide, pourvu toutefois que la dilatation soit assez grande pour permettre cette opération. Cependant, je me hâte de le dire, ce n'est pas à ce moment que les enfants courent les plus grands dangers; on en voit qui succombent à cette période du travail, mais cela est rare, parce que la compression du cordon n'est produite que par des parties habituellement molles, l'orifice utérin d'une part et le siége de l'enfant de l'autre, si bien que cette compression est généralement insuffisante pour arrêter le cours du sang dans les vaisseaux ombilicaux. Mais il est un autre moment du travail, que nous examinerons plus tard, pendant lequel le cordon est placé entre deux parties dures et alors l'enfant succombe forcément quand les choses restent un peu longtemps dans cette situation.

Dans une période plus avancée encore, quand l'extrémité pelvienne s'est dégagée ainsi que la partie inférieure du tronc, on voit souvent se produire de nouvelles difficultés qui entraînent un temps d'arrêt:

Ces difficultés roviennent du dégagement des bras qui ne se fait pas toujours spontanément. Dans l'attitude normale de l'enfant, vous savez que ces membres sont fléchis sur la partie antérieure de la poitrine, les avant-bras croisés l'un sur l'autre au devant du sternum, la tête est, en outre, fléchie entre ces deux bras. Il arrive quelquefois que les membres thoraciques conservent cette situation pendant la sortie du tronc et qu'ils se dégagent avec lui sans qu'il en résulte aucune difficulté ; dans ce cas, il n'y a pas de temps d'arrêt, et toutes les parties du tronc jusqu'à la tête se dégagent seules, sans qu'on soit obligé d'intervenir. Mais habituellement les choses ne se passent pas si régulièrement, et vous avez pu voir dans cet hôpital, à la suite de présentations pelviennes ou après des versions, qu'il fallait dégager les bras artificiellement, parce que ces membres s'étaient défléchis, qu'ils s'étaient relevés plus ou moins sur les parties antérieures, latérales ou postérieures de la tête. Quand, dans l'accouchement par le pelvis, les membres supérieurs prennent cette situation anormale, on voit que, malgré les efforts de la femme, le dégagement s'arrête, et l'on est obligé alors d'aller les chercher. Je vous décrirai plus tard, quand nous parlerons de la version, la manœuvre par laquelle on obtient ce dégagement, mais je dois en ce moment vous dire que cette opération, quoique fort simple le plus souvent, demande toujours un certain temps, et que, malgré une très-grande habitude, on n'est pas toujours sûr de réussir vite ou de ne pas fracturer l'humérus, surtout si l'on ne sait pas apporter les soins voulus pour cette petite opération.

Quand le tronc tout entier est sorti de la matrice, qui ne contient plus alors que la tête et le placenta, cet organe, considérablement diminué, n'offre plus que le tiers ou le quart de sa capacité primitive. Que se passe-t-il en ce moment du côté de la circulation utérine et placentaire ? La première est profondément troublée ou même suspendue, car la matrice est tellement rétractée et le calibre de ses vaisseaux tellement diminué, qu'on comprend sans peine qu'il n'arrive plus à l'enfant qu'une quantité insuffisante de sang et encore dépourvu de ses qualités nécessaires. Souvent même, toute circulation est suspendue. Il y a donc un moment où l'enfant, qui ne vit plus de la vie intra-utérine, ne peut pas vivre de la vie extra-utérine, puisqu'il n'a pas encore respiré. C'est là une situation rapidement critique et qui ne saurait se prolonger sans faire mourir le fœtus. Ce qui importe avant tout, c'est que cette partie de l'accouchement soit promptement terminée. C'est alors surtout que la vie de l'enfant dépend de l'expérience de l'accoucheur ; quelques minutes de plus ou de moins sont d'une importance capitale. Si quelques tractions convenablement dirigées ne suffisent pas, il faut se rendre compte de la difficulté et la surmonter par des moyens efficaces.

Lorsque les bras sont sortis spontanément ou qu'on les a dégagés, le tronc tout entier pend entre les cuisses de la femme. Le cordon, qu'on peut explorer, permet de reconnaître l'état de la circulation. Il peut offrir d'abord des pulsations énergiques, mais pour peu que cette situation se prolonge, elles ne tardent pas à se ralentir et à disparaître. Aux troubles de la circulation utéro-placentaire indiqués plus haut, il faut ajouter la compression du cordon entre la tête et le bassin ; mais quelles sont donc les causes qui peuvent retenir la tête, malgré des tractions assez fortes par l'intermédiaire du tronc ?

L'idée très-répandue encore aujourd'hui parmi les praticiens, mais qui ne supporte pas un examen sérieux, c'est qu'à ce moment du travail la tête peut se défléchir et le menton venir s'accrocher, soit sur la symphyse pubienne, soit sur l'angle sacro-vertébral. En effet, on oublie que le bassin est recouvert de parties molles, et l'on raisonne comme si l'on avait affaire à l'état sec. Je doute même que dans cette supposition le menton pût s'accrocher. Je ne nie pas que, si la tête se renverse, il ne puisse se produire des difficultés provenant de ce qu'un de ses diamètres trop grand se met en rapport avec un diamètre du bassin de moindre dimension, mais ce n'est pas là encore la cause la plus commune de l'arrêt qui se produit dans l'expulsion. Quelquefois, la difficulté peut dépendre de ce que la tête n'a pas exécuté son mouvement de rotation, l'occiput étant resté en arrière, mais alors, par une manœuvre facile, on produit artificiellement ce mouvement, et l'extraction de la tête se fait sans obstacle. La difficulté la plus fréquente, la plus grave, celle qui coûte la vie à un grand nombre d'enfants, provient en réalité du col de la matrice. Nous avons vu que, dans la présentation de l'extrémité pelvienne, les membranes se rompaient souvent prématurément ; puis il arrive quelquefois que les membres inférieurs ne conservent pas leur situation normale, qu'ils se défléchissent et qu'ils glissent, les pieds venant s'engager les premiers dans l'orifice utérin déjà ouvert, mais non complétement dilaté. Le petit volume des jambes et des cuisses les fait passer facilement ; ils sont suivis du tronc, qui est plus gros, mais très-compressible, et qui traverse à son tour sans difficulté un orifice même peu ouvert. La tête, qui vient ensuite, ne se réduit pas comme le bassin, le ventre ou la poitrine ; on peut bien, en la comprimant très-fort, la diminuer transversalement de quelques millimètres, d'un centimètre, quelquefois même un peu plus, mais dans la situation qu'elle occupe elle ne saurait être suffisamment comprimée pour subir cette réduction.

Dans cet engagement par l'extrémité pelvienne l'orifice utérin n'a pas besoin pour être traversé par le tronc d'avoir acquis son plus grand degré de dilatation, et quand arrive le cou la dilatation produite peut ne plus se maintenir, cette partie de l'enfant n'ayant pas un volume suffisant. Il arrive même parfois que les fibres circulaires ayant conservé une force contractile considérable se rétractent et embrassent la région cervicale à la manière d'une boutonnière dans laquelle est placé un bouton à double saillie. De là des difficultés pour le passage de la tête faciles à comprendre; mais c'est une erreur que de croire que ces fibres circulaires exercent une constriction violente sur le cou de l'enfant, l'étranglent en quelque sorte et le fassent mourir par la compression des vaisseaux et la congestion de la tête.

Il est facile de réfuter une semblable opinion : En effet, en glissant le doigt entre le cou et cet orifice on trouve celui-ci rigide, assez résistant pour que la tête ne puisse le traverser malgré de violentes tractions, mais il est toujours possible de passer le doigt dans une assez grande étendue et de s'assurer qu'il ne serre pas le cou au point de le comprimer. Cependant on peut éprouver beaucoup de difficulté à engager la tête, quelquefois même on n'y parvient pas; j'ai vu des cas où des médecins, en tirant très-fort, n'avaient obtenu qu'une disjonction de la colonne vertébrale sans pouvoir terminer l'accouchement; quelquefois même, le tronc avait été violemment séparé de la tête à la suite de tractions opérées par deux ou trois personnes à la fois; on cherchait la cause de ces difficultés dans un vice de conformation du bassin alors qu'on n'avait affaire qu'à une rétraction spasmodique du col qui retenait la tête dans la matrice. J'aurai soin de vous parler en détail de ce qu'il faut faire en pareil cas, quand je m'occuperai de la version à la suite de laquelle des conditions analogues peuvent se produire. Quand on a une certaine habitude de ces accouchements on parvient le plus souvent, après quelques efforts bien dirigés, à dégager la tête fœtale. Quelquefois il faut déployer une force assez grande et, quand la résistance est portée très-loin, il n'est pas rare de voir l'orifice utérin entraîné jusqu'à la vulve où il se présente sous l'aspect d'un bourrelet violacé et très-rigide. Dans quelques cas il finit par céder à l'aide de quelques déchirures qui se produisent, il s'ouvre brusquement et, en faisant exécuter à la tête le mouvement de flexion forcé que vous connaissez, on termine l'accouchement. Il est des conditions dans lesquelles on est obligé de pratiquer un ou plusieurs débridements.

Je n'ai pas besoin de vous dire que pendant le temps nécessaire pour cette extraction pénible, la vie de l'enfant court les plus grands périls. Rien de semblable ne se produit dans les présentations du sommet et j'avais donc bien raison de vous dire qu'au point de vue du pronostic il n'y avait pas de parité à établir entre la présentation du sommet et celle de l'extrémité pelvienne. Je crois m'être assez étendu sur ce sujet, et j'espère vous avoir démontré que, lorsque l'enfant traverse le bassin en s'engageant par cette extrémité, il est exposé à une série de dangers qui peuvent lui coûter la vie. Du reste toutes les statistiques prouvent qu'à nombre égal, il y a plus d'enfants morts dans les accouchements par l'extrémité pelvienne que dans les accouchements par le sommet, et je ne crains pas d'ajouter que, de toutes ces conditions fâcheuses, il n'en est pas de plus grave que celle qui trouve sa cause dans l'état du col dont j'ai parlé.

Je ne puis m'empêcher de vous donner à cette occasion un conseil pratique auquel j'attache une grande importance. Que faudrait-il, d'une manière générale, pour que l'accouchement par l'extrémité pelvienne ressemblât à un accouchement par le sommet au point de vue du pronostic? Il suffirait qu'à partir du moment où l'extrémité pelvienne est profondément engagée dans l'excavation jusqu'à celui où l'enfant est entièrement expulsé il ne s'écoulât qu'un temps assez court, et je suis convaincu qu'on peut obtenir ce résultat. C'est pour cela que depuis que je suis chargé du service de cette clinique, et même longtemps avant dans ma pratique, j'ai établi en principe qu'il fallait intervenir en activant les contractions utérines, et tous les jours j'ai à me louer de cette manière de faire. Lorsque l'extrémité pelvienne est profondément engagée, lorsque la dilatation est complète, lorsqu'il n'y a aucun obstacle mécanique autre que la résistance des parties génitales, j'ai l'habitude de donner du seigle ergoté afin d'accélérer la dernière partie du travail; je ne crains pas de dire que c'est à cette pratique que je dois, soit ici, soit dans ma clientèle particulière, de perdre un très-petit nombre d'enfants. Il est bien entendu qu'il faut s'occuper aussi du cordon, des pieds, de la tête, du col, etc., et qu'il peut y avoir de tous ces côtés des indications urgentes à remplir; mais tout cela sans préjudice du seigle ergoté que je donne à la dose de 2 grammes en quatre paquets, à prendre à dix ou douze minutes d'intervalle dans un peu d'eau sucrée. C'est un médicament qui agit assez vite ordinairement, son action se produit au bout de vingt-cinq, trente ou quarante minutes; si au bout d'une heure il n'a pas agit, il est bien rare qu'on puisse encore compter sur son action; mais après trente ou trente-cinq minutes on voit d'habitude les douleurs devenir plus fortes, les contractions se rapprocher, et l'on constate que la partie qui se présente avance rapidement.

Je tiens également à vous dire, avant de terminer, que dans les accouchements par l'extrémité pelvienne on ne doit pas laisser les femmes dans l'attitude qu'on leur donne habituellement quand l'enfant se présente par l'extrémité céphalique (sommet ou face). Dans ce dernier cas, en effet, on les tient couchées horizontalement sur un lit préparé d'une manière particulière et que je vous décrirai plus tard. Dans la présentation du siége il faut leur donner l'attitude qu'on leur fait prendre quand on a une opération à pratiquer (version ou forceps). On les met sur le bord du lit, deux aides se placent sur des chaises de chaque côté pour maintenir les jambes et les cuisses écartées, et l'on a soin de bien avancer le siége sur le bord du matelas. Si au contraire vous laissiez la femme couchée dans la situation ordinaire vous seriez très-mal à l'aise quand le moment d'intervenir arriverait, soit pour le dégagement des bras, soit pour celui de la tête. En ce qui me concerne et malgré l'habitude que je puis avoir, je ne manque jamais de faire exécuter ce changement au moment où l'extrémité pelvienne approche des organes génitaux, et même plus tôt, si, pour des raisons particulières, je suis conduit à faire quelque chose.

VINGT-HUITIÈME LEÇON

DE L'ACCOUCHEMENT

PRÉSENTATIONS DE L'ÉPAULE.

Fréquence. — Causes. — Diagnostic. — Mécanisme. — Pronostic.

MESSIEURS,

Après m'être occupé dans mes dernières leçons du mécanisme de l'accouchement dans les présentations du sommet, de la face et de l'extrémité pelvienne, je veux aujourd'hui, pour terminer cette étude générale, vous entretenir de ce même mécanisme dans les cas de présentation de l'épaule.

Fréquence. — Comparativement aux autres présentations et surtout à celles du sommet et même de l'extrémité pelvienne, on peut dire que les présentations de l'épaule sont rares ; elles se rapprochent beaucoup à cet égard des présentations de la face. On rencontre à peu près une présentation de l'épaule sur 200 accouchements. Sur les 16 233 accouchements qui se sont faits dans cet hôpital depuis l'année 1852, c'est-à-dire pendant une période de vingt ans, on trouve 189 présentations de l'épaule. A ce propos j'ai à répéter l'observation déjà faite quand je vous ai parlé des présentations de la face, à savoir que les proportions obtenues dans des maisons comme celle-ci dépassent toujours la moyenne véritable, parce qu'on y apporte sans cesse de la ville les cas de ce genre après que des tentatives infructueuses ont été faites, ou parce que les praticiens et les sages-femmes ne veulent pas assumer une trop grande responsabilité. Cela est encore plus fréquent pour les présentations de l'épaule que pour celles de la face, et vous comprendrez que si pour ces raisons nous recevons ici dans le cours d'une année trois ou quatre femmes qui sans cela n'y seraient pas venues, nous devons arriver à une proportion beaucoup plus considérable.

Jusqu'à ce jour, l'opinion générale semble avoir admis que l'épaule droite se présentait un peu plus fréquemment que l'épaule gauche, et cette opinion est confirmée par les résultats de ma statistique, dans laquelle nous trouvons 75 épaules droites et 69 épaules gauches. On pense également que la première position est plus commune que la seconde; or, il n'en est rien, du moins d'après ce qui a été observé à la clinique, puisque nous avons trouvé 67 positions céphalo-latérales gauches, et 77 céphalo-latérales droites.

Causes. — Comme pour les autres présentations, il est impossible, dans un certain nombre de cas, de donner une explication satisfaisante. Tous les praticiens ont vu des femmes accoucher plusieurs fois de suite avec cette présentation défectueuse. Il en est d'autres qui après un accouchement par le sommet ont dû subir jusqu'à onze fois la version, et souvent dans ces cas il a été impossible d'assigner une cause acceptable. Il existe cependant quelques conditions qui méritent d'être connues et qui paraissent avoir une influence sur la production de ces présentations; ce sont presque les mêmes que celles que nous avons déjà étudiées à propos des présentations de l'extrémité pelvienne, (la petitesse et la grande mobilité du fœtus, comme cela s'observe quand il n'est pas à terme, ou quand il y a beaucoup d'eau dans la cavité amniotique). Il en est de même dans les grossesses gémellaires parce qu'alors encore les enfants sont habituellement peu volumineux. Aussi n'est-il pas rare de voir l'un des jumeaux et quelquefois tous les deux s'engager par la région latérale du tronc. J'ai encore présent à mon souvenir un cas de ma pratique de la ville dans lequel il me fallut faire deux versions dans l'espace de moins de dix minutes; je fus assez heureux pour faire naître deux enfants vivants qui sont aujourd'hui deux gros garçons très-bien portants. Les présentations de l'épaule se rencontrent fréquemment quand le bassin est mal conformé; je dirai même qu'à cet égard mon attention a été quelquefois appelée sur la mauvaise conformation du bassin par ce fait seul que j'avais constaté une présentation de l'épaule. Je ne prétends pas dire qu'un vice de conformation soit toujours accompagné d'une présentation du tronc, mais cela se voit assez souvent pour qu'il faille le noter.

STATISTIQUE DE LA CLINIQUE

PRÉSENTATIONS DE L'ÉPAULE.

ANNÉES.	TOTAL GÉNÉRAL des accouchements dont on connaît la présentation.	TOTAL des présentations de l'épaule.	ÉPAULE non dénommée.	ÉPAULE GAUCHE.		ÉPAULE DROITE.		ÉPAULE GAUCHE. Position inconnue.	ÉPAULE DROITE. Position inconnue.
				Céphalo-latérale gauche.	Céphalo-latérale droite.	Céphalo-latérale gauche.	Céphalo-latérale droite.		
1852	1 209	5	»	2	2	»	»	»	1
1854	944	6	1	1	1	1	1	»	1
1855	1 229	14	2	1	6	3	1	»	1
1856	625	15	1	3	4	3	4	»	»
1857	747	12	3	»	»	4	3	1	1
1858	724	10	»	»	3	4	2	1	»
1859	928	15	1	4	5	1	1	3	»
1860	887	10	5	1	»	1	1	1	1
1861	859	10	1	3	1	2	2	»	1
1862	768	9	»	»	3	2	4	»	»
1863	749	6	»	»	3	1	1	1	»
1864	805	6	»	1	2	2	»	»	1
1865	852	9	2	1	2	1	2	1	»
1866	741	9	1	»	1	»	5	»	2
1867	790	9	1	2	»	2	2	»	2
1868	741	5	1	2	1	»	1	»	»
1869	825	12	2	3	1	2	2	1	1
1870	647	8	»	1	»	4	2	1	»
1871	560	9	»	2	2	»	3	1	1
1872	603	10	»	3	2	4	1	»	»
Total général. .	16 233	189	21	30	39	37	38	11	13

Soit 1 présentation de l'épaule pour 86 accouchements environ.

Une autre disposition que j'ai déjà signalée pour les présentations de l'extrémité pelvienne est la présence du délivre sur le segment inférieur de la matrice : Dans ces deux cas (vices de conformation du bassin ou insertion vicieuse du placenta), la partie fœtale qui se présente ne peut descendre sur la partie inférieure de la matrice, elle reste plus élevée, l'enfant est mobile et si c'est la tête, par exemple, qui s'avance la première, au lieu de s'engager et de se fixer dans le détroit supérieur comme cela s'observe d'habitude, elle pourra glisser, aller se porter dans l'une ou l'autre des fosses iliaques et l'épaule viendra définitivement occuper sa place. Les obliquités de la matrice peuvent produire le même résultat.

Diagnostic. — En général le diagnostic de la présentation de l'épaule n'est pas difficile à établir. Cependant, avant le commencement du travail ou quand ce travail n'est encore qu'au début, on éprouve certaines difficultés que je vais vous signaler : Il n'en est pas de même quand le col est déjà assez entr'ouvert, quand les membranes sont déjà rompues et quand avec le doigt on peut atteindre la partie qui se présente ; alors il est souvent facile de ne pas se tromper. Dans le premier cas le toucher ne nous donne habituellement que des signes négatifs, c'est-à-dire que l'on ne trouve aucune partie fœtale dans l'excavation pelvienne et l'on est conduit à se demander si le bassin est vicié, ou si l'enfant se présente mal. Par des recherches convenablement dirigées on ne tarde pas éliminer la première de ces suppositions et alors il reste à établir s'il s'agit d'une présentation de l'extrémité pelvienne, de la face ou de l'épaule : Nous savons, en effet, que dans ces trois cas la partie reste longtemps élevée. En ce moment ce sera surtout au palper abdominal et à l'auscultation qu'il faudra s'adresser pour être fixé. Par le palper, si l'on a affaire à une présentation du siége ou de la face, le grand diamètre de l'utérus sera dirigé de haut en bas, et si, au contraire, l'enfant se présente par l'épaule, la matrice sera quelquefois plus développée dans le sens transversal. En outre pour l'extrémité pelvienne on trouve la tête dans le fond de la matrice et le dos répond à l'un ou l'autre côté ; pour l'épaule la tête est placée dans l'une des deux fosses iliaques, le siége de l'autre côté et un peu plus haut. Cela était très-manifeste chez la malade couchée au n° 11 de mes salles et dont je vous ai parlé à propos des présentations de l'extrémité pelvienne ; vous savez qu'avant mon arrivée on avait soupçonné une présentation de l'épaule, et je vous fis remarquer que la tête placée droite était trop élevée pour qu'il fût possible que l'épaule, qui est une région voisine de la tête, pût correspondre au détroit supérieur, et cela ne tarda pas à être démontré, car, en introduisant la main, je trouvai une fesse qui s'engageait avec un pied que je pus saisir pour faire l'extraction du fœtus. Quant aux présentations de la face, il est facile de les reconnaître à l'aide des signes déjà indiqués et qui ne peuvent s'appliquer aux présentations de l'épaule. Enfin l'auscultation, qui n'a pas ici une valeur aussi grande que dans les présentations du sommet et celles de l'extrémité pelvienne, permet cependant, en fixant le maximum des battements du cœur dans la moitié inférieure de la matrice, d'éloigner, si l'on avait encore quelques doutes, la supposition d'une présentation du siége.

Quand le travail est commencé et l'orifice un peu entr'ouvert, on peut atteindre les membranes, et dans la présentation de l'épaule comme dans tous les cas où le détroit supérieur est incomplétement rempli par la partie qui se présente, elles font une saillie plus ou moins grande et quelquefois même elles descendent au point d'apparaître entre les grandes lèvres. Ce caractère n'est pas spécial aux présentations de l'épaule, mais il dénote souvent une présentation vicieuse et il est peut-être plus prononcé dans les présentations de l'épaule que dans les autres cas où il peut se montrer. On a beaucoup insisté sur la prédominence du diamètre transversal de l'utérus dans les présentations du tronc ; à mon avis c'est un signe plutôt théorique que pratique. Je ne conteste pas qu'une semblable disposition puisse se rencontrer dans certains cas, mais le plus souvent elle manque. Les théoriciens se font, en général, une très-fausse idée de l'attitude de l'enfant dans la cavité de la matrice quand il se présente par un de ses plans latéraux. Ils le supposent couché transversalement, la tête dans une des fosses iliaques, le siége dans l'autre. Il suffit d'y réfléchir pour comprendre que cela n'est pas possible ; quelque courbé sur lui-même qu'on le suppose il ne trouverait pas entre les deux fosses iliaques un espace suffisant pour s'y loger. Dans la présentation de l'épaule l'enfant ne conserve pas cette convexité dorsale qui lui appartient dans les autres présentations, il est au contraire infléchi sur la région latérale qui se présente, surtout quand le travail est commencé et que les membranes sont rompues. Il en résulte qu'il représente encore une ovoïde et que la matrice conserve sa forme ordinaire ou très-légèrement modifiée, du moins à la vue. L'une des extrémités de l'ovoïde est représentée par l'épaule qui s'avance dans le détroit supérieur et l'autre par le pelvis et la tête, fortement appliqués l'un contre l'autre par les contractions utérines. Il ne faut donc pas attacher une importance trop grande à la forme plus ou moins transversale du ventre, de même que je vous ai dit dans une autre leçon qu'il ne fallait pas trop compter sur cette dépression médiane de l'abdomen qu'on a indiquée comme signe des grossesses gémellaires. Si, dans quelques cas, le développement transversal de la matrice est un des caractères de la présentation du tronc avant le début du travail, il n'en est plus de même quand ce travail est commencé et surtout quand les eaux se sont écoulées; cette disposition tend plutôt à s'effacer qu'à se dessiner davantage.

Enfin je tiens à répéter ce que je vous ai déjà dit d'une manière générale à propos de chacune des présentations dont nous nous sommes occupés. Pour celles de l'épaule, le travail offre une physionomie particulière; la matrice ne se contracte pas avec la régularité à laquelle on est habitué pour le sommet, il se passe le plus souvent un temps assez long pendant lequel les contractions utérines viennent, s'arrêtent, recommencent, sans produire d'effet bien appréciable; on reconnaît que le col ne se dilate pas ou se dilate à peine, et l'on voit s'écouler douze, vingt-quatre, quarante-huit heures et même plus, sans que la partie s'engage au détroit supérieur. Cependant, au bout d'un certain temps l'orifice finit par s'entr'ouvrir et l'on peut atteindre plus ou moins péniblement la partie qui répond au détroit abdominal. Ici plusieurs conditions peuvent se présenter : Les membranes étant rompues, le bras peut conserver sa situation normale et rester fléchi sur la partie antérieure de la poitrine, ou bien ce bras s'est déplacé et il tend à s'avancer le premier dans l'excavation du bassin. La tête peut être plus ou moins loin du détroit supérieur de telle sorte qu'on ne rencontre pas toujours les mêmes parties du fœtus. C'est pour cela que madame Lachapelle avait établi les variétés suivantes. Elle appelait variété *acromiale*, celle dans laquelle le moignon de l'épaule correspondait au centre du bassin; variété *cubitale*, celle dans laquelle la tête étant plus élevée, une région un peu plus inférieure du tronc était en rapport avec l'orifice utérin, de telle sorte que le bras étant resté appliqué contre le thorax, c'est le coude qu'on sent au niveau de l'orifice. J'y ajouterai la variété *brachiale* dans laquelle le membre supérieur défléchi a glissé dans le vagin. Le doigt peut alors toucher la main, l'avant-bras, le coude, le bras, et aller même jusqu'au creux axillaire.

Dans ces conditions variées il importe de savoir établir le diagnostic.

Nous commencerons par la variété brachiale qui est la plus facile à reconnaître; cela nous fournira l'occasion de passer en revue certains petits détails que nous retrouverons dans les autres variétés et sur lesquelles nous n'aurons plus besoin de revenir.

Quand le bras est défléchi, la main descend plus ou moins bas dans le vagin; elle peut même dépasser l'orifice vulvaire. Une première question se présente. Cette situation du membre supérieur suffit-elle pour indiquer une présentation de l'épaule? Assurément non. J'ai eu l'occasion de voir en ville, et même dans cet hôpital, des cas nombreux où une erreur de diagnostic avait été faite à ce sujet. Le bras était dans le vagin; on avait touché superficiellement et de la présence de ce membre on avait conclu à une présentation de l'épaule, tandis qu'en réalité c'était une présentation du sommet ou de l'extrémité pelvienne avec une procidence du membre supérieur. Si le doigt eût remonté plus haut on aurait atteint une tumeur dure, lisse, arrondie, plus ou moins engagée, offrant quelque suture ou quelque fontanelle. Il aurait été facile de reconnaître la tête ou l'extrémité pelvienne, et l'erreur de diagnostic eût été ainsi évitée. Quand le bras en procidence accompagne une présentation de l'extrémité pelvienne, il n'est pas toujours aussi simple au début de bien apprécier ce qui se passe. Mais il ne faut pas oublier que le palper donne la sensation d'une tête vers le fond de la matrice, que l'auscultation fait entendre le maximum des bruits du cœur dans la moitié supérieure de l'utérus, et qu'enfin, quand le travail est un peu plus avancé, on reconnaît les caractères propres à la présentation pelvienne. Cela me permet de vous faire remarquer, une fois encore, combien il est utile dans la pratique de notre art de ne négliger aucun des moyens d'investigation qui sont à notre disposition.

Il convient d'ajouter que le plus souvent, quand une main se rencontre dans le vagin et surtout quand elle sort de la vulve, cela indique une présentation de l'épaule. Après vous être assurés néanmoins que c'est bien le plan latéral du fœtus qui répond au détroit supérieur, il faut savoir laquelle des deux épaules s'avance, et pour cela il suffira d'examiner la main qui est engagée. En effet, supposez par la pensée que a face palmaire de cette main soit tournée vers la symphyse des pubis, et le côté vers lequel le pouce sera dirigé correspondra de nom à l'épaule qui se présente. Que la main soit visible à l'extérieur ou qu'elle soit encore dans le vagin, il sera facile de faire cette petite opération mentale et de savoir à quoi s'en tenir; que le bras soit tordu sur lui-même une ou plusieurs fois, comme cela peut arriver quand il a été fracturé, le résultat est le même, et à l'aide des deux rapports signalés on sait à n'en pas douter si c'est la main droite ou la main gauche.

Malgré son importance, ce premier renseignement ne suffit pas, car comme il est indispensable d'intervenir par la version, il importe qu'on connaisse très-exactement tous les rapports de l'enfant avec le bassin et la cavité utérine. Comment sans cela se diriger convenablement dans les manœuvres qu'il faut exécuter? De quel côté est la tête? Voilà surtout ce qu'il faut savoir. On peut souvent acquérir cette notion par la seule inspection de la main, mais à la condition toutefois que le bras aura conservé ses rapports naturels avec le tronc et qu'il n'aura subi aucun mouvement de torsion. Dans cette condition, il affecte une direction qui est intermédiaire à la pronation et la supination. De ces notions, on peut tirer les conclusions suivantes, et l'on peut s'assurer de leur justesse en faisant l'expérience sur le mannequin.

Quand la tête est à gauche, c'est-à-dire quand il y a une première position de l'épaule droite ou de l'épaule gauche, la face palmaire de la main qui pend à la vulve est tournée du côté de la cuisse droite. C'est l'inverse dans la seconde position de l'épaule droite ou de l'épaule gauche. Mais on peut aller encore plus loin, et décider dans l'un et l'autre cas si c'est l'épaule droite ou l'épaule gauche. En effet, dans la première position, celle dans laquelle la face palmaire regarde la cuisse droite, le pouce est en avant du côté du pubis et le petit doigt en arrière du côté du périnée, quand c'est l'épaule gauche : C'est le petit doigt qui est en avant et le pouce en arrière, si c'est le bras droit. Dans la seconde position, au contraire, ce qui est indiqué par la face palmaire qui regarde à gauche, le pouce est en avant, si c'est la main droite, et en arrière, si c'est la main gauche. En résumé, c'est par la direction de la paume de la main qu'on détermine la position et par la direction du pouce ou du petit doigt qu'on distingue l'épaule droite de l'épaule gauche. Tout cela, je le répète, est d'une exactitude parfaite à la condition que les rapports naturels du bras avec le tronc n'auront pas été modifiés par des manœuvres antérieures. Je ne vous conseille pas, messieurs, de graver ces détails dans vos esprits par un grand effort de mémoire : Il suffit de supposer un bassin devant soi et de se coucher par la pensée au-dessus du détroit supérieur, tantôt la tête à droite, tantôt la tête à gauche, et, dans ces deux cas, le bras gauche et le bras droit alternativement défléchis à travers le bassin pour qu'on puisse se rendre immédiatement compte de l'attitude et des rapports de l'enfant.

Je n'ai pas encore épuisé toutes les conditions dans lesquelles on est appelé à établir un diagnostic. Le bras peut être resté fléchi sur la partie antérieure de la poitrine, et alors c'est au palper abdominal et surtout au toucher vaginal qu'il faut demander la solution. Quand les parois du ventre sont souples et minces, il est quelquefois très-facile de reconnaître la tête dans l'une ou l'autre fosse iliaque ; j'ai déjà plusieurs fois fait connaître ses caractères ; mais lorsqu'au contraire, ces parois sont très-épaisses, quand il y a de l'œdème, etc., on n'arrive à rien de précis et l'on reste dans l'incertitude. Il faut alors s'adresser au toucher. Dans la variété acromiale, la première que nous avons indiquée, le doigt atteint une petite tumeur qui donne d'abord une sensation de mollesse, mais, en la pressant un peu, on distingue des aspérités osseuses qu'on ne trouve jamais sur la tête ; puis, en poussant plus loin, soit en avant, soit en arrière, selon que le fœtus est incliné sur son plan antérieur ou postérieur, on reconnaît facilement un membre, et l'on est conduit à se demander si la petite tumeur constatée est formée par le moignon de l'épaule ou bien par le genou, ou bien encore par le coude. Quand elle est formée par l'épaule, le bras qui lui fait suite étant appliqué sur la partie antérieure de la poitrine, on peut, en promenant le doigt sur cette région, y trouver des caractères qui ne laissent aucun doute sur la présentation ; on sent, en effet, les côtes, reconnaissables par les espaces qui les séparent et que l'on a comparées, avec assez de justesse, aux barreaux d'une cage disposés à peu près parallèlement les uns à côté des autres. Si c'est la partie postérieure du tronc qui est la plus facilement accessible, on arrive sur l'omoplate, où l'on distingue l'apophyse qui sépare la fosse sus-épineuse de la fosse sous-épineuse, puis le bord spinal, qui chevauche sur celui du côté opposé, à peu près comme le pariétal d'un côté chevauche sur l'autre. Il est rare, dans tous ces cas, qu'on n'arrive pas sur les côtes, et dès lors le diagnostic est établi. Mais on ne sait qu'une chose, à savoir que l'épaule se présente, et il reste à déterminer si la tête est à gauche ou à droite et si c'est l'épaule gauche ou l'épaule droite.

Pour résoudre la première question, le toucher suffit dans la plupart des cas. En effet, dans cette variété acromiale, le doigt qui parcourt le moignon de l'épaule arrive très-facilement sur le cou, dont la partie inférieure s'engage en même temps qu'elle et qui se reconnaît à sa forme étroite et cylindrique, ainsi qu'à la saillie des apophyses épineuses, ordinairement faciles à distinguer ; quelquefois même on touche la base du crâne. De l'autre côté du moignon de l'épaule, en soulevant le bras, on arrive dans le creux de l'aisselle, et l'un ou l'autre de ces caractères suffit pour indiquer de quel côté se trouve la tête. Pour savoir quelle est l'épaule qui se présente, il faut se livrer à des recherches plus minutieuses encore et déterminer les rapports du plan postérieur ou du plan antérieur du fœtus avec le bassin. Si le dos est tourné en avant, ce qui se reconnaîtra aux caractères de l'omoplate, la tête étant à gauche, on sera en présence d'une première position de l'épaule droite. Si c'est, au contraire, le plan antérieur qui regarde le pubis, on aura affaire à une première position de l'épaule gauche. Dans la seconde position (tête à droite), le plan antérieur sera en avant si c'est l'épaule droite, et en arrière, si c'est l'épaule gauche.

Dans la troisième variété, que nous appelons, comme Mme Lachapelle, *variété cubitale*, le diagnostic est au moins aussi facile. D'abord, le coude a un caractère tellement tranché, que quelqu'un ayant un peu l'habitude du toucher ne s'y méprend pas. En effet, l'olécrâne sur lequel on arrive est une apophyse pointue qui, grâce aux autres caractères qu'on trouve dans le voisinage, ne peut être confondue ni avec un talon, qui est plus rond et que la présence du pied, des orteils et des malléoles, ne permet pas de méconnaître, ni avec le moignon de l'épaule, qui est plus volumineux encore, ni avec le menton, qui offre à côté d'autres caractères distinctifs.

Mais il ne suffit pas d'avoir reconnu le coude, il faut aller plus loin et s'orienter, comme dans les variétés précédentes, à l'aide des côtes, des espaces intercostaux, de l'omoplate, etc.

Une fois le diagnostic de la présentation bien établi, il s'agit de décider si c'est une première ou une seconde position, et, en second lieu, si c'est l'épaule gauche ou l'épaule droite. Sur le premier point, la direction du coude donne les renseignements les plus précis. Dans la flexion de l'avant-bras sur le bras, sa pointe est tournée du côté de l'extrémité pelvienne ; par conséquent, si elle regarde à droite, cela veut dire que la tête est à gauche, et *vice versa*.

Quand ce premier point sera fixé, il ne restera plus, comme dans le cas précédent, qu'à déterminer les rapports du plan antérieur ou postérieur avec le pubis ou le sacrum, pour savoir laquelle des deux épaules s'engage.

Il résulte de tout ce qui précède que le diagnostic de la présentation de l'épaule peut s'établir quelquefois avant le travail, mais beaucoup plus sûrement pendant le travail, et surtout quand les membranes sont rompues. Je vous ai fait voir comment il fallait diriger les recherches dans les trois variétés que j'ai admises (brachiale, acromiale et cubitale); je vous ai montré, en outre, qu'on pouvait déterminer la position dans chacune des deux présentations du tronc ; je désire maintenant vous dire quelques mots du pronostic dans ces cas.

Pronostic. — Le pronostic dans la présentation qui nous occupe est beaucoup plus grave que dans toutes celles que nous avons étudiées jusqu'ici. Cela tient principalement à ce que l'accouchement ne peut presque jamais se terminer par les seuls efforts de la nature, et que c'est une règle d'intervenir en pratiquant la version. Cette opération, vous le savez, a pour but, dans la plupart des cas, de substituer l'extrémité pelvienne à la présentation de l'épaule, et n'y eût-il que cette manœuvre, j'aurais eu raison de vous dire que le pronostic, dans ce genre d'accouchement, était beaucoup plus sérieux que dans les présentations du sommet ou de la face, et même plus grave que dans les présentations de l'extrémité pelvienne, car aux dangers qui tiennent à la présentation elle-même, il faut ajouter ceux qui résultent de l'introduction de la main dans les organes génitaux, des recherches auxquelles il faut se livrer pour trouver les membres inférieurs et des mouvements qu'il faut exécuter pour produire l'évolution fœtale ; il faut aussi faire entrer en ligne de compte tout ce qui peut résulter en pareil cas de l'inexpérience de celui qui est appelé à intervenir. L'habitude et le choix du moment opportun ont ici une importance capitale : Il ne faut pas opérer trop tôt et surtout avant que le col utérin soit suffisamment dilaté ; il ne faut pas non plus s'y prendre trop tard, car l'engagement trop prononcé de l'épaule peut s'opposer à l'introduction de la main et ne laisser de ressource que dans une opération qui se rattache à l'embryotomie et que vous m'avez vu employer plusieurs fois dans cet hôpital pour des femmes amenées trop tard de la ville.

Il peut arriver cependant, par exception, que l'accouchement se termine seul dans la présentation de l'épaule. Dans le relevé que je vous ai communiqué au début de cette leçon, on trouve vingt-huit cas de ce genre ; mais les résultats notés suffisent pour vous montrer toute la gravité de cette terminaisons pontanée, puisque sur vingt-huit enfants on compte vingt-huit morts. De plus, malgré des contractions utérines très-énergiques, les femmes souvent ne parviennent pas à se débarrasser, et quand elles sont abandonnées à elles-mêmes ou assistées par des ignorants, elles succombent épuisées. Ce serait donc une mauvaise pratique de laisser à la nature le soin de terminer l'accouchement. Tous les accoucheurs sont unanimes sur ce point, qu'il faut faire la version. Il est entendu que je ne parle ici que des accouchements à terme ou près du terme, car lorsque l'enfant est petit, quand il est mort depuis longtemps, quand il est macéré, souple et mou, comme vous en avez vu de nombreux exemples, l'accouchement peut se terminer tout seul, et il est quelquefois préférable de laisser les choses se faire naturellement, sans intervention. C'est ce que nous étudierons à propos de la version, au chapitre intitulé : *Indications et contre-indications.*

Pour le moment, je ne m'occupe que des cas très-exceptionnels où l'accouchement s'est terminé spontanément au terme de la grossesse, l'enfant présentant l'épaule. Cette terminaison spontanée peut avoir lieu de deux manières différentes ; l'une s'appelle *version spontanée,* l'autre *évolution spontanée.* Quoique la première soit un simple mode de terminaison et nullement le mécanisme de l'accouchement propre aux présentations de l'épaule, je ne puis la passer complétement sous silence : C'est une transformation de présentation qui s'accomplit dans l'utérus par l'action des contractions utérines, et dont le résultat est de ramener au détroit supérieur l'extrémité céphalique ou l'extrémité pelvienne, qui prennent ainsi la place occupée préalablement par l'épaule. C'est un phénomène assez rare que je n'ai eu occasion d'observer qu'un petit nombre de fois, surtout après la rupture des membranes. Cependant, il n'y a pas d'accoucheur vieilli dans la pratique qui ne puisse en citer quelques exemples. Velpeau en rapporte une observation très-complète.

« Une jeune femme, enceinte pour la seconde fois, entre à l'hôpital de l'École de médecine au mois d'août 1825, à dix heures du matin. Le col était encore peu dilaté. Toutefois, je pus reconnaître l'épaule gauche en seconde position. Les eaux ne s'écoulèrent qu'à trois heures de l'après-midi. Quatre élèves déjà instruits exercèrent le toucher et reconnurent comme moi la présence de l'épaule. Je ne voulus point aller à la recherche des pieds. Les douleurs n'étaient ni très-fortes ni très-fréquentes, et je n'étais pas sans quelque confiance dans les assertions de Denman. A huit heures, l'épaule est sensiblement déjetée vers la fosse iliaque gauche, et je puis facilement sentir l'oreille droite. A onze heures, la tempe est presque au centre de l'orifice. L'énergie des contractions est augmentée et le col complétement effacé. A minuit, le vertex s'abaisse, la tête s'engage, et, dans l'espace d'une heure, l'enfant est expulsé en position occipito-cotyloïdienne droite. »

Vous voyez par cette observation ce qui se passe : L'épaule se présente, puis, par des raisons le plus souvent inconnues, et qui, suivant les auteurs, seraient l'obliquité plus ou moins grande de la matrice ou des contractions partielles se produisant surtout sur un des côtés de cet organe, et n'agissant, par conséquent, que sur l'extrémité du fœtus qui est en rapport avec lui, on voit peu à peu l'épaule glisser, remonter dans la fosse iliaque, et, au contraire, la tête ou l'extrémité pelvienne descendre et venir se mettre en rapport avec le détroit supérieur. Il peut donc y avoir deux sortes de versions spontanées : la version spontanée céphalique et la version spontanée pelvienne. Il est bien entendu que cette transformation se produit surtout avant la rupture de la poche des eaux ou peu de temps après, mais toujours quand l'épaule n'est pas encore très-engagée dans le bassin.

Une fois la transformation opérée, l'accouchement se termine comme dans une présentation du sommet ou de l'extrémité pelvienne.

Mécanisme. — Nous allons maintenant étudier le véritable mécanisme de l'accouchement dans les présentations de l'épaule ; il a reçu un nom particulier : on l'appelle *évolution spontanée.*

Vous allez voir que l'évolution spontanée a le droit de porter le nom de *mécanisme de l'accouchement* dans les présentations de l'épaule : En effet, l'épaule qui se présente s'engage dans le bassin, qu'elle parcourt dans toute son étendue pour venir se dégager la première aux parties génitales externes. Il ressortira également de cette étude que les lois qui régissent ce mécanisme sont les mêmes que celles que j'ai déjà étudiées à l'occasion des trois présentations précédentes. Ainsi nous avons constaté, pour le sommet, un premier temps de flexion, pour la face un complément d'extension, pour l'extrémité pelvienne un mouvement de compression, d'amoindrissement, qui diminue le volume de la partie engagée ; nous allons retrouver un temps analogue pour l'épaule. Nous avons décrit un temps d'engagement pour les trois premières présentations ; nous verrons aussi l'épaule s'engager et descendre plus ou moins bas dans l'excavation pelvienne, en conservant d'abord sa direction première. Enfin, dans la présentation du sommet, l'occiput, dans la présentation de la face, le menton, dans celle de l'extrémité pelvienne, la hanche, sont venus se placer sous la symphyse pubienne. Le même résultat se produit pour l'épaule, et c'est sa partie saillante c'est-à-dire son moignon qui vient, entraîné par un mouvement de rotation, occuper le bord inférieur de cette même symphyse.

Maintenant, prenons un exemple. Je suppose une première position de l'épaule droite ; la tête est à gauche, les membres inférieurs sont du côté droit et un peu relevés vers la partie supérieure ; le dos est en avant ; le plan antérieur du fœtus est en arrière, du côté du sacrum, et c'est l'épaule droite qui correspond au détroit supérieur. Tant que les membranes sont intactes, la partie est très-élevée ; il n'y a que le moignon de l'épaule et les parties voisines du thorax qui sont accessibles au doigt, et, pour quelqu'un qui en a l'habitude, même avant la rupture des membranes, on peut connaître, par le toucher, les côtes, les espaces intercostaux et les autres caractères de cette région que je vous ai indiqués. Les membranes venant à se rompre, les parois de la matrice s'appliquent sur l'enfant, le compriment et rapprochent les membres inférieurs de la tête. Le fœtus s'incurve alors sur le côté opposé à celui qui se présente et prend une forme ovalaire dont j'ai déjà parlé ; une des extrémités de l'ovale est constituée par l'épaule qui se présente, et l'autre par la tête et les membres inférieurs rapprochés. Ce premier temps a pour résultat de courber davantage le fœtus sur la partie latérale opposée à celle qui s'engage, d'amoindrir le volume de la région qui est en rapport avec le détroit supérieur, et cette compression permet à l'épaule de descendre davantage dans le bassin. Puis et simultanément vient le second temps ; la partie s'engage peu à peu, péniblement, car c'est le tronc de l'enfant ployé en deux qui doit descendre ; aussi ce temps ne s'exécute qu'avec lenteur, et il n'est pas rare de voir une femme demeurer en travail deux, trois, quatre ou cinq jours, et la partie rester peu engagée dans le détroit supérieur et avançant à peine. Cependant, dans les cas exceptionnels auxquels je fais allusion, l'épaule finit par s'engager et descend aussi bas que le lui permet la longueur du cou. En effet, quand le cou tout entier a plongé dans l'excavation, le mouvement de progression de l'épaule est arrêté. Il faudrait, pour que les choses allassent plus loin, que la tête pût entrer dans le bassin alors que l'épaule y est engagée, mais cela n'est pas possible. Dans la plupart des cas, les choses s'arrêtent à ce moment, et la femme, au lieu d'accoucher spontanément, si l'on n'intervient pas, est victime de l'abstention de l'accoucheur et peut mourir d'une rupture de matrice ou d'épuisement et de fatigue excessive, et, dans ce dernier cas, elle succombe en présentant des symptômes particuliers que je vous ai déjà décrits en vous parlant des femmes surmenées par un travail prolongé.

Mais quand l'évolution spontanée doit se faire, on observe un changement dans la situation du fœtus, il se produit un mouvement de rotation, comme nous l'avons déjà constaté pour les autres présentations, et ce mouvement constitue le troisième temps. La tête est ramenée en avant, au-dessus de la symphyse des pubis ; elle glisse en quelque sorte au-dessus du détroit abdominal, et ce changement a pour résultat de permettre un engagement plus complet de l'épaule. En effet, la symphyse pubienne n'a qu'une faible hauteur, 4 centimètres environ, et quand le cou est appliqué derrière cette symphyse, l'épaule qui se présente peut se dégager sous l'arcade pubienne, sans que l'engagement de la tête soit nécessaire. Alors se produit un quatrième temps : La tête reste fixée au-dessus de la symphyse et l'épaule prend un point d'appui sous l'arcade pubienne, où elle se fixe ; puis le tronc de l'enfant plié en deux glisse en arrière, avance péniblement en distendant le périnée, qui résiste plus ou moins, mais qui finit par céder, et l'on voit alors apparaître d'abord la partie du thorax qui fait suite à l'épaule, les côtes, puis la hanche, et enfin le siége tout entier avec les membres inférieurs. C'est par une espèce de mouvement de flexion forcée que ces parties finissent par vaincre la résistance du périnée et se montrer successivement à la commissure inférieure de la vulve. Quand le bassin du fœtus est dégagé, les choses se trouvent dans une situation analogue à celle que nous avons déjà étudiée pour l'extrémité pelvienne après le quatrième temps, c'est-à-dire alors que la tête seule reste dans les organes génitaux. On voit alors se produire un mouvement de rotation de cette tête dont l'occiput est ramené derrière la symphyse des pubis ; puis, par un dernier effort, cette partie est expulsée en décrivant autour de la symphyse un mouvement de flexion qui fait passer tour à tour les diamètres sous-occipito-mentonnier, sous-occipito-frontal et sous-occipito-bregmatique. Toutefois, dans l'évolution spontanée, les choses ne se passent point d'habitude aussi régulièrement, et, dans la plupart des cas, la tête est brusquement expulsée à travers l'orifice vulvaire si largement distendu par le passage du tronc fœtal plié sur lui-même.

Dans les bulletins de cette maison, vous trouverez un certain nombre d'accouchements qui se sont terminés par l'évolution spontanée, mais vous ne retrouverez pas, dans ces observations, toutes les phases du mécanisme que je viens de vous décrire. En effet, quand il s'agit de femmes parvenues au terme de la grossesse ou près du terme normal, on peut dire que cette terminaison a été en quelque sorte une surprise. Quand nous sommes appelés, au début du travail, près d'une femme dont l'enfant présente l'épaule, nous n'attendons jamais que l'accouchement se termine spontanément, mais nous pratiquons la version sitôt que l'orifice utérin est assez dilaté pour que cette opération puisse être exécutée sans danger. C'est, du reste, la conduite qu'il faut toujours tenir en pareille circonstance. Quand, au contraire, ce qui arrive le plus souvent ici, la femme est amenée de la ville après avoir subi des tentatives infructueuses de version, si, par suite de l'engagement trop prononcé de l'épaule ou à cause d'un état particulier de la matrice que je vous ai déjà fait connaître sous le nom d'*état tétanique,* la version ne peut plus être tentée, on a recours à une autre opération que je vous décrirai à propos de l'embryotomie ; mais presque jamais on ne laisse l'accouchement se terminer par les seuls efforts de la nature, et si parfois une évolution spontanée se produit, c'est que, pour une raison ou pour une autre, on a été dans l'impossibilité d'arriver en temps opportun. Voici un exemple à l'appui de ce qui précède :

« Une femme Berthier entrait à la Clinique, le 5 novembre 1858, à minuit, après avoir subi chez elle des tentatives de version qui restèrent sans succès. L'épaule gauche se présentait et le bras pendait dans le vagin, accompagné d'une anse du cordon ombilical. Il n'y avait aucun battement dans le cordon, et de plus il s'échappait par les organes génitaux une odeur de putréfaction assez avancée. L'enfant étant mort et la femme extrêmement fatiguée et refroidie ; les contractions utérines étant nulles, on se contenta de réchauffer la malade et de la laisser reposer pendant le reste de la nuit. L'épaule était assez engagée dans le bassin, et la version, pour cette raison et à cause de l'état général de la femme, n'était pas praticable. Vers sept heures du matin, les contractions utérines se réveillèrent et l'épaule s'avança un peu plus dans l'excavation. Quelques contractions énergiques firent descendre cette partie qui vint bientôt se montrer à la vulve, et là, très-rapidement, se produisit le mécanisme de l'évolution spontanée, la tête de l'enfant sortant la dernière. Une minute à peine fut employée pour l'expulsion du fœtus à partir du moment où l'épaule fut visible. L'enfant pesait 2400 grammes, et la femme, multipare, avait déjà eu huit accouchements. »

Je me borne à cette observation, qui est le type de toutes celles qui sont contenues dans les bulletins de la Clinique et qui vous montre comment cette évolution spontanée se produisit contre toute attente, et pour quelles raisons on crut devoir différer toute intervention au moment de l'entrée de cette femme à l'hôpital.

Je ne passerai pas en revue les autres positions de l'épaule droite ou gauche. Ce que je viens de vous dire de la première position de l'épaule droite leur est absolument applicable ; seulement, si dès le début la tête était en avant, il n'y aurait pas de mouvement de rotation ; si elle était plus en arrière, il faudrait une rotation plus étendue. Mais dans tous les cas, pour que l'accouchement se termine, il faut que la tête soit au-dessus de la symphyse pubienne et que le cou corresponde à la partie antérieure du bassin.

J'espère que vous aurez trouvé quelque intérêt à l'étude du mécanisme telle que je vous l'ai présentée. J'ai suivi la méthode que M. Paul Dubois employait quand il professait dans cet amphithéâtre ; pour chacune des présentations et de leurs positions, j'ai parlé successivement de la fréquence, du diagnostic, du pronostic et du mécanisme, en insistant de temps à autre sur la conduite à tenir pour chacune de ces présentations. Je vous ai fourni, en outre, quelques statistiques qui vous ont permis de juger dans quelle proportion il faut s'attendre à rencontrer ces différents cas, en faisant toutefois des réserves à cause de la situation particulière de cette maison, qui est un centre d'enseignement et qui est alimentée par une clientèle particulière, c'est-à-dire par les cas malheureux de la pratique de ville : Cette situation augmente forcément la proportion des présentations anormales de la face et surtout de l'épaule. Il faut en tirer la conclusion que ces sortes de présentations s'observent un peu moins fréquemment en ville que les statistiques de l'hôpital pourraient le faire croire.

Enfin, j'ai la confiance qu'en ajoutant aux notions théoriques que vous devez avoir les enseignements pratiques que je m'efforce de vous donner dans cet hôpital, vous comprendrez plus tard que la conduite que je vous ai conseillée de tenir dans ces différents cas sera bien celle qui conviendra dans l'intérêt des femmes qui se confieront à vos soins.

VINGT-NEUVIÈME LEÇON

DE LA DÉLIVRANCE NATURELLE

Définition (délivrance spontanée, naturelle, artificielle). — Délivrance naturelle : décollement du placenta, passage à travers le col, extraction et précautions spéciales.

MESSIEURS,

Nous venons de voir au n° 1 de mon service une femme qui a éprouvé un accident qui se rattache à la délivrance et qui va me fournir l'occasion de vous parler de ce dernier temps de l'accouchement. Je compléterai ainsi l'étude que je poursuis depuis quelque temps avec vous sur les phénomènes vitaux et mécaniques de la parturition.

C'est la seconde fois que cette femme accouche à la Clinique. Son premier accouchement n'offrit rien de particulier; les suites de couches furent régulières et elle nous quitta parfaitement rétablie le douzième jour. Cette fois encore tout avait paru se passer normalement, et elle avait été délivrée le matin à onze heures; mais trois heures après une hémorrhagie sérieuse se déclara, et la sage-femme dut intervenir en toute hâte. Elle retira du vagin une quantité énorme de caillots, et à son grand étonnement elle trouva au milieu d'eux un lambeau considérable de membranes que je mets sous vos yeux. Vous allez juger, par les détails dans lesquels je vais entrer, combien il importe de ne pas se départir des règles qui doivent présider à la délivrance et d'accorder à toutes, même à celles qui pourraient vous paraître insignifiantes, l'importance qu'elles méritent.

On désigne sous le nom de délivrance l'expulsion ou l'extraction des annexes du fœtus, c'est-à-dire du placenta, du cordon, des membranes et du sang qui habituellement s'est épanché dans la cavité utérine. Ce phénomène s'accomplit rarement spontanément, j'espère même vous démontrer qu'il est préférable de l'aider dans une certaine mesure, et qu'on évite ainsi à la femme une série d'inconvénients et même de dangers. Il est bien entendu que dans un certain nombre de circonstances on est forcément conduit à terminer cette partie de l'accouchement en introduisant la main dans les organes génitaux pour remédier à des accidents d'origine et de gravité variables. De tout cela il résulte qu'on peut admettre trois sortes de délivrances : 1° la délivrance *spontanée*, c'est-à-dire celle pour laquelle on n'a rien fait; 2° la délivrance qu'on peut appeler *naturelle*, quoique non spontanée, puisqu'on intervient par quelques tractions sur le cordon ombilical; c'est celle qui, à mon sens, est justement passée dans la pratique habituelle; 3° la délivrance dite *artificielle,* qui constitue une véritable opération obstétricale, avec ses indications et ses contre-indications, dont je n'entends pas vous parler aujourd'hui et que je réserve pour une autre occasion.

La délivrance véritablement spontanée est un fait assez rare; cependant il ne se passe pas d'année où nous n'en observions quelques cas dans cet établissement, et vous pourriez en trouver un certain nombre dans la collection de mes bulletins.

L'accouchement étant une fonction physiologique, on s'est demandé s'il ne fallait pas laisser à la nature le soin de compléter l'œuvre qu'elle avait commencée. Il y a quelques années, le professeur Paul Dubois, voulant se rendre compte du temps nécessaire et du résultat des efforts naturels pour l'expulsion du délivre, me chargea de faire quelques expériences à cet égard, et voici quel en fut le résultat : Chez quelques femmes, le placenta fut expulsé en dix, quinze ou vingt minutes, mais ce fut l'exception; pour d'autres, le temps qui s'écoula entre l'accouchement et la sortie du délivre fut de trois quarts d'heure, une heure, une heure et demie, et même deux heures, limites que je ne crus pas devoir dépasser. J'arrivai à cette conclusion que la moyenne était de près de deux heures, et pendant ce temps les femmes étaient souvent prises de douleurs vives, rappelant parfois celles de l'accouchement. Cela avait en outre l'inconvénient d'entretenir une grande inquiétude dans l'esprit de celles qui avaient déjà eu des enfants et qui savaient que les choses ne s'étaient pas passées de la même façon à leurs accouchements antérieurs. Dans le public, à juste titre, on attache une grande importance

à ce que la délivrance soit faite, on redoute les douleurs et les hémorrhagies, et l'on n'est tranquille que lorsque le délivre est sorti. Pour les
primipares, c'est l'inconnu, mais il suffit qu'elles sachent qu'il y a encore quelque chose dans la matrice, et que ce quelque chose doit en
sortir pour éprouver de nouvelles craintes ; elles viennent de subir une
épreuve cruelle, celle qui résulte du passage de l'enfant, et, malgré
tout ce que vous pourrez leur dire, elles s'effrayeront en songeant que
tout n'est pas fini et que de nouvelles douleurs les attendent pour l'expulsion du placenta. Aussi ne seront-elles complétement rassurées que
quand vous pourrez leur dire que tout est terminé.

Outre ces considérations d'un ordre purement moral et qui ont bien
leur valeur, il n'est pas rare de voir, si l'on attend trop longtemps, une
hémorrhagie se produire, car le placenta, quoique décollé, peut rester
dans la cavité utérine et mettre obstacle à une rétraction suffisante.
Quelquefois même le col se referme et les fibres circulaires de l'orifice
interne revenant énergiquement sur elles-mêmes opposent un obstacle
insurmontable à la sortie de l'organe, qui reste emprisonné, qui peut
plus tard se putréfier et donner lieu à tous les accidents de la résorption putride.

Pour tous ces motifs, M. Dubois, après mes expériences, se prononça contre la délivrance spontanée, et, prenant en considération le
repos si nécessaire à la femme qui vient d'accoucher, la nécessité de
lui donner des soins de propreté indispensables après le travail, les
dangers d'une attente trop prolongée, enfin la parfaite innocuité de la
très-simple intervention qui suffit habituellement, il déclara qu'il
fallait continuer à venir en aide à la femme et favoriser la sortie du placenta après un certain temps. Il n'en est pas moins vrai qu'on voit de
temps en temps des délivrances spontanées se produire : La plupart, il
faut bien le dire, s'appliquent surtout à des cas de fausse couche dans
lesquels l'œuf est expulsé en entier. Dans quelques circonstances, on
peut voir le délivre chassé avant l'enfant, et cela s'observe spécialement
à l'occasion de l'un des accidents les plus graves de la grossesse, l'insertion vicieuse du placenta, dont nous aurons à nous occuper. Ce qui
s'observe surtout pendant les fausses couches peut se produire aussi,
mais très-exceptionnellement, dans un accouchement à terme, à savoir
que l'œuf soit expulsé en bloc. Je vous ai déjà indiqué les précautions à prendre en pareil cas dans l'intérêt de l'enfant : Elles consistent surtout à rompre les membranes pour permettre à la respiration
de s'établir. Enfin, dans d'autres cas la sortie du placenta suit de très-

près l'expulsion de l'enfant : A peine l'accoucheur a-t-il le temps de donner les premiers soins au nouveau-né qu'il est appelé par la femme qui sent quelque chose s'échapper, et il trouve le délivre entre les les cuisses, au milieu d'une quantité plus ou moins grande de sang.

Il faut, pour que pareille chose se produise, que l'utérus soit doué d'une grande puissance rétractile, et que les parties génitales externes soient peu résistantes. Ce résultat peut être favorisé en outre par la brièveté du cordon ombilical, disposition qui a hâté le décollement du délivre et sa chute dans le vagin. Quoi qu'il en soit, ces faits doivent être considérés comme des exceptions qui ne peuvent pas vous faire modifier votre règle de conduite, et dans tout accouchement que vous aurez à faire il faudra songer à la délivrance naturelle, celle sur laquelle je vais maintenant appeler votre attention d'une manière toute particulière.

La délivrance *naturelle* comprend trois temps : 1° le décollement du placenta ; 2° le passage de cet organe à travers le col utérin ; 3° son extraction ou sa sortie hors des organes génitaux externes.

1° *Décollement du placenta.* — Quelques médecins supposent, et j'ai entendu professer il n'y a pas longtemps encore, que le placenta commence à se détacher de la surface utérine dès les premières contractions. C'est là une erreur qu'il est facile de réfuter. En effet, le placenta ne saurait se décoller, même dans une faible partie, sans mettre à nu des vaisseaux qui resteraient béants et qui fourniraient une certaine quantité de sang. Or, rien n'est rare comme de voir une hémorrhagie se produire avant l'expulsion de l'enfant, en dehors des insertions vicieuses du placenta, car on ne saurait donner ce nom à certains suintements sanguinolents insignifiants qu'on observe pendant la dilatation du col et qui tiennent au décollement d'une portion des membranes ou à de petites déchirures qui se produisent au pourtour de l'orifice. Toutes les fois, au contraire, que l'écoulement sanguin est un peu considérable, il faut regarder ce fait comme anormal et le rattacher à un décollement prématuré d'une portion du placenta, ce qui tient le plus souvent à une situation particulière de cet organe qui, au lieu de s'être fixé vers le fond de la matrice, est venu au contraire s'implanter dans le voisinage de l'orifice. Si la théorie que je combats était vraie, c'est-à-dire si le décollement du délivre commençait avec les premières contractions utérines, comment expliquer la persistance de la vie fœtale et l'absence d'hémorrhagie ? Vous voyez souvent ici des femmes rachitiques en travail depuis plusieurs heures et même depuis plusieurs jours sans que la tête de l'enfant ait pu franchir le détroit supérieur, c'est-à-dire dans des conditions telles que le moindre écoulement sanguin pourrait se faire jour à l'extérieur, et cependant rien de semblable ne s'observe.

En réalité, le décollement du placenta ne commence qu'après la sortie de la majeure partie du fœtus. Quelquefois on voit, après l'expulsion de la tête et alors que les épaules se montrent à leur tour au détroit inférieur, une certaine quantité de sang s'échapper en colorant les parties du fœtus qui restent dans le vagin, mais à ce moment, il ne faut pas l'oublier, les membres inférieurs sont à peu près seuls dans la matrice, la presque totalité du tronc est descendue dans le vagin, et rien ne s'oppose à une rétraction considérable de l'organe : Ce phénomène d'ailleurs est loin d'être constant. Le plus souvent le sang qui s'épanche à l'occasion du décollement du placenta ne se montre qu'après la sortie des épaules et même du siége, c'est-à-dire quand la matrice complétement débarrassée du corps de l'enfant peut revenir librement sur elle-même et que les voies sont devenues libres. Jusqu'à ce moment, le délivre suit peu à peu le retrait de la matrice, mais sans se détacher ; il se plisse, se ramasse en quelque sorte sur lui-même, s'il m'est permis de parler ainsi, sans que les liens vasculaires qui l'unissent à l'utérus soient rompus. Au contraire, quand l'organe gestateur, entièrement débarrassé, est revenu plus complétement sur lui-même, les adhérences du placenta ne sauraient résister à ce mouvement de retrait, et la séparation partielle ou complète se produit. On admet en général que ce phénomène s'opère de deux façons différentes, selon le point de la matrice où s'insère le délivre. Celui-ci est-il adhérent vers le fond de l'organe ? On pense que le décollement commence par la partie centrale, les bords restant encore adhérents. Une certaine quantité de sang s'accumulerait dans la cavité qui résulte de ce décollement entre la matrice et le placenta. L'épanchement de ce sang ne serait pas étranger à la séparation ultérieure des parties périphériques. Au contraire, le placenta s'insère-t-il sur une des régions latérales de la matrice, le décollement commencerait par un bord, et c'est dans cette circonstance qu'on doit voir apparaître du sang au moment de la sortie des dernières parties fœtales. De ces deux modes de séparation résultent, pour le placenta, deux manières différentes de se présenter à l'orifice utérin et de s'y engager.

2° *Passage à travers le col*. — Le placenta, une fois détaché de l'utérus, vient s'appliquer plus ou moins exactement sur le col et ne tarde pas à provoquer par sa présence quelques contractions qui le font passer dans le vagin. Dans d'autres cas, la matrice moins prompte et plus tolérante le conserve quelque temps encore dans sa cavité sans réagir. C'est au toucher qu'il faut demander la constatation de l'un ou l'autre de ces deux états. Pour cela, on prend le cordon ombilical, qui pend hors la vulve, de la main gauche, et on le tend légèrement en tirant sur lui ; puis on glisse l'index de la main droite dans le vagin, et on suit la tige vasculaire qui doit nécessairement conduire sur le placenta ; quand cet organe sera encore contenu dans la matrice, on constatera simplement que le cordon traverse le col et pénètre dans la cavité ; dans d'autres cas, on rencontre un bord du placenta engagé dans le col sans qu'il soit possible d'arriver à l'insertion de la tige vasculaire. Mais le plus souvent le doigt est arrêté par une masse molle, volumineuse, occupant déjà en grande partie le vagin, et qu'on reconnaîtra facilement comme étant le délivre, non-seulement parce que le cordon se termine sur elle, mais aussi parce qu'on rencentre une surface lisse et polie et offrant quelques reliefs dus aux ramifications des vaisseaux ombilicaux : C'est alors la face fœtale du délivre qui s'avance. Il n'est pas rare de reconnaître à la fois la face utérine et la face fœtale. Les caractères de la seconde sont d'offrir une surface molle, friable, sillonnée par des anfractuosités et avec des mamelons formés par les cotylédons : Cela veut dire que le placenta s'avance par un de ses bords ; on n'atteint pas l'insertion du cordon qui est simplement appliqué contre la face fœtale du délivre. .

Le palper abdominal peut également fournir quelques indications. Ainsi, quand l'utérus reste volumineux et peu dur, quand le fond remonte à deux ou trois travers de doigt au-dessus de l'ombilic, cela indique en général que le placenta est encore renfermé dans sa cavité. Si au contraire il a franchi le col et s'il est dans le vagin, la matrice est rétractée, souvent dure comme un corps fibreux, réduite à un moindre volume et renfermée presqu'en totalité dans la région sous-ombilicale. Il ne faut pas oublier que le placenta étant dans le vagin, une hémorrhagie peut se produire, le sang s'accumuler dans la matrice, le volume de l'organe augmenter, sa consistance diminuer ; en un mot, il se produit un état analogue à celui qui accompagne la présence du placenta dans la cavité utérine. Mais un pareil accident a d'autres caractères qui permettent de le reconnaître ; il s'écoule souvent une plus grande quantité de sang que d'habitude : puis surviennent la pâleur du visage, la fréquence et la petitesse du pouls, les vomissements, les syncopes, etc.

Habituellement, le décollement du placenta se fait spontanément, et dans un temps assez court, mais il peut se produire des complications, comme une insuffisance des contractions utérines, des adhérences anormales, etc., qui le retiennent plus longtemps : Même dans ces cas et alors qu'il ne se produit aucune complication grave, comme l'hémorrhagie par exemple, il est indiqué de ne pas dépasser la limite que j'ai indiquée et d'intervenir après une heure, une heure et demie, tout au plus, en opérant la délivrance artificielle.

Le passage du délivre à travers le col utérin ne s'accomplit pas toujours d'une façon régulière. Dans la plupart des cas, il est vrai, pendant que l'accoucheur donne ses soins au nouveau-né, et dans un espace de dix à quinze ou vingt minutes après l'expulsion de l'enfant, la femme se plaint de coliques, de contractions moins énergiques que celles qu'elle a éprouvées pendant l'accouchement, mais ayant le même siége et les mêmes caractères. Ces contractions ont pour but de décoller et de chasser le placenta de la cavité utérine. Le délivre qui est venu se placer sur le col est l'agent excitateur qui provoque ces contractions par un mécanisme semblable à celui que je vous ai décrit à propos des présentations du sommet quand je vous ai montré la nécessité d'une application exacte de la tête sur le segment inférieur de la matrice pour favoriser et régulariser ses efforts contractiles. Mais il peut arriver que ce passage du délivre de l'utérus dans le vagin ne s'accomplisse ni aussi vite ni aussi régulièrement; il peut n'appuyer que d'une manière très-imparfaite sur le pourtour de l'orifice interne; il peut même rester élevé et ne pas toucher cette ouverture ou ne la toucher que par un de ses bords, ce qui rend les contractions utérines encore nécessaires, moins efficaces, et ce qui expose le placenta à rester plus longtemps enfermé dans la matrice. Parfois alors le médecin est obligé d'intervenir, car une trop longue temporisation pourrait entraîner des complications graves. Je ne parle pas ici des cas où le placenta a été emprisonné dans la matrice, soit à la suite d'une administration intempestive de seigle ergoté, soit après des manœuvres de toutes sortes qui ont déterminé dans l'utérus une rétraction en quelque sorte spasmodique dont j'ai déjà eu occasion de vous parler. Je reviendrai sur ces faits en traitant de la délivrance artificielle et des dangers que la femme peut courir par la rétention du placenta; pour le moment, je ne veux vous entretenir que de la délivrance naturelle, en vous donnant les conseils nécessaires pour vous guider dans cette opération, à laquelle on n'accorde pas toujours toute l'importance qu'elle mérite.

Après avoir attendu un temps raisonnable pour que la délivrance puisse se faire spontanément s'il y a lieu, c'est-à-dire quinze à vingt minutes, comme vous me le voyez faire dans cet hôpital, on commence par s'assurer de la disposition des parties en suivant avec le doigt le cordon ombilical. Je vous ai déjà dit comment il fallait procéder à cette exploration. Si, en ce moment, on reconnaît que le placenta est encore complétement renfermé dans la cavité de la matrice, et si aucune complication importante ne se produit, on pourra attendre encore un peu, en favorisant les contractions utérines par quelques frictions sur l'abdomen, et même en opérant quelques légères tractions sur le cordon. Ces tractions suffisent dans certains cas pour appliquer le délivre contre le col et réveiller la contractilité utérine : toutefois, il faut prendre garde et ne pas aller trop loin. Pour peu qu'on rencontre une résistance sérieuse, il faut savoir s'arrêter et attendre. Lorsqu'au contraire, le placenta est déjà engagé en partie dans le col, les tractions dont je viens de vous parler suffisent le plus généralement pour entraîner cet organe dans le vagin et pour l'attirer à l'extérieur. Cependant, il faut savoir que le mode d'insertion du cordon sur le placenta favorise ou rend plus difficile le résultat des tractions et qu'il faut tenir compte aussi de la manière dont le dernier organe s'engage dans l'orifice. Quand c'est le centre de la surface fœtale et que c'est sur lui que se termine le cordon, les tractions que l'on exerce produisent toute leur action, et l'engagement devient ordinairement facile. Il en est à peu près de même lorsque ce cordon s'insère sur le bord qui s'avance le premier. Mais si au contraire l'insertion est centrale, comme cela a lieu d'habitude, et que le placenta roulé sur lui-même s'engage par un point de sa circonférence, il en résulte que les tractions deviennent obliques à la surface du délivre et qu'elles sont moins efficaces pour l'entraîner. Il peut même arriver que, dans ce cas, on attire dans l'orifice une autre portion du placenta que celle qui y est déjà engagée. La petite opération devient alors plus difficile, elle demande plus de temps, plus d'efforts et surtout plus d'attention et de soins, car on est exposé à voir alors les membranes se détacher, se fractionner, et l'on peut en laisser des lambeaux plus ou moins considérables. Quand on trouve le placenta, non-seulement décollé, mais encore entièrement descendu dans le vagin, il n'est pas difficile de l'extraire, à moins qu'il n'ait un volume trop considérable ou qu'il ne soit suivi de caillots volumineux emprisonnés dans les membranes retournées et qui se prolongent encore jusque dans la cavité utérine ; mais en général il suffit de faire faire quelques efforts à la femme pendant qu'on presse un peu sur le fond de l'utérus et qu'on tire sur le cordon pour arriver facilement au but qu'on se propose.

3° *Précautions spéciales.* — Avant toutes choses, il faut bien se garder de faire sur le cordon ombilical des tractions brusques et de les continuer, quelle que soit la résistance qu'on éprouve. En opérant de la sorte, on s'expose à produire un des accidents les plus graves de l'accouchement (le renversement de l'utérus). Il m'est arrivé plusieurs fois, dans le cours de ma carrière, d'être appelé à remédier à cet état sérieux, et j'ai été assez heureux dans plusieurs circonstances pour remettre les choses en place, surtout quand j'ai été appelé dans les premières heures. Il n'en est pas de même quand le renversement remonte à plusieurs jours ou à plusieurs mois. Pendant qu'on exerce des traction sur le cordon ombilical, il faut placer la main gauche sur l'abdomen, de manière à embrasser le fond de la matrice. Si l'on s'aperçoit que le fond de l'organe s'abaisse en se déprimant, il ne faut pas continuer, il convient de s'arrêter, et si rien ne presse, il faut attendre quelque temps pour que le placenta ait le temps de se mieux décollér. Dans le cas d'hémorrhagie, c'est par la délivrance artificielle, c'est-à-dire en allant chercher le placenta dans la matrice, qu'il faudrait y remédier. Souvent, quand le cordon ombilical a peu de longueur ou lorsque la section en a été faite près de la vulve, la partie qui pend hors de cette ouverture offre peu de prise aux doigts et glisse facilement quand on veut la saisir pour opérer les tractions. Il suffit alors de la recouvrir d'un linge pour éviter cet inconvénient. Si le cordon a une certaine longueur, on doit le rouler plusieurs fois autour de l'index et du médius et le fixer ensuite avec le pouce ; cela suffit le plus souvent, mais il peut encore être avantageux de se servir d'un linge, alors même que la portion qui pend n'est pas très-courte.

Les tractions doivent être opérées dans des directions différentes, suivant la situation occupée par le placenta. Si cet organe est encore contenu en entier dans la matrice ou peu engagé dans l'orifice, c'est en bas et un peu en arrière que l'on doit porter la main droite pour que les tractions soient faites dans l'axe du col. Si le placenta est déjà engagé en grande partie dans l'orifice, on peut tirer un peu plus directement en avant, et s'il est entièrement contenu dans le vagin, c'est en relevant la main, suivant la direction de l'axe de la vulve, que les efforts doivent être dirigés. Je vous disais tout à l'heure que la main gauche devait être placée sur le fond de la matrice pour suivre les mouvements de l'utérus et éviter son renversement· Certains auteurs, au contraire, ont conseillé de se servir de cette main pour donner aux tractions faites sur le cordon une direction plus convenable. Ils proposent d'introduire l'index et le médius dans le vagin et de se servir de leurs extrémités comme d'une poulie de renvoi sur laquelle glisse le cordon pour changer la direction des efforts transmis au placenta. J'avoue ne pas être très-convaincu de l'utilité de ce procédé, et je suis persuadé qu'on peut avec la main droite qui a saisi le cordon diriger les tractions dans tel sens qu'on juge convenable et aussi en arrière qu'il est nécessaire, dût-on pour cela déprimer un peu la commissure antérieure du périnée. Je trouve en outre à cette manière de faire un grave inconvénient, celui d'occuper les deux mains et de ne pas permettre de surveiller ce qui se passe vers le fond de la matrice, ce qui est pourtant un point capital. Enfin, j'ajoute que c'est une chose désagréable pour la femme que l'introduction de ces deux doigts, et qu'il vaut mieux tenir le fond de l'utérus dans la main, ce qui permet d'abaisser l'organe et de changer même sa direction, évitant ainsi de diriger le cordon fortement en arrière.

Je vous disais tout à l'heure que l'on éprouvait parfois certaines difficultés pour l'extraction du délivre quand cet organe s'engageait par un de ses bords, alors que l'insertion du cordon avait lieu plus haut. Dans un cas semblable, je vous conseille, si vous êtes obligé d'exercer des efforts un peu grands et si vous craignez de voir le cordon se déchirer à son lieu d'implantation, ce qui est habituellement indiqué par de petits craquements, d'introduire deux doigts de la main gauche dans le vagin et d'accrocher la portion du délivre déjà engagée, pour exercer des tractions concurremment avec celles que vous faites sur le cordon. De cette manière, vous arriverez facilement au résultat désiré; mais il faudra prier une autre personne de surveiller le fond de la matrice en appliquant une main sur l'abdomen.

Enfin, quand le placenta est entièrement dans le vagin, il suffira de tirer sur le cordon d'abord directement en avant et un peu en bas pour approcher cet organe de la vulve, puis de continuer les tractions en relevant la main pour prendre la direction de l'axe de cette ouverture.

Quand le placenta franchit les organes génitaux externes, on le reçoit dans la face palmaire de la main gauche, puis on le saisit largement avec la main droite et on lui imprime quelques mouvements de rotation en tirant doucement. Cette précaution est nécessaire pour détacher la partie des membranes qui pourrait encore être adhérente à l'utérus, et pour les réunir en une espèce de corde, ce qui ajoute à leur solidité et permet de les extraire dans leur intégrité. Mais il ne faut pas non plus agir trop brusquement sur cette corde, il convient de l'attirer doucement à l'extérieur en la reprenant successivement très-près de la vulve et même à l'entrée du vagin à mesure qu'elle sort. Si, malgré ces précautions, une partie des membranes s'était déchirée et restait dans la matrice ou le vagin, il ne faudrait pas hésiter à introduire les doigts ou la main pour l'extraire. Son abandon dans l'utérus ou le vagin peut avoir des inconvénients, comme vous l'avez vu chez la femme dont je vous ai parlé au début de cette leçon. Enfin, il ne faut jamais, après une délivrance, négliger d'examiner avec soin le délivre pour s'assurer qu'il a été extrait complétement.

La délivrance s'accompagne toujours d'un écoulement plus ou moins considérable de sang. Quelquefois, avec les premières tractions faites sur le cordon ombilical, on détermine la sortie de quelques caillots formés dans le vagin avant que le délivre y soit arrivé. Le plus souvent c'est à la suite du placenta que la plus grande quantité de sang fait irruption. Ce sont habituellement des caillots plus ou moins volumineux qui sont contenus dans la poche membraneuse retournée qui suit le placenta. Cette disposition peut même, lorsque ces caillots sont très-gros et complétement enveloppés par les membranes, favoriser la rupture de cette poche et laisser dans la matrice un caillot enveloppé par un lambeau membraneux qui peut être le point de départ d'hémorrhagies ou d'autres accidents graves. D'une manière générale, on peut admettre que la perte de sang qui accompagne la délivrance peut être évaluée en moyenne de 600 à 700 grammes. Dans une thèse sur ce sujet faite sous les auspices de M. le professeur Lorain, M. Lingrand est arrivé à une moyenne de 759 grammes : Ses observations portent sur 94 femmes.

Immédiatement après la délivrance, la matrice peut se laisser distendre de nouveau par l'effusion d'une certaine quantité de sang. On sent alors, en mettant la main sur l'abdomen, que le fond de l'organe s'élève plus haut qu'il ne doit le faire, que sa consistance est molle, en un mot qu'il n'est pas rétracté. En même temps la femme accuse certains symptômes qui ne doivent laisser aucun doute à une personne un peu expérimentée ; ce sont des coliques dans la partie inférieure du ventre, un sentiment de pesanteur vers le rectum, la pâleur de la face, de la soif, une sueur qui recouvre le visage, etc. A ces caractères il est difficile de ne pas reconnaître une perte, et il ne faut pas hésiter à intervenir. L'indication pressante consiste à introduire la main dans le vagin et même dans l'utérus pour extraire les caillots, puis on donne du seigle ergoté. La possibilité de cet accident qui, sans être fréquent, s'observe encore dans un certain nombre de cas, impose au médecin le devoir de ne pas quitter la femme aussitôt après la délivrance ; c'est ordinairement dans la première heure qui suit l'accouchement que le danger de l'hémorrhagie est le plus grand : C'est pour cela qu'il faut rester près d'elle au moins pendant ce temps, ne s'en aller qu'après s'être assuré que l'utérus est bien rétracté et laisser à la garde qui reste les instructions nécessaires pour remplir les premières indications si une hémorrhagie se produisait après votre départ.

Je ne reviens pas aujourd'hui sur la délivrance dans le cas de grossesse gémellaire, je vous en ai suffisamment parlé dans une précédente leçon, où je me suis occupé de tout ce qui intéresse ce genre de grossesse.

TRENTIÈME LEÇON

DE LA PROCIDENCE DU CORDON OMBILICAL

Définition. — Fréquence (statistique de la clinique). — Causes.

MESSIEURS,

Je désire vous entretenir aujourd'hui d'un cas intéressant que j'ai observé dans ma clientèle de la ville et pour lequel on vint me chercher à l'hôpital hier matin au moment où je finissais ma visite. Voici le fait : Une jeune femme primipare était arrivée au terme de sa grossesse, lorsque avant-hier dans la journée, sans que rien d'extraordinaire lui fût arrivé, elle se sentit inondée par un flot d'eau; quelques douleurs se manifestèrent à la suite de cet incident, et l'on vint chez moi en toute hâte pour me demander de la voir. En l'examinant, je trouvai un col long et fermé. Je m'assurai qu'il y avait quelques contractions utérines séparées par d'assez longs intervalles, mais il ne me fut pas possible d'atteindre une partie fœtale. Le bassin était bien conformé, et je pensai que le travail, en s'accentuant davantage, favoriserait l'engagement de l'enfant. Je rassurai la famille sur l'écoulement brusque des eaux, qui avait fort effrayé tout le monde : Je fis savoir que ce phénomène, qui n'était pas habituel, se produisait cependant assez fréquemment, et qu'il était ordinairement sans danger, soit pour la mère, soit pour l'enfant; que dans tous les cas il fallait prendre patience, et que le plus sûr moyen de voir les choses se terminer heureusement était de ne rien faire. La soirée se passa sans apporter aucun changement ; les douleurs continuèrent sans se rapprocher, le col conserva sa longueur, et quoique six heures se fussent écoulées depuis ma première visite, il ne me sembla pas que les choses eussent beaucoup progressé. La mère sentait distinctement les mouvements du fœtus, et par l'auscultation on entendait très-bien les battements du cœur. Hier matin, avant de venir à la Clinique, je me rendis de nouveau chez la malade, et je pus constater que les contractions de la nuit avaient produit de notables modifications. Le col était complétement effacé ; la dilatation avait acquis une étendue grande à peu près comme une pièce de 5 francs ; la tête engagée dans le détroit supérieur appuyait sur le segment inférieur de l'utérus et se présentait en première position du sommet. En explorant le pourtour de l'orifice et en insinuant mon doigt entre la tête et la partie postérieure de la matrice, je constatai la présence d'une anse de cordon qui avait glissé derrière la tête. Il me fut facile de percevoir les battements des artères ombilicales, et par l'auscultation j'entendis très-bien les battements du cœur. Cette découverte me contraria très-fort et me laissa des craintes sérieuses sur les suites de l'accouchement, quant à l'enfant ; celui-ci, à la vérité, n'avait pas encore beaucoup souffert, quoiqu'il y eut déjà issue de méconium, mais rien ne me garantissait que pendant les contractions suivantes qui devaient encore se répéter longtemps, le cordon ne serait pas suffisamment comprimé pour troubler la circulation au point de faire mourir l'enfant ; aussi je crus devoir prévenir la famille de ce qui se passait, et je vous conseille, messieurs, en pareille circonstance, de ne jamais oublier de suivre cet exemple. Je pris le mari à part, je lui expliquai quel danger menaçait la vie de l'enfant et le priai en outre d'user de son influence auprès de sa jeune femme pour qu'elle me permît, le cas échéant, de faire tout ce qui pourrait devenir nécessaire. J'avais affaire à une personne timorée, difficile, et avec laquelle j'étais obligé de parlementer longtemps avant d'obtenir quelque chose. Elle finit cependant par comprendre la situation, et elle me permit d'essayer de repousser le cordon au-dessus de la tête, mais je n'y parvins que d'une manière très-imparfaite ; la dilatation était trop peu étendue pour qu'il fût possible de songer à terminer l'accouchement ; d'un autre côté, les douleurs étaient toujours lentes et peu énergiques, et je profitai de cette circonstance pour venir faire mon service à l'hôpital. Je vous ai déjà dit comment on vint m'y chercher en me priant de venir immédiatement, les douleurs étant devenues très-fortes. J'accourus auprès de cette dame, mais je ne trouvai pas la dilatation très-augmentée ; cependant les contractions s'étaient rapprochées et semblaient avoir un peu plus d'énergie.

Je surveillai avec soin la circulation fœtale et j'auscultais après chaque douleur; j'étais impatient de voir le travail se précipiter; j'essayai de nouveau de réduire le cordon, mais sans plus de succès; cependant l'auscultation m'ayant permis de constater que la circulation se troublait, les battements du cœur étant devenus intermittents, très-ralentis et se supprimant même complétement pendant les contractions, je pensai que la vie de l'enfant était sérieusement compromise et qu'il était temps d'agir. Je me décidai pour une application de forceps, mais avant j'auscultai une dernière fois et je fus effrayé de ce que j'eus à constater. D'abord je perçus quelques pulsations précipitées, puis elles disparurent; l'enfant fit en ce moment quelques mouvements brusques, quelques efforts convulsifs sans doute, et ce fut tout. Je me hâtai, et après beaucoup de difficultés provenant de la femme et de son entourage, je parvins à appliquer l'instrument; je fis quelques tractions modérées et j'amenai un enfant d'un volume normal, blanc, mou, complétement décoloré, ne donnant aucun signe de vie. Le cordon fut lié et coupé et je me mis en devoir de pratiquer l'insufflation, qui fut continuée pendant trois quarts d'heure sans produire aucun résultat favorable : La mort était définitive.

Je vais profiter du fait que je viens de vous raconter pour entrer dans quelques détails sur la procidence du cordon ombilical, et vous indiquer la conduite à tenir quand on rencontre une pareille complication.

On a désigné sous les noms de *procidence*, *prolapsus*, *chute*, l'engagement d'une partie fœtale petite et mobile comme le cordon ombilical, les pieds ou les mains, en avant ou sur les côtés de la région de l'enfant qui constitue la véritable présentation. Ainsi, par exemple, quand le cordon ombilical descend dans le vagin précédant la tête fœtale placée plus haut, on dit qu'il y a une présentation du sommet, ou de la face, avec procidence du cordon; on dit que l'anse qu'il forme est tombée ou prolabée. Dans une présentation de l'extrémité pelvienne, le cordon peut également s'avancer avant le siége, et il peut en être de même à l'occasion d'une présentation de l'épaule. Dans tous ces cas, il y a procidence du cordon. Au lieu du cordon, c'est quelquefois une main ou un pied qu'on rencontre, ou bien les deux mains, ou bien les deux pieds, les deux pieds et une main, les deux mains et un pied; il n'est même pas impossible que les quatre membres soient réunis dans le vagin, tout cela n'empêchant pas la tête ou l'épaule de se présenter. Il est bien entendu aussi que la procidence du cordon existe parfois avec

37

la procidence des membres. La présentation de l'extrémité pelvienne peut, de son côté, se compliquer de la procidence d'une ou des deux mains, mais les pieds descendant les premiers ne constituent pas une procidence parce qu'ils font partie constitutive de la présentation. J'en dirai autant des bras dans les présentations de l'épaule.

Les anciens ne semblent pas s'être préoccupés de la procidence du cordon ombilical, et sauf quelques phrases assez vagues d'Hippocrate, il faut arriver à Portal, Viardel et Mauriceau pour trouver des observations sur ce sujet; à partir de ces auteurs, tous les traités d'accouchement se sont occupés de l'accident dont nous parlons, et des travaux importants ont été publiés, tant sur les moyens à employer pour y remédier que sur les causes qui concourent à sa production, et sur le mécanisme suivant lequel la mort de l'enfant survient. Parmi ces travaux, un des plus remarquables, sans contredit, est celui que Mme Lachapelle a publié dans son ouvrage. Son neuvième mémoire, en effet, est consacré aux procidences en général. Cette illustre sage-femme établit d'abord que c'est au mot de *procidence* qu'il faut s'arrêter pour désigner cette complication, et elle veut qu'on réserve le mot de *prolapsus* au relâchement et à la descente de quelque organe de la mère, comme le vagin, l'utérus, le rectum, la vessie et l'urèthre. Elle définit la procidence une chute intempestive d'une partie quelconque du fœtus qui, vu sa ténuité ou sa mobilité, ne pourrait constituer par elle-même une présentation particulière, et qui au contraire accompagne ordinairement la présentation d'une région plus étendue.

Je ne poursuivrai pas plus loin l'examen du mémoire de Mme Lachapelle, qui embrasse l'étude des procidences en général, car, en ce qui me concerne, je ne veux aujourd'hui appeler votre attention que sur la procidence du cordon, me réservant de vous entretenir plus tard de la procidence des mains ou des pieds.

Parmi les thèses nombreuses qui ont été publiées sur le sujet qui nous occupe, je vous signalerai d'une manière toute spéciale celle de M. le docteur Schuré, soutenue devant la Faculté de Strasbourg et écrite sous l'inspiration du professeur Stolz. A l'exemple de Nægele, M. Schuré admet deux variétés dans la procidence du cordon, selon qu'elle a lieu avant la rupture des membranes, le cordon se trouvant au niveau de l'orifice utérin, mais encore renfermé dans la poche amniotique et précédant la partie du fœtus qui se présente, ou bien selon qu'elle se produit après cette rupture, le cordon ayant quitté la cavité de l'utérus et se trouvant dans le vagin, ou pendant même en dehors des parties génitales. Cette distinction avait déjà été faite par Peu et quelques auteurs qui le suivirent ; ils désignaient la première variété sous le nom de *procidence incomplète* et la deuxième sous celui de *procidence complète*. Nægele a cru devoir donner un nom particulier à chacune de ces dispositions. Lorsqu'avant la rupture des membranes cette tige vasculaire est placée en avant de la partie qui s'engage, il dit qu'il y a présentation du cordon ; c'est un prolapsus au contraire quand cet accident se produit après la rupture de la poche. Cette distinction n'a pas été généralement accep-tée, et aujourd'hui on se contente d'admettre deux degrés, suivant que l'apparition du cordon a lieu avant ou après la division de l'œuf ; cependant M. Jacquemier conserve encore trois degrés ; le premier est celui dans lequel la procidence survient avant la rupture des membranes, le second s'applique aux cas où le cordon n'a pas encore dépassé le vagin, et le troisième à ceux où la tige vasculaire pend entre les cuisses. Cette subdivision du deuxième degré des auteurs ne me paraît pas très-nécessaire, car vous verrez que les indications sont les mêmes avec plus ou moins de difficultés dans le manuel opératoire, suivant que le cordon reste dans le vagin ou qu'il s'avance à travers les organes génitaux externes.

Le cordon ombilical qui fait procidence peut se mettre en rapport avec les différents points du bassin. Dans l'observation que je vous ai rapportée, il était placé en arrière de la tête et un peu à gauche ; il est probable qu'il avait glissé en avant de la symphyse sacro-iliaque de ce côté ; mais vous le trouverez aussi à droite du bassin, soit en avant, soit en arrière, et quelquefois même derrière la symphyse du pubis. Il est très-rare de le rencontrer en rapport avec l'angle sacro-vertébral ; je vous ferai remarquer en outre que les deux parties qui constituent l'anse prolabée avaient, dans le cas que je viens de vous rapporter, glissé par le même point de la circonférence pelvienne ; d'autres fois ces deux parties sortent chacune dans des régions plus ou moins éloignées et sont même quelquefois séparées par la partie du fœtus qui se présente.

Fréquence. — La procidence du cordon ombilical n'est pas un accident rare, et vous avez pu en voir ici plusieurs exemples dans le cours de l'année ; mais il n'est pas facile de savoir exactement dans quelle proportion on la rencontre dans la pratique ordinaire. Quelques accoucheurs prétendent que cet accident est plus fréquent dans la clientèle de ville que dans les hôpitaux ; ils donnent pour raison de cette différence les manœuvres intempestives faites par des personnes ignorantes dans le but de hâter l'accouchement ou de remédier à une présentation plus ou moins anormale. Sans nier ce qu'il y a de vrai dans cette manière de voir, je vous ferai remarquer, toutefois, que ces cas malheureux à la suite d'une intervention inintelligente nous sont très-fréquemment amenés à la clinique, et qu'il devient par cela même difficile d'établir une statistique exacte pour les procidences spontanées. Je dois encore ajouter que la procidence du cordon est souvent compliquée de celle d'un membre, et, ainsi que je l'établirai en parlant des causes, il devient quelquefois difficile de préciser lequel des deux, cordon ou membre, s'est avancé le premier : On comprend sans peine qu'une main ou un pied placés au détroit supérieur retiennent la tête élevée et favorisent la descente du cordon, qui trouve à s'échapper entre elle et le bord du détroit abdominal.

Voici cependant quelques données statistiques fournies par divers auteurs. Mme Lachapelle, dans un premier relevé, indique 28 cas de procidences sur 22 243 accouchements; mais elle ajoute qu'elle soupçonne quelques négligences de s'être glissées dans les registres, et elle conseille de s'en rapporter plutôt à un second tableau qu'elle fournit et dont l'exactitude lui paraît plus sûre; on y trouve 45 exemples de procidence sur 15 652 accouchements; de ces procidences, 34 appartiennent exclusivement au cordon, 5 au cordon et aux membres thoraciques, 2 au cordon et aux membres inférieurs, 3 à la main seule, et enfin 1 au pied et à la main réunis. Cette seconde statistique donnerait 1 cas de procidence du cordon sur 382 accouchements.

Merriman, sur 1800 accouchements, a rencontré 7 fois le prolapsus du cordon ombilical (soit 1 fois sur 257 accouchements). Mazzoni indique 18 à 20 cas de procidence sur 450 accouchements, soit 1 cas sur 22). Carus en a rencontré 8 sur 211 accouchements (soit 1 sur 26). M. Stolz a publié 6 observations de procidence du cordon recueillies sur 416 accouchements (ce qui fait 1 sur 69). Michaelis rapporte 27 cas sur 2400 accouchements (soit 1 sur 92). Gregory cite 7 exemples sur un total de 691 accouchements (soit 1 sur 98). Enfin, Fleetwood Churchill a trouvé 580 cas sur un ensemble de 128 224 accouchements (ce qui donne 1 cas sur 221).

Voici maintenant, messieurs, ce que nous avons vu dans cet hôpital : En compulsant mes registres d'observations depuis le 1er janvier 1852, nous avons trouvé, sur un total de 16 613 accouchements qui se sont faits

dans une période de vingt années (1), 278 cas de procidences de toutes
sortes qui se décomposent de la manière suivante : 116 procidences du
cordon seul, 16 procidences du cordon et d'un membre thoracique,
9 procidences du cordon et d'un membre abdominal, 2 procidences
du cordon avec un bras et un pied. En outre, 116 procidences d'une
main ou d'un bras, 6 procidences d'un pied, 7 procidences des deux
pieds, 5 procidences d'une main et d'un pied, et enfin 1 procidence
des deux mains et d'un pied; ce qui donne, pour les 143 procidences
du cordon simples ou compliquées qui se trouvent dans le tableau,
1 procidence sur 116 accouchements environ.

Causes. — L'étude des causes de la procidence du cordon ombilical
a été très-bien faite par M. Schuré, qui a réuni dans un chapitre spécial les opinions des auteurs qui l'avaient précédé et qui de plus nous
a fait connaître quelques-unes des vues particulières appartenant à Nægele, Lobstein et surtout au professeur Stolz, son maître.

Une des causes les plus anciennement invoquées est sans contredit
l'exagération du liquide amniotique. Tous les auteurs la font intervenir, et on la trouve déjà mentionnée dans l'ouvrage de Louise Bourgeois. Il convient cependant de ne pas en exagérer l'importance, ainsi
que l'ont fait remarquer Rœderer et Gardien. Le premier n'admet
que le cordon puisse être entraîné par le flot du liquide que si la tête
est obliquement située relativement au détroit supérieur, ou bien dans
les cas où l'enfant se présente par une des régions du tronc. Le second semble supposer que dans la procidence le cordon est presque
toujours antérieur à la rupture des membranes et que l'écoulement
d'une plus ou moins grande quantité de liquide est par conséquent
étrangère à l'engagement de cette tige vasculaire. Je n'ai pas besoin
de vous faire remarquer que l'opinion de Gardien n'est pas soutenable.
Il généralise un fait exceptionnel. Mais il ne saurait être contesté
qu'une très-grande quantité de liquide amniotique prédispose à la
chute du cordon, et cela s'explique : Dans ces cas, en effet, le fœtus
est habituellement petit et mobile, en outre, l'utérus, qui est plus
distendu que d'habitude, a perdu une partie de sa puissance contractile, et il peut arriver que pendant l'écoulement du liquide il ne se
rétracte pas suffisamment pour appliquer la tête sur l'orifice et empêcher ainsi le cordon, qui peut se trouver dans le voisinage, de glisser.

(1) Voyez la statistique des présentations du sommet, page 468.

N° d'ordre.	DATES.	NOMS.	AGES.	PROFESSIONS.	PRIMIPARES		MULTIPARES		accouchem. précédents.	PRÉSENTATIONS.	POSITIONS.
					avant terme.	à terme.	avant terme.	à terme.			
1	1852 19 janv.	Verschof	22	chamarcuse.				à terme	2	siége	S.I.G.A.
2	— 22 janv.	Scech	19	lingère.		à terme				sommet	O.I.G.A.
3	— 24 janv.	Cattelin	33	id.			7 mois		3	id.	inconnue
4	— 28 fevr.	Perstin	20	id.		id.				id.	O.I.G.A.
5	— 4 mars.	Bazin	20	id.	8 mois					id.	O.I.G.A.
6	— 5 avril.	Tabaise	36	ouvr ère.				id.	1	siége	S.I.G.A.
7	— 23 avril.	Hulot	40	id.					5	sommet	O.I.G.A.
8	— 9 mai.	Larspre	23	brodeuse.		id.				id.	O.I.G.A.
9	— 22 mai.	Michel	41	domestique.			7 mois			id.	O.I.G.A.
10	— 5 juin.	Becherot	38	casquettière.				id.	8	id.	O.I.G.A.
11	— 27 juill.	Lhomme	25	domestique.		id.			5	id.	O.I.G.A.
12	— 2 août.	Deligny	29	id.		id.				id.	O.I.G.A.
13	— 18 août.	Boudet	25	couturière.		id.				id.	O.I.G.A.
										id.	inconnue
14	— 2 sept.	Dulect	26	lingère.				id.		id.	id.
15	— 20 oct.	Philippon	29	giletière.	7 mois				1	id.	id.
16	— 1 nov.	Meunier	23	ouvrière				id.	1	id.	id.
17	— 8 nov.	Rochedreux	25	id.			7 mois		1	id.	O.I.G.A.
18	— 8 nov.	Vaillant	25	id.			7 mois		2	id.	inconnue
19	— 14 nov.	Lecoche	25	id.				id.	2	id.	O.I.G.A.
20	— 15 nov.	Langon	37	concierge.				id.	1	id.	O.I.G.
21	— 8 déc.	Adam	17	domestique.		id.			3	épaule g.	O.I.G.
22	— 20 déc.	Tournon	21	id.		id.				sommet	O.I.G.
23	— 25 déc.	Thietrat	24	couturière.		id.			1	id.	O.I.G.
24	— 29 déc.	Piron	28	id.			8 m. 1/2			id.	O.I.G.A.
25	— 31 déc.	Mignot	32	id.				id.	1	id.	O.I.G.A.
26	1854 19 févr.	Chanvière	24	cartonnière.				id.	11	siége	?
							8 mois		3	sommet	O.I.G.A.
27	— 10 mars.	Genet	18	blanchisseuse.	7 mois					siége	S.I.G.
28	— 20 mars.	Mayeur	30	brodeuse.						siége	S.I.G.
29	— 20 mars.	Devigne	28	lingère.				id.	2	sommet	O.I.D.P.
30	— 4 avril.	Carlier	23	couturière.				id.	1	id.	O.I.G.A.
31	— 13 avril.	Boudin	30	journalière.			6 m. 1/2		1	id.	?
32	— 29 avril	Geslin	27	domestique.		id.			5	id.	O.I.G.A.
33	— 26 mai.	Gaufinet	26	id.	7 mois					id.	O.I.G.A.
34	— 4 juin	Guilbert	34	giletière.						id.	O.I.G.A.
35	— 9 juill.	Tétard	21	couturière.		id.			3	id.	O.I.D.P.
36	— 22 juill.	Cloutier	26	polisseuse.				id.	3	id.	?
37	— 24 juill.	Husson	22	couturière.				id.	1	id.	O.I.G.A.
38	— 28 juill.	Bardet	26	blanchisseuse.				id.	3	id.	O.I.G.A.
39	— 1 août.	Uge	29	domestique.				id.	2	id.	O.I.G.A.
40	— 3 août.	Muther	23	id.	7 mois					id.	O.I.G.A.
41	— 7 août.	Bentz	18	lingère.		id.				id.	O.I.G.A.
42	— 24 août.	Poirier	24	ouvrière.		id.				id.	O.I.G.A.
43	— 29 août.	Subtil	24	id.			7 mois		1	siége	?
44	— 23 sept.	Jamin	19	id.			8 mois		1	sommet	O.I.G.A.
45	— 23 oct.	Doth	21	id.		id.				id.	O.I.G.A.
46	— 2 nov.	Cribien	37	lingère.				id.	1	id	O.I.G.A.
47	— 20 déc.	Toulon	30	frangeuse.				id.	2	id.	O.I.G.A.
48	1855 1 fevr.	Boury	18	journalière.			3 mois		6	tête	?
49	— 2 févr.	Deperçon	25	ouvrière.		id.				sommet	O.I.D.P.
50	— 11 févr.	Prox	32	cuisinière.			8 mois		2	id.	O.I.D.A.
51	— 14 mars.	Chenet	28	ouvrière.			6 mois		1	id.	O.I.G.P.
52	— 1 mai.	Malingre	24	id.			8 mois		3	id.	O.I.G.A.
53	— 11 mai.	Bathazar	29	id.				id.	1	id.	O.I.G.A.
54	— 11 juin.	Blaize	35	id.				id.	1	épaule	C.I.G.
55	— 15 août.	Lichtenstaed	23	doreuse.			8 m. 1/2		3	sommet	O.I.G.A.
56	— 22 août.	Theroit	18	lingère.			7 m. 1/2			id.	O.I.G.A.
57	— 23 oct.	Chessard	23	couturière.			6 mois		1	épaule	C.I.G.
58	— 28 oct.	Daufresne	19	fleuriste.				id.	1	sommet	O.I G.A.
59	— 21 déc.	Blum	26	modiste.				id.		somm. jum.	O.I G.A.
60	1856 26 mars.	Vinot	23	domestique.				id.	1	épaule	C.I.D.
61	— 11 avril.	Elisa	31	journalière.		id.				sommet	O.I.G.
62	— 25 avril.	Panier	27	id.				id.	jum.	sommet	O.I.G.
63	— 4 mai.	Gaulier	31	giletière.				id.	2	id.	O.I.D.A.
										id.	O.I.G.A.

A JANVIER 1873

NATURE DE LA PROCIDENCE.			ACCOUCHEMENTS spontanés.	INTERVENTION.	POIDS de l'enfant.	ÉTAT DE L'ENFANT à la naissance.	OBSERVATIONS.
Cordon seul.	Cordon et membres.	Membres.					
	cordon, pied			tractions	3200 s.c.	vivant	Faible. Bien ranimé. Cordon de 0m,69.
		main	1		2520	id.	
cordon			1	seigle ergoté	»	mort	
		main	1		3700	vivant	
		id.	1		2500	mort	
	cordon. pied		1		3400	vivant	Bien ranimé.
id.			1		4350	mort	Cordon de 1m, 14.
		main gauche	1		3000	vivant	
		pied droit	1		1900	id.	
id.			1	rétropulsion	3500	id.	
		main	1		2000	id.	Faible.
		main gauche	1		3400	id.	
id.				perforation du crâne insuf. des douleurs	»	mort	
id.			1		2760	vivant	Faible; bien ranimé.
		pied	1		»	mort	Putréfié. Insertion vicieuse.
id.			1	rétropulsion	3000	vivant	
		main droite	1		»	mort	
id.			1		2750	id.	Putréfié.
id.			1		3300	id.	Bassin vicié, 0m,084. Cordon, 0m,63.
	cordon, main			version	2300	id.	Tumeur du bassin. Cordon, 0m,83.
		main	1		2250	vivant	
		id.	1		2600	id.	
		id.	1		2200	id.	
		id.	1		2500	id.	
	cordon, pieds		1		2900	id.	
id.				provoq. par douches rétropulsion	2700	mort	Bassin vicié.
	cordon, pieds			tractions	1630	vivant	Faible.
		main gauche	1		3100	id.	Bon.
		i l.	1		3900	id.	
		pieds	1		»	id.	Très-faible.
		id.	1		"	mort	Phlyctènes au pied gauche.
		main gauche	1		2750	vivant	
		main	1		2050	mort	Putréfié.
		id.	1		2600	vivant	
		main gauche	1		2800	id.	
		bras droit		céphalotripsie, bras repoussé avec succès	3300	mort	Bassin vicié, 0m,08.
		bras gauche	1		3300	vivant	
		main gauche	1		3100	id.	
		id.	1		3800	id.	
		id.	1		1900	i l.	
		id.	1		3200	id.	
id.			1		»	id.	Très-faible.
		bras droit	1		2700	id.	Chétif.
		main gauche	1		2700	id.	
		id.	1		4100	id.	
id.			1	rétropulsion	4050	id.	Cordon de 0m,63.
		main	1		?	?	
		main gauche	1		3000	vivant	
		id.	1		2200	id.	
id.			1		1200	id.	
		main gauche	1		1900	id.	
id.				forceps	2500	id.	Avec les eaux. Ranimé. Cordon, 0m,73.
id.				version	3470	mort	Bassin, 0m 09.
		bras droit	1		2700	vivant	
id.			1		2100	mort	Cordon, 0m,735.
id.			1		970	id.	
		main gauche	1		3500	vivant	
		main droite	1		1800	id.	2e jumeau.
		pied gauche	1		1300	ic.	2e jumeau.
	cordon, pieds			version	2550	id.	Bien ranimé.
		main gauche	1		3250	mort	
id.			1		3000	id.	Bassin vicié. 0m,85, sans déduction.
id.			1		3350	id.	Écoulement d'eau chargée de méconium, issue du cordon à la rupture.

Nos D'ORDRE	DATES	NOMS	AGES (ans)	PROFESSIONS	PRIMIPARES avant terme	PRIMIPARES à terme	MULTIPARES avant terme	MULTIPARES à terme	accouchem. précédents	PRÉSENTATIONS	POSITIONS
64	1856 18 mai.	Alard	35	journalière.			8 mois		1	sommet	O.I.G.A.
65	— 30 nov.	Porcher	24	culottière.				à terme	1	id.	O.I.G.A.
66	1857 3 févr.	Bazin	34	brunisseuse.		à terme				id.	O.I.G.A.
67	— 10 févr.	Sebou.	22	couturière.		id.				siège	S.I.D.P.
68	— 17 mars	Robert.	20	domestique.		id.				sommet	O.I.G.A.
69	— 1 avril.	Duché.	26	placière.				id.	1	id.	O.I.G.A.
70	— 28 avril.	Porteau	31	journalière.				id.	5	face	O.I.D.P.
71	— 9 mai.	Chardon	21	domestique.				id.	1	sommet	M.I.D.P.
72	— 22 juin.	Coulon	20	ouvrière.		id.				id.	O.I.G.A.
73	— 1 août.	Meulier	23	couturière.	7 mois					somm. jum.	O.I.G.A.
74	— 8 août.	Guenon	21	fleuriste.		id.				sommet	O.I.G.A.
75	— 30 oct.	Domange	42	couturière.				id.	1	id.	O.I.D.P.
76	— 3 déc.	Tavernier	26	blanchisseuse.				id.	1	id.	O.1 G.A.
77	1858 13 janv.	Mollé	35	repasseuse.				id.	3	épaule.	C.I.G.
78	— 19 janv.	Vauthier.	34	ouvrière.			7 mois		2	sommet	»
79	— 19 janv.	id.	31	id.			id.		2	id.	»
80	— 25 janv.	Pitalier	30	id.		id.				id.	O.I.G.A.
81	— 5 févr.	Vanderzoon Eusse.	23	domestique.		id.				id.	O.I.G.A.
82	— 8 févr.	Lavieille.	33	couturière.				id.	3	id.	O.I.D.P.
83	— 25 mars.	Brunel.	22	domestique.		id.				siège	S.I.G.A.
84	— 12 juin.	Raimond.	27	ouvrière.				id.	2	somm. jum.	»
85	— 16 juin.	André.	32	id.				id.	2	sommet	O.I.D.P.
86	— 11 juill.	Montay	20	domestique.		id.				siège	S.I.G.A.
87	— 16 juill.	Hébert.	22	polisseuse.		id.				sommet	O.I.D.
88	— 16 août.	Malisset	28	modiste.		id.				id.	O.I.G.A.
89	— 13 sept.	Duflou.	23	piqueuse.				id.	1	id.	O.1 D.P.
90	— 27 oct.	Colson.	37	ouvrière.				id.	6	id.	O.I.G.A.
91	— 1 nov.	Lefèvre	33	blanchisseuse.				id.	7	face	M.I.P P.
92	— 6 nov.	Berthier.	29	lingère.				id.	8	épaule	»
93	1859 24 janv.	Clément.	24	couturière.		id.				sommet	»
94	— 2 févr.	Pinard.	34	id.				id.	4	id.	O.I.D.
95	— 27 févr.	Pecot.	27	id.				id.	3	id.	O.I.G.A.
96	— 8 mars.	Pinot.	21	id.				id.	1	id.	O.I.G.A.
97	— 20 mars	Pommier	38	sans profession				id.	5	id.	O.I.G.A.
98	— 2 avril.	Pecquery.	20	domestique.		id.				id.	»
99	— 24 mai.	Boulard.	38	couturière.				id.	8	id.	»
100	— 14 juin.	Bailly.	42	»				id.	1	id.	»
101	— 16 juin.	Tournel.	21	»		id.				siège	»
102	— 25 juill.	Dugarin.	34	»				id.	4	sommet	O.I.G.
103	— 23 août.	Noyon.	22	»		id.				id.	»
104	— 12 oct.	Maréchal.	25	employée.		id.				id.	»
105	— 18 oct.	Kufin.	26	couturière.		id.				id.	»
106	— 23 nov.	Lépine.	24	piqueuse.				id.	1	id.	O.I.D.A.
107	— 20 déc.	Depland.	40	ouvrière.				id.	1	id.	O.I.G.A.
108	— 28 déc.	Chareille.	27	fe de chambre.	8 mois					somm. jum.	O.I.D.A.
109	1860 18 janv.	Pelcot.	30	cartonnière.			7 mois		6	sommet	»
110	— 5 févr.	Milher.	19	domestique.		id.				id.	O.I.G A.
111	— 22 févr.	Pielle.	22	couturière.	8 m. 1/2					id.	O.I.G.
112	— 28 févr.	Dreyfus.	40	ouvrière.		id.				id.	O.I.G.
113	— 29 févr.	Delforge.	37	id.				id.	6	face	»
114	— 5 mars.	Burhofeu.	30	id.		id.				sommet	O.I.D.A.
115	— 15 avril.	Mermilliod.	22	id.		id.				id.	»
116	— 30 avril.	Tixier.	21	id.				id.	2	id.	O.I.G.A.
117	— 19 mai.	Godfrin	33	cuisinière.		id.				id.	O.I.G.
118	— 20 mai.	Bunoir.	25	domestique.				id.	3	somm. jum.	O.I.D.P.
119	— 15 juin.	Dumaine.	25	»				id.	1	sommet	O.I.D.P.
120	— 16 juill.	Gaté.	33	journalière.			7 m. 1/2		2	épaule	C.I.G.
121	— 18 août.	Dumas.	23	couturière.	8 mois				1	sommet	O.I.G A
122	— 16 sept.	Bigout.	20	ouvrière.		id.				id.	»
123	— 24 sept.	Monchose	32	id.				id.	1	id.	O.I.D.A.
124	— 1 oct.	Bernard.	37	id.				id.	1	id.	»
125	— 15 oct.	Laurent	24	domestique.			8 mois		3	id.	O.I.G.A.
126	— 17 déc.	Legrand	22	couturière.		id.				id.	O.I.G.A.
127	— 24 déc.	Carnet.	24	domestique.		id.				id.	O.I.D.P.
128	— 27 déc.	Pérard.	20	lingère.		id.				id.	O.I.D.A.
129	1861 8 janv.	Ménager.	19	domestique.		id.				id.	O.I.D.A.
130	— 11 janv.	Deplates.	28	giletière.		id.				id.	»
131	— 27 janv.	Rochard.	26	domestique.			7 mois		1	id.	O.I.D.P.
132	— 23 févr.	Calame.	25	couturière.			7 m. 1/2		1	id.	O.I.G.A.
133	— 22 mars.	Branche.	28	domestique.			8 mois		1	somm. jum.	»
134	— 24 avril.	Linster.	34	fleuriste.			7 mois		7	sommet	»

NATURE DE LA PROCIDENCE.			ACCOUCHEMENTS spontanés.	INTERVENTION.	POIDS de l'enfant.	ÉTAT DE L'ENFANT à la naissance.	OBSERVATIONS.
Cordon seul.	Cordon et membre.	Membres.					
cordon			1		2600	mort	Cordon de 0m,54.
		main gauche	1		3100	vivant	
		bras droit	1		2250	mort	Bassin de 0m,075.
	cordon, pieds		1		2750	vivant	Faible ; bien ranimé.
	cordon, main g.		1		3000	mort	
id.			1	rétropulsion	3100	vivant	Faible ; difficile à ranimer. Bassin vicié.
id.				forceps	3050	mort	Cordon de 0m,62.
		bras droit		rétropulsion	2750	vivant	Très-faible.
id.				forceps, crâniotomie	4000s.c.	mort	Bassin un peu vicié.
		bras gauche	1		1750	vivant	
		bras droit	1		3300	id.	
		main gauche	1		4000	id.	
		id.	1		4000	id	
id.				version	3500	mort	
		main droite		rétropulsion	1300	vivant	Faible. Grossesse gémellaire.
id.				version	1100	id.	Faible. Grossesse gémellaire.
		main	1		2750	id.	
		id.	1		2800	id.	
		main droite	1		3500	id.	
id.			1		2550	mort	
		bras droit	1		2650	vivant	
		id.	1		3400	id.	
id.			1		2160	mort	
		main droite	1		3450	vivant	
id.				forceps, crâniotomie	»	mort	Mort avant la crâniotomie.
id.				rétropulsion	4000	vivant	Cordon de 1 mètre.
		bras gauche	1		3100	id.	
id.				version	3880	id	
id.			1		2400	mort	Très-putréfié. Évolution spontanée.
		main gauche	1		600	vivant	Très-faible.
		pieds	1		1500	id.	Très-faible.
		bras droit	1		2600	mort	
		main gauche	1		3600	vivant	
id.				rétropulsion	2250	mort	Mort pendant le travail.
id.				forceps, crâniotomie	3700	id.	
		bras droit	1		»	vivant	
	cordon, bras g.			version, forceps	3500	id.	
		pieds	1		2100	id.	
		bras gauche	1	réduction, accouche. provoqué	»	id.	Faible. Meurt presque aussitôt.
		main gauche	1		2750	id.	
id.				céphalotripsie	2100s.c.	mort	Bassin vicié.
		main gauche	1		4200	vivant	
id.				forceps, crâniotomie	4150s.c	mort	
		main droite	1		3000	id.	
		id.	1		2600	vivant	C'est le 2e jumeau.
		pied. main		version	1200	mort	Accouchem. provoqué. Bassin de 0m,065.
		main	1		3200	vivant	
		bras	1		3410	id.	
		id.	1		3800	mort	
id.			1		3050	id.	
		main	1		2300	vivant	
id.			1		3250	id.	
		pieds		forceps, crâniotomie	2850s.c.	id.	
		mains, pied	1		3000	id.	C'est le 2e jumeau.
		main gauche	1		3350	vivant	
id.			1		1800	mort	Mort pendant le travail. Évolution spont.
id.-				céphalotripsie	3200s.c.	id.	Bassin de 0m,075.
id.				id	2950s.c.	id.	Bassin de 0m,07.
	cordon, bras dr.			forceps	3500	vivant	
	cordon, main			version	4000	id.	Très-insufflé.
id.					2150	id.	
		main gauche	1		2800	id.	
		main droite	1		2500	id.	
		main	1		3000	id.	
		id.	1		3200	id.	
id.			1		»	id.	
id.				version, détroncation céphalotripsie	»	mort	Bassin vicié de 0m,085.
		main	1		1500	id.	Putréfié.
id.			1		1900	id.	Bassin vicié.
		main droite	1		2800	vivant	C'est le 2e jumeau.
		pieds	1		1400	id.	

Nᵒˢ d'ordre	DATES	NOMS	AGES	PROFESSIONS	PRIMIPARES avant terme	PRIMIPARES à terme	MULTIPARES avant terme	MULTIPARES à terme	accouchem. précédents	PRÉSENTATIONS	POSITIONS
135	1861 9 mai.	Jolivet	26 ans	journalière.			8 mois		2	sommet	»
136	— 9 mai.	Foliguet	30	cuisinière				à terme	1	id.	O.I.G.A.
137	— 10 mai.	Gury	23	blanchisseuse.	8 mois				1	id.	O.I.G.A.
138	— 12 mai.	Boulanger	30	ouvrière.			5 m. 1/2		4	siége	»
139	— 19 juin.	Duez	34	id.			»	»	10	sommet	»
140	— 16 juill.	Pied	23	id.				id.	1	id.	»
141	— 26 août.	Lormois	33	Mde de vins.				id.	8	épaule	C.I.G.
142	— 28 août.	Kurz	33	ouvrière.			8 mois		2	sommet	O.I.D.T.
143	— 4 sept.	Moret	19	blanchisseuse.			7 mois		2	id.	O.I.G.A.
144	— 23 sept.	Guillée	20	couturière.		à terme				id	»
145	— 15 déc.	Saintive	34	domestique.				id.	1	id.	O.I.G.A.
146	1862 3 janv.	Daray	34	id.				id.	1	id.	O.I.G.A.
147	— 15 janv.	Chauniau	39	lingère.				id.	5	siége	S.I.C.
148	— 10 mars.	Nobécourt	19	domestique.		id.				sommet	O.I.G.A.
149	— 22 mars.	Baillé	21	id.	6 m. 1/2					siége	S.I.G.A.
150	— 29 avril.	Cellier	35	repasseuse.				id.	4	sommet	»
151	— 8 mai.	Maigre	34	journalière.		id.				id.	O.I.G.A.
152	— 1 juin.	Barbé	20	ouvrière.		id.				id.	O.I.G.A.
153	— 23 juin.	Vidal	21	domestique.		id.				id.	O.I.G.A.
154	— 29 juin.	Arcteu	29	id.		id.				id.	O.I.G.A.
155	— 24 août.	Zebert	24	brodeuse.				id.	1	id.	O.I.G.A.
156	— 9 oct.	Louarme	33	blanchisseuse.				id.	2	id.	O.I.D.P.
157	— 27 oct.	Delsol	40	fleuriste.				id.	3	id.	O.I.D.P.
158	1863 23 janv.	Cretinet	21	domestique.	8 mois					id.	O.I.G.A.
159	— 15 févr.	Favereau	21	fleuriste.				id.	2	id.	O.I.G.A.
160	— 16 févr.	Morin	28	tapissière.				id.	1	siége	S.I.D.A.
161	— 5 mars.	Mary	19	blanchisseuse.	7 m. 1/2					sommet	O.I.G.A.
162	— 22 mars.	Mousset	32	piqueuse.			4 m. 1/2		2	id.	»
163	— 5 mai.	Virlay	23	domestique.	7 m. 1/2					id.	»
164	— 12 mai.	Broutin	30	lingère.				id.	2	id.	O.I.G.A.
165	— 18 mai.	Vehrlé	25	culottière.	7 m. 1/2					siége jum.	S.I.D.P.
166	— 26 mai.	Bertron	29	fleuriste.				id.	1	sommet	O.I.G.A.
167	— 3 juin.	Franques	27	couturière.	6 mois					id.	»
168	— 23 juin.	Gadret	34	lingère.	6 m. 1/2					id.	»
169	— 27 juin.	Baquet	24	ouvrière.				id.	1	siége	»
170	— 8 août.	Lemeignais	37	domestique.				id.	2	sommet	O.I.G.A.
171	— 14 août.	Septfonds	28	id.				id.	1	siége	S.I.G.
172	— 30 août.	Renard	21	id.			id.			sommet	O.I.G.A.
173	— 4 déc.	Schwol	23	couturière.			id.			id.	O.I.G.A.
174	— 4 déc.	Picquerel	37	chapelière.				id.	5	id.	O.I.G.A.
175	1864 1 janv.	Aubert	35	papetière.				id.	6	id.	O.I.G.A.
176	— 14 janv.	Gamp	18	couturière.	8 mois					siége	S.I.G.
177	— 7 févr.	Merlin	20	id.	7 mois					sommet	O.I.G.A.
178	— 27 févr.	Dalmont	35	lingère.				id.	2	épaule	»
179	— 24 avril.	Duquesnay	22	blanchisseuse.			id.			sommet	O.I.G.A.
180	— 16 oct.	Boussard	24	fleuriste.				id.	1	id.	O.I.G.A.
181	— 30 oct.	Gorfaud	38	couturière.				id.	3	id.	»
182	— 9 nov.	Bourdon	34	domestique.				id.	4	siége	S.I.D.
183	— 28 nov.	Minès	23	id.	8 m. 1/2					sommet	O.I.G.A.
184	— 29 nov.	Guinot	24	passementière.				id.	2	id.	O.I.G.A.
185	— 4 déc.	Lemoine	34	domestique.			8 mois		1	id.	»
186	— 15 déc.	Crepy	26	confectionneus.		id.				id.	O.I.G.A.
187	— 20 déc.	Michel	25	domestique.		id.				id.	O.I.G.A.
188	1865 17 janv.	Mondonet	29	fruitière.				id.	2	id.	»
189	— 1 févr.	Vaillant	25	ouvrière.		id.				id.	O.I.G.A.
190	— 8 févr.	Bernheim	20	domestique.		id.				id.	O.I.G.A.
191	— 22 mars.	Wingnard	27	id		id.				id.	O.I.G.
192	— 4 avril.	Vachareis	34	»		id.				id.	»
193	— 17 avril.	Rousselot	25	lingère.	8 mois					id.	»
194	— 18 mai.	Schmid	28	journalière.				id.	5	id.	O.I.D.P.
195	— 9 août.	Chesnot	37	fruitière.			7 mois		4	épaule	C.I.D.
196	— 13 août.	Gaugaine	23	couturière,			8 mois		1	sommet	O.I.D.P.
197	— 18 août.	Balle	25	lingère.	8 m. 1/2					id.	»
198	— 19 août.	Toutin	29	id.				id.	2	id.	»
199	— 26 août.	Marchandise	26	id.			7 mois		3	id.	»
200	— 23 sept.	Boyet	38	id.			5 m. 1/2		2	id.	»
201	— 25 sept.	Baulhier	20	brunisseuse.			6 m. 1/2		1	siége	S.I.G.A.
202	— 26 sept.	Biot	33	couturière.				id.	2	sommet	»
203	— 27 sept.	Chenot	20	id.		id.				id.	O.I.D.P.
204	— 24 oct.	Adam	38	id.			7 mois		4	face jumeau	M.I.D.P.
205	1866 27 janv.	Deparis	38	fileuse.				id.	1	épaule	C.I.D.

| NATURE DE LA PROCIDENCE. | | | ACCOUCHEMENTS spontanés. | INTERVENTION. | POIDS de l'enfant. | ÉTAT DE L'ENFANT à la naissance. | OBSERVATIONS. |
Cordon seul.	Cordon et membres.	Membres.					
	cordon, main g., pied gauche			extraction	2350	vivant	
		main	1		3030	id.	
		id.	1		1750	mort	Mort macéré. -
cordon			-1		»	id.	Putréfié.
id.				crâniotom., céphalot.	2830s.c.	id.	Bassin vicié.
id.				rétropulsion	2050	id.	
id.				version	4500	id.	Mort pendant la version.
id.				crâniotom., céphalot.	2750s.c.	id.	Bassin vicié.
		main droite	1		1550	id.	Insertion vicieuse.
		bras gauche, pied gauche		crâniot. céphalotr., extraction	2700s.c.	id.	
		main gauche	1		3150	vivant	
		id.	1		3150	id.	
id.			1		2900	id.	
		main gauche	1		3700	id.	
id.			1		4400	mort	
	cordon, bras dr.			version	3050	id.	Mort pendant la version.
		bras droit	1		3000	vivant	
		main gauche	1		2900	id.	
id.			1		3100	mort	Cordon glissé avec les eaux.
		bras droit		forceps	2500	vivant	
		main droite	1		3850	id.	
id.				rétropulsion, version	3200	mort	Cordon glissé avec les eaux.
		bras droit		forceps	2800	vivant	
	cordon, main g.		1		1650	mort	
id.			1		2800	id.	Cordon de 0m,64, glissé avec les eaux.
id.				extraction	4050	vivant	Cordon de 0m,74.
		main gauche	1		2300	id.	
		bras gauche	1	»	mort		
id.				crâniotomie, forceps	1850s.c.	id.	Acc. provoqué. Bassin vicié de 0m,0825.
	cordon, main dr.		1		3000	vivant	
id.			1		1350	mort	C'est le 2e jumeau.
id.				forceps	2620	id.	Cordon de 1 mètre.
		main gauche	1		850	id.	Mort macéré.
id.				crâniotom., céphalot.	1500s.c	id.	Bassin de 0m,065. Accouchem. provoqué.
id.			1		1300	id.	Cordon de 0m,68.
id.			1		3200	id.	Cordon de 0m,76.
		main gauche	1		2760	vivant	
		main	1		2870	id.	
		bras gauche	1		3400	id.	
		main droite	1		3220	id.	
id.				rétropulsion, forceps	3440	id.	Cordon de 0m,64.
id.			1		2000	mort	Mort macéré. Cordon de 0m,57.
		bras	1		1740	vivant	
id.				version	3870	mort	Mort pendant le travail. Bassin de 0m,95.
id.				forceps	2800	id.	Cordon de 0.60.
id.				id.	2650	vivant	Cordon de 0m.70.
	cordon, bras			version, céphalotr.	3000s.c.	mort	Bassin vicié de 0m.65.
	cordon, pie's			extraction	3700	vivant	Cordon de 0m 56.
id.				forceps	3150	mort	Cordon de 0m.66.
id.				id.	2700	id.	Cordon de 0m.65.
		bras gauche		forceps, céphalotrip.	2130s.c.	id.	Bassin vicié de 0m,05.
		main gauche	1		3300	vivant	
		id.	1		3600	id.	
		pied, main		extraction	4100	mort	
id.				céphalotripsie	2940s.c.	id.	Bassin de 0m,07. Cordon de 0m,51.
		main	1		3010	vivant	
id.				forceps	2500	id.	
		bras droit		crâniotom., céphalot.	2650s.c	mort	Bassin vicié.
id.				id.	1650s c.	id.	Bassin vicié. Acc. prov. Cordon de 0m,60.
	cordon, pied g.			forceps	2960	vivant	Cordon de 0m,62.
id.				version	1620	mort	
id.				forceps	2430	vivant	Cordon de 0m,82.
id.				crâniotomie, forceps	2640s.c.	mort	Cordon de 0m,72.
id.				forceps	3360	id.	Cordon de 0m,79.
id.				id.	1770	id.	Cordon de 0m,78.
id.				id.	940	id.	Cordon de 0m,77.
id.			1		770	id.	Cordon de 0m,45.
id.				forceps	3950	vivant	Cordon de 0m,48.
id.				id.	2470	mort	Cordon de 0m,66.
		main droite	1		1470	vivant	1er jumeau.
id.				version	3050	mort	Mort avant la version.

N°˚ d'ordre	Dates	Noms	Ages	Professions	Primipares avant terme	Primipares à terme	Multipares avant terme	Multipares à terme	Accouchem. précédents	Présentations	Positions
206	1866 14 févr.	Prisleur	22	fleuriste.		à terme				sommet	O.I.D.O.
207	— 17 févr.	Livenait	28	domestique.	8 mois					id.	»
208	— 17 févr.	Ferchal	26	id.				à terme.	2	id.	»
209	— 17 mars.	Monserot	24	repasseuse.				id.	4	id.	»
210	— 10 avril.	Rossignol	22	lingère.				id.	1	id.	O.I.G,A.
211	— 28 mai.	Langlois	36	domestique.				id.	1	siége	»
212	— 29 mai.	Ganem	43	ouvrière.						sommet	O.I.G.A.
213	— 1 juin.	Barhe	22	couturière.			6 mois		1	id.	O.I.G.A.
214	— 8 juin.	Lougard	36	ménagère.		id.		id.	9	siége	S.I.D.
215	— 15 juin.	Kunzlin	35	couturière.			5 mois		2	sommet	»
216	— 29 juin.	Schneider	39	concierge.				id.	8	id.	O.I.G.A.
217	— 10 août.	Rochard	23	tapissière.				id.	1	id.	O.I.G.A.
218	— 29 août.	Boyou	32	journalière.				id.	1	face jum.	M.I.D.P.
219	— 29 août.	Jacob	31	balayeuse.				id.	5	sommet	»
220	— 6 sept.	Flamant	20	blanchisseuse.				id.	1	id.	O.I.G.A.
221	— 8 sept.	Lesaubre	22	journalière.				id.	1	id.	»
222	— 29 sept.	Colin	24	gazière.		id				id.	O.I.G.T.
223	— 28 oct.	Renaudot	39	journalière.			8 mois		8	siége	S.I.G.A.
224	— 8 déc.	Lonney	43	passementière.				id.	13	sommet	»
225	— 28 déc.	Dechamp	27	domestique.			8 mois		1	id.	O.I.D.P.
226	1867 24 févr.	Macé	30	ouvrière.				id.	2	épaule	C.I.G.
227	— 28 févr.	Juif	29	couturière.				id.	2	sommet	O.I.G.A.
228	— 31 mars.	Legrand	25	mécanicienne.			7 mois		1	id.	O.I.G.A.
229	— 13 avril.	Platrier	32	ouvrière.				id.	5	id.	O.I.G.P.
230	— 9 juin.	Vocki	22	domestique.		id.				id.	O.I.G.A.
231	— 28 sept.	Pavillon	32	couturière.		id.				id.	»
232	— 30 sept.	Gruau	20	lingère.		id.				id.	O.I.O.A.
233	— 15 nov.	Provost	21	journalière.		id.				id.	O.I.D.A.
234	— 24 déc.	Bache	24	cuisinière.			8 mois		1	épaule	C.I.G.
235	1808 3 janv.	Maeyh	28	couturière.				id.	5	sommet	O.I.D.P.
236	— 7 janv.	Cornuaire	29	id.			8 m. 1/2		4	épaule	C.I.G.
237	— 14 janv.	Barron	32	domestique.				id.	2	sommet	O.I.G.A.
238	— 19 janv.	Person	30	coloriste.				id.	1	somm. jum.	O.I.G.A.
239	— 3 août.	Langlois	27	blanchisseuse.		id.				id.	»
240	1809 25 janv.	Perecteur	25	confectionn.				id.	2	id.	O.I.G.A.
241	— 5 févr.	Froment	24	couturière.	8 m. 1/2					id.	»
242	— 27 févr.	Sandick	33	ouvrière.				id.	5	id.	O.I.G.A.
243	— 24 mars.	Mélonie	40	blanchisseuse.				id.	5	id.	O.I.G.A.
244	— 3 juin.	Marmont	25	ouvrière.				id.	2	id.	»
245	— 23 juill.	Viner	21	domestique.		id.				id.	O.I.G.A.
246	— 15 août.	Mancurier	40	lingère.				id.	9	id.	O.I.G.A.
247	— 27 août.	Beckman	37	cuisinière.				id.	4	id.	»
248	— 11 sept.	Cordary	37	concierge.			8 mois		2	face	M.I.G.A.
249	1870 15 janv.	Bouchard	21	couturière.		id.				sommet	O.I.G.A.
250	— 18 févr.	Boutros	23	domestique.	8 mois					somm. jum.	»
251	— 21 févr.	Teslu	19	journalière.		id.				sommet	O.I.G.A.
252	— 9 mars.	Vigouroux	25	domestique.	8 mois					somm. jum.	O.I.D.P.
253	— 10 août.	Rolet	44	concierge.				id.	6	épaule	C.I.G.
254	— 19 août.	Bourin	28	lingère.			8 mois		1	sommet	O.I.G.A.
255	— 4 sept.	Algrit	20	couturière.	7 m. 1/2					id.	O.I.G.A.
256	— 5 nov.	Claus	25	domestique.				id.	1	id.	O.I.G.P.
257	— 22 nov.	Deauchal	43	journalière.				id.	3	id.	»
258	1871 9 janv.	Gulot	24	domestique.				id.	1	id.	O.I.D.P.
259	— 20 janv.	Annequin	26	couturière.			8 m. 1/2		4	id.	O.I.D.P.
260	— 3 mars.	Chanonier	20	domestique.	8 mois					id.	»
261	— 23 mars.	Croizier	25	»		id.				id.	O.I.D.P.
262	— 27 mars.	Chambon	32	domestique.			7 mois		3	id.	O.I.D.P.
263	— 18 avril.	Bourgogne	42	id.				id.	7	épaule	»
264	— 22 avril.	Gigot	31	»				id.	1	id.	C.I.D.
265	— 21 mai.	Aimbert	23	lingère.				id.	2	id.	C.I.D.
266	— 28 juill.	Masselin	42	cuisinière.				id.	3	id.	C.I.G.
267	— 28 oct.	Courtelois	36	domestique.			6 m. 1/2		1	somm. jum.	O.I.D.P.
268	— 9 déc.	Marquet	28	blanchisseuse.				id.	1	id.	O.I.D.T.
269	— 19 déc.	Gallet	35	couturière.			8 m. 1/2		4	id.	O.I.G.A.
270	1872 27 janv.	Gery	31	journalière.			5 mois		1	id.	O.I.G.A.
271	— 17 avril.	Valkier	35	id.				id.	3	épaule	C.I.G.
272	— 20 juin.	Martiné	38	id.				id.	2	id.	C.I.G.
273	— 4 juill.	Dunord	24	»				id.	1	sommet	»
274	— 15 juill.	Chamlefort	22	ouvrière.			4 mois		1	id.	»
275	— 19 juill.	Cointrot	35	journalière.				id.	3	id.	»
276	— 7 nov.	Boullard	26	relieuse.				id.	3	id.	O.I.G.A.
277	— 13 nov.	Colombe	24	cuisinière.				id.	1	épaule	C.I.G.
278	— 14 nov.	Vailery	24	couturière.		id.				sommet	O.I.D.P.

NATURE DE LA PROCIDENCE.			ACCOUCHEMENTS spontanés.	INTERVENTION.	POIDS de l'enfant.	ÉTAT DE L'ENFANT à la naissance.	OBSERVATIONS.
Cordon seul.	Cordon et membre.	Membres.					
Cordon				crâniotomie, forceps	3070s.c.	mort	Bassin vicié.
id.				céphalotripsie	2700s.c.	id.	Cordon de 0m,94. Bassin vicié.
id.				forceps	3100	id.	Cordon de 0m,48. Bassin vicié.
id.				version	2400	vivant	Cordon de 0m,56.
	cordon, bras dr.			forceps	2740	id.	Cordon de 0m,50.
	cordon, main g.			extraction	2750	mort	Bassin vicié.
id.				rétropulsion	3000	id.	Cordon de 0m,70.
id.			1		1250	id.	Cordon de 0m,53.
id.				extraction	4400	vivant	Cordon de 0m.77.
id.			1		400	mort	Cordon de 0m,30.
id.			1		3850	id.	Cordon de 0m,86.
id.			1		3600	id.	
		pieds, main dr.	1		2200	vivant	2e jumeau.
		main droite		forceps	3400	mort	Mort avant son arrivée à l'hôpital.
id.				forc., crâniot., ceph.	2400s.c.	id.	Bassin vicié de 0m,07.
	cordon, main dr.			version	3300	vivant	Cordon de 0m,64.
id.				forceps	2450s.c.	mort	Bassin vicié de 0m,0775. Cordon 0m,65..
		main gauche	1		2020	id.	
	bras, pied, cord.		1		3300	id.	Cordon de 0m,74.
		bras	1		2000	id.	
id.				version	2700	id.	Cordon de 0m,44.
id.			1		2900	id.	Cordon de 0m,74.
id.			1		1050	id.	Cordon de 0m,78.
		pied	1		3750	vivant	
		main gauche	1		3150	id.	
		bras		version, forceps	3022	mort	
		main droite	1		2440	vivant	
		id.	1		3000	id.	
id.				version	2060	mort	Cordon de 0m,45.
	cordon, bras dr.			forceps	2850	vivant	
id.				version	2520	mort	Cordon de 0m.68.
		main gauche		forceps	3140	vivant	
		bras		forceps, céphalotr.	2455s.c.	mort	2e jumeau.
id.				crâniotomie, céphal.	2320s.c.	id.	Bassin de 0m,065.
		bras droit		forceps, crâniotomie	3100s.c.	id.	Bassin de 0m,075.
		bras gauche		céphalotripsie	2500s.c.	id.	Bassin de 0m,07. Acc. provoqué.
	cordon, main dr.		1		3010	vivant	Cordon de 0m,70.
		pieds		forceps	3800	mort	
		main		version	2900	id.	Hémorrhagie.
		bras	1		3000	vivant	
		pied, main dr.	1		2980	mort	
	cordon, main			version	2920	vivant	Cordon de 0m,80.
		main	1		2340	id.	
		bras gauche	1		3600	id.	
		main	1		1760	id.	C'est le 2e jumeau.
id.				forceps	3260	mort	Bassin de 0m,08. Cordon de 0m,54.
		pied gauche	1		2300	vivant	C'est le 2e jumeau.
id.				embryotomie	3050	mort	Cordon de 0m.73.
		pied droit		crâniotomie, céphal.	2650s.c.	id.	Bassin vicié 0m,08 et acc. provoqué.
		main droite	1		1350	vivant	
id.			1		2460	id.	Cordon de 0m,69.
id.				forceps	3700	id.	
id.			1		3220	mort	Cordon de 0m,48.
		main droite		forceps	2810	vivant	Bassin vicié.
id.			1		2370	mort	Éclampsie.
id.				crâniotomie, céphal.	2820s.c.	id.	Cordon de 0m,56.
		main droite	1		1720	vivant	
id.				embryotomie	3660	mort	Cordon de 0m,81.
id.				id.	2580	id.	
id.				version	3070	id.	Cordon de 0m,72.
id.			1		1800	id.	Mort macéré. Cordon 1m,10, Évol. sp.
		pied	1		1230	vivant	2e jumeau.
	cordon, main dr.			forceps	3080	mort	Cordon de 0m,70. Bassin de 0m,08.
id.				rétropulsion	3170	vivant	Cordon de 0m,69.
		main	1		620	mort	
id.				embryotomie	2500	id.	
id.				version	3320	id.	Cordon de 0m,72.
id.			1		3000	vivant	Cordon de 0m,74.
id.			1		460	mort	Cordon de 0m,45.
		bras		version	3090	vivant	
		main gauche	1		3020	id.	
id.				version	2720	id.	Cordon de 0m,72.
id.				crâniotomie, céphal.	2570s.c.	mort	Cordon de 0m,63. Bassin vicié.

D'un autre côté, on peut dire avec Ritgen que des eaux trop abondantes favorisent ces positions vicieuses du fœtus qui ont une influence incontestable sur la chute du cordon, et qu'à ce point de vue par conséquent elles jouent encore un certain rôle dans la production de l'accident qui nous occupe. De plus, une trop grande quantité de liquide en laissant au fœtus une très-grande mobilité et aux membres supérieurs et inférieurs une grande facilité pour se déplacer, expose à la procidence des membres qui peuvent à leur tour entraîner le cordon ou lui préparer la voie pour sa chute.

Le petit volume du fœtus est, à juste titre, considéré comme cause prédisposante de la chute du cordon ombilical. Peut-être pourrait-on dire d'une manière générale que, toutes les fois que le détroit supérieur n'est pas complétement fermé par la partie que l'enfant présente, on devra redouter davantage l'accident dont nous parlons. C'est à ce point de vue aussi qu'il faut tenir comme établi que les grossesses gémellaires exercent une influence sur sa production, non-seulement à cause du petit développement habituel des enfants, mais encore parce que, dans ces cas, il y a souvent une plus grande quantité de liquide que d'habitude, et qu'en outre la présence de deux enfants au détroit supérieur peut gêner l'engagement de celui qui tend à descendre le premier, et laisser persister pendant plus ou moins longtemps une issue à travers laquelle le cordon pourra facilement glisser, sans compter que dans les grossesses multiples les présentations de l'extrémité pelvienne et du tronc ne sont pas rares. Vous trouverez dans les observations de la Clinique, à la date du 18 mai 1863, le fait intéressant d'une jeune femme chez laquelle survint une rupture prématurée des membranes trente-trois heures avant le début du travail. Au moment de son entrée à la Clinique, on constata une procidence du cordon et de deux pieds avec un sommet déjà engagé; on reconnut en outre une grossesse gémellaire; les deux pieds et le cordon appartenaient à l'enfant dont la tête n'était pas engagée. Tous les deux, du reste, étaient d'un très-petit volume, puisque l'un pesait 1850 grammes et l'autre 1350 seulement. Il serait difficile de contester que dans ce cas l'engagement du premier enfant ait été gêné par la présence du second, et que l'absence des contractions utérines aussi bien que l'écoulement prématuré du liquide ont joué un rôle au moins aussi important que la petitesse des fœtus.

La procidence d'un membre, suivant Mme Lachapelle, favorise celle d'une autre partie en lui servant pour ainsi dire de guide et en lui préparant une voie; c'est pour cela qu'une main précède si souvent le cordon ombilical. Les auteurs sont tous d'accord pour admettre cette cause, et vous trouverez dans Mauriceau, Delamotte, Mᵐᵉ Lachapelle, Siebold, etc., de nombreuses observations à l'appui de cette opinion. Le recueil des observations de la Clinique en contient plusieurs exemples; je ne vous citerai que le suivant, que j'ai en ce moment sous mes yeux : Une jeune femme multipare entre à la Clinique perdant de l'eau sans accuser de douleurs; la dilatation étant à peine commencée et la tête que l'on atteignait difficilement restant assez élevée, la malade fut placée dans une salle et l'on attendit. Quand les contractions devinrent régulières et énergiques, on s'aperçut qu'une main et le cordon ombilical étaient descendus au-dessous de la tête, qui elle-même se trouvait fort rapprochée du périnée. Comme on se préparait à terminer l'accouchement, quelques contractions plus fortes survinrent, et la tête franchit rapidement les parties génitales. L'enfant naquit un peu étonné, mais il ne tarda pas à crier. Quoique les deux procidences aient été constatées au même moment, je suis convaincu que les choses se sont passées de la manière suivante : la main s'est avancée la première et a d'abord empêché la tête, vu l'absence de contractions, de s'engager; plus tard, quand les douleurs se sont réveillées, la tête est descendue, toujours accompagnée de la main qui a maintenu dans le voisinage un espace libre dans lequel le cordon a pu glisser. Je vous ferai remarquer qu'il s'agissait fort heureusement d'une femme multipare et que vers la fin survinrent des contractions énergiques, circonstances qui favorisèrent la rapide terminaison de l'accouchement. Il n'est pas déraisonnable d'admettre que la présence du membre supérieur entre la tête et les parois du bassin a pu, dans une certaine mesure, protéger le cordon contre des pressions que le sommet eût plus sûrement exercées sans cette circonstance.

Nægele a particulièrement insisté sur une autre condition, à laquelle il attachait une grande importance; je veux parler de l'absence ou du peu d'intensité des contractions du segment inférieur de l'utérus, d'où résulterait son défaut d'application exacte sur la partie fœtale qui s'engage. Selon lui, pour bien comprendre l'influence des causes qui favorisent le glissement du cordon à travers l'orifice, il faut d'abord bien connaître les conditions qui empêchent cet accident de se produire dans le plus grand nombre des cas, c'est-à-dire celles qui retiennent le cordon dans la cavité utérine. Sa longueur est habituellement plus que suffisante pour qu'il pût traverser les parties génitales, et sa pesanteur spécifique plus grande que celle du liquide amniotique, et cependant il ne descend pas. Cela dépendrait de la même cause qui retient encore dans l'utérus une certaine quantité de liquide après la rupture des membranes, c'est-à-dire de l'application très-exacte du segment inférieur de l'ovoïde représenté par l'utérus, sur la partie fœtale qui lui correspond. Que cette application vienne à manquer ou à être incomplète, que le segment inférieur reste relâché et laisse conséquemment un vide entre lui et le fœtus, la chute du cordon deviendra possible. Sa présence dans la poche non encore ouverte ne reconnaîtrait pas une autre cause. On le voit, d'après le professeur de Heidelberg, il faudrait tenir un grand compte de cette circonstance pour bien comprendre la manière dont se produit l'accident qui nous occupe. Cette doctrine avait été déjà exposée par Wigand, et Michaelis l'avait complétement acceptée. Malgré toute l'autorité qui s'attache aux opinions de Nægele, je trouve qu'on a beaucoup exagéré l'importance de cette explication, et que les accoucheurs allemands sont allés trop loin sous ce rapport. Si cette manière de voir était aussi fondée qu'ils l'ont pensé, il y aurait lieu de s'étonner de ce que, dans les vices de conformation du bassin et dans les présentations vicieuses du fœtus, il n'y a pas toujours procidence du cordon, car dans ces circonstances les conditions précédemment indiquées se trouvent en partie réalisées.